AF458028

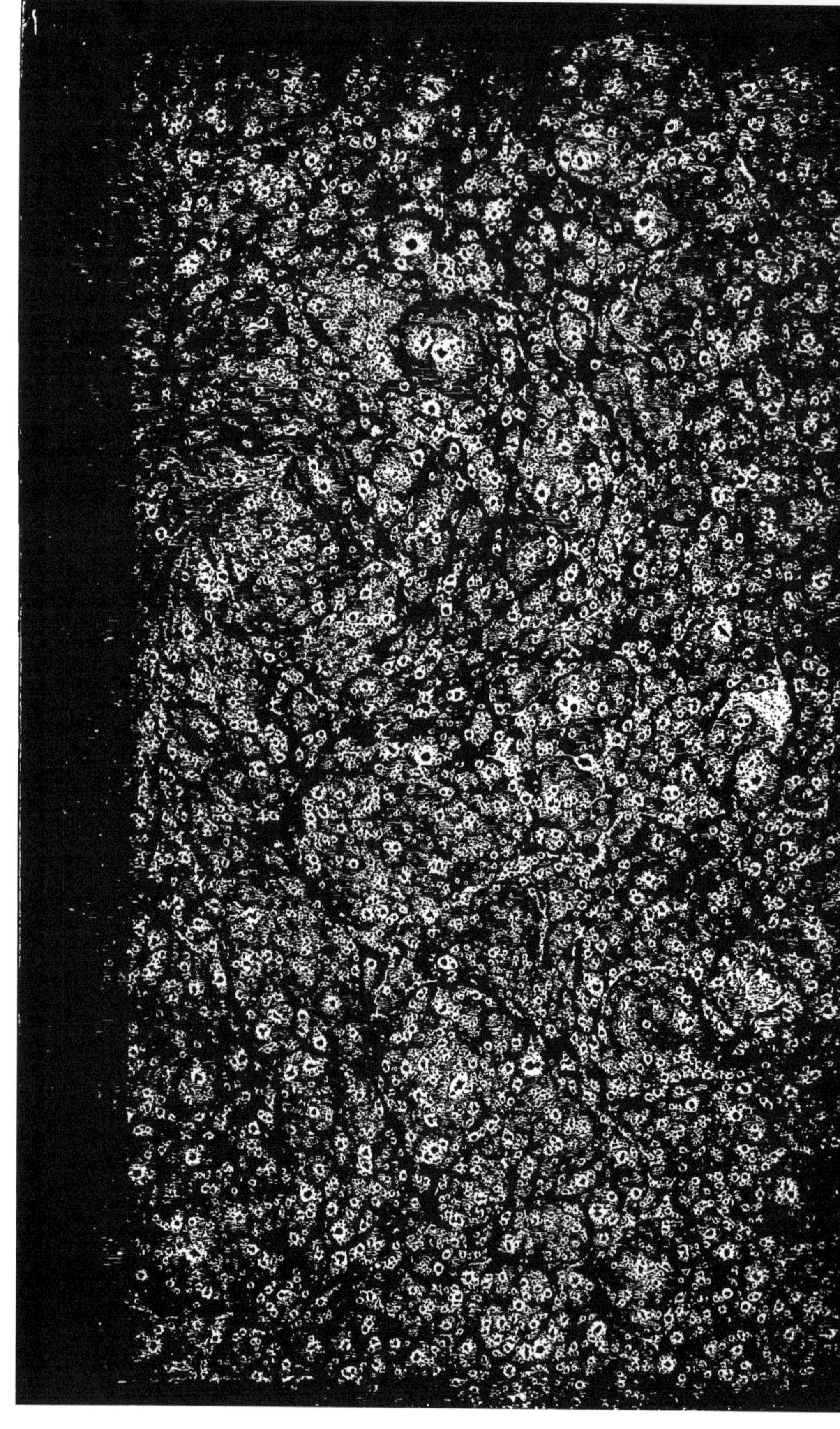

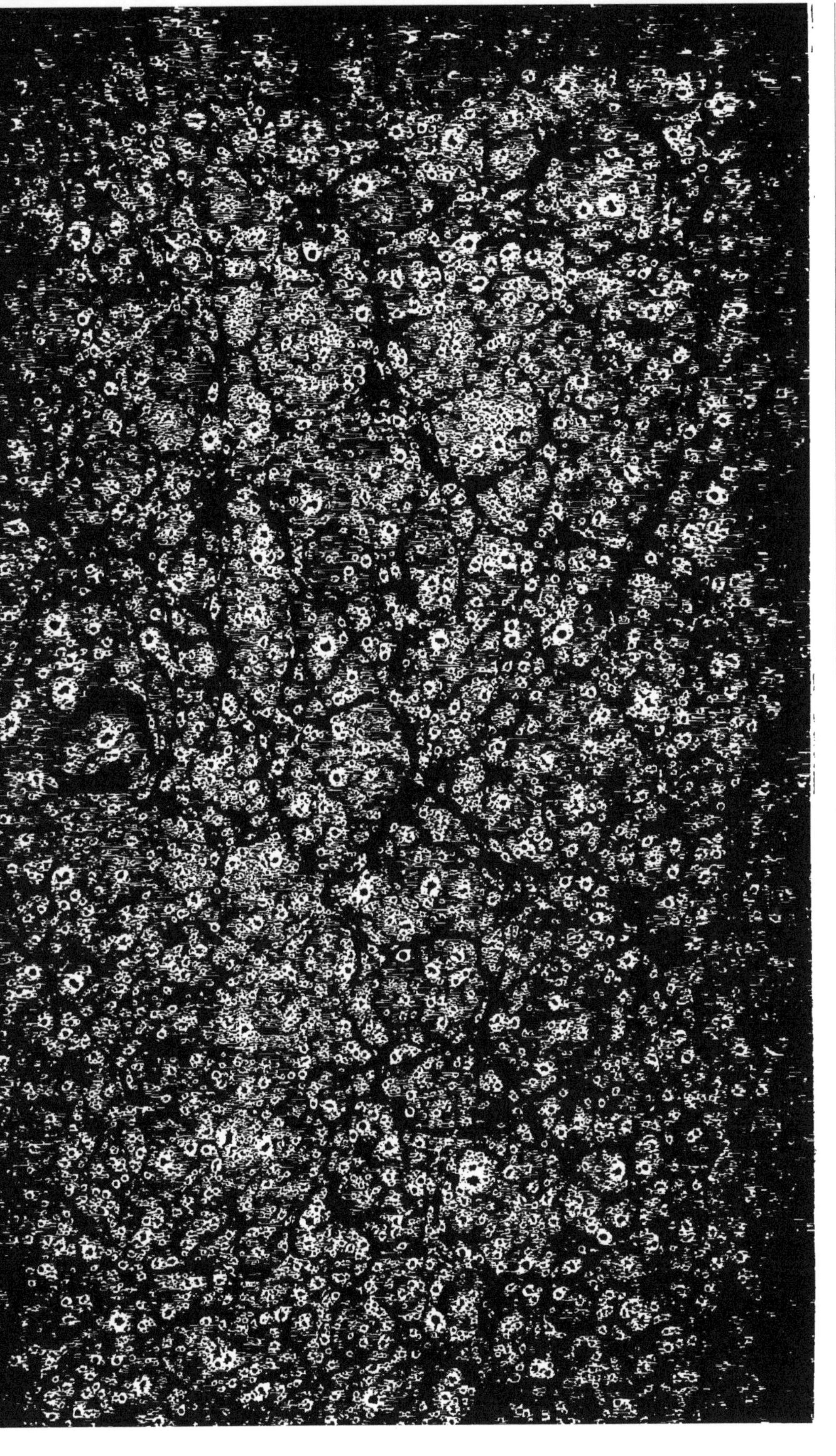

DE L'INFLUENCE
DES CLIMATS
SUR L'HOMME
ET
DES AGENTS PHYSIQUES SUR LE MORAL

OUVRAGES DU MÊME AUTEUR

CHEZ LES MÊMES LIBRAIRES

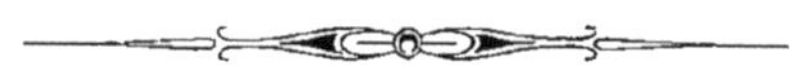

Hygiène philosophique de l'Ame, deuxième édition, revue et augmentée, Paris, 1863, in-8o, 570 pages.

De la Météorologie dans ses rapports avec la science de l'homme et principalement avec la médecine et l'hygiène publique, 2 vol. in-8o, ouvrage couronné par l'Institut, Paris, 1854.

De l'Influence du moral sur le physique, mémoire lu à l'Académie des sciences morales et politiques, Paris, 1857.

Mémoire sur le paupérisme.

De la Gymnastique des anciens comparée avec celle des modernes sous le rapport de l'hygiène.

Discours sur les Devoirs professionnels du Médecin, in-8o, 1853.

Les Trois Fléaux : le Choléra épidémique, la Fièvre jaune et la Peste, Paris, 1865, in-8o, 168 pages.

PARIS. — IMPRIMERIE FÉLIX MALTESTE ET Cie
Rue des Deux-Portes-Saint-Sauveur, 22

DE L'INFLUENCE

DES CLIMATS

SUR L'HOMME

ET

DES AGENTS PHYSIQUES SUR LE MORAL

PAR P. FOISSAC

Docteur en médecine de la Faculté de Paris, Lauréat de l'Institut
Chevalier de la Légion d'honneur
Commandeur de Saint-Sylvestre, Chevalier de l'Ordre de Grégoire le Grand et du Medjidié
Membre de la Société Météorologique de France
Ancien Président de la Société Médicale du Ier arrondissement.

TOME SECOND

PARIS

J.-B. BAILLIERE ET FILS

LIBRAIRES DE L'ACADÉMIE IMPÉRIALE DE MÉDECINE

Rue Hautefeuille, 19, près le boulevard Saint-Germain.

Londres — Hipp. BAILLIÈRE, 219, Regent street.

New-York — BAILLIÈRE brothers, 440, Broadway.

MADRID, C. BAILLY-BAILLIÈRE, PLAZA DEL PRINCIPE ALFONSO, 8

1867

DE L'INFLUENCE
DES CLIMATS
SUR L'HOMME
ET DES
AGENTS PHYSIQUES SUR LE MORAL

CHAPITRE VIII

MALADIES DES CLIMATS TEMPÉRÉS
LA RAGE, LA GOUTTE, LA PIERRE ET LA PHTHISIE EN PARTICULIER

Les saisons entretiennent un mouvement continuel dans la nature animée ; elles varient à l'infini les productions de la terre et renouvellent constamment l'ordre des impressions qui affectent les êtres vivants. C'est dans les régions tempérées seulement, qu'elles règnent avec les caractères décrits par les poëtes et les naturalistes. Si cette succession de phénomènes extérieurs et de sensations nouvelles est une source de jouissances pour l'homme, qui croit trouver dans le changement la satisfaction des vagues désirs qui le tourmentent, elle est aussi la cause d'un certain nombre de maladies, qui menacent son existence et troublent la sérénité de ses joies. Nous ferons remarquer toutefois que dans certaines limites, le changement des saisons et même les variations atmosphériques sont plus favorables à la santé qu'une égalité constante de température; les facultés de l'âme semblent à leur tour y puiser une nouvelle force. Les plus anciennes, on pourrait dire les seules doctrines scientifiques, ainsi que la plupart des médecins, des naturalistes, des philosophes qui, par leurs écrits ou leur enseignement, ont bien mérité de la reconnaissance des peuples, prirent naissance dans les climats tempérés; c'est là que le champ de l'observation offre au génie de l'homme une inépuisable richesse.

Les zones tempérées, comme les régions froides et chaudes, offrent des conditions très-diverses de température, d'humidité, d'exposition, d'altitude et de salubrité. On en voit où la succession des saisons se fait d'une manière graduelle, d'autres où elle a lieu brusquement; la différence du froid au chaud peut être considérable comme en Asie, ou varier à peine de quelques degrés comme en Europe. Aussi, les maladies de chaque contrée se diversifient-elles d'après les circonstances et les conditions de son climat particulier. Suivant la juste remarque d'Hippocrate, elles suivent dans leur marche le cours régulier ou irrégulier des saisons.

On peut distinguer les maladies en aiguës ou saisonnières et en chroniques ou diathésiques; les unes et les autres, les premières surtout, sont influencées par les variations de température; on peut en prévoir le retour, la fréquence et la gravité. La connaissance des maladies dont on est menacé aux diverses périodes de l'année, devient le plus sûr moyen de s'en préserver, en suivant les préceptes d'une sage hygiène. Il est vrai que les saisons comparées avec tant de justesse à des climats passagers, exercent une action irrésistible sur tout le règne organique ; mais s'il ne dépend pas de l'homme de s'y soustraire entièrement, la science et l'observation lui donnent des règles certaines pour modifier l'influence des phénomènes météorologiques, et la faire servir même à la conservation de la santé.

On voit principalement régner en hiver les maladies qu'on rencontre ordinairement dans les climats froids, le coryza, les bronchites, les pleurésies, les pneumonies, l'asthme, le rhumatisme, les vertiges, la céphalalgie, l'apoplexie ; les épidémies de rougeole se déclarent au commencement de l'hiver et augmentent jusqu'à l'équinoxe du printemps. Les pneumonies se développent en toute saison ; mais c'est pendant l'hiver, au printemps et au commencement de l'été que cette maladie exerce les plus grands ravages. Ordinairement le nombre des pneumonies va en augmentant depuis le mois de décembre jusqu'en avril ; il diminue rapidement en juin, pour recommencer à la fin de l'automne. L'Angleterre, la France, les Pays-Bas, l'Autriche, sont les contrées où elles se montrent avec le plus de fréquence. On les observe très-souvent aussi à Malte, à Gibraltar, même aux Bermudes et dans presque toutes les contrées tropicales pendant l'hivernage. L'observation de tous les pays a confirmé la remarque d'Hippocrate, qui attribue une action fatale au souffle des vents de nord-est pour la production de la pneumonie, principalement chez les vieillards.

Pour la France et pour la plus grande partie de l'Europe, le mois de janvier est le plus froid, le plus insalubre, le plus meurtrier. Celui de 1841 fut signalé par un froid très-vif en Catalogne ; une mortalité inaccoutumée décima cette province ; Barcelone, qui compte à peine 160,000 habitants, enregistra 600 décès pour ce seul mois. Nous ne craignons pas d'être démenti par l'événement : le froid insolite de l'hiver de 1863-64 en Égypte (on a vu de la glace à Suez), la neige épaisse qui est tombée en Italie et dans le midi de la France, occasionneront un grand nombre de maladies et de décès dans ces contrées.

On répète souvent que le froid est sain ; il l'est en effet pour les adultes dont il modère l'activité vitale, pour les hommes sanguins et pléthoriques, chez lesquels la réaction est vive et prompte ; mais s'il est favorable aux forts, il devient funeste aux infirmes et aux valétudinaires. Pendant l'hiver, les maladies sont plus longues et en plus grand nombre, surtout parmi les enfants et les vieillards. En Belgique et en Hollande, pour deux enfants ou vieillards qui succombent en janvier, il n'en meurt qu'un en juillet. A Genève le froid multiplie tellement les décès dans le premier mois de la vie, qu'il en double le nombre et même au delà.

Une statistique comprenant 53,356 malades entrés à l'hospice Saint-Jean de Turin, montre que la mortalité la plus considérable a lieu pendant l'hiver et l'automne. Dans le Milanais, elle se trouve à son minimum en septembre ; elle augmente à partir de cette époque, arrive à son maximum en janvier, et puis diminue d'une manière lente et non interrompue jusqu'en septembre. Il en est à peu près de même en France, où le plus grand nombre des décès a lieu en janvier et le plus petit en juillet.

C'est grâce aux habitations commodes, à l'usage du feu, aux vêtements chauds et secs, à de forts exercices, à une nourriture abondante et réparatrice que l'homme résiste aux intempéries de l'hiver. Dans cette saison, la digestion s'opère avec énergie, le sommeil est long et favorise la puissance assimilatrice ; pourvu que la réaction soit suffisante et que le corps ne soit pas épuisé par des excès ou des écarts de régime, on supporte les froids rigoureux sans que la santé reçoive de sérieuses atteintes.

Le 45e degré de latitude, soit australe, soit boréale, étant le milieu entre l'équateur et les pôles, les peuples qui vivent sous cette zone ont le climat tempéré par excellence. Telle est la France qui, malgré le préjugé contraire, jouit cependant d'une température moyenne et de saisons très-régulières. Le printemps est en quelque sorte le réveil de la nature dans tout le règne organique ; la vie prend un nouvel essor et revêt une nouvelle jeunesse. Quelle est la cause de ce mouvement, de cette rénovation, de cet accroissement de vie ? Le soleil qui de jour en jour s'élève davantage sur l'horizon et nous envoie des rayons plus chauds. Cependant il faut admettre que cet astre a une chaleur spécifique et provoque des mouvements électro-magnétiques, que ne possède pas le feu de nos laboratoires. Les adultes, avons-nous dit, se portent bien l'hiver ; les enfants et les adolescents jouissent d'une meilleure santé au printemps et au commencement de l'été ; celui-ci et la première moitié de l'automne sont plus favorables aux vieillards.

Après l'équinoxe du printemps la gravité des maladies et la mortalité diminuent ; cependant les pleurésies et les pneumonies sont encore fréquentes, ainsi que les angines, les catarrhes et les hémorrhagies. Aussitôt que les chaleurs apparaissent, on voit régner un grand nombre d'embarras gastriques, de maladies bilieuses, de céphalalgies. La perte d'appétit, le vice des digestions et la surabondance des humeurs ont souvent été guéris par des évacuations spontanées ; on a été très-sagement conduit à imiter les procédés de la nature, en recourant à quelques purgatifs ; ces moyens, la diète végétale et quelques prudentes abstinences doivent être préférés aux saignées, dites de précaution, employées avec tant d'aveuglement par la classe ignorante et malheureusement aussi par certains médecins routiniers. Celui qui parviendrait à détruire le monstrueux abus qu'on en fait, aurait rendu un grand service à l'humanité.

Si l'on remarque au printemps un plus grand nombre de maladies qu'on ne devrait en rencontrer, dans une saison où tout semble vie, santé, jeunesse, il faut en accuser l'absence des soins hygiéniques les plus simples pendant l'hiver. Cette saison, marquée par des intempéries si préjudiciables aux faibles constitutions, est celle où l'on s'y expose avec la plus aveugle imprudence. Bals, concerts, veilles, vice des toilettes, dangers de l'encombrement, tout conspire contre la santé ; et l'on ne doit ni s'étonner ni se plaindre, si l'hiver et le printemps présentent un aussi grand nombre de maladies redoutables et de morts prématurées.

En France et dans la plus grande partie de l'Europe, l'hiver est l'époque des naissances les plus nombreuses, l'été celle où il y en a le moins ; en d'autres termes, le printemps est la saison des conceptions les plus fréquentes, l'automne celle des plus rares. Les mois signalés par le plus de naissances sont février, mars et janvier, tandis que juin, juillet, août sont marqués par les moins nombreuses. Ainsi mai, juin et avril sont les plus élevés dans l'ordre des conceptions ; novembre, septembre et octobre ceux où la fécondation est la plus rare. On ne peut s'empêcher de reconnaître dans ces résultats l'influence du soleil et de la chaleur ; car il suffit d'un changement météorologique, pour avancer ou retarder l'ordre des conceptions et des naissances.

Dans le cours du printemps et de l'été, les phlegmasies sont moins fréquentes, les affections catarrhales deviennent plus rares, plusieurs maux chroniques se guérissent ou s'améliorent. La durée des maladies est plus courte pendant les mois chauds, plus longue quand l'atmosphère se refroidit. Il résulte de tables publiées à Stuttgard que la durée des maladies est :

En mars, avril, mai, de	19,	12	jours.
Juin, juillet, août.	19,	07	—
Septembre, octobre, novembre	20,	87	—
Décembre, janvier, février . .	22,	65	—

A Copenhague la durée moyenne des maladies a été trouvée :

Pour l'hiver, de.	25,	5	jours.
Le printemps, de.	19,	2	—
L'été, de	17,	9	—
L'automne, de.	19,	8	—

Les règles précédentes souffrent néanmoins quelques exceptions ; il résulterait en effet des recherches du comte Balbo, qu'à Turin les mois d'été sont les plus insalubres ; ainsi, c'est en mai, avril, juin et juillet qu'on y tombe le plus souvent malade. La chaleur, d'ailleurs, étant un excitant réel, son excès n'est pas sans danger.

Elle détermine des congestions, produit l'apoplexie et épuise les forces en les stimulant au delà d'un certain degré. On voit en été des hémorrhagies, plusieurs affections cutanées, des fièvres bilieuses, et surtout des maladies intestinales ; et quoique, en général, la plus favorable à la santé, cette saison présente, mais en proportion affaiblie, le tableau des affections tropicales.

En produisant avec abondance des fruits sucrés et rafraîchissants, la nature nous invite à en faire usage, le goût les recherche, la santé les réclame. Toutefois, en donnant une large part à la diète végétale pendant la saison d'été, il faut se garantir de toute exagération ; l'abstinence absolue de la viande aurait de graves inconvénients ; suivant quelques économistes, sa consommation ayant diminué en France, il en est résulté un grave dommage pour la population.

Pendant l'été, et surtout quand la sécheresse et les vents brûlants dominent, les bains tièdes et frais assouplissent la peau, calment le système nerveux et favorisent le sommeil ; certains peuples en faisaient une panacée, l'usage en était journalier. Combien de malades ne doivent-ils pas aux bains de mer ou à quelque source thermale le retour à la santé ou du moins une halte dans les progrès du mal qui les consume !

Chez les anciens l'automne passait pour meurtrière ; les maladies engendrées par elle avaient, disait-on, pour caractère d'être longues, à paroxysmes irréguliers, à crises difficiles. On voyait alors régner les fièvres quartes, les hydropisies, les dyssenteries, la mélancolie, etc. L'abondance et la variété des fruits, l'abus des liqueurs nouvellement fabriquées, s'ajoutant à l'humidité des nuits et à l'apparition des brouillards, sont à la vérité les causes de plusieurs affections intestinales et rhumatismales. Mais toutes peuvent être facilement évitées par l'observation des plus simples préceptes hygiéniques : user des fruits avec modération, s'abstenir des vins et des cidres nouveaux, se prémunir, par des vêtements plus chauds, contre la fraîcheur humide des matinées et des soirées. Ces prescriptions étant données à la prudence, nous ajouterons que, dans les climats tempérés, le mois de septembre est de tous le plus salubre, le plus agréable, le plus fécond en jouissances. C'est l'époque où, moins accablé par les chaleurs énervantes, le corps reprend sa vigueur ; c'est aussi l'époque la plus favorable et la plus féconde pour le travail intellectuel.

En France l'automne est la saison des pluies les plus abondantes. Nous avons vu que l'humidité est l'agent le plus actif des maladies; les épidémies de croups et d'angines couenneuses sévissent principalement dans les contrées basses, dans les saisons froides et humides, par conséquent en automne, en hiver, au commencement du printemps; elles sont plus rares en été et dans les pays chauds et secs. La violence des fièvres puerpérales est également proportionnée à l'humidité des lieux et des saisons.

Les anciens faisaient commencer l'hiver au coucher des pléiades; pour les météorologistes, il commence en décembre. Mais il est des saisons anormales qui échappent à toute classification, et lorsque dans les premiers jours de novembre le thermomètre, depuis les Pyrénées jusqu'au Rhin, descend à plusieurs degrés au-dessous de zéro, on ne doit pas consulter le calendrier, il faut reconnaître que l'hiver a commencé.

Le passage brusque d'une saison à l'autre n'est pas

exempt de dangers ; mais les plus graves peuvent être prévenus par un changement d'habitudes, en conformité avec la saison nouvelle. Loin d'être funeste, la succession des saisons a cette utilité inappréciable, de faire cesser toute épidémie régnante : *æstivos morbos,* dit Hippocrate, *hyems succedens solvit, et hyemales æstas succedens transmutat.*

Il n'entre pas dans notre pensée de décrire toutes les maladies des climats tempérés ; il faudrait parcourir le cercle entier de la pathologie. Nous ne parlerons pas de la fièvre typhoïde dont ils offrent de si nombreux exemples; c'est la maladie de tous les climats et non d'un seul ; aucune contrée du globe n'en est exempte. Qu'on lise les ouvrages de Bretonneau, Chomel, de Larroque, MM. Andral, Bouillaud et Louis, on reconnaîtra qu'il n'est pas une seule affection dont les causes soient plus obscures. Les aliments de mauvaise qualité, les alcooliques, l'habitation des lieux bas et humides, l'encombrement, les veilles, les excès de travail, le chagrin, les refroidissements, n'ont pas une influence plus marquée sur la fièvre typhoïde que sur toute autre maladie. Néanmoins, un grand nombre d'exemples ont prouvé que l'une des causes prédisposantes le mieux déterminées consiste dans le changement de régime et d'habitation, dans le séjour récent des grandes villes en particulier. Les deux tiers des individus atteints de fièvre typhoïde à Paris habitaient cette ville depuis moins de deux ans, et parmi les influences fâcheuses produites par le changement des habitudes, il faut placer une nostalgie plus ou moins prononcée, à laquelle échappent rarement les étudiants et les militaires. C'est depuis l'âge de quinze ans jusqu'à trente, que la fièvre typhoïde se manifeste le plus fréquemment; on l'observe rarement au-dessous de dix et au-dessus de quarante, jamais après soixante. La fièvre typhoïde, ainsi que la variole, la rougeole et la scarlatine, n'attaquent qu'une seule fois le même individu; on est donc conduit à lui attribuer également une cause toute spécifique, inhérente sans doute à l'organisation. D'après les faits cités par Bretonneau, Gendron, Forget et Putégnat, il ne peut rester aucun doute sur la propriété contagieuse de la fièvre typhoïde, dans les lieux où ils ont recueilli leurs observations, tandis que celles de tous les praticiens de Paris ne permettent pas de l'admettre, du moins dans l'intérieur de cette ville. Maladie toujours grave, même dans sa forme sporadique, la mortalité en varie extrêmement suivant les épidémies diverses; d'après Chomel, elle serait un peu moins forte pendant l'été et l'automne que durant l'hiver et le printemps. Il nous a paru également qu'elle était plus meurtrière et plus rapidement mortelle dans les climats chauds que dans les climats tempérés. Ajoutons enfin que le traitement des fièvres typhoïdes doit produire de grandes différences dans la proportion des décès. On a constaté la supériorité de la méthode évacuante, tout en combattant la prostration des forces par une alimentation modérée; puis, au moment opportun, et surtout dans les pays chauds, on doit recourir à l'administration des toniques parmi lesquels le quinquina tient le premier rang.

Entre les maladies qui règnent dans les climats tempérés, nous désirons présenter quelques observations sur la rage, la pierre, la goutte et la phthisie pulmonaire. Quelle est l'influence du climat sur la production et le développement de la rage? Chacun s'intéresse à cette question, la rage étant l'une des maladies qui se transmettent facilement des animaux à l'homme et dont la terminaison est fatalement mortelle, au milieu d'une scène déchirante de regrets, d'émotions et de terreurs. En l'absence d'observations précises, quelques expressions poétiques avaient pu faire croire que la rage était une maladie des climats chauds et des étés brûlants. Les faits les plus irrécusables prouvent le contraire. C'est dans les climats tempérés qu'on en compte les plus nombreux exemples ; la rage est extrêmement rare dans les pays très-froids ou très-chauds ; néanmoins elle n'y est pas inconnue, ainsi qu'on affecte de le dire. Tous les ans il meurt plusieurs personnes de la rage, mordues par des chiens ou des loups, en Suède, en Norwège, en Danemark, en Russie, en Écosse. Nous ne rapportons aucun chiffre ; ceux qu'on cite portent le cachet de l'inexactitude.

Depuis 1856, les médecins sanitaires ont transmis au comité d'hygiène des documents authentiques du plus haut intérêt. M. le docteur Pruner mentionne des faits incontestables de rage recueillis à Alexandrie dans les années 1850, 1855, 1856, 1857. MM. Rerles et Guillar l'ont observée à Latakié et à Damas ; enfin, au milieu d'une série de rapports, M. Camescasse, médecin sanitaire à Smyrne, cite l'exemple épouvantable, transmis par le docteur Michel, d'un loup enragé qui mordit 47 personnes, dont 45 moururent enragées, les deux autres ayant été préservées par une cautérisation immédiate avec le beurre d'antimoine. Les exemples de rage ne sont pas rares en Abyssinie, en Syrie, en Grèce ; Legentil en avait rencontré d'assez fréquents à la côte de Coromandel. Elle n'est inconnue ni à la Guadeloupe, ni à la Martinique, ni à la Réunion, ni à Maurice, ni à la Guyane. On en voit également quelques exemples parmi les chiens vivant en liberté dans les rues de Constantinople ; suivant le P. Huc, la haute Asie présente des observations assez nombreuses de cette terrible maladie.

Rien n'autorise à penser que la rage n'ait jamais existé en Algérie avant la conquête ; M. le docteur Guyon en signala cinq cas en 1844, dans la seule province de Constantine ; des chevaux mordus par un chien succombèrent avec tous les symptômes de l'hydrophobie. Au mois de juillet 1863, les journaux annoncèrent que le nommé Sanson, cafetier à Marengo, venait de mourir de la rage que lui avait communiquée, soixante-cinq jours auparavant, un chien atteint de cette maladie. Du reste, si on ne signale pas plus souvent des cas de rage dans les pays musulmans, il faut en accuser le défaut de publicité.

Il résulterait de documents statistiques assemblés par M. Boudin, que le chiffre des décès causés par la rage en France s'élèverait en moyenne à 160 par année. Aucune contrée d'Europe, ni l'Angleterre, ni la Belgique, ni l'Autriche, ni la Prusse, n'offrirait des résultats aussi affligeants ; mais loin de conclure de là, que la France est le pays où la rage est le plus fréquente, nous préférons accuser un vice dans la constatation des causes de décès. L'enquête sur la rage, entreprise par le comité d'hygiène publique auprès du ministère de l'agriculture, donne en effet des résultats tout différents. Suivant le rapport de M. Tardieu, appuyé sur les documents officiels fournis par l'administration, le nombre des cas de rage a été :

En	1850	de	27
	1851		12
	1852		46
	1853		37
	1854		21

1855	de	21
1856		20
1857		13
1858		17

Cette enquête, entreprise au nom du gouvernement dans un intérêt aussi sacré, a présenté une circonstance presque incroyable : malgré les instructions les plus précises, un grand nombre de préfets ont gardé le silence et n'ont fourni aucun renseignement. En 1852, 14 de ces fonctionnaires seulement faisaient parvenir au comité les résultats de leur enquête ; on n'en comptait plus que 11 en 1853, 8 en 1854 et 4 en 1855. Pour excuser le silence des préfets, prétendra-t-on qu'ils ne parvenaient à signaler aucun cas de rage dans leur département ? Ce renseignement même aurait eu une grande valeur pour l'enquête.

Sur un total de 228 cas de rage mentionnés dans le rapport du comité d'hygiène.

128	provenaient de la	morsure du	chien
26	—	—	loup
13	—	—	chat
1	—	—	renard

Parmi les blessures on en compte 79 aux membres supérieurs, 37 au visage, 29 aux membres inférieurs. Relativement à l'époque où se développe le plus généralement la rage, sur 181 cas enregistrés, on en voit :

En juin, juillet, août.	66
Mars, avril, mai.	44
Décembre, janvier, février. . . .	40
Septembre, octobre, novembre.	31

Par conséquent, 510 cas se trouvent dans la saison chaude, 71 dans la saison froide. Dans les relevés de Trolliet, les mois de mai et de septembre sont ceux où il y eut plus de chiens enragés, mars et avril ceux où l'on vit plus de loups atteints de rage. Ainsi, quoique cette maladie soit évidemment plus fréquente dans les climats tempérés et qu'aucune saison ne s'oppose à son développement, elle se déclare de préférence pendant les mois où la chaleur est le plus intense.

Toute morsure d'un animal atteint de rage ne communique pas fatalement cette maladie. Dans un relevé publié en 1860 par la direction de l'hôpital général de Vienne, on trouve ce résultat inattendu : sur 115 individus entrés depuis deux ans dans cet établissement par suite de morsures d'animaux enragés, 25 seulement moururent hydrophobes ; en France, la proportion est moins favorable ; sur 198 individus mordus, 115 ont contracté la rage ; c'est 6 sur 10. Parmi ces derniers, 64 n'avaient pas été cautérisés ; chez les autres, la cautérisation avait été tardive ou insuffisante. Pour expliquer ces anomalies, on peut admettre que les premières personnes mordues sont plus exposées que les suivantes, ou que la dent de l'animal, en traversant des vêtements épais, peut y laisser sa lave ; enfin, on doit présumer en outre que certains organismes sont réfractaires à l'absorption de quelques virus.

Le temps de l'incubation de la rage varie singulièrement, non-seulement chez l'homme, mais parmi les animaux eux-mêmes. Le 24 avril 1854, deux chevaux, ayant été mordus par un loup aux environs de Foix, moururent, malgré la cautérisation, l'un 62 jours, l'autre 782 jours après l'accident. L'*Union médicale* du 12 juin 1856 rapporte une curieuse observation d'hydrophobie rabique, développée après une incubation de neuf mois. Que devient le virus dans un organisme où l'activité vitale est continuelle ? Les absorbants sommeillent-ils donc pendant des heures et des journées ? C'est au bout de deux, de trois minutes, et même plus tôt, que le venin des crotales et de la vipère, le *curare*, la strychnine, l'acide prussique sont absorbés. S'il en est autrement pour les morsures des animaux enragés, on est tenté de considérer d'abord la maladie comme locale ; elle résiderait, ainsi que dans le tétanos, dans le nerf primitivement lésé. Aussi la cautérisation doit-elle être toujours pratiquée, pour modifier la blessure dont les irradiations produisent des accidents aussi formidables. Il est vrai qu'on ne trouve aucune lésion dans le nerf après la mort ; mais on n'en découvre pas davantage dans le tétanos.

Frappés des considérations précédentes, un certain nombre de médecins, Bosquillon en tête, ont nié l'existence de la rage chez l'homme, et soutenu qu'elle ne pouvait lui être communiquée par la morsure du chien. Ils ont donc attribué aux effets de l'imagination, à la terreur seule, le développement de l'hydrophobie mortelle qu'on voit survenir après cette morsure, et prétendu qu'on ne saurait citer un seul exemple authentique de cette maladie chez un enfant très-jeune ; ceux qui sont morts enragés après six ou sept ans auraient péri victimes de leur imagination vivement impressionnée. Le rapport du *Comité d'hygiène publique* suffit pour lever tous les doutes; il mentionne des enfants de 3 à 5 ans : « Eu égard à l'âge, dit M. Tardieu, nous voyons chaque année se confirmer le fait, que l'âge le plus tendre n'est pas à l'abri de la contagion de la rage, et dans les quatre dernières années, comme dans les précédentes, on voit figurer des enfants en bas âge parmi les victimes de la rage... Ainsi les enfants très-jeunes, comme les animaux chez lesquels on ne peut faire intervenir l'impression morale, surtout après un, deux et trois mois (d'incubation), succombent à la rage communiquée (1). »

Les exemples que nous venons de citer, et surtout les inoculations pratiquées par Hunter, Clifton, Breschet, etc., prouvent avec la dernière évidence l'existence du virus rabique ; c'est par la bave seule que la maladie se communique : M. Andral s'étant blessé à la main en disséquant un animal mort de la rage, aucun accident ne survint ; on a injecté impunément le sang, bu le lait et mangé la viande des animaux enragés ; il n'est pas certain que le virus soit arrêté par l'épithélium des membranes muqueuses.

C'est par inoculation que la rage se communique ordinairement ; mais des exemples très-authentiques prouvent que cette maladie éclate spontanément chez les carnivores des genres *canis* et *felis*, c'est-à-dire le chien, le loup, le renard et le chat. Nous pensons également, contrairement aux opinions généralement admises, qu'elle peut se déclarer spontanément chez l'homme. Les animaux chez qui la rage est spontanée peuvent la transmettre à des animaux de leur espèce, ainsi qu'à l'homme et aux herbivores ; mais ces derniers ne sont pas aptes à la communiquer. On n'admet pas généralement qu'elle soit transmissible de l'homme à l'homme et aux animaux; toutefois quelques exemples cités par des médecins allemands paraissent démontrer que cette transmission n'est pas impossible. Babington, Girard, etc., avaient essayé vainement

(1) *Ann. d'hyg. publ. et de méd. lég.*, 1860, p. 194 et suiv.

d'inoculer à des chiens la bave de l'homme; mais en 1813, Breschet pratiqua cette expérience avec un plein succès à l'Hôtel-Dieu de Paris. Ce chirurgien distingué inocula à deux chiens la bave d'un homme enragé, qui mourut le 19 juin, le jour même de l'expérience. La rage se déclara le 27 juillet sur l'un de ces animaux ; on lui fit mordre d'autres chiens qui successivement propagèrent la maladie durant tout l'été.

L'anatomie pathologique n'a jeté aucune lumière sur les causes et le siége de la rage. En 1859, M. le docteur Remilly, de Versailles, découvrit un ramollissement notable de la moelle dans la région cervicale au-dessous du bulbe rachidien, chez deux enfants morts d'hydrophobie ; le cervelet lui-même était injecté et ramolli. Déjà Dupuy avait signalé une altération analogue chez les vaches, et Ollivier d'Angers chez l'homme (1). Mais ces observations sont isolées ; dans les autopsies pratiquées par Morgagni, dans toutes celles qui sont dues aux médecins modernes, on n'a rencontré aucune lésion qu'on puisse considérer comme cause de la mort.

Rien n'est plus obscur que l'étiologie de la rage ; on ne saurait l'attribuer exclusivement à la température, puisqu'on en trouve quelques exemples dans les climats les plus divers ; toutefois, ainsi que nous l'avons fait remarquer, elle est moins fréquente dans les pays très-froids et très-chauds que dans les climats tempérés de l'Europe. On a signalé la privation des aliments et des boissons comme la cause réelle de la rage ; mais, à plusieurs reprises, des physiologistes italiens et français ont laissé mourir de faim et de soif un grand nombre de chiens et de chats qui ont

(1) *Traité des mal. de la moelle épin.*, t. II, p. 827.

succombé, sans présenter le moindre symptôme de cette terrible affection. Plus récemment, quelques observateurs, frappés de voir que la rage est plus rare en Orient, où les chiens errent par troupes en liberté, ont prétendu qu'elle était due à la servitude et à la contrainte où se trouvent ces animaux, pour la satisfaction de l'instinct génésique. Si cette opinion était fondée, on ne devrait jamais rencontrer en Orient des exemples de rage parmi les chiens, ni en Europe parmi les loups et les chats dont la liberté est entière. Dans son enquête, le comité d'hygiène a cité deux exemples de rage spontanée dont la cause est très-frappante : dans l'un, elle s'est développée sur un chat à la suite d'une large brûlure; dans l'autre, sur une chatte rendue furieuse par l'enlèvement de ses petits. La violence des passions qui dans l'espèce humaine déterminent la folie, doit donc être considérée comme l'une des causes de la rage.

Suivant M. Sanson, le meilleur préservatif de la rage, c'est la connaissance des phénomènes insidieux et peu connus généralement, du début de cette terrible affection. M. Bouley a tracé ce tableau avec une fidélité qui nous dispense nous-même d'en esquisser les principaux symptômes. C'est à la prévenir que doivent tendre tous les efforts du médecin ; car il ne faut se faire aucune illusion, on n'a jamais guéri un seul cas de rage. La thériaque, l'opium, la belladone, le datura stramonium, l'ammoniaque, le plantain d'eau, le genêt, le polygala, l'infusion des quatre plantes *euphorbia villosa, veratrum album, polygonum hydropiper, helleborus vulgaris,* ont été inefficaces. Le remède employé en Lithuanie et fourni par le *hieracium pilosella* et le *litrum salicaria* ne doit pas inspirer plus de confiance. La saignée poussée jusqu'à la syncope, employée par Bosquillon et par d'autres praticiens, l'injection dans les veines d'une solution aqueuse d'opium ou d'autres liquides, les affusions froides, les vésicatoires n'ont procuré aucun succès. Nous ne mentionnons pas tous les remèdes, les secrets de famille, les prétendus spécifiques inventés par la superstition ou la cupidité, et qui ont coûté la vie à un grand nombre de gens crédules et ignorants, en les empêchant d'employer le seul remède capable de guérir ou plutôt de prévenir la rage : *la cautérisation.*

Il y a dix-neuf siècles, Celse donna le conseil d'appliquer immédiatement une ventouse sur la plaie et puis de la cautériser avec le fer rouge. Cette méthode est encore la seule qu'on doive mettre en usage. Il faut que les personnes mordues par un animal enragé ou suspect de l'être lavent la plaie à grande eau soit à la rivière, soit à la fontaine la plus voisine, et pratiquent le lavage très-longtemps, jusqu'à l'arrivée du médecin si c'est possible. On peut appliquer une ventouse sur les plaies dont la situation le permettrait, afin de la débarrasser de tout liquide, puis on cautérise au fer rouge dans le moment le plus rapproché de l'accident. On débride les plaies étroites, si c'est nécessaire, afin de porter le fer jusqu'au fond et sur toute la surface de la plaie. La cautérisation doit néanmoins être pratiquée, quand le médecin n'arrive que tardivement, quelques heures et même plusieurs jours après la morsure. Il est sage même d'y recourir encore quand la cicatrice est déjà formée, quoique alors le succès soit fort douteux. Dans les circonstances rares où la cautérisation au fer rouge est rendue impossible par la grande étendue et le grand nombre des blessures, on y supplée par un lavage très-prolongé et des cautérisations produites avec les caustiques. L'alcool, l'ammoniaque, le nitrate d'argent, employés même immédiatement après la morsure, n'ont eu aucune efficacité préservatrice ; on donne la préférence au beurre d'antimoine.

La cautérisation opérée, ou dans les cas malheureux où elle n'a pas été employée, on peut, soit pour soutenir le moral du malade, soit pour ne pas abandonner un malheureux à la mort sans rien tenter, recourir aux frictions mercurielles, qu'Astruc regardait comme le véritable antidote de la rage, et que Tissot prétendait avoir prescrites avec succès à un grand nombre de personnes. Le chloroforme, l'opium à hautes doses, les bains de vapeurs énergiques ont procuré des soulagements momentanés dans les plus violents paroxysmes de la rage.

Nous rappellerons, en finissant, qu'au mois de juillet 1850 une louve enragée ayant mordu 24 individus dans l'arrondissement d'Uzès, M. Chabanon, chirurgien en che de l'hôpital de cette ville, en cautérisa 15 avec l'acide sulfurique concentré ; ils présentaient sur différentes parties du corps un ensemble de 80 plaies. Les cautérisations ne purent être pratiquées que 4, 5 et même 6 heures après la morsure : *Aucun d'eux ne fut atteint de la rage*. Des 9 autres blessés, 6 qui avaient été cautérisés imparfaitement avec le beurre d'antimoine, ou qui avaient eu recours à des empiriques, succombèrent à la rage ; 3, qui ne furent pas cautérisés du tout, n'eurent aucun mal. Malgré les succès très-remarquables de M. Chabanon, et tout en recommandant l'acide sulfurique concentré à l'attention des praticiens, nous pensons que la cautérisasation par le fer rouge doit toujours être néanmoins considérée comme le plus sûr moyen prophylactique de la rage.

Malgré tant de symptômes différents et des terminaisons si diverses, la gravelle, la pierre et la goutte présentent néanmoins une grande analogie, quant à la nature du principe morbifique qui caractérise ces trois affections : la prédominance de l'acide urique dans les humeurs. Il n'est pas rare, d'ailleurs, que l'une d'elles succède à l'autre, et que, produites et entretenues par la même cause, elles soient guéries par les mêmes remèdes. « L'activité du système urinaire chez les habitants des climats tempérés, dit Richerand, est la cause à laquelle doit être attribuée la fréquence des affections calculeuses en Hollande, en Angleterre, en France, tandis qu'elles sont très-rares dans les contrées plus méridionales où la sécrétion urinaire paraît remplacée par la transpiration cutanée, dont la quantité est toujours en raison inverse de celle des urines. »

L'urée, découverte en 1773 par Rouelle le jeune, est le principe immédiat le plus riche en azote; il se rencontre dans l'urine de l'homme et de tous les carnivores : « Si l'on soumet un herbivore à un régime plus azoté que de coutume, dit M. Longet, ou bien à l'abstinence, ce qui revient au même, puisque dans ce dernier cas l'animal vit aux dépens de sa propre substance, on observe de l'urée dans ses urines, parfois en si grande quantité qu'elle se dépose spontanément sous forme de cristaux (1). » Cette substance est le produit des oxydations successives qu'éprouvent les aliments azotés devenus impropres à la vie. Prévost et Dumas ont reconnu la présence de l'urée dans le sang et dans la lymphe, où elle existe en quantité variable suivant le sexe et l'âge des individus. D'après M. Le Canu, la moyenne de ce principe, excrété en 24

(1) *Traité de physiologie*, t. I, p. 947.

heures, est de 28 grammes pour les hommes, 19 pour les femmes, 8 pour les vieillards, 13 pour les enfants.

Un produit d'une oxydation moins avancée que l'urée, découvert par Scheele, sous le nom d'acide lithique, est l'acide urique; très-peu soluble dans l'eau, l'acide urique excrété avec l'urine de l'homme se dépose souvent, sur les parois du vase de nuit, sous la forme d'une poudre jaune rougeâtre semblable à la brique pilée. Ce principe augmente quand les phénomènes de combustion et d'oxydation diminuent, c'est-à-dire par la vie sédentaire, le long repos au lit, la contention d'esprit, les affections tristes, le régime azoté, l'excès de nourriture, les mauvaises digestions. L'acide urique est remplacé par l'acide hippurique dans l'urine des herbivores.

On comprend aisément la production de la gravelle, de la pierre et de la goutte par suite des vices du régime ou des maladies. L'acide urique, provenant de l'insuffisance de la combustion des principes albuminoïdes, peut se produire en proportion assez considérable pour fournir une véritable diathèse et se rencontrer dans l'urine dans la proportion de deux à quatre grammes par 1,000. On l'observe encore par suite de plusieurs maladies chroniques, la dyspepsie, l'hypochondrie, la chlorose, l'anémie, les lésions organiques du cœur et du foie dans lesquelles l'oxydation des aliments azotés se trouve imparfaite. La sécrétion des urines, et par conséquent l'élimination des sels et des principes azotés, est favorisée par l'eau bue avec abondance, la diète végétale, le thé, le café, les fruits aqueux et sucrés, tels que raisins, cerises, fraises, etc. Elle est diminuée, au contraire, par les vins généreux, les alcooliques, le sel, les épices et le régime fortement animalisé.

Si l'on considère le nombre des 10 ou 12 principes qui entrent dans la composition des calculs divers, ceux-ci peuvent être divisés et subdivisés à l'infini. Les chimistes n'en comptent pas moins de 15 espèces, que nous croyons plus rationnel de réduire à 3 principales. Elles sont formées par les acides urique, phosphorique et oxalique réunis ordinairement aux substances suivantes : l'ammoniaque, la chaux, la magnésie et la soude. Fourcroy et Vauquelin ayant analysé 600 calculs vésicaux en trouvèrent 150 d'acide urique pur ; l'oxalate de chaux existe dans le 6e environ. Le plus grand nombre contiennent l'acide urique, les urates d'ammoniaque et de soude ainsi que des phosphates calcaires.

Parmi les causes des affections calculeuses, il faut citer principalement l'hérédité, une disposition congénitale ou organique, le sexe, le régime et le climat. Tout praticien a vu des exemples d'une influence héréditaire sur la production de la diathèse lithique. Les altérations de l'appareil urinaire, telles que les lésions des reins, la paresse de la vessie, l'engorgement de la prostate favorisent également la formation des graviers. L'influence de toute autre affection est fort douteuse : « Si l'on passait en revue, dit Deschamps, toutes les maladies dont un calculeux a pu être atteint avant de ressentir les premiers symptômes de la pierre, on les admettrait gratuitement toutes comme causes de calculs. »

La disposition des organes de la femme, plutôt encore que la différence de son régime, comparé à celui de l'homme, explique la rareté de l'affection calculeuse chez elle. Sur 120 calculeux observés par M. Civiale en 1860, 61 et 62, il y avait 115 hommes et 5 femmes ; telle est la proportion approximative des autres praticiens. Dans une autre statistique, M. Civiale a réuni 5,497 hommes et 309 femmes, c'est-à-dire 1 sur 18 ou 20.

Nous avons vu que l'usage habituel des substances très-azotées et la vie sédentaire augmentent la proportion de l'acide urique qui, étant très-peu soluble, a une grande tendance à se précipiter et à se réunir en concrétions dans les réservoirs de l'urine. Il n'est pas douteux que le genre de l'alimentation, ainsi que son insuffisance et sa mauvaise qualité, n'exercent une influence directe sur les calculs d'oxalate et de phosphate de chaux. Il résulte des recherches de Maquart et de Vauquelin que les concrétions de fruits ne peuvent engendrer l'affection calculeuse ; Chopart et Dessault ont reconnu de leur côté que les eaux chargées de carbonate de chaux, non-seulement ne produisent pas la pierre, mais par leur effet diurétique favorisent plutôt l'expulsion de quelques graviers.

Le travail de cabinet, tant par la contention d'esprit que par la nécessité de rester assis pendant de longues heures, doit certainement être considéré comme l'une des causes de l'affection calculeuse. Parmi ceux qui en furent atteints, on compte des papes, des rois, des savants, des hommes d'État, des littérateurs ainsi que plusieurs médecins. On peut citer dans ce nombre : Fagon, Lapeyronie, Bossuet, Marmontel, d'Alembert, Buffon, Hallé, Antoine Dubois, l'habile lithotomiste, etc. ; après avoir joui d'une santé parfaite jusqu'à l'âge de 81 ans, quoique depuis celui de 60 ses facultés intellectuelles eussent sensiblement baissé, Newton commença alors à souffrir de la pierre, et cette maladie l'enleva en 1725, à l'âge de 85 ans.

De toutes les causes de la diathèse lithique, l'une des plus manifestes et des plus puissantes est le climat. Ce résultat est dû : 1° à la différence de régime suivant les contrées ; 2° aux circonstances extérieures, particulièrement à la température et à l'état hygrométrique de l'air, peut-être même à la composition géologique du sol. La gravelle comme la pierre sont extrêmement rares dans les pays très-chauds, où l'on se nourrit principalement de légumes et de fruits de bonne qualité. Ces affections, néanmoins, ne sont pas inconnues dans ces contrées, notamment dans celles où les habitants font usage d'une nourriture très-animalisée et de liqueurs fermentées et distillées, telles que Ténériffe, Bagdad, Calcutta. Suivant le docteur Brett, la pierre est assez commune dans l'Inde orientale, où l'on pratique la lithotomie d'après une méthode vicieuse qui offre de l'analogie avec le procédé de Celse ; aussi un chirurgien du pays avouait-il une mortalité de 40 par 100 par suite de cette opération (1). L'affection calculeuse fait également un assez grand nombre de victimes à Rio-Janeiro, suivant le docteur Gavrelle, et à l'île de Minorque, d'après Orfila. Ni la nourriture animale presque exclusive, ni l'abus des alcooliques ne suffisent pour expliquer ces faits exceptionnels ; il faut admettre que dans ces contrées une alimentation insalubre, certaines qualités des eaux, la nature du sol disposent à la formation des calculs, ainsi que cela a lieu en Égypte. Déjà sous les Ptolémées les lithotomistes étaient très-nombreux à Alexandrie, ce qui suppose une quantité proportionnelle de malades. Aussitôt qu'un spécialiste se présente dans un pays, il s'y découvre des maladies qu'on méconnaissait ou dont on n'entendait jamais parler auparavant. En Égypte, par suite de leur nombre et de la concurrence peut-être, les lithotomistes étaient tombés dans un tel dis-

(1) *Gazette médicale de Paris*, 16 janvier 1842.

crédit et un tel avilissement que, se prêtant aux vues criminelles de l'usurpateur Tryphon, ils firent périr, en le taillant maladroitement, le jeune Antiochus VI, sous prétexte de le délivrer de la pierre qu'il n'avait pas.

Les exemples que nous venons de citer sont de véritables exceptions. En 1831, M. Meardi tailla un jeune israélite à Alger; le docteur Guyon n'avait pas connu d'autre exemple de calcul dans toute la province. Scott, ayant résidé longtemps aux Indes, dit n'y avoir jamais rencontré de concrétions urinaires; les médecins des colonies n'ont observé qu'un très-petit nombre de calculeux à Manille, à la Réunion, à Maurice, aux Antilles; en un mot, la pierre est extrêmement rare dans les contrées tropicales, où l'on voit cependant un grand nombre de rétrécissements de l'urètre et de rétentions d'urine; nous en avons fourni les raisons plus haut.

Nous connaissons trop imparfaitement les régions polaires pour rechercher dans quelle proportion relative s'y trouve l'affection lithique; nous supposons *à priori* qu'elle y est assez fréquente; nous savons toutefois qu'il y a un grand nombre de calculeux en Danemark, en Suède, en Pologne et surtout en Russie; on a vu (maladies des climats froids) que la pierre est si commune à Moscou que, à l'hôpital civil de cette ville, dans un service de 50 lits, on compte deux ou trois malades atteints de cette maladie.

L'Allemagne, l'Angleterre, les Pays-Bas, la France, c'est-à-dire les climats tempérés de l'Europe, passent pour les contrées où les calculeux sont en plus grand nombre. En Angleterre il s'en présente 200 environ chaque année dans les hôpitaux. On y constate de la manière la plus évidente l'influence des causes locales; mais on ignore quelle est la nature de ces influences et si l'on doit les attribuer à la qualité des eaux et des aliments, ou bien à des causes climatériques. On a remarqué que l'affection calculeuse sévit de préférence parmi les habitants des ports de mer et les riverains des grands fleuves. Suivant W. Prout, certains districts, celui d'Hérefort, par exemple, en sont complétement exempts. Les pauvres du district situé entre Tunbridge, Wels et Lewes, dans le comté de Sussex, sont très-sujets à la gravelle, quoique maigres et se nourrissant presque exclusivement de légumes et de grosse bière, tandis qu'elle épargne les autres habitants (Scudamore). Suivant Liebig (Théorie organique), la pierre est inconnue dans les provinces rhénanes, dont les habitants boivent des vins légers contenant beaucoup de tartrates. Le premier exemple de pierre en Franconie fut celui de l'empereur Henri II, qui régna de 1002 à 1004. Depuis cette époque, le nombre des faits que l'auteur a pu recueillir ne s'élève pour la Franconie orientale qu'à 159, dont 64 calculs rénaux. La gravelle y est très-commune ; mais, suivant Liebig, le vin empêche le développement de la pierre ; l'eau, le genre de vie et la nature du terrain agiraient dans le même sens. Il se passe plusieurs années sans qu'on rencontre un seul calculeux à Munich, et le petit nombre de ceux qu'on y observe de loin en loin proviennent de Wolfrathshausen, village des environs de cette ville, sur les bords de l'Yser.

Si les vins légers contenant beaucoup de tartrates préservent de la pierre, cette affection est néanmoins très-commune dans les pays de vignobles. Sur 350 dissections, Haller n'avait trouvé que deux cas de calculs vésicaux parmi une population qui buvait presque exclusivement de la bière. Cyprianus rapporte que la plupart des malades qu'il tailla, au nombre de 2,400, étaient buveurs de vin. On remarquera néanmoins que la pierre est très-fréquente en Hollande, où la bière est la boisson habituelle; mais le vin et les spiritueux figurent aussi sur la table des riches, accoutumés d'ailleurs à un régime très-azoté.

En attribuant avec Marcet, Fourcroy et Wollaston la formation des concrétions lithiques à une alimentation presque exclusivement animale, on ne doit pas oublier que les enfants y sont plus exposés encore que les adultes et les vieillards, ainsi qu'Hippocrate et Albucasis l'avaient déjà fait remarquer. On a trouvé des pierres dans la vessie d'enfants à la mamelle, dans celle même de fœtus. James Earle en rencontra une chez un enfant de 5 mois, Sandifort chez un enfant de 3 mois; Deschamps tailla deux enfants, l'un de 22 mois, l'autre de 19. Les jeunes malades atteints de cette cruelle maladie appartiennent presque exclusivement à la classe indigente ; dans le cours d'une longue carrière, Deschamps n'avait pas vu l'enfant d'un riche en être affecté. Les considérations que nous avons présentées sur la formation de l'acide urique expliquent la génération des calculs urinaires chez les personnes atteintes de quelque cachexie, ou chez celles qui font usage d'une alimentation insuffisante, ainsi que chez les enfants et les vieillards dont la nutrition et la température sont exposées à des troubles plus fréquents que les adultes. A l'appui de ces réflexions on peut citer la table suivante dressée par M. Civiale, concernant la fréquence proportionnelle de la pierre aux différents âges de la vie divisée en périodes décennales. Sur un total de 5,376 calculeux, on trouve :

Jusqu'à 10 ans. . . . 1,946 calculeux.

De 10 à 20 ans . . .	943	calculeux.
De 20 à 30 —. . . .	460	—
De 30 à 40 —	330	—
De 40 à 50 —. . . .	391	—
De 50 à 60 —. . . .	513	—
De 60 à 70 —. . . .	577	—
De 70 à 80 —. . . .	199	—
Au-dessus de 80. . . .	17	—

Le juste effroi qu'inspire aux hommes l'horreur de la taille, non moins que l'esprit de progrès, durent engager les chirurgiens à chercher les moyens capables de dissoudre ou de briser la pierre dans la vessie. La nature des concrétions étant connue, on peut s'étonner que la chimie n'ait point découvert quelque lithontriptique. Du temps d'Hippocrate on s'occupait déjà de recherches de ce genre; l'enfant de Théophile de Cariste fut victime d'une tentative qui le fit périr en trois jours. On a souvent injecté, mais sans succès, des acides affaiblis dans la vessie des calculeux. Sementini, de Naples, préconisa spécialement un liquide contenant une très-faible proportion d'acide chlorhydrique mêlé à une petite quantité d'acide sulfurique. Witt attribua à l'eau de chaux la propriété de ramollir et même de dissoudre complétement la pierre; le carbonate de potasse fut préconisé par Mascagni, le bicarbonate de soude par Charles Petit. Deschamps ayant soumis, en dehors de la vessie, un grand nombre de calculs à l'action des lithontriptiques les plus vantés, reconnut que l'eau de chaux et le jus d'ognon avaient une action fondante, quoique très-faible; mais il constata également que les calculs attaqués et plus ou moins dissous par certains liquides l'avaient été au même degré par l'eau ordinaire. Aussi les médecins et les chimistes, Thénard en particulier, tout en reconnaissant l'impossibilité de dissoudre la pierre dans la vessie, ont-ils pensé que la plupart des calculs, ayant pour noyau l'acide urique, ce noyau ne pourrait se former si l'urine contenait assez d'eau pour les dissoudre. Un certain nombre d'eaux minérales, Contrexéville, Vichy, Pougues, Carlsbad, etc., sont réputées de bons lithontriptiques ; néanmoins aucune observation d'un succès complet ne justifie la confiance des malades. Plusieurs médecins redoutent même les sources fortement chargées de principes minéralisateurs, et d'accord avec Hartley, Littre, Heurteloup, MM. Civiale, Mercier et Ségalas, considèrent l'eau pure comme le meilleur et le plus certain des dissolvants et des prophylactiques des calculs rénaux et urinaires.

On a compris au nombre des lithontriptiques les cantharides, les cloportes, les coquilles d'œufs, les écailles d'huîtres, la pierre de Judée, le cristal de roche, les carbonates alcalins, le pétrole, le genêt, tous les balsamiques, les sucs d'herbes, etc. Dehaen attribue à l'*uva ursi* la propriété de déterger la vessie et de calmer les douleurs de la néphrite calculeuse ; on rapporte qu'un moine âgé de soixante-dix ans, en ayant pris la décoction avec assez de suite, rendit en effet plusieurs fragments de nature crétacée, et Deschamps en vit expulser un assez considérable. Le remède de Mlle Stephens, dont le parlement d'Angleterre acheta le secret 150,000 fr., jouit quelque temps d'une grande célébrité. Il consistait à prendre, chaque jour en trois doses, de 2 à 5 grammes de chaux en poudre et de coquilles d'œufs pulvérisées, et après chaque dose 30 grammes de savon d'Alicante délayé dans 180 grammes d'eau sucrée. On vit par l'usage de ce traitement des parcelles de calcul s'engager dans le canal, et Morand lui-même considère ce remède comme ayant, sinon guéri, du moins soulagé un grand nombre de calculeux. A l'époque où la Hollande faisait le commerce exclusif du thé, les états généraux récompensèrent plus libéralement encore Bontékoë, et lui décernèrent une pension de 25,000 fr. pour une brochure où ce médecin attribuait à cette boisson la propriété de prévenir la pierre. Il est très-vrai que l'affection calculeuse est extrêmement rare en Chine, au Japon et dans une grande partie de l'Inde; mais l'Angleterre, la Hollande et la Russie, où l'on fait un si fréquent usage de boissons théiformes, sont des contrées où l'on rencontre un très-grand nombre de calculeux.

Non-seulement on avait cherché à dissoudre la pierre, mais quelques auteurs, Job de Mechren, Ébérard Gœkel, Daniel Wincler, Hellwig, etc., citent des cas nombreux où l'on est parvenu, en dilatant l'urètre et en donnant des diurétiques, à procurer l'expulsion des graviers et même des calculs. Desault proposa d'en opérer l'extraction en adaptant la pince de Hunter à une sonde ordinaire, et Marcet atteste qu'un officier parvint à se débarrasser d'une pierre en introduisant dans la vessie, à l'aide d'une sonde creuse, une petite scie provenant d'un ressort de montre, avec laquelle il détachait chaque jour quelque fragment. Enfin on lit dans la biographie d'un moine du IXe siècle, nommé Théophanès, que ce saint personnage, tourmenté d'une dysurie cruelle, introduisit par le canal naturel des instruments dans la vessie, broya les pierres qui s'y trouvaient, les apporta au dehors, et rendit ainsi à l'urine la porte libre autant que possible (*Gaz. hebd.*, 24 février 1864).

Il y a loin toutefois de ces vues théoriques et de ces tentatives isolées à l'invention d'une méthode rationnelle, à celle de la lithotritie, l'une des plus belles conquêtes de la chirurgie française. Trop de gloire s'attache à cette découverte pour qu'elle ne soit pas revendiquée par tous ceux qui, à la même époque, s'efforçaient avec la plus louable émulation d'inventer une méthode de broyer la pierre dans la vessie.

« La lithotritie, dit à ce sujet M. Velpeau, a été l'objet de récompenses variées de la part de l'Académie : Gruithuisen, pour en avoir donné la première idée scientifique; M. Civiale, pour l'avoir pratiquée le premier avec succès; M. Leroy (d'Étiolles), pour l'invention des instruments qui ont permis de l'appliquer à l'homme vivant; Jacobson, pour un instrument d'un ordre nouveau; enfin, M. Heurteloup, pour l'invention d'une pince particulière; de même que M. Guillon pour une modification d'instruments déjà connus, ont tous obtenu, à ce titre, des prix, des récompenses ou des encouragements.

» Les instruments, d'abord fort imparfaits, ont dû être incessamment perfectionnés, et ceux d'aujourd'hui sont infiniment meilleurs que ceux des premiers temps de l'opération. Mais il est juste d'avouer que le système plus ou moins modifié de M. Heurteloup est à peu près le seul qui soit employé actuellement. C'est lui qui a le plus concouru à populariser le broiement de la pierre, qui a mis cette opération à la portée de tous les chirurgiens, qui en a fait une opération usuelle, une opération qui s'effectue dans les divers hôpitaux, à l'instar des autres opérations de la chirurgie, sans qu'il soit besoin pour cela de salles, de lits ou de praticiens spéciaux. »

La lithotritie n'a pas eu pour résultat seulement de substituer à une opération très-douloureuse et très-grave une méthode infiniment plus sûre et toujours moins dangereuse; elle a introduit dans le diagnostic, des instruments plus parfaits; elle a permis de constater la maladie à son début, lorsque anciennement elle échappait à tout moyen explorateur. Lapeyronie mourut de la pierre, qu'on n'avait pu trouver par le cathétérisme, bien qu'elle pesât trois onces. La vessie de Buffon contenait cinquante-cinq calculs de figure triangulaire et du volume d'un gros pois. Fleurant, de Lyon, en retira 24 à un malade, 16 avaient le volume d'un œuf de pigeon. Un moine opéré par Collot et qui subissait la taille pour la troisième fois avait plus de cinquante pierres; enfin Desault en trouva plus de trois cents dans la vessie d'un curé des environs de Provins. En outre, personne n'ignore qu'il est arrivé aux plus habiles chirurgiens de pratiquer la taille sans rencontrer de pierre. Roux lui-même eut ce malheur en taillant un jeune médecin, M. le docteur Payen, qui heureusement guérit, mais qui ne put pardonner au chirurgien célèbre une méprise, devenue aujourd'hui impossible grâce aux instruments que la lithotritie met en usage.

Anciennement on différait parfois de recourir à tout moyen explorateur, par l'effroi de découvrir une vérité cruelle et l'espoir de retarder l'opération. D'Alembert, atteint évidemment de la pierre, refusa de se laisser sonder et préféra la mort à la taille. Quand Fagon eut annoncé à Bossuet qu'il avait la pierre, l'âme du grand évêque fut frappée de terreur et il mourut peu de temps après. Ainsi on laisse s'aggraver et devenir mortelle une maladie qui, reconnue dans le principe, aurait offert peu de gravité. Aujourd'hui on ne craint plus d'être éclairé sur l'existence d'une affection dont les suites n'ont plus les mêmes conséquences qu'autrefois. On sait que la lithotritie est une opération facile, certaine dans ses résultats. Le chirurgien procède avec confiance et sûreté, aidé de bons instruments; le malade souffre très-peu, la guérison est prompte et assurée.

Nous croirions commettre un anachronisme en établissant un parallèle entre la taille et la lithotritie; on ne doit consciencieusement recourir à la première que quand la seconde est d'une exécution insurmontable. Dans les premières années de cette grande découverte, on put discuter sur la mortalité comparée des deux méthodes. Nous avons dit plus haut qu'à l'hôpital de Moscou on ne perdait que 1 malade sur 17. D'après le *Western Lancet* (mars 1848), un chirurgien des États-Unis, le professeur Dudley, opère tous les calculeux par la taille latérale et en guérit 184 sur 189. On prétend enfin que le célèbre Rau pratiqua 1,640 opérations de taille sans perdre un seul malade. « Malheureusement pour sa gloire et pour l'art, dit Percy, il emporta le secret de son procédé dans la tombe; mais on présume qu'il tenait ce procédé du frère Jacques de Beaulieu qui le lui avait communiqué pendant le voyage de ce dernier en Hollande, après que le maréchal de Lorges eut succombé entre ses mains. »

Il nous en coûte d'élever des doutes sur les résultats que nous venons de citer; nous excusons les erreurs, en songeant combien l'amour-propre est sujet à s'abuser. Ainsi Dupuytren, ayant mis en vogue la taille bi-latérale, annonça qu'il guérissait par ce procédé un plus grand nombre de calculeux que par toute autre opération, et qu'ayant taillé 89 malades il en avait perdu 1 sur 12 seulement. Dupuytren se trompait; il résulte du mémoire publié par Bégin et Sanson, ses exécuteurs testamentaires, que les insuccès étaient de beaucoup supérieurs à ceux qu'avait annoncés de son vivant ce chirurgien célèbre, et qu'il avait perdu 1 opéré sur 4,66.

Dans une table dressée par M. Civiale, on voit que sur 5,875 cas qu'il a pu réunir d'après tous les auteurs connus, la taille présente 1,221 morts, sans compter les guérisons incomplètes, ce qui donne une mortalité de 1 sur 4,81. Or, dans ce résumé sont compris tous les malades sans distinction de sexe, d'âge, de condition ; la plupart même n'avaient pas quatorze ans, et à cet âge la mortalité après la taille est très-peu forte ; on peut donc se figurer ce qu'elle doit être chez l'adulte et le vieillard. La lithotritie bien faite et dans les limites rigoureuses de son application sauve, au contraire, de 96 à 98 malades sur 100 ; nous pensons qu'en présentant ce résultat, M. Civiale n'a point exagéré les avantages de la méthode nouvelle. M. Ségalas a pu citer à l'Académie de médecine une série de vingt-cinq enfants guéris par la lithotritie sans un seul revers. Nous le répétons, pour le traitement de la pierre, la lithotritie sera la règle, la cystotomie l'exception. On ne peut comparer deux méthodes dont l'une s'annonce par un appareil effrayant, où le malade est garrotté comme un criminel, où les souffrances étaient atroces avant la découverte des anesthésiques, où les accidents, tels que hémorrhagie, lésions du rectum et des conduits spermatiques, ne sont pas rares, tandis que dans l'autre le malade est en liberté, les douleurs sont très-supportables, même pour les faibles courages, où la mortalité enfin est à peine le dixième de celle qui suit l'opération de la taille.

La goutte est aussi ancienne que l'intempérance ; elle est décrite avec ses caractères évidents par les premiers observateurs. D'où provient ce nom presque barbare adopté par les modernes ? « Le vocable goutte qui est françois, dit Ambroise Paré, luy peut avoir esté attribué, parce que les humeurs distillent goute à goute sur les jointures, ou pour ce que une seule goute de ceste humeur fait douleur trop grande. » Il est douteux qu'une telle étymologie satisfasse les érudits. Le terme de ποδαγρα donné par les Grecs à cette maladie est tiré du siége primitif du mal, qui est toujours le pied. Selon Clément d'Alexandrie, les Romains avaient élevé un temple à la goutte, qu'ils invoquaient sous le nom de *podagra Diana*.

On voit souvent parmi les membres d'une même famille chez l'un la goutte, chez l'autre la gravelle, ou bien les deux affections se succéder chez le même individu. Aussi Érasme pouvait-il justement écrire à l'un de ses amis : *J'ai la néphrétique, tu as la goutte, nous avons épousé les deux sœurs*. Nos réflexions sur l'influence du régime pour la production de l'urée s'appliquent à la goutte non moins qu'à l'affection calculeuse, avec cette seule différence qu'une alimentation misérable engendre parfois la gravelle et la pierre, tandis que la goutte est produite par la nourriture succulente et les excès de table.

La goutte est une véritable diathèse; aiguë ou chronique, en l'absence même de toute manifestation actuelle, elle existe dans les humeurs et les organes, insidieuse et toujours menaçante. Aussi le médecin doit-il bien se pénétrer de l'opinion suivante de Desault : « Dès que je suis appelé, dit ce chirurgien célèbre, pour voir un malade sujet à la goutte, atteint de toute autre maladie quelle qu'elle puisse être (sauf les contagieuses), je ne perds jamais de vue la goutte, et je soupçonne, j'examine si l'humeur de la goutte ne joue pas son rôle sous le masque de la maladie dont il est atteint et pour laquelle je suis appelé. » Le médecin prudent ne doit donc pas oublier que chez les goutteux de profession, le mal peut se porter sur tous les organes, prendre le masque de toutes les maladies; il est même certaines affections dans lesquelles la goutte se transforme, telles que la migraine, l'asthme, l'angine de poitrine, certaines dartres, le psoriasis surtout, les coliques néphrétiques, dont Sydenham offrit un frappant exemple. On a vu la goutte déplacée occasionner des névralgies cruelles, des coliques ou des vomissements rebelles, des paralysies, du délire ou un coma mortel.

Dans ses causes, dans sa nature et son développement, la goutte a donc une grande analogie avec l'affection calculeuse; comme cette dernière, elle règne principalement dans les climats tempérés, en Angleterre, en Allemagne, en France, en Italie. L'analyse des concrétions arthritiques, des tophus articulaires, entreprise par des chimistes distingués, et surtout par Tennant, Wollaston et Pearson en Angleterre, Fourcroy et Vauquelin en France, a fait reconnaître la présence de l'urée et de l'acide urique dans toutes ces concrétions. Elles sont composées principalement d'urate de soude et d'une médiocre proportion d'urate de chaux, de phosphate et de carbonate de chaux, et d'une matière animale. Haller, Zacutus, Morgagni, Plater, Dehaen, Alp. Leroy, Pechlin et Bichat ont trouvé dans le sang, la sueur, la lymphe et la salive des goutteux, une matière gypseuse, tophacée, crayeuse, d'apparence calcaire; ils y ont même rencontré de petits graviers. Berthollet découvrit que, pendant leurs accès, les urines des goutteux ne contenaient pas d'acide phosphorique, et probablement elles sont privées aussi d'acide urique. Le retour de l'acidité des urines et plusieurs dépôts salins annoncent la fin des attaques. On lit dans les mémoires de l'Académie des sciences pour 1747 qu'un goutteux, âgé de cinquante ans, ayant rendu pendant neuf mois par les urines un sédiment de consistance argileuse, se trouva guéri ; on estime qu'il avait évacué soixante livres environ de cette matière. Un malade dont Casaubon a rapporté l'histoire, rendit par toutes les parties de son corps des concrétions qui, en se renouvelant, pesaient plus que son corps lui-même. Pearson, ayant analysé trois cents concrétions animales, reconnut que l'acide urique ne se trouve point dans celles des herbivores; plus tard cependant Vauquelin découvrit l'urée et l'acide urique dans leurs humeurs. La sueur des goutteux est toujours acide. (Berthollet.)

Une observation séculaire a confirmé la justesse de l'aphorisme d'Hippocrate : *Eunuchi podagra non laborant* (sec. VI, aph. 28). Il est très-vrai encore, comme ce médecin le fait remarquer, que la goutte est très-rare chez la femme avant la cessation des menstrues, chez l'enfant *ante veneris usum*. Cependant cette règle n'est pas absolue; nous avons connu une dame, atteinte d'un rhumatisme goutteux, que l'on porta à l'autel sur un fauteuil le jour de son mariage. Morgagni dit de son côté (lettre 57e) : *Ipse puellos vidi qui, infantia vix peracta, acerbis articulorum doloribus prehensi decumbebant; sed eorum ego et parentem et avum et proavum noveram arthritidi obnoxios.*

Tous les auteurs s'accordent à regarder la goutte comme héréditaire ; l'observation suivante de Loubet ne détruit nullement la vérité de ce principe : « un père goutteux, dit ce praticien, eut deux fils jumeaux qui devinrent comme lui grands et bien faits. Les deux frères se ressemblaient, mais non d'inclination ; l'un vécut avec son père, contracta ses goûts et fut bientôt atteint de la goutte ; l'autre, obligé de vivre sobrement et de faire de l'exercice, fut préservé de cette maladie pendant toute sa vie. » Ce dernier exemple, on pourrait en citer des milliers, prouve que l'hérédité n'est point fatale ; la goutte provenant d'un vice de régime, changer celui-ci, c'est enlever la cause et le mal.

La nourriture animale abondante, jointe à la vie sédentaire, telle est la principale et véritable cause de la goutte, surtout chez les individus prédisposés à cette maladie par l'hérédité. A cette cause se rattachent l'usage des viandes salées et fumées, la venaison, l'abus des liqueurs alcooliques. Murgrave, Scaliger et Bénédict ont remarqué que les vins, celui de Crète en particulier, ainsi que les autres substances nutritives recueillies sur des terres travaillées avec la chaux, produisent la goutte ; on voit certains accès déterminés par des passions violentes, la terreur, la colère, de vives inquiétudes et même par une forte contention d'esprit. Le pape Grégoire le Grand était d'une sobriété rare ; mais livré à des méditations profondes, aux travaux de l'épiscopat et du cabinet tout ensemble, il devint sujet à la goutte. Il en fut de même du savant Haller, qui cependant n'avait jamais fait usage de vin ni de liqueurs fortes.

Que les hommes, adonnés à la bonne chère et faisant un fréquent usage des boissons spiritueuses, soient plus sujets à la goutte et à des accès plus violents que les hommes vivant avec sobriété et les hydropotes, c'est ce que le bon sens indique et ce qu'une pratique de quarante ans nous a prouvé avec évidence. Cependant le célèbre Brown, cet ami du paradoxe et mauvais clinicien, qui abusait pour son compte des liqueurs enivrantes, range la goutte parmi les maladies asthéniques et prétend qu'on doit la traiter par le vin poussé jusqu'à une agréable ivresse, ce dont il aimait à fournir la preuve sur lui-même devant ses disciples. Cette assertion hardie, démentie par l'observation de tous les siècles, dit Vaidy, n'en a pas moins rencontré des défenseurs chez de jeunes docteurs italiens et allemands, qui trouvaient fort commode d'apprendre la médecine à table, sans s'exposer à l'ennui et au dégoût de fréquenter les hôpitaux.

Sydenham se consolait de ses souffrances en disant qu'après tout, la goutte est la maladie des gens d'esprit et des grands seigneurs; elle s'attaque en effet aux riches, aux gourmands, aux oisifs, aux hommes de cabinet, aux banquiers, aux ministres, aux diplomates, aux préfets, aux princes; aussi l'a-t-on appelée la reine des maladies ; Rivarol disait plaisamment qu'elle est la croix de Saint-Louis de la galanterie. Elle frappe rarement le pauvre sur son grabat, le laboureur dans sa cabane. Un négociant hollandais, qui perdit et refit plusieurs fois sa fortune, voyait sa goutte, en véritable courtisan, s'évanouir chaque fois qu'il devenait pauvre et reparaître avec la richesse. Pourquoi, parmi quelques autres méfaits, faut-il inscrire la goutte au bilan de la civilisation ? On ne l'observe point chez les sauvages, ni chez les peuples primitifs, qui fondent sur le travail et la frugalité les assises de leur grandeur. Cette maladie, pour ainsi dire artificielle, se répandit à Athènes et à Rome avec la mollesse, l'intempérance et la corruption ; les femmes même en étaient atteintes *ob varii generis debacchationes,* dit Sénèque (lett. 95). Il n'en était jamais question chez les Perses, les Spartiates, les Germains et les Gaulois.

On observe des exemples de goutte dans tous les lieux où sévit la diathèse calculeuse, l'une et l'autre étant engendrées par la prédominance de l'urée et de l'acide urique dans les humeurs ; par conséquent les peuples du Nord et des climats tempérés dont la nourriture est très-azotée, chez lesquels l'inactivité des fonctions de la peau est entretenue par une température froide et humide, sont plus sujets à la goutte que ceux des pays chauds. Dans les régions polaires, il est vrai, l'alimentation est exclusivement animale ; mais quand on songe à l'exercice continuel et aux fatigues excessives que nécessite une vie entièrement occupée à la chasse et à la pêche, on comprend que la goutte ne s'attaque jamais aux Sibériens, aux Esquimaux et aux Groënlandais. Aucune saison ne met entièrement à l'abri d'un accès du mal ; le goutteux est frappé à l'improviste, souvent même au milieu d'une santé parfaite. Cependant, ainsi qu'Hippocrate le constate, en disant : *podagrici affectus vere et autumno plerumque moventur*, (sect. v, aph. 55), c'est au printemps et en automne que se manifestent le plus ordinairement les accès.

Il peut être avantageux pour traiter la goutte d'en avoir ressenti les dures atteintes, comme Morgagni, Sydenham, Scudamore; l'expérience n'eût-elle d'autre utilité que de prémunir contre de fallacieuses promesses. On consultera avec fruit les ouvrages d'Arétée, l'excellent traité de Sydenham *de podagra*, ainsi que Stahl, Frédéric Hoffmann, Stoll, Barthez, Lobb, etc. On trouve une longue liste des anti-goutteux de son temps dans la *Trago-podagra* de Lucien, une plus longue encore dans Alexandre de Tralles et Lazare Rivière. Dans tous les temps les spécifiques ont abondé, ce qui arrive quand la thérapeutique est pauvre ; d'ailleurs il ne faut point oublier qu'aucune maladie n'offre plus de ressources aux charlatans ; ils s'adressent aux riches et flattent leur crédulité. Il n'est pas de remède, saignée, purgatif, opium, exutoires, qui n'ait guéri ou tué quelques goutteux. Les médications les plus opposées ont été préconisées pour combattre les accès : les Anglais prescrivent la poudre de Dower et celle de James; les Allemands, Vogel en particulier, le vin stibié uni aux extraits d'aconit et de jusquiame; Barri les diaphorétiques et le soufre; Williams le musc ou le castoréum à la dose de deux grammes de 6 en 6 heures. L'arnica, la bardane, les diurétiques ont leurs partisans; Stahl *recommande à la postérité* les sangsues, le camphre et le nitre. A l'imitation d'Hippocrate, Gianini a vanté les applications froides, aujourd'hui encore assez employées en Pologne et en Russie. Van der Heyde et Rondelet ont conseillé la glace à l'intérieur; Cadet de Vaux, un verre d'eau chaude tous les quarts d'heure.

Si un grand nombre de malades résistent aux essais les plus aventureux, quelques-uns parfois en deviennent victimes. Pline rapporte qu'Agrippa, cruellement tourmenté par la goutte, ayant plongé ses membres dans du vinaigre chaud, fut frappé de paralysie; Barthez a vu des accidents graves déterminés par de simples onctions narcotiques; Baglivi reproche même aux topiques émollients de donner lieu à des engorgements fixes; suivant Hallé et Nysten, les cataplasmes de Pradier sont d'un effet très-incertain et fort désagréable. On ne saurait conseiller les applications de sangsues réitérées suivant la méthode de Paulmier et de Broussais, non plus que la saignée appliquée par Mead, quoique ce praticien ne reconnût à ce moyen d'autre utilité que de déplacer la goutte. Aucun autre traitement n'est aussi dangereux que la saignée, si fortement blâmée par Boerhaave, Barthez et Sydenham. Si quelques malades ont guéri malgré son emploi, si quelques douleurs ont paru céder sous l'influence de cette pratique, jamais cependant elle n'est innocente, même dans les plus forts paroxysmes. Elle débilite l'organisme, le dispose à des atteintes de plus en plus fréquentes et peut occasionner des rétrocessions dangereuses; c'est d'une saignée du bras pratiquée pendant un accès que périt l'illustre bailli de Suffren. La saignée a tué un grand nombre de goutteux; les exutoires n'en ont jamais guéri un seul; ils ne devaient être employés que dans le cas où l'accès aurait envahi le cœur, la poitrine, l'estomac ou le cerveau.

Après les avoir essayés, Sydenham conseille de rejeter l'usage des purgatifs; cependant la coloquinte, la gomme-gutte, la gratiole, la scammonée forment la base d'un grand nombre d'arcanes préconisés contre la goutte; de tous les drastiques, le colchique est considéré, même par quelques praticiens, comme le spécifique de cette affection. On l'a employé sous forme de poudre, d'extrait, de vinaigre, d'oxymel, de vin et de teinture alcoolique; l'eau d'Hudson, le sirop de Boubée, les pilules de Lartigue, l'anti-goutteux de Want, la mixture de Scudamore doivent leurs propriétés à l'une de ces préparations. A dose convenable, le colchique agit comme sudorifique, diurétique et purgatif; mais il détermine principalement des évacuations alvines, et c'est au moment même de cette action que nous avons vu constamment cesser comme par enchantement l'accès goutteux. Sir Everard Home ne craignit pas de prendre lui-même le colchique pendant 18 mois, et Wigan dit l'avoir employé avec un succès constant pendant 30 années de pratique. D'un autre côté, l'expérience apprend qu'à hautes doses le colchique est un poison mortel, que certaines constitutions irritables n'en supportent pas même de modérées sans troubles graves, tels que vomissements, tiraillements nerveux, prostration extrême, une sorte de choléra, sueurs froides, évanouissements, phlegmasies intestinales consécutives. Elle prouve encore que l'emploi souvent renouvelé du colchique produit un trouble profond des fonctions digestives, parfois même le marasme; que par suite les accès se rapprochent, que le colchique enfin perd le pouvoir de soulager et n'agit plus que par ses qualités nuisibles. Si dans les cas invétérés, chez les vieillards en particulier, le colchique a été suivi parfois d'accidents mortels, il a néanmoins dans des mains habiles procuré quelques succès; il a réussi chez l'homme dans la force de l'âge et dans la goutte aiguë, exempte de complications.

Held regardait le quinquina comme un véritable et divin spécifique dans la goutte; il en faisait prendre 60 grammes par jour, à doses fractionnées. Atteint de la goutte et d'une fièvre tierce à la fois, Small se trouva guéri en même temps des deux affections en prenant le quinquina pour la fièvre. Sans regarder ce médicament comme spécifique, nous le considérons cependant comme un moyen précieux, au déclin des accès principalement, ainsi que chez les individus languissants et débilités.

Stoll et Barthez, frappés des accidents produits par les traitements inconsidérés, préconisèrent l'expectation, de légers laxatifs de rhubarbe et quelques cordiaux, quand l'accès de goutte est régulier, de moyenne intensité, et siége dans l'un des membres. Oui, la méthode expectante a l'avantage de ne point troubler les efforts de la nature, et de permettre à la goutte de suivre ses périodes sans troubler quelque fonction importante. Le praticien judicieux peut, suivant les circonstances, prescrire l'aconit, quelque préparation alcaline, le bicarbonate, le benzoate ou le silicate de soude; tous les observateurs ont noté l'utilité des boissons abondantes et des infusions aromatiques, tilleul, frêne, sauge, menthe, calamus aromaticus, etc. Les bains de vapeurs locaux, l'aspersion d'eau chaude, de légers narcotiques ont procuré parfois du soulagement. Quelques médecins pratiquent *loco dolenti* des onctions avec la teinture d'iode; avantageuse dans certains cas, nous l'avons vue produire dans d'autres, dans la goutte aiguë surtout, une vive vésication. Aussi beaucoup de praticiens conseillent-ils de rejeter toute application locale, et d'envelopper le membre affecté avec la ouate, la flanelle ou le taffetas gommé.

Il est bien plus important de prévenir la goutte, et de détruire une diathèse, quand elle s'est établie, que de guérir les accès. Un traitement prophylactique ne peut être conseillé qu'à des personnes dont les parents sont eux-mêmes goutteux : il consiste tout entier dans le régime, la sobriété, l'exercice, l'abstinence des vins fortement chargés d'alcool. Un premier accès de goutte s'est-il déclaré, c'est encore au régime qu'on doit recourir, mais il exige des prescriptions plus rigoureuses. Cependant toute exagération peut être nuisible; au lieu de changer brusquement les habitudes du malade, on lui conseille d'éviter les excès de tout genre, les viandes faisandées, le gibier, les alcooliques, et l'on prescrit avec avantage les viandes fraîches, le laitage, les légumes frais, les fruits acidules, les fraises en particulier, dont l'usage persévérant guérit Linné.

La goutte est, pour ainsi dire, inconnue en Asie et en Afrique ; on attribue ce privilége, non-seulement à la chaleur du climat, mais surtout à l'abstinence du vin, dont la plupart des sectes religieuses, et surtout la loi de Mahomet, ont proscrit l'usage, tandis que le thé et le café sont considérés par Baglivi comme des prophylactiques de cette affection ; c'est à ce titre que le thé était la boisson favorite du cardinal Mazarin, ce qui faisait dire à Gui Patin : « Le Mazarin prend du thé pour se garantir de la goutte; ne voilà-t-il pas un puissant remède contre la goutte d'un favori ! » C'est une opinion généralement accréditée que la Turquie, la Chine, le Japon doivent à l'usage du thé et du café la rareté de la goutte et de la pierre qu'on remarque dans ces contrées.

On doit conseiller aux enfants de pères goutteux de ne point embrasser de profession sédentaire ; l'exercice journalier et soutenu est peut-être le plus puissant prophylactique ; Sydenham lui attribue, d'après son expérience personnelle, le pouvoir d'empêcher les concrétions tophacées, et même de dissoudre celles qu'ont engendrées des attaques réitérées. Les frictions sont de très-bons succédanés de l'exercice ; Desault cite l'exemple d'un centenaire qui, pendant les trente dernières années de sa vie, était parvenu à se délivrer de la goutte à l'aide de frictions journalières avec la flanelle imbibée de vapeurs aromatiques.

Nous le répétons : en dehors du régime sobre et de l'exercice, il n'existe aucun spécifique de la goutte ; on n'en trouve ni parmi les remèdes de la pharmacie, ni parmi les eaux minérales ; les praticiens sont loin de partager sans restriction l'engouement de Ch. Petit sur l'efficacité des eaux de Vichy ; cependant, prescrites avec discernement, elles ont amélioré la position de quelques goutteux ; nous en dirons autant de Carlsbad, de Tœplitz, d'Ems, de Wiesbaden, en un mot de toutes les sources alcalines. Ems, Vals, Vichy conviennent surtout dans la goutte articulaire ; Tœplitz, Niederbroon, Nauheim, Bourbonne, Luxeuil, dans la goutte atonique; Kissengen, dans la goutte viscérale; Carlsbad, dans les cachexies liées au dérangement du foie. Il est bien entendu que les eaux thermales ne doivent être prescrites que dans l'apyrexie; employées d'après une notion aveugle, elles ont souvent aggravé ou transformé le mal, en produisant des lésions plus fâcheuses que celles dont on poursuivait la guérison.

A l'exemple de Laënnec, on doit réserver exclusivement le nom de phthisie à l'affection caractérisée par la présence de tubercules dans les poumons, maladie redoutable, qui, d'après Sydenham, moissonne le cinquième de l'espèce humaine et qui, une fois reconnue, devient par cette seule constatation un pronostic de mort presque inévitable. En présence d'une mortalité aussi cruelle, combien n'importerait-il point de prévenir la phthisie, d'en détruire le germe dans les familles, et aussi de rechercher un traitement qui, une fois déclarée, pourrait la guérir encore !

Lorsqu'à l'exemple de l'Angleterre et de la France, on dressera dans chaque contrée une table des causes de décès pour la population générale, l'histoire de la phthisie fera un grand pas; on pourra dès lors constater l'influence du climat, des saisons, de l'âge, du sexe, de la condition sociale sur la fréquence et le développement de la maladie, par conséquent sur les causes qui l'engendrent. Malheureusement cette table n'existe pas. Il ne faut même point le dissimuler : aucune des statistiques relatives à la phthisie ne mérite toute confiance ; les meilleures ne sont qu'approximatives, et il n'est pas rare qu'elles se détruisent l'une l'autre, suivant les opinions des observateurs. On doit donc n'accepter qu'avec réserve et discernement les faits eux-mêmes, et craindre d'en tirer des conclusions absolues, que des faits nouveaux viendront renverser de fond en comble.

Aucun âge ne met à l'abri de la phthisie; mais, ainsi qu'Hippocrate l'a parfaitement constaté, c'est de 18 à 35 ans que cette maladie exerce les plus grands ravages. Quoique les deux sexes y soient également sujets, on trouve un cinquième de plus de décès parmi les femmes que parmi les hommes. Sur 123 cas recueillis à la Charité, dans un service également partagé entre les deux sexes, M. Louis en observa 70 parmi les femmes et 53 parmi les hommes. Dans une autre circonstance il trouva des tubercules 25 fois chez les premières et 15 seulement chez les seconds. Toutes les constitutions, tous les tempéraments payent leur tribut à la phthisie; toutefois, elle est plus fréquente chez les lymphatiques, parmi les individus grêles et minces dont les omoplates sont saillantes, la poitrine étroite et déprimée sous les clavicules. Le dérangement des fonctions de l'estomac, soit la dyspepsie, soit le vomissement fréquent, est un acheminement à la phthisie. L'action continue des causes débilitantes, une nourriture insuffisante et malsaine, un air impur ou confiné, la privation de la lumière, le froid humide, le défaut d'exercice à l'air libre, les fatigues excessives, les excès de toute sorte suffisent pour la produire chez les individus bien portants, ainsi que chez les animaux. On a remarqué que presque tous les singes de la Ménagerie, ainsi que les vaches laitières de l'intérieur de Paris, succombent à l'affection tuberculeuse.

Bennett attribue la phthisie à un excès d'oxygène et de matières albumineuses dans l'économie, et en même temps à l'absence de carbone et des matières oléagineuses dans le chyle et les autres liquides, tandis que, suivant Mac Cormac (voir *Bulletin de l'Académie de médecine*, séance du 4 mai 1858), la cause matérielle de la tuberculisation serait l'accumulation du carbone dans le sang. L'auteur rapporte des expériences faites sur un certain nombre de chiens, dont la moitié *fut laissée à l'air libre*, et l'autre renfermée dans une atmosphère chargée de carbone. Au bout de six semaines ces derniers devinrent phthisiques, les autres conservèrent leur santé. Les vues de Bennett, comme celles de Mac Cormac, sont purement hypothétiques, et par une équivoque qu'il suffit de signaler pour la détruire, ce dernier attribue au carbone les effets délétères produits par l'inaction et l'air confiné. Aussi Fourcault a-t-il développé le principe, d'ailleurs sanctionné par l'expérience, que, pour préserver l'homme et les animaux de la phthisie, il faut les soumettre habituellement dans l'état de liberté aux influences de l'atmosphère. Mais s'il est prouvé que le défaut d'exercice, l'air confiné et l'humidité sont les causes génératrices les plus fréquentes des affections tuberculeuses, ainsi que de plusieurs maladies chroniques, la teigne, la morve, le farcin, etc., il est également démontré que, l'immigration d'un climat chaud vers un pays plus froid, ainsi que la fréquence des variations atmosphériques dans une contrée, développent et activent la phthisie chez les individus prédisposés à cette affection. Ainsi, pour n'en citer qu'un exemple, la phthisie est la maladie la plus redoutable pour les Européens à la Plata; elle y moissonne tous les nègres dans un âge peu avancé.

Toutefois, les causes précédentes ne peuvent être considérées que comme une forte prédisposition; c'est par leur accumulation souvent renouvelée que s'est engendré au sein de l'organisme le produit d'une constitution vicieuse, le tubercule. Par suite d'une mauvaise digestion des aliments, de leur assimilation imparfaite, d'excrétions viciées, la matière tuberculeuse circule avec le sang, et, n'étant pas expulsée, se dépose dans les glandes ou les vésicules bronchiques, d'abord à l'état de granulation grise, puis de matière jaune ou de tubercule cru. Nous n'examinons pas si la matière jaune peut naître d'emblée, ou si la granulation grise en est l'élément primordial, et si enfin ce dépôt est toujours précédé d'une congestion des vaisseaux.

De toutes les causes intérieures et organiques de la phthisie, la véritable et la seule réellement puissante, sinon fatale, est l'hérédité. On doit craindre les tubercules pour les enfants quand le père ou la mère ont succombé à cette affection. La transmission se fait plus fréquemment des pères aux filles et des mères aux garçons. M. le marquis de M..., s'étant jusque-là bien porté et ayant épousé une femme très-vigoureuse, mourut phthisique à l'âge de 70 ans ; ses deux filles succombèrent à la phthisie, l'une à 23 et l'autre à 27 ans ; ses trois fils, menacés de la même maladie, échappèrent cependant au sort de leurs sœurs, grâce à un traitement approprié. La loi d'hérédité comporte quelques anomalies et quelques exceptions ; mais lorsque les deux époux sont tuberculeux, les enfants doivent s'attendre à une mort prématurée. Nous avons connu à Paris une famille où 17 personnes avaient succombé à la phthisie entre 15 et 20 ans. Deux enfants survivaient, mais les soins de Chomel et les miens ne purent empêcher ce mal funeste de les frapper à l'âge de la puberté. L'hérédité est la loi funeste des sociétés et des familles.

Les médecins des hôpitaux sont très-mal placés pour résoudre les questions d'hérédité ; c'est d'après des documents recueillis dans les établissements hospitaliers que M. Louis n'a constaté l'influence héréditaire que sur un dixième des phthisiques ; M. Briquet l'a rencontrée 36 fois sur 95 sujets, le docteur Turnbull chez un quart environ, le docteur Cotton 4,000 fois sur 12,000. Praticien très-répandu, Portal a noté la transmission héréditaire chez les deux tiers des phthisiques (*Observ. sur la nat. et le trait. de la phth.*, Paris, 1809). A la Martinique, M. Rufz, se trouvant dans des conditions spéciales pour obtenir des renseignements complets, a pu reconnaître l'influence héréditaire 24 fois sur 30. La consanguinité doit être considérée comme une hérédité indirecte, dont l'influence parfois n'est pas moins funeste que l'hérédité même : un médecin, dont le frère était mort phthisique vers l'âge de 50 ans, avait quatre enfants; ses trois fils, grands, robustes et bien constitués, succombèrent tuberculeux à l'âge de 18 ans ; une fille rachitique et contrefaite évita seule le même sort. C'est en ne négligeant aucun de ces renseignements que, dans notre longue carrière médicale, la confiance des familles nous a permis de suivre dans plusieurs générations la filiation des maladies, et c'est à peine si nous avons rencontré un dixième de nos phthisiques en dehors de l'influence héréditaire.

Dans la première édition de cet ouvrage, et contrairement à l'opinion commune, nous admettions comme probable la transmissibilité de la tuberculose. Nous le répétons avec une conviction plus assurée : la phthisie ne nous paraît pas contagieuse à la manière de la scarlatine et de la variole, en dehors de toute prédisposition héréditaire ou organique ; mais il nous est prouvé par des exemples authentiques, que des personnes valétudinaires, impressionnables et bien portantes même, peuvent contracter la phthisie par la cohabitation ou la fréquentation habituelle des individus qui en sont atteints. Il n'est pas rare de voir les deux époux succomber à cette affection. Aujourd'hui enfin, le succès d'expériences déjà nombreuses ne permet pas de révoquer en doute la transmission de la matière tuberculeuse, et sa propagation de proche en proche à la suite des injections dans les veines ou sous l'épiderme. La contagion est plus à craindre dans les pays chauds, où l'énergie de l'exhalation et de l'absorption favorise l'expansion et la communication de tous les miasmes et de tous les virus.

Il n'est aucun pays où la phthisie pulmonaire n'ait été observée ; mais elle n'exerce pas les mêmes ravages dans tous. Il importe beaucoup de rechercher la cause de ces différences ; il importe de savoir quel est le climat qui engendre le plus fréquemment la phthisie, quel est celui qui en précipite ou en retarde la marche quand elle est déclarée, celui enfin qui procure le plus grand nombre de guérisons. Ce travail est loin d'être fait, et les opinions qu'on se forme généralement sont loin d'être appuyées de preuves suffisantes. Les statistiques elles-mêmes présentent des résultats peu concordants : « Du 60e degré de latitude au 50e, dit M. Andral (*Cours de pathologie*), la phthisie pulmonaire est assez rare, car sur 1,000 décès, on n'en trouve à peu près que 53 dus à la phthisie ; du 50e au 45e, elle augmente de fréquence. Ainsi, à Vienne, sur 1,000 décès, la phthisie en compte 114 ; à Munich, 107 ; à Berlin, 71 ; à Londres, 236 ; à Paris, un cinquième des décès est dû à la phthisie pulmonaire. Du 43e au 35e degré, à Marseille, cette maladie enlève le quart des malades ; à Philadelphie, un huitième ; à Nice, dont le climat est si vanté, et où vont séjourner tous les phthisiques, un septième ; à Gênes, un sixième ; à Naples, un huitième ; à Milan et à Rome, un vingtième. En s'approchant de l'équateur, entre le 20e et le 10e degré, elle est commune aux Antilles, où elle sévit principalement sur les nègres ; elle exerce de grands ravages dans l'Archipel indien, à l'île Maurice et aux Indes orientales. »

D'après d'autres tables, celle de M. Mittchell, par exemple, on compte :

A Londres......	1	décès phthisique sur	8,1	décès généraux
Paris.........	1	—	5,0	—
Gênes........	1	—	6,9	—
Nice..........	1	—	7,0	—
Naples.......	1	—	8,0	—
Malte, Gibraltar	1	—	3,8	—
New-York....	1	—	7,2	—
Baltimore.....	1	—	5,4	—
Charlestown...	1	—	9,0	—

Sydenham estimait que les deux tiers des personnes qui meurent de maladies chroniques meurent de phthisie. D'après sir James Clark, de 1811 à 1831, en Angleterre, la phthisie figurait pour 316 décès sur 1,000 dans la mortalité générale, c'est-à-dire pour plus d'un tiers. Ces chiffres sont exagérés; d'après les comptes rendus annuels du *Registraire général*, pour l'Angleterre et le pays de Galles les décès pour phthisie sont d'un sixième environ. A Londres, pendant une période de quatorze années, de 1840 à 1853, on a compté 739,105 décès, dont 132,974 pour affections tuberculeuses ; c'est un peu plus d'un sixième ; tandis qu'en Irlande la mortalité pour phthisie est représentée par un huitième, et en Écosse par un dixième seulement.

A Paris la proportion des décès pour cause de phthisie

se rapproche beaucoup de celle de Londres ; et tandis que les uns prétendent qu'elle est de 1 sur 4 1/3, elle ne serait, suivant d'autres, que de 1 sur 8 ou même sur 9. En France, du reste, comme partout ailleurs, les résultats sont très-variables suivant les différentes provinces. Pour Boston, la proportion se trouve indiquée, tantôt par un cinquième, tantôt par un septième. Parfois on avance que la phthisie est très-fréquente à Rome, et puis on reconnaît qu'elle y figure pour un vingtième seulement dans la mortalité générale. Sans nous arrêter à ces contradictions de la statistique, nous examinerons quels sont les climats et les conditions atmosphériques qui font varier dans les différentes contrées le nombre des phthisies, et, par conséquent, celui des décès par suite de cette maladie.

Il n'est pas exact, ainsi qu'on l'a prétendu, que la phthisie soit inconnue dans les régions polaires et l'extrême Nord. Les médecins de la *Reine-Hortense* ont constaté que cette affection n'est pas rare au Groënland ; si nous les connaissions mieux, quelques autres contrées boréales nous fourniraient les mêmes exemples. Il n'en est pas moins vrai que depuis les pôles jusqu'au 50e degré de latitude on trouve un fort petit nombre de tuberculeux. M. Schleisner, chargé par le gouvernement danois d'une mission en Islande, prétend que la phthisie est inconnue dans cette île, mais que les Islandais contractent cette maladie sous l'influence de leur séjour à Copenhague ; la même immunité se ferait remarquer en Norwège, ainsi que dans les îles Feroé. « Je ne me rappelle pas, dit M. Martins, avoir vu un seul phthisique dans le Finmark, et tous les médecins de la Scandinavie sont d'accord pour affirmer que cette maladie devient d'autant moins commune qu'on s'avance vers le Nord. » A Stockholm même on ne compte que 1 cas de tubercules sur 15 3/4 décès ; à Berlin, 1 sur 14. M. Maydell, médecin du gouvernement à Orenbourg, déclaré n'avoir pas rencontré un seul phthisique dans la steppe des Kirghis.

Les contrées montagneuses, dont le climat a une certaine analogie avec celui des régions polaires, sont également presque à l'abri de la phthisie. D'après Fuchs, elle est très-rare dans les montagnes de Harz, dans celles de Thuringe, de la Forêt-Noire, et en général dans les localités situées à 1,000 mètres au-dessus du niveau de la mer. Suivant M. Lombart, le domaine de la phthisie serait la zone intermédiaire entre 500 et 1,000 mètres, celle, en un mot, qui représente le climat tempéré, mais sans variations très-prononcées. En 1837 nous signalions l'importance de soustraire les malades aux grandes intempéries atmosphériques, et de leur faire habiter des lieux où règne une température uniforme. On croit sans fondement, disions-nous, que l'air des montagnes est fatal aux phthisiques ; il a rappelé à la vie un grand nombre d'entre eux dont le tempérament lymphatique était entretenu par l'habitation des lieux bas et humides. Le mont Tobie, près du Vésuve, était anciennement renommé pour son extrême salubrité ; Galien y envoyait ceux de ses malades qui étaient atteints de consomption pulmonaire.

La phthisie est très-meurtrière dans le centre de l'Europe l'Autriche, la Hollande, l'Angleterre, la France ; mais, ainsi que nous le verrons, elle n'exerce pas de moindres ravages dans les contrées méridionales, la Grèce, l'Italie, l'Espagne, le Portugal ; quoique moins fréquente que dans l'Europe centrale, la phthisie est loin d'être rare en Turquie ; elle frappe surtout les étrangers. Elle est regardée comme héréditaire et contagieuse ; aussi les familles cherchent-elles à cacher si l'un de leurs membres a succombé à cette maladie. Les médecins l'ont rencontrée dans une grande étendue de la zone torride sur divers points du globe et dans toute l'Océanie ; suivant M. Comeiras, aux Marquises et à Tahiti elle figure pour un tiers dans le chiffre des décès, et la marche de la maladie a une rapidité effrayante. Les Européens qui vont se fixer dans ces îles y sont fréquemment atteints d'hémoptysies qui marquent le début d'une tuberculisation menaçante. La maladie est moins fréquente dans la Tasmanie ; sur un chiffre de 461 décès fourni par les malades traités à l'hôpital d'Hobart-Town, M. Scott trouva 52 cas de phthisie, c'est-à-dire 1 sur 9.

L'automne est funeste aux phthisiques, dit Hippocrate (*Aphor.*, sect. III, aph. 10). » L'expérience moderne n'a point confirmé la justesse de ce pronostic. Ainsi, sur 12,660 décès relevés à Paris et à Milan, on en compte :

En automne.	3,001.	Au printemps.	3,482.
En hiver....	3,109.	En été.......	3,072.

De 1831 à 1848 la préfecture de police a constaté 65,388 décès pour cause de phthisie ; ils sont répartis ainsi :

En décembre, janvier, février....	15,906	décès.
Mars, avril, mai.............	19,336	—
Juin, juillet, août...........	15,939	—
Septembre, octobre, novembre.	13,107	—

Ainsi le maximum des décès correspond au printemps, le minimum à l'automne. Si l'on descend aux détails, on voit que le mois d'avril est celui qui présente les plus nombreux décès, et le mois d'octobre les moins nombreux. A Londres comme à Paris la répartition des décès offre la même inégalité suivant les saisons ; le maximum correspond également au printemps et le minimum à l'automne, comme le prouve le tableau suivant : sur 22,027 décès, on en trouve :

En hiver.....	5,600.	En été......	5,501.
Au printemps.	5,778.	En automne.	5,148.

Doit-on inférer de ces inégalités que les variations atmosphériques, si fréquentes à l'équinoxe du printemps, sont funestes aux phthisiques, ou bien qu'ils succombent en plus grand nombre dans cette saison, parce qu'ils ont supporté les rigueurs de l'hiver, tandis que, l'été améliorant leur position, ils meurent en moins grand nombre à l'automne ? Cette question ne peut être jugée que par des observations ultérieures.

A quelles causes doit-on attribuer la fréquence de la phthisie dans certaines contrées et la rareté de cette affection dans d'autres? Que faut-il penser de l'opinion de quelques médecins relative à l'antagonisme entre les fièvres intermittentes et la phthisie pulmonaire? Cette théorie est-elle l'expression d'un fait pathologique prouvé par l'observation, ou bien un système imaginé d'après le groupement adroit d'un petit nombre de faits qui n'ont aucun rapport entre eux ? C'est M. Boudin qui a soulevé cette question en 1842, et, suivant ses habitudes, il a formulé ses opinions en lois pathologiques résumées dans les conclusions suivantes :

1° Les localités dans lesquelles la cause productrice

des fièvres intermittentes endémiques imprime à l'homme une modification profonde, se distinguent par la rareté relative de la fièvre typhoïde et de la phthisie pulmonaire ;

2° Les localités dans lesquelles la fièvre typhoïde et la phthisie pulmonaire sont fortement dessinées, se font remarquer par la rareté et le peu de gravité des fièvres intermittentes contractées sur place ;

3° Le desséchement du sol marécageux *semble* disposer l'organisme à une pathologie nouvelle, dans laquelle se font remarquer la phthisie pulmonaire et la fièvre typhoïde ;

4° Après avoir séjourné dans un pays à marécages, l'homme présente contre la fièvre typhoïde une immunité dont le degré et la durée sont en raison directe et composée de la durée du séjour antérieur, de l'intensité de la fièvre ;

5° Les conditions de latitude et de longitude géographiques et d'élévation, qui posent une limite à la manifestation des fièvres de marais, établissent également une limite à l'influence médicatrice de l'élément marécageux ;

6° Certaines conditions de race et peut-être de sexe, en diminuant l'impressionnabilité de l'organisme pour la cause productrice de la fièvre de marais, amoindrissent en même temps l'efficacité médicatrice de cette cause.

Quelques praticiens en France et à l'étranger appuyèrent en les corroborant de certains faits les opinions de M. Boudin ; un médecin militaire des États-Unis, M. Green, prétendit même que le miasme paludéen constitue pour la phthisie un moyen prophylactique aussi sûr que le vaccin pour la variole. Mais une telle théorie ne pouvait manquer de rencontrer de vives contradictions ; elle présente un point de fait et un point de doctrine. Le premier même pourrait être vrai sans entraîner le second; déjà Lancisi en Italie, Harrison en Angleterre, Fodéré en France, avaient signalé la rareté de la phthisie dans certaines contrées marécageuses; mais aucun d'eux n'avait songé à formuler une loi d'antagonisme et d'exclusion entre les deux maladies. Si l'on prétendait qu'il y a antagonisme entre la peste et la phthisie, parce que la première règne endémiquement en Égypte, tandis que la seconde y est très-rare, le fait lui-même serait vrai, mais l'explication fautive. Ainsi procède l'ingénieux et savant auteur de la théorie que nous combattons ; il rapproche des faits étrangers les uns aux autres, comme s'ils étaient dans une dépendance mutuelle. On ne peut rencontrer en nombre égal et avec la même gravité toutes les maladies dans la même contrée, et de ce que les fièvres d'accès sont fréquentes et la phthisie rare en Algérie et sur quelques plages maritimes dont la température est égale et douce, il ne s'ensuit nullement que ces maladies s'excluent partout, et que l'influence paludéenne est réfractaire à la phthisie et favorable à sa guérison. Il faut cependant tenir compte des dérivations que certaines maladies exercent envers les autres. Ainsi les épidémies, les affections intercurrentes ont moins de prise sur les personnes atteintes de certaines cachexies bien déterminées. D'ailleurs, si l'on rencontrait moins de phthisiques dans les contrées marécageuses, ce qui n'est pas prouvé, on devrait présumer avec vraisemblance que les constitutions détériorées ont été primitivement enlevées par les fièvres de marais. La prétendue loi d'antagonisme entre la fièvre intermittente et la fièvre typhoïde n'existe pas davantage ; les causes de ces maladies n'ont aucun rapport. La première est due à une intoxication provenant des marécages ; la seconde, à quelque principe toxique engendré au sein de l'organisme par les circonstances d'une mauvaise hygiène, l'encombrement, la mauvaise nourriture, les affections tristes.

Mais pourquoi s'occuper de doctrine et d'explication lorsque la loi établie par M. Boudin se trouve en opposition avec les faits le mieux observés ? On lit dans un travail de M. Charcellay, que, sur 1,571 malades entrés du 1er septembre 1842 au 12 août 1845 dans les salles de la clinique à Tours, 384 étaient atteints de fièvres intermittentes, 170 de fièvres typhoïdes et 135 de phthisie pulmonaire. A Strasbourg, dans les salles du professeur Forget, on compta, sur 904 sujets, 335 fièvres d'accès, 269 fièvres typhoïdes et 301 phthisies. Le service de M. Gintrac, à Bordeaux, reçut 150 tuberculeux et 1,201 fiévreux. Un mémoire de M. A. Lefèvre est plus explicite encore. On sait que les fièvres paludéennes contractées dans l'intérieur de la ville sont très-nombreuses à Rochefort; eh bien, la phthisie y est également très-fréquente : en faisant le dépouillement des registres d'autopsie conservés dans les archives de l'École, M. Lefèvre trouva, sur 615 autopsies, 106 cas de phthisie pulmonaire et 27 de tubercules développés dans d'autres organes, c'est-à-dire plus d'un cinquième des décès. Il résulte donc des observations les plus précises recueillies par M. Charcellay à Tours, M. Gintrac à Bordeaux, Forget à Strasbourg, M. Lefèvre à Rochefort, que la phthisie n'est pas moins fréquente dans ces localités, où règnent cependant de nombreuses fièvres paludéennes, que dans le reste de la France. Les mêmes remarques ont été faites à Montpellier, à Perpignan, à Toulouse, à Naples, à Venise, à Gibraltar et ailleurs; partout les deux maladies marchent parallèlement sans aucune concordance, sans liaison d'aucune sorte, et il serait plus facile de prouver que la phthisie est très-commune dans les pays où règnent les fièvres de marais, que d'établir en loi la proposition contraire.

Les médecins hollandais sont plus aptes que ceux de tout autre pays à juger avec compétence la question controversée. Ils observent dans une contrée exceptionnelle où les fièvres intermittentes sont endémiques et revêtent souvent un caractère épidémique très-grave. On lit dans une lettre adressée par M. Schedel au docteur Ménière, que la population d'Anvers fournit un très-grand nombre de phthisiques, et que souvent la tuberculisation se développe avec rapidité chez les fébricitants eux-mêmes ; aussi le docteur Haesendonck, médecin en chef de l'hôpital civil de cette ville, pensait-il, comme Laënnec, que l'influence palustre est également efficace pour produire les deux ordres d'affections. A Rotterdam, le professeur de clinique Groshans avait reçu, en trois ans, dans son service, 329 malades, parmi lesquels figuraient 60 phthisiques; suivant quelques auteurs, l'affection tuberculeuse emporte dans cette ville le cinquième et même le quart des habitants. Leyde, d'après le docteur Suringer, l'île de Walcheren, d'après le docteur Yonge, ne comptent pas un moins grand nombre de phthisies. M. le docteur Beckers, chef du service de santé, avait constaté que dans les années 1842, 43, 44, le nombre total des malades dans l'armée hollandaise s'était élevé à 23,012 et celui des morts à 242, parmi lesquels on comptait 96 tuberculeux. Jamais armée ni population civile n'avaient présenté une proportion aussi effrayante de phthisiques, à côté d'un nombre considérable de fiévreux. Aussi les médecins hollandais, éclairés par l'évidence, regardent-ils le prétendu antagonisme entre les fièvres de marais et la tuberculisation comme une pure spéculation de l'esprit, qui ne saurait résister à un examen sérieux.

Si la théorie de l'antagonisme n'offre aucune espèce de fondement dans l'Europe centrale, elle est moins vraisemblable encore dans les contrées boréales, où l'on n'observe ni phthisie, ni fièvres, et dans les pays chauds, siége ordinaire et véritable de l'intoxication paludéenne. Quelques exemples suffiront pour le démontrer. Suivant un rapport du docteur Nichols, sur 14,005 malades admis en 1860 à l'hôpital de la Charité de la Nouvelle-Orléans (11,628 hommes et 2,377 femmes), on compta 2,961 cas de fièvre intermittente, qui fournirent 16 décès ; après les fièvres d'accès, la maladie la plus fréquente fut la phthisie, dont il y eut 826 cas ; le nombre des fièvres typhoïdes s'éleva à 104, dont 74 décès. Enfin le chiffre de 14,005 malades fournit une mortalité générale de 1,390 cas, ou à peu près un dixième, résultat fort analogue à celui qu'on observe en Europe (1).

Ainsi que son climat le fait présumer, la lèpre et l'éléphantiasis sont les fléaux de la Guyane ; la dyssenterie y est très-commune ; les fièvres intermittentes règnent à l'état endémique ; la phthisie enlève un tiers de la population (2). Suivant M. Sigaud, au Brésil les fièvres intermittentes, les fièvres typhoïdes et la phthisie, figurent en première ligne parmi les causes de la mortalité et y concourent pour une grande proportion. Nous pourrions citer mille exemples pareils ; mais il serait superflu de poursuivre une démonstration qui ne peut laisser aucun doute auprès des esprits non prévenus. Nous ferons remarquer cependant qu'on doit repousser les opinions erronées,

(1) *Union Médicale*, 16 mai 1861.

(2) *Consid. prat. sur les mal. de la Guyane*, par J. Laure, 1859.

non-seulement comme contraires à la vérité, mais encore à cause des conséquences préjudiciables qu'elles pourraient entraîner. Il résulterait, en effet, de cette loi d'antagonisme, si elle était vraie, que, pour éteindre le foyer de la phthisie et des fièvres typhoïdes qui désolent les populations de Londres, de Paris, de Lyon, de Marseille, de Vienne, de Madrid, etc., il faudrait convertir en marais les plaines qui environnent ces cités opulentes. Le croirait-on? l'esprit de système a pu faire manifester ce vœu. Jusqu'ici l'effort le plus considérable de l'hygiène publique est porté vers le desséchement des marais; cette mesure, partout où elle a pu être opérée, est regardée comme un bienfait, comme un grand assainissement. L'opinion des savants se serait donc égarée! Au lieu de dessécher les marais, comme tous les grands législateurs, les observateurs de tous les siècles l'ont tenté, il faudrait les multiplier; la logique, la raison, comme l'expérience, font justice de ces dangereuses théories.

On le voit, les qualités du sol ou du moins la condition la plus appréciable, l'impaludation, n'exercent aucune action réelle sur le développement ou la guérison de la phthisie. L'atmosphère est la principale source des troubles de l'appareil respiratoire. Il règne encore parmi les médecins des opinions fort contradictoires relativement à l'influence de l'air marin sur la production et dans le traitement de l'affection tuberculeuse. Les rivages de la mer sont les parties du globe où se trouve la pression barométrique la plus considérable; cette action est essentiellement tonique. Combien de fois nos malades ne nous ont-ils pas entretenus de cette qualité fortifiante après un séjour de quelques mois sur une plage maritime! L'air y est de 1 ou de 2 degrés moins élevé en été et plus chaud en hiver que celui des continents aux mêmes latitudes. Ainsi que nous le dirons plus loin, cette uniformité de température est très-favorable aux phthisiques. Cependant tous les rivages ne jouissent pas du même privilége, non-seulement à cause des vents de terre et des vents de mer qui soufflent parfois avec impétuosité en quelques endroits, mais encore à cause de certains vents, tels que le mistral, dont l'action âpre et froide se fait sentir dans quelques villes du midi de la France.

Les statistiques des médecins anglais prouvent que, dans la marine, la proportion des phthisiques est bien inférieure à celle que présente l'armée de terre ; mais nous y voyons aussi que la navigation est très-dangereuse pour les tuberculeux avancés. De son côté, dans un mémoire, couronné en 1855 par l'Académie de médecine, M. J. Rochard cherche à démontrer que l'air marin est loin de jouir de l'efficacité que lui attribuent les anciens observateurs et l'opinion générale : « A bord des navires, dit ce médecin, la phthisie marche avec plus de rapidité qu'à terre ; les hôpitaux des ports, les stations navales, les infirmeries des escadres, sont encombrés de phthisiques qui viennent expirer là, victimes de la mer, des climats et d'une funeste erreur médicale. Ainsi tout ce qu'ont écrit les auteurs sur l'admirable vertu tonique de l'atmosphère maritime, sur la vivifiante salubrité des vents du large, tout cela n'est qu'illusoire ! Il faut de fortes poitrines pour aspirer impunément un air chargé d'humidité, pour résister aux brusques changements de température, aux orages et aux tempêtes. Toutes les constitutions entamées par la phthisie s'épuisent rapidement, se fondent en quelque sorte sous l'incessante action de ce grand souffle imprégné de vapeurs salines irritantes. »

C'est sur des chiffres, c'est sur le nombre et l'autorité des faits que M. J. Rochard s'appuie pour démontrer l'influence funeste de l'atmosphère maritime pour les phthisiques ; c'est par la même méthode que M. P. Garnier contrôle le jugement porté par M. Rochard. Il résulte d'un relevé de la mortalité pendant plusieurs années dans les hôpitaux de Toulon, de Cherbourg, de Brest, de Rochefort et de Lorient, que sur 8,997 décès compris dans ce travail, on compte 847 cas de phthisie, c'est-à-dire moins d'un dixième, proportion favorable si on la compare avec celle de la population générale ; pour l'hôpital de Toulon cette mortalité est à peine d'un vingtième. Les malades de ces hôpitaux se recrutent parmi les marins en relâche ou en armement, les ouvriers des ports, parmi les apprentis matelots, en un mot dans un personnel qui, soit à terre, soit à bord, est sans cesse exposé à l'action de l'air marin. M. Garnier conclut de ces chiffres que l'influence de l'atmosphère maritime est manifeste pour Toulon, comme elle l'est également pour Madère et plusieurs plages de la Méditerranée.

Comment asseoir son jugement entre deux statistiques aussi dissemblables ? Ainsi que M. Piorry le fait justement observer, tout est confusion, contradiction, incertitude dans les questions qui se rattachent à l'action des émanations maritimes sur la phthisie. Il résulte d'ailleurs du travail de M. Rochard, que ses statistiques concernent des individus soumis à toutes les fatigues et les intempéries de la vie de marin, et qu'il n'y est jamais question du séjour hygiénique dans un port de mer, ou d'une navigation tranquille dans un climat favorable. M. Garnier fait parfaitement remarquer que l'influence maritime sur la tuberculisation ne s'exerce pas uniformément, et qu'elle varie suivant les conditions climatériques des pays et des expositions. Ainsi pour l'Europe, le climat méditerranéen aurait sur la prophylaxie et la marche de la phthisie des avantages incontestables que ne posséderait pas le climat océanien.

En raison d'une latitude plus favorable, les rivages de la Méditerranée sont plus recherchés des malades que ceux de l'Océan. Ceux-ci néanmoins sont loin d'être insalubres. Dans la répartition très-inégale des phthisiques en France, les départements qui en offrent le plus petit nombre aux conseils de révision sont le Morbihan, le Finistère, en un mot le littoral de la Bretagne. Les documents statistiques de M. Verhaeghe ont fourni des résultats analogues, et prouvent l'immunité relative du littoral d'Ostende, où la proportion des phthisiques se trouve de 7,7 pour 100 seulement dans la table mortuaire, tandis qu'elle est de 16 à Courtray, de 16,5 à Ypres et à Huy, et même de 19,5 à Bruges.

L'action salutaire attribuée à l'atmosphère maritime se combine avec l'influence hygiénique de la navigation, reconnue par les observateurs anciens et modernes. Dans ces influences, il faut comprendre la pureté de l'air, que ne vicient jamais les poussières et les émanations surtout, principe de tant de maladies sur les continents. Celse, Arétée, Pline attribuent à des voyages sur mer certaines guérisons de phthisies manifestes et inespérées. « A combien d'autres usages, dit Pline, la mer n'est-elle point utile ! Mais en première ligne figure la navigation pour ceux qui sont atteints de phthisie ou qui crachent le sang. Il nous souvient qu'il y a peu de temps Annéus Gallion en fit l'expérience après son consulat ; car on ne va pas seulement en Égypte pour le pays même, mais à cause de la durée de la navigation » (*Hist. nat.*, liv. XXXI, ch. xxxiii). Pline le Jeune cite particulièrement l'observation de son affranchi Zozime, qu'il guérit d'une hémoptysie par suite d'une navigation longtemps prolongée entre l'Italie et Alexandrie. Nous avons nous-même rapporté (*Météorologie*) quelques exemples de guérisons semblables ; ils justifient la pratique judicieuse de Laënnec, de Darralde et de Forget, de Strasbourg, qui conseillaient les bains de mer et l'habitation d'une plage maritime pour prévenir la tuberculisation, pour en arrêter la marche ou en consolider la guérison.

Si la navigation et l'atmosphère maritime ont une action réelle sur la phthisie, celle du climat proprement dit est plus manifeste et plus puissante encore. Presque tous les auteurs ont commis des équivoques et sont tombés dans des contradictions évidentes, par suite de la fausse division des climats adoptée par les hygiénistes. En signalant l'influence fâcheuse que les pays chauds, considérés dans leur ensemble, exercent sur la tuberculisation, ils ont constamment désigné les régions tropicales. Sous la zone torride, en effet, la phthisie devient ordinairement galopante et toujours mortelle. C'est dans ce sens que le major Tulloch conclut des rapports statistiques sur la mortalité des troupes anglaises, disséminées sur divers points du globe, que la phthisie est plus fréquente dans les pays chauds que dans les pays froids. M. Fonssagrives (*Union médicale*) dit n'avoir jamais quitté les ports de France sans examiner soigneusement l'équipage qui lui était confié, et en avoir éloigné tous les hommes suspects. « Eh bien, malgré cette épuration, ajoute ce savant, mon bâtiment était à peine arrivé dans les pays intertropicaux que l'influence torride passait au crible les poumons de l'équipage, et tels hommes qui n'avaient jamais toussé ni craché de sang, présentaient bientôt des signes avérés de tuberculisation ; tels autres que je tenais en suspicion, très-improbable sous ce rapport, arrivaient en quelques mois au dernier terme de la colliquation tuberculeuse. »

C'est en confondant tous les pays chauds sous une même dénomination, que plusieurs malades ont été victimes du climat auquel ils venaient demander leur guérison. L'un des symptômes prédominants de la phthisie est la sensibilité exagérée au froid et aux vicissitudes atmosphériques, qui leur fait désirer un climat plus chaud que celui où ils se trouvent. Ainsi les habitants aisés du nord de l'Europe viennent chercher le ciel de l'Italie; ceux des contrées méridionales se dirigent vers l'Égypte, l'Algérie ou Madère. Les États-Unis envoient chaque année un grand nombre de phthisiques à la Havane, où ils succombent tous. Il importe donc d'apprécier les causes qui rendent si funeste pour la tuberculisation le séjour de la zone intertropicale, tandis que celui des pays chauds en général offre des avantages incontestables.

Parmi les causes climatériques les plus manifestes de la phthisie, il faut compter les variations de température ; indépendamment du régime, des habitudes et de l'hérédité, c'est aux vicissitudes atmosphériques annuelles, saisonnières, mensuelles et journalières surtout qu'on doit attribuer la fréquence de la phthisie; et, toutes les autres conditions égales d'ailleurs, la contrée dont la température sera la moins inconstante, la moins variable, sera également la plus favorable à la prophylaxie et au traitement de cette affection. Il est vrai que les régions polaires n'ont qu'un petit nombre de tuberculeux, quoique la différence entre la température de l'hiver et celle de l'été en

Norwège, en Islande et au Groënland soit considérable; mais les saisons y sont fixes et au nombre de deux seulement; la température journalière y est assez constante; et puis la vie en plein air, un exercice violent, une nourriture abondante et fortement azotée sont les préservatifs de la diathèse tuberculeuse. On ne pourrait toutefois envoyer dans le Nord les phthisiques des climats tempérés et chauds; cette immigration leur serait fatale. La zone torride jouit pendant toute l'année d'une température très-élevée, à peu près constante. Mais dans aucun lieu du monde, en raison de la fraîcheur des nuits et des vents périodiques et journaliers qui soufflent dans ces régions, les refroidissements ne sont ni aussi fréquents ni aussi désastreux. La peau étant constamment inondée de sueur, la moindre impression de froid expose à des rétrocessions de transpiration sur les muqueuses gastro-intestinales ou bronchiques. Aussi, pour obvier à quelques-uns de ces périls, l'usage de la flanelle est-il indispensable. C'est aux variations atmosphériques, journalières, c'est à l'inobservation des préceptes de l'hygiène, c'est aux excès de toute sorte qu'on doit attribuer la fréquence et la terminaison rapide des affections tuberculeuses sous les tropiques. Ajoutons toutefois que les classes riches qui se préservent des refroidissements et des écarts de régime, succombent rarement à la phthisie, et d'ailleurs, ainsi que nous le dirons bientôt, on rencontre sous la zone torride elle-même des localités privilégiées sous le rapport de la constance de température, et par conséquent très-salubres.

Pour toute question relative à la phthisie, on doit également consulter l'état hygrométrique de l'air. La peau et les bronches sont de grands émonctoires pour les principes morbides de l'économie. Retenus et refoulés dans les canaux vivants, ils engendrent ou aggravent la plupart des diathèses. Il tombe une quantité de pluie moins considérable sous les pôles que dans les climats tempérés, dans ceux-ci que sous les tropiques, sur les montagnes que dans les plaines. La quantité de pluie qui est ordinairement de 300 centimètres aux environs de l'équateur, se trouve de 70 à Rome, de 57 à Paris, de 46 à Pétersbourg; les jours pluvieux, qui sont en Angleterre de 152 par an, tombent à 60 seulement en Sibérie. La transpiration insensible étant cinq ou six fois plus abondante dans un air sec que dans une atmosphère saturée d'humidité, quand la température est égale, certaines régions du Nord ont des avantages que ne possèdent pas un grand nombre de contrées méridionales et même tropicales. Il est vrai que la chaleur excite vivement la transpiration; mais la peau étant inondée de sueur, les variations atmosphériques déterminent de fréquentes et de dangereuses répercussions. Un air légèrement humide ne nuit aucunement et contribue même à l'exercice des fonctions et à l'entretien de la santé. Mais les lieux les plus salubres sont ceux où, à côté de faibles intempéries, de vents modérés et d'une température peu variable, règne également un certain degré de sécheresse. Nous retrouverons plus ou moins ces caractères dans les stations dont les praticiens éclairés doivent conseiller le séjour aux phthisiques.

Nous avons vu que la tuberculisation est l'une des maladies les plus fréquentes et les plus meurtrières de la zone torride. Là même cependant, les lieux élevés présentent une exception remarquable. Nous devons vivement regretter de n'avoir aucun document sur l'état de la phthisie à Quito et à Lima, qui, en raison d'une élévation d'environ 2,900 mètres, ont une température presque invariable de

15 à 16 degrés. Le Mexique nous sera bientôt mieux connu, grâce aux chirurgiens de notre brave armée. Mais nous savons déjà par l'ouvrage de M. le docteur Jourdanet, que la phthisie exerce des ravages à la Véra-Cruz, dans le Yukatan et sur le littoral où la température est très-élevée, tandis qu'elle est extrêmement rare sur les hauteurs de l'Anahuac et principalement dans les deux villes de Puebla et de Mexico. Cependant en quatre ans M. Reyes, sur 27,799 décès, en a compté 1,561 pour cause de phthisie, soit 5 ou 6 pour 100. Le plateau de Mexico a une élévation de 2,276^{m}; la température moyenne y est de 16°6. Suivant M. Jourdanet, le jour où les hommes aideront au bénéfice de la nature, le beau ciel de l'Anahuac éteindra la tuberculisation pulmonaire; car, à Mexico comme à Puebla, quand les habitants s'entourent de quelques soins d'hygiène, la phthisie est à peu près nulle. « Ce fait, ajoute ce judicieux observateur, ne se prouve pas, il se constate. » Et cependant le peuple y est misérable, il est mal vêtu, se nourrit de haricots ou de maïs détérioré, de viande de porc farcie d'hydatides, et boit un vin d'agave mal fermenté. Ce n'est donc pas à un bon régime alimentaire, ce n'est pas même au privilége d'une latitude favorisée que M. Jourdanet attribue l'immunité de Mexico et de Puebla; elle serait due à l'altitude, c'est-à-dire à la raréfaction, à la sécheresse de l'air, à *l'imperfection de l'hématose.* Mais pour l'ordinaire, fait remarquer aussi M. Jourdanet, sur le plateau du Mexique l'air est calme, les vents ne soufflent qu'au commencement du printemps, *la température varie à peine de quelques degrés* sans brusquerie, sans accidents météorologiques imprévus. A la constance et à l'égalité de ces phénomènes, qui ne reconnaîtra la cause réelle de l'immunité des habi-

tants de Puebla et de Mexico à l'égard de la phthisie pulmonaire? Et non-seulement cette maladie est presque inconnue parmi les naturels, mais encore les étrangers qui peuplent les hauteurs de l'Anahuac, les Allemands, les Anglais, les Français, les Italiens y deviennent très-rarement tuberculeux. Pendant les dix années de son séjour dans cette contrée, M. Jourdanet a vu d'assez nombreux exemples de malades soit mexicains, soit européens, dont il cite les noms, appartenant à des familles où la phthisie était héréditaire, arriver sur le plateau du Mexique avec tous les symptômes de tuberculisation, et non-seulement y trouver en quelques mois un soulagement, mais encore s'y rétablir complétement et jouir ensuite d'une santé parfaite. M. Jourdanet est persuadé qu'on verra un jour des merveilles en envoyant nos phthisiques d'Europe, atteints même d'hémoptysie, sous le beau ciel de l'Anahuac. « Chaque année, ajoute-t-il, on voit des Américains du Nord fuir le climat de Boston, de New-York, de Baltimore, etc., pour demander un soulagement à la Louisiane, à Cuba, au risque d'y puiser des maux plus dangereux encore; nous ne saurions leur crier trop haut qu'à Puebla et à Mexico, tout en jouissant d'un climat plus agréable, ils trouveraient, au point de vue des maladies de poitrine, des garanties qui n'existent ni à Cuba ni à la Louisiane. »

Il n'existe donc sous les tropiques de localités favorables aux phthisiques que les plateaux, celui du Mexique en particulier. A ces exceptions près, c'est en dehors de cette zone, c'est dans la région subtropicale, dans les pays chauds proprement dits, et dans un petit nombre de lieux appartenant aux climats tempérés, que se trouvent la plus faible proportion de tuberculeux, et les conditions les plus propices pour la guérison de la phthisie. Toutes ces localités, très-diverses pour leurs productions et même leur climat, offrent cependant un caractère commun : elles sont à l'abri des grandes intempéries, des changements atmosphériques violents ; elles sont d'autant plus salubres que la température en est moins variable. Le docteur Ferry, médecin en chef de l'armée des États-Unis, recommande aux phthisiques le séjour de la Floride, dont le climat est doux et peu variable, et prétend que cette résidence n'est pas moins avantageuse que le midi de la France, l'Italie et Madère. Toutefois, suivant M. de Castelnau, la Floride ne mérite pas la réputation qu'on attribue généralement à cette contrée, et la mortalité pour cause de phthisie n'y serait pas moindre que dans le reste des États-Unis. Quoi qu'il en soit, on ne saurait mettre en doute la supériorité du climat de l'Anahuac.

Parmi les résidences les plus salubres du midi de la France, on doit compter Pau, Amélie-les-Bains, le Vernet, Hyères, Cannes, le golfe Juan, Nice, Villefranche, Menton, Vintimille, en un mot le littoral de la Méditerranée depuis Perpignan jusqu'à Toulon, depuis Toulon jusqu'à Monaco. En recommandant comme avantageux le climat méditerranéen, nous avons signalé toutefois les dangers pour les poitrines délicates du vent froid et piquant qui souffle à Marseille et se fait sentir jusqu'à Montpellier ; tous les pays découverts sont plus ou moins exposés à cette funeste influence, et l'on doit chercher sur la côte un abri qui puisse en préserver. Les chaînes de montagnes et les forêts qui séparent la côte entre Saint-Tropez et Cannes, dit M. Ad. Donné, opposent au mistral une barrière propice, sinon infranchissable. A Nice même, dont le ciel est si doux, les phthisiques doivent éviter le séjour de la plage, surtout dans le mois de février, où commencent à souffler les vents de l'équinoxe.

Un grand nombre de villes d'Italie, et particulièrement Milan, Rome, Venise, Pise, Lucques, Catane, Palerme, offrent très-rarement de brusques variations de température, et, par suite, n'ont qu'une faible proportion de phthisiques. Dans son ouvrage sur *le climat d'Italie,* 1849, M. Ed. Carrière a fourni sur la prophylaxie et le traitement de l'affection tuberculeuse des documents recueillis avec sagacité, et fort utiles à consulter pour le choix du séjour le plus propice aux divers genres de phthisie.

Il existe, nous n'en doutons pas, en Espagne, en Portugal, dans l'Archipel, en Macédoine, en Crimée, dans l'Anatolie, sur les pentes du Caucase, de l'Ararat, et de plusieurs montagnes en Asie, en Afrique, en Amérique, des localités non moins salubres, et que le progrès de l'observation scientifique nous fera connaître. Ténériffe, les Açores, les îles du cap Vert, les Canaries, nous paraissent réunir les conditions de température, de latitude et d'exposition qui, secondées par le régime et une bonne hygiène, seraient très-favorables aux phthisiques. M. de Belcastel croit même pouvoir assurer que de tous les climats connus et préconisés jusqu'ici, le meilleur est celui de la vallée d'Orotava dans l'île de Ténériffe. Celui de Madère passe pour l'un des plus délicieux et des plus bienfaisants du globe, et tous les ans un certain nombre de tuberculeux du nord de l'Europe se rendent dans cette île. Cependant Gourlay a prétendu qu'aucune affection n'est plus fréquente que la phthisie parmi les indigènes ; suivant cet observateur, les personnes des deux sexes, de toute condition, et parfois des familles entières en sont victimes ; l'espèce prédominante est celle qui a des rapports avec la scrofule, maladie aussi commune dans cette île que dans les pays les plus froids de l'Europe. Pitta, Mason et Burgess partagent l'opinion de Gourlay, et le docteur Kampfer ayant recherché les causes de mort de 166 malades, trouva 15 cas de phthisie pulmonaire, 2 de phthisie laryngée, ou bien 1 sur 10, proportion moins favorable que celle de Milan, de Rome et même de Berlin.

On se demande à quelles sources sont puisés ces documents, et quelle confiance doivent inspirer les opinions de ces observateurs en présence de celles de M. le docteur Barral (1). Ce professeur distingué ayant consulté les régistres de l'hôpital de Funchal, pour les douze années comprises entre 1838 et 1849, constata que sur 9,884 admissions, il n'était fait mention que de 112 phthisiques, c'est-à-dire 1 sur 88 malades de toute nature, tandis que à l'hôpital San José de Lisbonne, depuis le mois de juillet 1844 jusqu'à la fin de juin 1850, un total de 76,867 malades offrit 1,448 tuberculeux, c'est-à-dire 1 sur 53 malades. La proportion des décès pour cause de phthisie dans ces deux établissements n'est pas moins significative. A Funchal, pendant les douze années citées, il y eut 63 cas de phthisie sur 1,522 décès, c'est-à-dire 1 sur 24, tandis qu'à San José, dans une période de six années, on compta 1,150 cas de phthisie sur 12,056 décès, c'est-à-dire 1 sur 10. On voit donc que la mortalité causée par la phthisie est beaucoup moindre à Funchal qu'à Lisbonne et dans les principales villes d'Europe. Ce résultat est d'autant plus remarquable que la population de Madère est mal logée et fait usage d'une alimentation peu substan-

(1) *Le Climat de Madère*, par A. Barral, trad. par P. Garnier, Paris, 1858.

tielle ; très-sujette aux bronchites, aux pleurésies, aux pneumonies, à la scrofule, elle a largement payé, comme la plupart des villes d'Europe en 1844, son tribut à la grippe, et en 1856 au choléra. M. Barral s'est assuré, en outre, que les registres de l'hôpital antérieurs à 1838 ne mentionnent qu'une très-faible proportion de décès pour cause de tubercules.

Les résultats de la pratique civile à Madère ne fournissent pas des résultats moins favorables. Un certain nombre d'étrangers n'y ont pas trouvé, il est vrai, une guérison qu'ils venaient demander trop tardivement à un climat salubre ; plusieurs cependant y ont recouvré la santé. Un premier tableau publié par le docteur Renton mentionne 47 cas de phthisie confirmée ; la plupart des malades moururent dans les six premiers mois de leur arrivée à Madère. Dans un second tableau figure une liste de 35 phthisiques au premier degré, dont 4 succombèrent; 31 avaient éprouvé un soulagement très-notable à leur départ de l'île. Une statistique plus récente, due également à M. Renton, et publiée par sir J. Clark, comprend 66 tuberculeux, arrivés à Madère dans l'hiver de 1834 ; sur ce nombre, 15 moururent, 8 restèrent dans l'île, et 43 retournèrent dans leur patrie, la plupart dans un état très-satisfaisant.

Enfin, l'ouvrage de White, qui lui-même avait résidé quinze ans à Madère avec un grand avantage pour sa santé, contient une statistique du docteur Lund, praticien distingué de l'île, comprenant 100 cas de phthisie : 28 au troisième degré, 24 au deuxième, et 48 au premier. La plupart des 28 phthisiques au troisième degré moururent peu de temps après leur arrivée à Madère ; chez 8 cependant la maladie fut suspendue pendant huit et douze ans ;

6 quittèrent l'île, sinon guéris, du moins en bon état. Les 24 cas de phthisie au deuxième degré fournirent 11 décès; chez les autres il survint une amélioration plus ou moins prononcée, et 5 parurent guéris. Parmi les 48 phthisiques au premier degré, 11 succombèrent après un temps variant entre cinq mois et demi et huit années; la marche de la maladie s'arrêta chez les 37 autres.

Ces résultats ne sont pas assurément aussi satisfaisants qu'on pourrait le désirer. Mais comment révoquer en doute l'action bienfaisante du climat de Madère dans la phthisie? Dans quelle autre localité peut-on rencontrer une proportion aussi notable de guérisons ou de soulagements pour une maladie aussi désespérée? Madère est située sous le 32,38 degré de latitude, et présente une moyenne annuelle de 18 degrés comme Candie, Smyrne, Messine et Montevideo; mais il y règne une constance de saisons qu'on trouve rarement ailleurs. Il y a peu de jours dans l'année où les valétudinaires ne puissent se promener au grand air, tant les intempéries sont rares, les variations atmosphériques peu fréquentes, le ciel serein, la mer calme et le paysage en harmonie avec la suavité de ce climat exceptionnel.

Nous avons vu que le rivage méditerranéen était généralement favorable aux tuberculeux; c'est en considérant la douceur des saisons, l'uniformité de la température, l'immobilité presque absolue du baromètre, la sérénité du ciel, la sécheresse de l'air, que l'Égypte a été regardée comme la rivale de Madère pour la guérison de la phthisie. Cette affection cependant est loin d'y être inconnue, et, suivant le professeur Griesinger, elle figure pour 17 sur 100 dans la mortalité générale, proportion aussi fâcheuse que celle de Paris et de Londres, regardés comme des foyers de tuberculisation. Nous comprenons que ce résultat se vérifie à Alexandrie, à Damiette et dans l'Égypte inférieure; mais tout en désirant que des observations précises viennent confirmer cette opinion, nous continuerons à conseiller le Caire, Suez, la haute Égypte, comme de très-bonnes résidences pour les tuberculeux.

L'heureuse influence du climat d'Alger sur la phthisie et la rareté de cette affection dans toute la contrée étaient connues avant la conquête. Mais là, comme dans tous les pays chauds, quand elle s'y déclare, la marche en est extrêmement rapide. Elle sévit principalement parmi les nègres, et la même mortalité a été observée sur les divers points du globe où les hommes de cette race ont immigré. Aussi, en Algérie, la phthisie est-elle désignée avec vérité sous le nom de *maladie de l'esclave.* Dès les premières années de la possession, nos médecins militaires, Casimir Broussais en particulier, signalèrent l'action bienfaisante de ce climat, et quoique l'Académie de médecine, à qui le ministre de l'instruction publique demanda des renseignements sur l'opportunité d'établir à Alger un hôpital spécialement consacré au traitement de la phthisie, eût répondu qu'il *était douteux que le climat d'Afrique fût favorable à la guérison de la consomption*, la vérité chemina, les observations se multiplièrent, et il est démontré aujourd'hui que la phthisie forme la classe la moins nombreuse des maladies, non-seulement parmi les indigènes, mais encore parmi les Européens de l'Algérie ; on y voit souvent la tuberculisation, au premier et même au deuxième degré, cesser ses progrès et même guérir. Comment révoquer en doute la rareté de la phthisie dans la province d'Alger en présence des chiffres suivants cités par M. Bonnafont (*Géographie médicale d'Alger*) ? Dans la mortalité générale, la proportion des décès pour cause de tuberculisation, réunie même aux pneumonies chroniques, se trouva :

En 1836, de 1 sur 27,9.
En 1837, de 1 sur 20,5.
En 1838, de 1 sur 17,1.

On lit dans un travail de Casimir Broussais, présenté à l'Académie de médecine en avril 1843, que la mortalité dans l'armée en France doit être rapportée pour un cinquième à la phthisie, tandis qu'en Algérie il l'a trouvée dans son service de 1 sur 102 seulement. Elle est de 1 sur 20 dans la population civile, ajoute ce savant, de 1 sur 15 pour les Européens, de 1 sur 20 pour les musulmans, et enfin de 1 sur 25 pour les israélites. Les observations de MM. Catteloup, Guyon, Bertherand, en un mot tous les médecins militaires confirment celles de Casimir Broussais et de M. Bonnafont, et si les chiffres diffèrent, on retrouve dans toutes un résultat analogue : la rareté de la phthisie à Alger et à Bone. Cette maladie au contraire est très-fréquente à Constantine.

Dans un travail plus récent M. Mittchell (1), ayant comparé le nombre des décès pour cause de phthisie dans un grand nombre de contrées, a trouvé qu'aucune ne pouvait être comparée à l'Algérie sous le rapport de la salubrité. Nous ne citerons pas ces chiffres, qui se rapprochent plus ou moins des autres statistiques, et que cependant nous regardons comme approximatifs seulement. D'après M. Mittchell, on trouve dans la population africaine 1 décès pour phthisie sur 27,6 ; 1 sur 21 parmi les Européens ; 1 sur 24 dans l'armée ; 1 sur 32 parmi les musulmans. M. Mittchell conclut de ces chiffres que le climat d'Alger

(1) Mitchell, *Alger, son climat*, trad. par Bertherand, Paris, 1857.

est réfractaire à la génération comme à l'évolution des tubercules. « Cette production, ajoute-t-il, s'observe très-rarement parmi les indigènes, et les Européens qui n'en apportent pas le germe ne deviennent presque jamais phthisiques. » Dans un article de l'*Union médicale* (23 octobre 1860), M. de Pietra Santa cite des chiffres moins satisfaisants et très-opposés en outre à la doctrine de l'antagonisme soutenue par M. Boudin. Ainsi à la prison centrale d'El-Harrach, sur 789 décès on en comptait 57 par phthisie, 19 par cause paludéenne, 9 par fièvre typhoïde. A l'hôpital civil, sur 1,649 décès, 159 étaient dus aux fièvres pernicieuses, 140 à la phthisie. Sur un chiffre de 1,769 décès, l'hôpital militaire fournit 276 fièvres typhoïdes, 170 fièvres intermittentes et 107 phthisies. Il résulte de ces chiffres réunis que sur une mortalité de 4,256, prise dans de très-mauvaises conditions, la phthisie figure pour 304 décès, c'est-à-dire un quatorzième. On le voit néanmoins, cette proportion serait encore très-favorable. Le climat d'Alger doit donc être considéré comme l'un des plus efficaces pour prévenir et pour combattre la tuberculisation ; il est supérieur même à celui de l'Égypte et de Madère, où un si grand nombre de malades ont recouvré la santé.

Les auteurs se sont plu à accumuler des distinctions subtiles sur les divers genres de phthisies, et par suite sur le climat particulier qui convient à chacune d'elles. On peut cependant admettre une phthisie à marche chronique chez les sujets lymphatiques et scrofuleux, et une phthisie à symptômes aigus et à toux sèche chez les sujets irritables et nerveux ; l'hémoptysie et la forme galopante sont plus communes à cette dernière. Ainsi que nous l'avons vu, Madère et le Caire, pour ne citer que ces deux exemples, sont des climats très-salubres pour les tuberculeux. A Madère, ainsi qu'à Venise, à Rome, à Pise, à Mantoue, l'air est humide et propre à combattre l'élément inflammatoire et irritable. Au Caire l'air est sec, le ciel toujours serein, la pluie presque inconnue ; la même sécheresse se remarque également sur les hauteurs du plateau mexicain ; aussi les tempéraments lymphatiques reçoivent-ils de ces qualités de l'air une salutaire influence. Madère convient davantage aux phthisics à marche aiguë, où l'éréthisme nerveux prédomine, le Caire aux phthisies chroniques, caractérisées par une expectoration abondante et sans hémoptysie. Hyères et Nice sont également favorables aux sujets scrofuleux ; M. Ed. Carrière caractérise le climat de Venise d'antiphlogistique. Parmi les climats intermédiaires et non les moins salubres, surtout pour l'hibernation, on doit ranger l'Algérie, Pau, Menton, Amélie-les-Bains. Le docteur Mittermaier a observé l'hypérémie et la dégénérescence granuleuse des reins chez presque tous les phthisiques morts à Madère, tandis que M. Reil n'a pas rencontré cet état pathologique d'une manière aussi prononcée chez les tuberculeux qui succombent au Caire. C'est donc au Caire qu'il est rationnel d'envoyer les malades atteints d'albuminurie ; après un court séjour, on voit souvent l'albumine disparaître des urines. Frappé, comme tous les observateurs, de la fréquence de la phthisie en France, de la rareté de cette affection en Algérie, Casimir Broussais pensait qu'une différence aussi grande ne peut dépendre que du climat, et qu'aucune autre cause secondaire ne saurait expliquer un semblable effet. Sans recourir à des causes occultes, il faut supposer cependant que cette action se compose de l'ensemble des agents physiques, tels que chaleur, lumière, pureté de l'air, vents, état hygrométrique, succession des saisons, et qu'il en résulte une modification de l'organisme, un travail de nutrition et de rénovation qui détruit la diathèse tuberculeuse ou l'empêche de se former. Sans nier dans certaines limites cette action spéciale, nous ferons observer que les localités les plus salubres pour les phthisiques présentent des différences assez marquées sous le rapport de la température, de l'humidité, de l'altitude, de l'exposition, du règne des vents. Pour ne citer que la température, on voit qu'à Mexico la moyenne annuelle est 16°6, à Madère 18°7, au Caire 22°4, en Algérie 17°8. Ces moyennes diffèrent peu de celles que présentent Naples, Lisbonne, Gibraltar, Montevideo, où la phthisie moissonne de nombreuses victimes. M. Bonnafont fait même remarquer que la grande variation de température à Alger, à certaines époques de l'année et dans certaines journées, y rend les affections de poitrine assez fréquentes pendant l'hiver et le commencement du printemps. Mais on sait que les indigènes, éclairés par l'expérience, ont adopté des habillements et des habitudes appropriés à la constitution atmosphérique de la contrée, et que, d'ailleurs, si on compare l'Algérie, Madère, le Mexique, le Caire, etc., aux pays que ravage la phthisie, on est conduit invinciblement à conclure que le climat le plus propre à prévenir et à combattre cette redoutable affection, l'un des plus grands fléaux de l'humanité, est celui où l'on rencontre la plus grande régularité des phénomènes météorologiques, celui où les variations atmosphériques pendant l'année, les saisons, les mois et particulièrement les variations journalières sont moins fréquentes et moins considérables.

Malheureusement le plus grand nombre des phthisiques ne sauraient profiter de nos conseils; les privilégiés de la fortune peuvent seuls aller chercher les climats lointains qui leur promettent la guérison. Il nous resterait donc à examiner la question que voici : la phthisie pulmonaire est-elle curable et par quels moyens? Oui, répondrons-nous d'avance; on peut guérir la phthisie, et surtout la prévenir en traitant de longue main les individus prédisposés à cette affection par des antécédents de famille, par un vice de constitution, ou des habitudes qui présagent déjà l'imminence du mal. Toutefois, on ne peut obtenir la guérison que par des moyens entièrement opposés à ceux qu'on a employés jusqu'ici. Mais l'importance de la question et l'étendue des détails, dans lesquels il nous faudrait entrer, nous engagent à la réserver pour un examen spécial.

TROISIÈME PARTIE

LE MORAL

CHAPITRE PREMIER

CONSIDÉRATIONS GÉNÉRALES

L'étude de l'homme dans tous les pays et à toutes les époques, manifeste cette double vérité : l'unité de la conscience et l'influence qu'exercent les climats sur les instincts, les penchants, les facultés intellectuelles, aussi bien que sur les applications des principes de la morale. Si le sentiment du vrai et du juste existe partout au fond des cœurs, partout aussi les instincts développés par le contact des choses extérieures dénaturent plus ou moins dans la pratique de la vie sociale, cette lumière pure qui est comme le reflet de Dieu dans nos âmes. De là cette question, source de tant de sophismes : la morale est-elle une ou multiple ? Oui, la morale est une dans ses principes généraux ; mais elle varie dans l'application qu'on en fait à certains faits qui n'offrent pas le même degré de gravité chez les différents peuples. Ainsi le vol, que la loi punit de mort en quelques endroits, est frappé ailleurs d'une peine légère, ou même n'en subit aucune. Tel sentiment, celui de l'honneur ou du désintéressement, par exemple, qui est l'âme de certaines nations, ne fait vibrer aucune fibre chez d'autres. Le climat développe parfois d'affreux penchants, dernier lien qui rapproche l'homme de la bête, dont les instincts ne sont à vrai dire que l'influence illimitée de la nature sur un être qui ne peut lui opposer aucun contrôle de conscience, aucune résistance de libre arbitre. Nous ferons remarquer que ces déviations à l'ordre moral sont précisément plus fréquentes dans les climats excessifs, là où la puissance monstrueuse de l'animalité inférieure atteste le triomphe de l'instinct sur la conscience. Toutefois, à mesure que la civilisation étend ses progrès, les lois, les mœurs et les institutions des races et des peuples divers perdent quelque chose des contradictions et des bizarreries qu'on remarquait en elles ; une conscience du genre humain se forme et tend de plus en plus à contre-balancer les influences du climat. La morale universelle, basée sur le christianisme, seule religion indépendante du temps et des lieux, fait chaque jour tomber quelques idolâtries du sol, de l'ignorance ou des passions. Ce sera la gloire de l'avenir d'achever cette tâche.

Tous les observateurs ont reconnu l'influence et les modifications que les climats exercent sur les manifestations intellectuelles et morales : « il est parmi les hommes, dit Hippocrate, des races ou des individus qui ressemblent aux terrains montueux et couverts de forêts ; il en est qui rappellent ces sols légers qu'arrosent des sources abondantes; on peut en comparer quelques-uns aux prairies et aux marécages, d'autres à des plaines sèches et dépouillées. » Avant Hippocrate, les prêtres égyptiens avaient appris à Solon que non-seulement les qualités physiques, telles que les formes extérieures, le teint, la taille, le tempérament, mais encore les facultés morales, la bonté, la prudence, la justice, l'esprit d'indépendance, etc., sont modifiés par l'air qui nous environne et la nature du sol où nous recevons le jour. Minerve, disaient-ils, avait choisi pour fonder Athènes le climat qui pouvait donner aux hommes plus de goût, de sagacité et d'imagination. Montesquieu a soutenu la même thèse dans l'*Esprit des lois*. De son côté, Cabanis pose la question suivante : la nature des objets qui nous environnent est-elle la même dans chaque climat? L'expérience nous montrant qu'il existe entre eux des différences remarquables, la sensibilité ne doit-elle pas subir des modifications analogues? Si, nonobstant la variété des circonstances extérieures, la sensibilité ne pouvait pas être modifiée et ramenée à un caractère commun, les hommes seraient absolument incapables de recevoir une éducation quelconque et de se soumettre à l'empire des lois. Or, cette proposition est insoutenable et contraire à ce que démontre la plus simple observation.

Quelle variété, en effet, ne remarque-t-on pas entre tous les peuples de la terre sous le rapport des mœurs, des caractères, des aptitudes industrielles et des qualités de l'esprit? On ne reconnaît pas seulement des traits distinctifs entre les races diverses et dans les contrées éloignées les unes des autres; ces oppositions deviennent sensibles lorsque l'on compare entre elles les principales nations de l'Europe et même les individus de provinces assez rapprochées où tout cependant paraît analogue, et l'exposition des lieux et la température de l'air.

Ceux qui refusent au climat une influence quelconque sur le moral, sur les institutions et les gouvernements, se sont attachés à réfuter le système de Montesquieu plutôt que la question de principe elle-même. Ils ont prouvé que la théorie commode et absolue de cet homme célèbre était contraire à la réalité des faits les plus patents. Montesquieu suppose trop légèrement que les habitants des pays chauds sont faibles et lâches, dépourvus d'une vigueur naturelle de l'esprit, par conséquent impropres à la guerre et aux recherches scientifiques. L'histoire oppose à une théorie ainsi généralisée de nombreux démentis. Cortez, Pizarre, Pinson, rencontrèrent au Mexique, au Pérou, au Brésil, une race d'une constitution faible, il est vrai, mais très-courageuse; il y a un plus grand nombre d'hommes braves sous la zone torride que sous le cercle polaire. La législation, l'histoire, l'hygiène publique, la navigation, la poésie, la géométrie, l'esprit militaire, ont compté d'illustres représentants parmi les Égyptiens, les Juifs, les Arabes, les Grecs, les Phéniciens, qui habitaient des pays chauds. Enfin nous examinerons plus loin l'opinion de Montesquieu ; d'après lui, les contrées du Nord, dont la population est mâle et vigoureuse, seraient plus propres aux républiques et aux démocraties, tandis que l'esclavage et le despotisme régneraient dans les régions méridionales. La théorie de Montesquieu sur l'influence des climats est juste ; les applications qu'il en a faites sont remplies d'erreurs et de contradictions.

Nous avons vu précédemment que les circonstances extérieures modifient profondément tous les actes de l'organisme ; personne, il est vrai, ne conteste, dans certaines limites, les rapports du physique et du moral. Darwin, Haller, Cabanis, Maine de Biran, ont reconnu l'influence réciproque des organes et des facultés. Mais si l'on demande à ceux qui ont étudié leurs ouvrages une exposition précise de principes fixes et distincts, on est forcé de convenir que les preuves manquent souvent à l'appui des doctrines. Les dissertations de Cabanis, soutenues par un style grave et pompeux, laissent toujours du vide dans l'esprit. Nous sommes persuadé que ses opinions sont dictées par une conviction sincère ; mais, comme tous les philosophes de l'école sensualiste, Cabanis a plutôt analysé qu'approfondi les opérations de l'esprit humain ; celui-ci devient dès lors un être abstrait, hypothétique, dont on peut se passer. L'auteur ne sépare pas le principe pensant de l'agrégat matériel ; aussi ne doit-on pas être surpris qu'un ouvrage dont on suit avec intérêt les raisonnements et les déductions, péchant par la base, laisse dans l'ombre la question la plus importante.

En traitant des rapports du physique et du moral, on ne saurait méconnaître et passer sous silence l'existence et l'activité du principe immatériel par lequel nous vivons, nous pensons, nous agissons. Ce principe devient le contre-poids qu'opposent aux passions la raison, la conscience, le libre arbitre, et par suite les lois, les institutions et les croyances religieuses. Que l'on compare l'état ancien et l'état moderne de l'Égypte, de la Perse, de la Macédoine, de la Grèce, de la Phénicie, de l'Asie Mineure, etc. ; le sol, la latitude sont restés les mêmes ; quelle différence cependant entre le courage, les vertus et le génie des mêmes peuples à quelques siècles de distance ! La Perse, qui enfantait des héros, nourrit des troupeaux d'esclaves ; le vice et la barbarie ont précipité dans un abîme de dégradation des empires entiers. D'où provient un pareil changement ? des lois, des gouvernements, des institutions; les croyances qui faisaient leur force et leur grandeur ont disparu et ont entraîné dans leur naufrage celui des vertus privées et de la fortune publique. L'influence du climat, quoique réelle et puissante n'est donc que relative. Ainsi que le fait remarquer un judicieux publiciste, M. Bersot, « si l'existence de certaines formes de gouvernement, si certaines qualités morales étaient invariablement liées à telle ou telle latitude, la liberté humaine périrait pour faire place à la géographie; la politique et la religion rentreraient dans la flore et la faune d'une contrée. » Dans les climats les plus divers il peut exister des hommes tempérants et justes, des nations braves et libres; mais pour rester honnête et courageux, il faut souvent plus de mérite et de force d'âme dans l'un que dans l'autre. C'est à combattre des influences exclusives que doit s'exercer la liberté humaine; les peuples tombés peuvent secouer leur opprobre. Il suffit de la raison et du libre arbitre pour conduire l'homme à dompter ses passions, à se soumettre à des lois sages et à sacrifier sa vie pour la patrie.

Nous avons montré ailleurs que le climat grave son empreinte sur les apparences physiques des êtres organisés; nous nous attacherons maintenant à prouver que, tout en respectant la liberté humaine, cette action n'est pas moins puissante et moins diversifiée sur l'homme moral et intellectuel. Les variations de l'atmosphère ont été regardées par Hippocrate comme les causes principales des différences qu'on observe parmi les peuples. L'égalité ou l'inégalité que les saisons affectent dans leur cours se communique sous toutes les formes à la physionomie et aux habitudes morales. Dans un pays dont la température est toujours la même, on est naturellement porté à l'indolence et à la paresse; les hommes se sentent entraînés par l'irrésistible attrait du plaisir, il ne peut y avoir de ces commotions qui rendent le caractère indocile, fougueux, entreprenant; les exercices du corps, l'activité physique et morale deviennent au contraire un besoin dans les contrées où les saisons se succèdent avec leurs températures opposées ; les fatigues et le travail y servent d'aliment au courage et d'aiguillon à l'industrie.

Cette observation est d'autant plus importante qu'elle n'a, pour ainsi dire, souffert aucune exception dans quelque contrée du globe qu'on ait essayé d'en faire l'application. Le climat de l'Europe, modifié davantage par l'inégalité et le balancement des saisons, est aussi celui où le génie de l'homme a enfanté le plus de prodiges soit dans les arts, soit dans les sciences. En Afrique, rien de grand n'a été accompli que dans les régions où règnent les changements atmosphériques, particuliers aux quatre époques de l'année. C'est là que brillèrent de quelque éclat les peuples de la Mauritanie, de la Numidie, de Carthage, de la mystérieuse Memphis, de Thèbes aux cent portes. Les Hottentots et les Cafres sont les tribus les plus civilisées de l'Afrique méridionale.

L'Asie connaît à peine quelques zones tempérées ; dans les régions les plus méridionales l'ardeur du soleil féconde presque sans culture les riches entrailles de la terre ; la race hindoue est intelligente, rêveuse, mais peu propre à la guerre et toujours conquise. Dans les pays sauvages de l'extrême Nord la nature refuse tout, la vie languit, l'industrie de l'homme suffit à peine à l'entretien d'une misérable existence ; il ne connaît que deux occupations, la chasse et la pêche. Au centre seulement se trouvent des contrées dont la température offre quelque analogie avec celle de l'Europe ; les peuples qui les habitent sont, dans le Nord, les Tartares ou anciens Scythes, les Mongols, les Mantchoux, les Japonais ; au midi, les Persans, les Arabes, les Afghans, les Seikhs, etc. C'est de leur sein que sortirent les armées belliqueuses qui ont conquis plusieurs fois le reste de l'Asie. Attaqués par des ennemis puissants, ils ont pu longtemps conserver leur indépendance.

Ces exemples nous montrent le prix que nous devons attacher au retour et à la succession du froid et de la chaleur, de l'humidité et de la sécheresse, aux vents qui s'élèvent à certaines époques, et même aux tempêtes atmosphériques qui rompent l'uniformité de chaque saison. Et cependant l'homme, toujours aveugle, ignorant la condition des vrais biens, s'afflige de jouir si rarement d'une douceur et d'une égalité de température qui lui présente l'appât du plaisir; il ne sait pas que le printemps éternel, cet âge d'or de la nature rêvé par les poëtes, serait la mort du génie, du courage et de la vertu.

On ne saurait révoquer en doute l'action des phénomènes météorologiques sur les manifestations morales; les cas de folie sont plus nombreux au printemps et durant l'été que dans les autres saisons ; il en est de même des suicides et des tentatives de suicide. Un poëte philosophe a prétendu que la plupart des grands crimes se commettent pendant l'hiver ; cette assertion repose sur une vue purement théorique démentie par l'expérience. Entre tous les crimes contre les personnes, l'attentat à la pudeur est celui sur lequel les saisons exercent l'influence la plus manifeste ; sur 100, on en compte 36 en été, 25 au printemps, 21 en automne, et 18 seulement en hiver.

Le pouvoir des saisons sur le moral varie en raison de l'idiosyncrasie et de la constitution de chacun. Le chancelier de Chiverni engageait le duc de Guise, dit le Balafré, à ne point irriter Henri III pendant les grands froids; la gelée occasionnait chez ce prince des accès de fureur qu'il ne pouvait maîtriser. Le duc de Guise fut assassiné à Blois, par ordre du roi, le 23 décembre 1588. Le terrible dictateur du Paraguay, le docteur Francia, sentait presque sa raison s'égarer par le souffle du vent du nord, qui dans cette contrée est humide et chaud. C'est sous le règne de cette constitution que son caractère aigri, ne voyant partout qu'ennemis et vengeurs, ce moderne Tibère (né en 1751, mort à l'Assomption le 20 septembre 1840) envoyait à la mort sans scrupule, et faisait fusiller sous le plus léger prétexte et sans jugement de nombreuses victimes. Pendant les grandes chaleurs de l'été, Lancisi se sentait incapable de penser et d'écrire; toutefois, même dans cette saison, il suffisait d'un vent frais et piquant pour lui rendre ses facultés. Il en était de même de Milton : en été, il tombait dans un accablement voisin de la stupidité. Les grands froids comme les chaleurs extrêmes sont également nuisibles aux hommes de lettres.

En traitant des rapports du physique et du moral, Cabanis s'attache à prouver que les tempéraments, le caractère des différentes maladies, le régime, la nature des travaux et le genre de vie influent puissamment sur les opérations de la pensée, sur les impulsions de la volonté et des instincts. On peut démontrer avec non moins d'évidence, que toutes ces causes modificatrices sont elles-mêmes soumises à l'action des circonstances physiques propres à chaque localité, c'est-à-dire qu'elles dépendent en partie du climat. Nous sommes loin d'admettre, sans de grandes restrictions, l'histoire des tempéraments telle qu'elle est enseignée dans la plupart des cours et des livres depuis Empédocle. Cette doctrine repose sur une spéculation chimérique, que l'esprit abandonne avec peine à cause de l'idée cabalistique qu'on y àttache. Les anciens se plaisaient à établir des comparaisons et à chercher une liaison entre les quatre éléments, l'air, le feu, la terre et l'eau ; les quatre qualités élémentaires, le chaud, le froid, le sec et l'humide ; les quatre humeurs principales, le sang, la bile, l'atrabile et la pituite ; les quatre tempéraments, le sanguin, le bilieux, le mélancolique et le pituiteux ; les quatre saisons, les quatre âges de la vie. L'école de Salerne (1) signalait cette correspondance dans les quatre vers suivants :

Consona sunt aer, sanguis, pueritia, verque;
Conveniunt ignis, æstas, choleraque juventus;
Autumnus, terra, melancholia, senectus;
Decrepitus vel hiems, aqua, phelgmaque sociantur.

D'après les anciens, du parfait mélange dans l'économie des quatre humeurs cardinales et des quatre qualités élémentaires résulte la santé. La maladie est causée par une altération dans la proportion des humeurs, au delà des limites compatibles avec l'exercice régulier des fonctions ; de ce trouble proviennent, suivant le langage même de Galien, les intempéries ou dyscrasies correspondant à la surabondance soit du sang, soit de la pituite, de la bile, ou de l'atrabile.

Veut-on apprécier l'inanité de cette doctrine? Prenons pour exemple le tempérament mélancolique ; il est engendré, disent les auteurs, par la bile noire, l'*atrabile*. Quelles sont les qualités de ce liquide funeste ? La saveur en est âcre, l'odeur pénétrante ; il corrode les parties avec lesquelles il se trouve en contact. Par suite de sa tendance à se porter à la peau ou vers la muqueuse digestive, il

(1) *L'École de Salerne*, tr. par Ch. Meaux Saint-Marc, avec le texte, Paris, 1861.

donne naissance à l'anthrax, au cancer, aux varices, aux ulcères, à la manie mélancolique ; on prétend même avoir observé des épidémies causées par l'atrabile et caractérisées par des pustules livides, des selles, des vomissements noirs. Les anciens attribuaient ce tempérament aux climats chauds, aux chagrins, aux fatigues excessives, aux maladies de la rate qui soutire du sang le suc mélancolique. Cette description est une fable qu'on ne discute pas ; mais les hommes ne renoncent pas facilement à une opinion erronée, alors même qu'on leur en démontre la fausseté ; tout en reconnaissant que l'atrabile est une chimère, les physiologistes n'en ont pas moins conservé le tempérament mélancolique.

Un écrivain ingénieux, Roussel, attribue à la femme le tempérament sanguin. On lui objecta vainement que sa peau délicate, la faiblesse de la constitution, la vive sensibilité, la disposition à l'hystérie, la facilité des larmes, annonçaient plutôt le tempérament nerveux. Il persista dans son opinion, qui fut partagée par le professeur Vigaroux, de Montpellier ; toutefois, ce dernier fut forcé de convenir qu'il y a un tempérament sanguin pour 'homme et un tempérament sanguin pour la femme ; il s'allie chez celle-ci à l'abondance des vaisseaux et des sucs lymphatiques, à l'action excessive du système nerveux et à l'influence des organes sexuels. Mais la plupart des physiologistes apprécient d'une manière différente le tempérament de la femme : Chambon lui attribue le tempérament lymphatique, Capuron le lymphatique nerveux ; Bauchêne, de son côté, prétend que la nature a rarement donné aux femmes un tempérament prononcé. C'est ainsi que la plupart des médecins, s'appuyant sur une fausse doctrine, pourraient facilement être mis en contradiction entre eux.

Virey est l'un des écrivains qui, sur la question des tempéraments, a poussé l'esprit sophistique jusqu'à ses conséquences les plus extrêmes ; il prétend que les complexions très-grasses et très-massives ont le système nerveux enfoui dans un tissu cellulaire spongieux et détrempé dans des sucs lymphatiques ; que chez ces personnes les organes sont flasques, la sensibilité obtuse, l'intelligence nulle ; il place les crétins dans cette classe : « Voyez, dit Virey, ces chevelures blondes, ces yeux gris, cette peau d'un blanc mat ; les individus ainsi constitués traînent une vie végétative et somnolente qui laisse leurs sens inactifs et leur cerveau sans pensée ; tels sont les tempéraments lymphatiques qu'on observe souvent en Hollande..... » A quelles exagérations une idée paradoxale ne conduit-elle pas l'esprit qui se laisse égarer par elle ! Il se trouve, en effet, en Hollande, beaucoup de personnes blondes et grasses ; mais quelle est en même temps la contrée du globe qui offre un plus grand nombre de travailleurs infatigables, d'esprits entreprenants, et d'hommes éminents dans les arts, les sciences, le commerce, la politique et la guerre ?

Dans l'une des dernières publications sur cette question (*Moniteur des hôpitaux,* 4 avril 1857), l'auteur trace un portrait physique et moral tout imaginaire du tempérament bilieux ; il prête aux individus qui en sont doués une organisation osseuse très-compacte et très-accusée, des mains larges, des pieds trapus, la prédominance de la vie nutritive sur la vie intelligente, une bouche large, l'appétit parfois boulimique. Comme type du tempérament bilieux, il cite..., le croirait-on ? Napoléon Bonaparte, chez lequel on ne trouve aucun des caractères qu'il vient d'esquisser, et puis encore Bossuet, Locke, Kant, qui ne ressemblent pas davantage à son modèle. Enfin, l'auteur dit avoir remarqué chez la plupart des forçats du bagne de Toulon l'ensemble des traits qui caractérisent le tempérament bilieux.

Une théorie aussi bizarre a déjà été attaquée par plusieurs observateurs; suivant Barthez, « on ne saurait admettre la division des tempéraments en sanguin, pituiteux, bilieux et atrabilaire, quelque commune que soit cette distinction, qu'on répète toujours dans les livres de physiologie les plus nouveaux. » Blumenbach cite à son tour l'observation suivante : Deux Hongroises qui étaient jointes par le bas du dos vécurent jusqu'à vingt-deux ans. Leur tempérament offrait les plus grandes différences, quoique leurs vaisseaux sanguins fussent unis par des communications nombreuses. Nous avons pu observer chez Christina-Ritta des oppositions plus caractéristiques encore; les membres inférieurs et un seul bassin étaient communs à l'une et à l'autre ; les deux poitrines, les quatre bras, et surtout les deux têtes, étaient, parfaitement distincts. Autant qu'il fut permis d'en juger à l'âge de neuf mois qu'avait atteint ce monstre si curieux à voir, Ritta était souffreteuse, triste et morne ; Christina, au contraire, avait le visage ouvert, un caractère vif, et répondait par ses rires aux caresses qu'on lui faisait. Et cependant, sang, lymphe et bile se trouvaient confondus dans cet organisme un et muitiple tout ensemble.

Malgré les réserves précédentes, nous reconnaissons avec la plupart des physiologistes, qu'il existe dans la généralité des individus une prédominance de certains systèmes d'organes, de certaines fonctions, de certaines humeurs même, et que du degré de développement des divers systèmes de l'économie résultent des modifications générales de l'intelligence et des passions. On peut réduire à trois le nombre des tempéraments : le sanguin, le lymphatique, le nerveux. Dans les contrées froides et sèches, dans l'extrême Nord surtout, par suite d'une nourriture abondante fortement azotée et des exercices violents, les appareils respiratoire et circulatoire acquièrent une grande énergie, et déterminent ainsi le tempérament sanguin. On le rencontre également dans les climats tempérés, ou modérément chauds, en France, en Allemagne, en Angleterre, en Grèce, chez les hommes adonnés à la bonne chère, à l'usage du vin, et dont le régime est surtout animal. Les physiologistes citent Antinoüs, l'Apollon du Belvédère, Marc-Antoine, comme des types de ce tempérament : habitude du corps athlétique, visage coloré, barbe épaisse, nez aquilin, tel est le portrait que Plutarque trace du dernier ; d'humeur joviale et pleine de jactance, brave dans les combats, il aimait la licence des camps, les jeux, les festins, les femmes ; il était ambitieux sans doute, mais il sacrifiait tout aux voluptés. Ce tempérament domine chez l'homme et dans la jeunesse. On admet généralement qu'avec un système artériel très-développé, les hommes doués d'un tempérament sanguin, sont tous plus ou moins mobiles, très-sensibles au plaisir comme à la douleur, prompts à concevoir, mais irréfléchis et d'une instabilité, d'une inconstance, d'une légèreté qui excluent la profondeur.

Si à l'activité originaire de l'innervation et au peu de vigueur de l'appareil circulatoire et génital, se joignent l'habitation des lieux bas et humides, ainsi qu'une nourriture insuffisante et faiblement animalisée, dès lors toutes les habitudes du corps et de l'esprit deviennent plus ou moins languissantes ; les parties aqueuses dominent dans le sang, les cheveux sont blonds, la peau blafarde, le tissu cellulaire l'emporte sur les autres systèmes ; on reconnaît à ces signes le tempérament lymphatique. Les individus chez lesquels il domine sont enclins à la paresse, lents à concevoir ; ils ont des passions modérées, et se livrent plutôt aux sciences de raisonnement qu'aux spéculations de l'esprit qui exigent une vive imagination.

Le tempérament nerveux est celui de tous les hommes adonnés aux travaux de l'esprit et des ambitieux qui ont brillé sur la scène du monde. Ici le système nerveux domine et soit au physique, soit au moral, il marque de son empreinte tous les actes de l'organisme. On doit rapporter à ce tempérament les caractères qu'on assigne ordinairement au bilieux et au mélancolique. Un embonpoint médiocre, la peau brune, le regard animé, des traits expressifs en sont les signes extérieurs ; mais c'est par les attributs moraux qu'on le reconnaît principalement. Parmi les personnes qui en sont douées, on rencontre tantôt une sensibilité exquise, souvent douloureuse et facile à émouvoir, ainsi qu'on le voit chez les femmes et les habitants des pays chauds ; tantôt une imagination brillante, l'enthousiasme pour le beau, l'amour de la gloire, l'esprit de domination réunis à une grande susceptibilité et à un caractère vindicatif qui distinguent tant de poëtes, d'orateurs et d'artistes tels que Albert Durer, le Tasse, Swift, Byron ; tantôt enfin les passions ardentes, les conceptions hardies, les entreprises périlleuses dont l'histoire de J. César, de Mahomet, du czar Pierre et de tous les grands politiques fournit de si nombreux exemples. Plusieurs des caractères attribués par les auteurs aux tempéraments bilieux et mélancolique sont des maladies réelles, soit héréditaires, soit acquises. Nous ne pouvons qualifier autrement l'hypochondrie profonde à laquelle furent en proie le Dante, Savonarole, Calvin, Zimmermann, J. J. Rousseau, Cromwell et tant d'hommes célèbres. Le cardinal de Richelieu avait une fistule à l'anus, Rousseau un rétrécissement de l'urètre, Cromwell la pierre ; Louis XI et Charles-Quint étaient épileptiques; Raphaël, Molière, Vauvenargues, Mozart et Millevoye, phthisiques. Le tempérament nerveux, comme toutes les dispositions organiques, est héréditaire ou du moins congénital ; il se manifeste, en effet, presque dans l'enfance, chez le Tasse, Pascal, Pope, Voltaire ; souvent aussi il est produit par l'éducation, les habitudes et les événements ; nous pourrions en fournir mille exemples. Il est rare que l'on rencontre des tempéraments parfaitement déterminés et purs de tout mélange ; quelques caractères de l'un et de l'autre se remarquent à divers degrés chez un même individu et offrent alors aux physiologistes une grande variété d'aspects. Ainsi, Michel-Ange et Dupuytren, si irritables, si sombres, si mélancoliques, avaient une constitution robuste et les attributs du tempérament sanguin. Tibère, Ximénès et Charles-Quint présentaient les apparences lymphatiques ; ils avaient les cheveux blonds, la peau blanche, le teint pâle et un embonpoint assez prononcé. En terminant, nous renouvelons nos réserves sur les distinctions et les classements adoptés jusqu'ici, et nous rappelons, d'ailleurs, que les tempéraments ne créent aucune qualité morale, et n'engendrent que des tendances ; ils excitent ou modèrent la sphère d'activité des instincts préexistants et des facultés fondamentales.

C'est particulièrement sur la nature des maux et des infirmités qui s'attaquent à l'homme que l'action du climat est le plus manifeste. Les maladies, à leur tour, exercent-elles une influence sur la formation des idées et les habitudes morales? Tous les observateurs l'ont pensé, et, d'ailleurs, un tempérament exagéré est un commencement de maladie; il faut donc s'attendre à voir varier les uns et les autres, dans les lieux où la température et l'ordre des saisons offrent les différences les plus caractérisées. Suivant Cabanis, les affections lymphatiques, si fréquentes dans le Nord, et surtout dans les contrées froides et humides, produisent l'engourdissement de l'intelligence et des déterminations propres à la volonté, le sommeil des organes génitaux et des passions qu'enfante l'amour, en un mot l'inertie de toutes les facultés. De la faiblesse et de la vive sensibilité du centre phrénique, engendrées par les climats chauds, proviennent l'énervation de l'appareil musculaire, la mobilité des idées et des résolutions, les sentiments sombres et mélancoliques; mais lorsque l'affection nerveuse réside dans les viscères hypochondriaques, elle imprime un caractère plus fixe et plus tenace aux pensées, aux penchants, à la volonté; elle fait naître les passions tristes et craintives, ou quelquefois, compagne du génie, elle donne à l'imagination plus de force et d'éclat. Les effets moraux occasionnés par les fièvres et les maladies aiguës sont proportionnés à la durée et à l'intensité des symptômes; il se produit parfois alors des anomalies surprenantes; Charles XII perdit son audace et son indomptable témérité pendant la fièvre qui accompagna la suppuration d'une blessure. Corvisart, s'étant piqué à un doigt en pratiquant une autopsie, manqua perdre la vie, malgré une cautérisation immédiate; tout le bras devint énorme. Desault, son ami, fit, à plusieurs reprises, des incisions profondes que le malade soutint avec assez de fermeté, quoiqu'il eût perdu l'espoir et jusqu'au désir même de guérir, tant le virus, suivant Percy, avait produit de ravages sur le moral de ce médecin célèbre.

Dans toutes leurs descriptions, les auteurs, après avoir tracé un tableau imaginaire du tempérament bilieux, ont exagéré l'importance et le rôle des maladies attribuées à ce tempérament : *il semble que la bile qui stimule les nerfs du système intestinal*, dit Virey, *excite sans cesse des secousses au cerveau, de sorte même qu'il en peut résulter des exaltations, des accès de manie ou des paroxysmes d'épilepsie.* Il est à désirer que la physiologie et la pathologie fassent justice de fables qui offensent le bon sens.

Ainsi que nous l'avons vu en parlant des tempéraments, quelques affections chroniques aigrissent le caractère, et rendent les malades redoutables aux autres, insupportables à eux-mêmes. D'autres fois, au contraire, les douleurs les plus aiguës ne peuvent troubler la sérénité d'âme et la force de courage des grands capitaines ; la goutte n'empêchait pas Charles-Quint et le maréchal de Saxe de gagner des batailles ; Masséna ne se montra pas moins inébranlable dans la maladie. Atteint d'une hypertrophie du cœur et d'un hydropéricarde qui lui ôtaient la respiration, le maréchal de Saint-Arnaud se fit placer sur son cheval, y resta plusieurs heures soutenu par deux soldats, donna des ordres, dirigea le mouvement des armées alliées, et gagna la bataille de l'Alma. Épuisé par ce dernier effort, il mourut quelques jours après. On peut citer de nombreux exemples de savants et d'hommes d'affaires, tels que Mirabeau, Humann, Scribe, Moquin-Tandon, qui, malades et commandant à la douleur, ont conservé leur parfaite liberté d'esprit et leur activité jusqu'à l'heure même où ils étaient frappés par la mort.

Entre toutes les maladies, il y a longtemps qu'on a remarqué, dit Cabanis, que les personnes attaquées de consomption pulmonaire inspirent un tendre intérêt à ceux qui les approchent et qu'elles laissent de longs regrets. Ces maladies développent, pour ainsi dire tout à coup, les facultés morales des enfants ; elles éclairent leur esprit d'une lumière précoce, et pour les dédommager en quelque sorte de la vie qui leur échappe, leur font sentir avant l'âge, dans un court espace de temps, les plus touchantes affections du cœur humain. On peut citer comme type de cet intérêt sympathique l'exemple de la fille de Zimmermann, jeune personne accomplie, et l'unique espoir de sa languissante vieillesse. Frappée d'une violente attaque d'hémoptysie, ce père infortuné vit sur le champ que l'atteinte était mortelle. Sans en connaître toute l'étendue, sa fille comprit cependant le danger, mais elle n'en parla jamais ; aucune plainte ne sortit de sa bouche, et, quoique dépérissant à vue d'œil, son visage conserva une sérénité inaltérable ; quand la mort vint la frapper, elle souriait encore à ce père qu'elle idolâtrait, et que cette perte conduisit à une lypémanie irrémédiable.

Que doit-on penser de la promesse de Galien de rendre par le seul choix de la nourriture un homme sage, prudent, habile, courageux, chaste, ou de lui communiquer des vices opposés ? Nous avons examiné au chapitre *de l'alimentation* l'influence réelle que les divers genres de nourriture exercent sur l'organisation ; on a vu que, quoique positive, cette influence a été souvent exagérée et parfois même faussement interprétée.

Indépendamment des causes précédentes, il y a dans l'atmosphère des qualités intimes, inconnues dans leur essence, mais appréciables à l'observation par des effets certains. L'air est la source où s'alimente toute la nature organique ; les animaux en séparent l'oxygène, les plantes en retirent le carbone ; les nuages, se résolvant en pluie, fécondent la terre et procurent au règne végétal l'aliment qui les fait germer et croître, ou plutôt, suivant l'expression de M. Dumas, tous les corps organisés vivent aux dépens de l'atmosphère et de l'eau ; enfants de l'air, ils ne sont en dernière analyse que de l'air condensé. Mais, ni la composition de ce fluide, ni sa température, ni sa pression, ni ses divers états électriques ne sauraient expliquer tous les phénomènes qu'on observe. Enfin, l'air recèle des germes innombrables, des miasmes invisibles qui éclatent en épidémies sur des contrées entières.

Veut-on acquérir la preuve que l'atmosphère agit sur le moral, et donne une impulsion déterminée à nos penchants ? Que chacun s'étudie et s'interroge à certaines périodes de l'année, et même aux différentes heures du jour ; il remarquera une étroite correspondance entre la tendance de ses affections et les fluctuations de l'atmosphère. Dans l'état de maladie surtout, l'homme en retrace avec une fidélité désespérante les changements et les orages ; il ressemble à une barque désemparée que la mer houleuse promène sur ses vagues. La périodicité des saisons, de certains vents et des phénomènes météorologiques, se communique aux opérations de l'esprit, et conserve son action jusqu'au sein de l'état social, où tant de causes cependant se réunissent pour combattre cette influence. Quelques auteurs assurent que l'aliénation peut se déclarer d'une manière épidémique ; Esquirol était persuadé qu'à certaines époques, en effet, il survient, indépendamment des causes morales, un grand nombre de folies. En 1811, il eut connaissance de dix suicides survenus en un seul jour dans divers quartiers de Paris ; le journal *le Droit* en enregistrait huit accomplis le 5 mai 1854. Du 20 au 30 juillet 1847, cinq suicides s'accomplirent à Cherbourg. Dans le seul mois de juillet 1854, il y eut vingt-quatre suicides et plusieurs tentatives de suicide à Hambourg, chiffre énorme si on le compare à celui de la population, qui est de 120,000 âmes seulement. Villeneuve, ayant fait un relevé de tous ceux qui s'étaient produits en deux années dans une circonscription de Paris d'environ 20,000 habitants, découvrit que les neuf dixièmes avaient eu lieu par des temps couverts, pluvieux ou nuageux (1).

Il y a des jours dans la vie où l'âme tombe dans la langueur et désespère de l'avenir. Subjuguée par une insurmontable tristesse, elle voit la nature entière à travers un voile de deuil et de mort ; l'existence devient un fardeau, la philosophie reste sans pouvoir et l'amitié elle-même n'exerce plus sa douce influence. Cet état d'angoisse, qui alors paraît sans remède, change sans motif et quelquefois avec une rapidité qui tient du prodige. Quelle cause secrète a donc produit cette étonnante métamorphose ? Un nuage qui voilait le ciel a disparu, le vent qui agitait l'air est rentré dans le repos. Pendant plusieurs années nous avons observé un jeune hypochondriaque, sur qui l'action atmosphérique se prononçait avec la dernière évidence : sous le règne du vent d'est, il devenait sombre, triste, inquiet, préoccupé des plus graves pensées, fréquentant à toute heure les églises et les cimetières ; il parlait même de chercher dans l'état ecclésiastique un asile contre les déceptions de la vie et les piéges des pas-

(1) *Journal de méd., chirur. et pharm.*, sept., oct. 1817.

sions. La direction du vent venait-elle à changer, le penseur morose de la veille se plaisait dans la société des femmes, aimait à réunir de joyeux amis, à boire, à chanter avec eux ; il dissipait ses jours et ses nuits dans les banquets, les concerts, les spectacles; ses sombres résolutions avaient laissé moins de traces dans son esprit que le nuage sur l'étoile qu'il a voilée un moment.

Quoique le génie commercial n'ait point imaginé en France comme en Angleterre des pilules contre le vent d'est, il paraît certain néanmoins que, dans notre propre climat, ce vent dispose un grand nombre de personnes à la tristesse et au découragement; on prétend qu'il souffle les crimes sur Madrid. La même influence se fait sentir dans d'autres provinces. D'après Bourgoing, le vent d'est qui règne avec violence en Andalousie, à certaines époques de l'été, produit une sorte de frénésie toujours signalée par des vengeances et des assassinats (1).

Il n'est pas une seule des facultés intellectuelles ou affectives qui échappe à cette action insaisissable mais réelle. La disposition d'esprit n'est pas moins variable que l'atmosphère. Poëtes, musiciens, peintres savent combien l'inspiration est capricieuse; maîtresse inconstante et volontaire, elle arrive quand on ne l'attend pas et refuse de venir lorsqu'on l'appelle. Celui qui s'efforce de créer *invita Minerva,* enfante laborieusement des compositions sans génie et sans goût. L'art oratoire, la philosophie, les sciences de raisonnement sont soumis aux mêmes lois et aux mêmes influences. Démosthènes ne pouvait pas tous les jours fulminer ses éloquentes philippiques, Kant soumettre à sa critique la raison révoltée,

(1) *Voyage en Espagne*, t. II, p. 264, 1788.

Lavoisier forcer les corps à lui révéler leur existence. La mémoire elle-même est quelquefois paresseuse et comme couverte d'un voile; en d'autres temps, le passé semble n'avoir aucun secret pour elle et lui apparaît comme dans un miroir animé. A voir les sentiments contradictoires qui se succèdent dans l'âme orageuse, on dirait que l'homme n'agit que par saillies et boutades, ou qu'il y a en lui plusieurs natures. Alternativement craintif ou téméraire, insensible à l'affront ou prompt à venger la plus légère offense, passionné pour la gloire ou dédaigneux de ses faveurs; tantôt, emporté par la violence, il frappe sa victime, donne la mort et se repent ensuite; tantôt, ému d'une douce pitié, il a besoin d'aimer, de faire du bien, de pardonner. Jouet de cette mobilité de sentiment, Alexandre fait attacher à la queue d'un cheval et traîner autour de la ville Bétis, le brave gouverneur de Gaza; il verse des larmes en voyant à ses pieds Statira et Sisygambis, la femme et la mère de l'infortuné Darius.

Les révolutions et les guerres civiles ont dû parfois à la constitution atmosphérique, sinon leur origine, du moins quelques-uns des caractères qui en ont ensanglanté le cours, ainsi que le prouveraient au besoin certaines dates de notre histoire, telles que les 14 juillet, 27, 28, 29 juillet, 10 août, 2 septembre; la saison des tempêtes est aussi celle qui soulève les flots populaires et les passions politiques. Nous ne prétendons pas toutefois que les qualités et les variations de l'air soient les seules causes des modifications journalières qui s'opèrent dans les tendances du cœur humain. Le moral enfin réagit parfois sur lui-même et provoque alors les oppositions les plus étranges. On a vu le cœur d'un avare s'épanouir à l'aspect d'une noble misère, ou s'immortaliser en consacrant l'or amassé avec tant de dureté à soulager le malheur ou à secourir la vertu. L'homme cruel a senti quelquefois un rayon de paix traverser les ténèbres de son âme, en accordant la grâce à quelque innocent.

Maintenant il est aisé de concevoir comment les impressions momentanées et individuelles peuvent devenir constantes et générales. Supposons, ce qui existe en réalité, qu'il règne dans un pays donné une constitution atmosphérique capable d'imprimer au moral une tendance déterminée, les habitants en seront tous plus ou moins affectés ; toute habitude morale, crime ou vertu, se fortifiant par l'exercice et l'exemple, prendra dès lors un développement anormal ; cette disposition, transmise par l'hérédité et recevant de l'influence toujours active de l'air un aliment continuel, pourra devenir le type moral d'un peuple et donner une physionomie distincte au caractère national.

Les médecins et les moralistes se sont bornés à signaler quelques-unes des facultés particulières, attribuées à certaines provinces et à quelques nations. Les unes se distinguent par la vivacité, les autres par la lenteur d'esprit ; celles-ci par le raisonnement, celles-là par l'imagination ; quelques-unes languissent dans la paresse, plusieurs se font remarquer par l'activité ; les unes enfin se rebutent au moindre obstacle, les autres témoignent une persévérance invincible ; en un mot, on ne peut citer aucun instinct, aucun sentiment, aucune qualité de l'esprit qui ne soient diversement impressionnés et modifiés par le climat particulier de chaque lieu. Hérodote rapporte que Cyrus ne voulut pas permettre aux anciens Perses d'abandonner leur pays âpre et montueux où s'alimentaient leur courage et leur vigueur, pour aller habiter des terres grasses et fertiles qui auraient pu amollir leurs âmes et leur ravir toute vertu. Combien il serait important que le législateur ne fût point étranger à de telles notions ! Quelle influence la position d'une ville n'exerce-t-elle pas sur la destinée d'un peuple ! De semblables causes ne peuvent-elles pas faire comprendre comment une nation s'élève au-dessus des autres, comment un grand homme reçoit le jour dans une petite île, dans une bourgade ignorée, et pourquoi dans certaines contrées naissent et se produisent ces vastes intelligences, allumées comme des phares dans la nuit des temps pour éclairer les siècles à venir ?

En présence de tant de faits accumulés par l'histoire, on ne conçoit pas que des hommes accoutumés à observer la nature aient pu révoquer en doute l'influence des climats sur le moral et fermer les yeux aux vérités inscrites partout dans le grand livre de la vie. Pénétré de l'importance de cette doctrine, nous ne pousserons pas plus loin la démonstration, et, sans rapporter toutes les preuves recueillies par Hippocrate, Buffon, Cabanis, Geoffroy Saint-Hilaire et plusieurs autres physiologistes, nous nous bornerons à rechercher les facultés des différents peuples, à étudier sommairement la combinaison et les résultats de tant de caractères divers. Dans cette énumération, où l'on trouvera souvent la cause à côté de l'effet, sans qu'il soit nécessaire de la faire remarquer à chaque citation, nous parlerons presque exclusivement de l'homme, objet principal de cette étude, comme il est l'ouvrage le plus parfait de Dieu et le couronnement de la création.

CHAPITRE II

DES SENS ET DES SENSATIONS

Organes intermédiaires entre l'intelligence et le monde extérieur, les sens apportent à l'âme des matériaux pour la pensée en lui faisant connaître les qualités des corps. En existe-t-il d'autres que la vue, l'ouïe, l'odorat, le goût et le toucher? Faut-t-il avec Buffon admettre un sens génital, et avec quelques auteurs un sens du plaisir et de la douleur? Nous ne le pensons pas. La sensibilité générale départie, à divers degrés, à la fibre vivante, ne saurait être confondue avec les sens spéciaux, même avec celui du toucher qui fournit les sensations de température, de consistance, de pesanteur, etc.; elle est l'une des propriétés vitales et non une fonction spéciale. Haller n'avait-il pas confondu des choses très-distinctes, en formulant l'opinion que les nerfs autres que la peau pourraient transmettre au cerveau, au *sensorium commune*, toutes les impressions fournies par le tact? Reil, l'un des premiers, démontra que la sensibilité n'avait rien de commun avec ce sens; mais il s'abusa lui-même en regardant la sensibilité comme un sens intérieur, celui qui nous fournit la notion première de l'existence de notre propre corps, et nous fait percevoir le degré de notre activité vitale. Les animaux, doués cependant d'une vive sensibilité, sont privés de cette perception intérieure qui n'appartient ni à une fonction organique, ni même à une propriété vitale, mais qui relève de la conscience.

Quelques-uns des sens manquent chez les animaux sans vertèbres; on les rencontre tous, certains même à un degré d'énergie et de perfection plus grand que chez l'homme, dans les classes supérieures de l'échelle animale. Celles-ci ont-elles des sens spéciaux qui leur découvrent quelques qualités des corps inconnues à l'homme lui-même? Comment les oiseaux voyageurs pressentent-ils l'invasion de saisons rigoureuses, et se dirigent-ils avec tant de sureté dans l'espace? En vertu de quels organes le cheval, le chien, le chat, le pigeon retrouvent-ils leur route et leur logis à des distances immenses? Suffit-il d'une rare perfection du goût, de l'odorat, de la vue, pour guider le lapin, le lièvre, et un grand nombre de bêtes fauves par les nuits les plus sombres, dans les bois les plus obscurs pour choisir leur nourriture? C'est à l'instinct plutôt qu'à des sens particuliers que nous attribuons certains faits merveilleux dont l'histoire des animaux nous offre l'exemple. Il est très-vrai, il est indubitable que nous sommes loin de connaître toutes les qualités des corps, et qu'avec un ou deux sens de plus la nature nous apparaîtrait sous des aspects nouveaux et avec une grandeur plus admirable encore. Le microscope et le télescope nous révèlent l'existence de corps qui, par leur petitesse ou leur éloignement, échappent à la vue la plus exercée. Le spectre solaire ne nous paraît composé que de sept couleurs ; mais on sait par l'observation et le raisonnement qu'au delà du rayon rouge il existe des rayons calorifiques, et au delà du violet des rayons chimiques, et vivifiants peut-être, qu'une organisation plus parfaite et spéciale pourrait nous faire découvrir. Tout divin qu'il soit, l'homme est une créature incomplète et bornée, dont une transformation, entrevue par l'âme, peut nous faire obtenir l'achèvement dans une destinée nouvelle.

Quoique doués de propriétés si distinctes, il n'y a aucune différence dans la structure intime des nerfs sensitifs; l'anatomiste le plus subtil ne saurait indiquer, par suite de quelle conformation chacun est propre à recevoir des impressions spéciales et si diverses. Cependant l'œil est un admirable instrument d'optique, l'oreille un instrument acoustique d'une rare perfection ; mais le sens réside tout entier dans les nerfs, et pour tous la pulpe nerveuse est la même. Cependant cette organisation intime est si exclusive, que chaque nerf est affecté à une seule sensation et qu'un sens ne saurait suppléer l'autre ; l'œil ne perçoit aucun son, ni l'oreille la lumière ; les odeurs ne peuvent être appréciées par le goût, ni les saveurs par l'olfaction ; enfin le tact lui-même ne reconnaît ni les couleurs, ni les sons, ni les odeurs, ni les saveurs. Le cerveau enfin mis à nu n'est impressionné par aucune de ces sensations; si elles arrivaient directement à cet organe, sa substance en serait trop vivement affectée ; il fallait, pour le garantir d'une action physique, que celle-ci se produisît sur le nerf, et que l'impression parvînt au cerveau comme une aurore douce, une photographie subtile, une image presque spiritualisée.

Les sens ne peuvent donc se substituer l'un à l'autre, mais ils se rendent de mutuels services et se complètent.

Les chocs, les coups, l'électricité surtout, ont le pouvoir de provoquer dans chacun des nerfs spéciaux la sensation qui lui est propre ; ainsi une décharge ou un courant électrique excitent dans l'œil des phénomènes lumineux, dans l'oreille des sons, dans le nerf olfactif une odeur phosphorée, dans la langue une saveur acide ou alcaline, et à la peau des élancements, des fourmillements, ou un sentiment de brûlure. Quant aux transpositions des sens que présente le somnambulisme naturel et artificiel, et dont Petetin, Ferrus, Rostan et quelques autres auteurs rapportent des exemples, ce n'est point ici le lieu de juger ni la réalité du phénomène, ni la véracité des observateurs.

Buffon attribue la différence des sens à la position plus ou moins extérieure des nerfs et à la quantité proportionnelle des fibres qui constituent ces organes ; la rétine, prétend-il, exposée à l'action immédiate des corps, peut être ébranlée par les parties les plus subtiles de la nature ; l'oreille, placée moins extérieurement, ne saurait être affectée par des particules aussi déliées ; la membrane pituitaire, fournie de peu de nerfs, ne perçoit que les émanations des corps odorants ; disséminés en moindre quantité dans la langue et le palais, les nerfs ne sont ébranlés que par une sorte de contact qui s'opère au moyen de la fonte de certaines substances ; enfin, parvenus au dernier degré de ramification en arrivant à la peau, ils ont besoin, pour être affectés sensiblement, du contact immédiat de corps plus considérables. L'œil est ébranlé par la plus faible lumière ; mais il est nécessaire que celle-ci soit concentrée pour produire sur la peau une sensation de chaleur : la chaleur ne serait donc que le toucher de la lumière.

Les diverses pièces qui entrent dans la composition des yeux, sclérotique, cornée, choroïde, iris, chambres antérieure et postérieure, humeur vitrée, cristallin, rétine, existent chez tous les hommes ; ces appareils éprouvent cependant quelques modifications accessoires par l'effet du climat et des habitudes. Les peuples du Nord ont l'iris bleu, les cils et les sourcils blonds, tandis que ces appareils sont noirs ou très-foncés dans les pays chauds, chez la race mongole et sémitique. La couleur noire a la propriété d'absorber la lumière et de diminuer ainsi l'impression trop vive que l'éclat des rayons solaires exerce sur la vue ; on a même remarqué que les effets de l'insolation sont nuls chez les nègres.

Plus la rétine offre à la lumière une surface considérable, plus la vue est longue et parfaite ; cette organisation est celle de l'aigle, du vautour, du milan, du faucon, de l'épervier, dont le regard embrasse une immense étendue et qui du haut des nues aperçoivent à terre la plus petite proie. La vue est généralement très-développée chez les hiboux, les engoulevents, chez tous les oiseaux de nuit, et généralement chez tous les oiseaux ; l'œil, au contraire, est très-petit dans l'aptéryx, de tous les oiseaux celui qui présente l'organisation la moins complète.

On trouve des vues pour ainsi dire sans limites parmi les matelots ; certains d'entre eux, du haut de la dunette, aperçoivent au loin sur la vaste étendue des mers une voile, un signal que d'autres peuvent à peine entrevoir avec de fortes lunettes. Quelques auteurs rapportent même qu'un Sicilien, nommé Strabon d'après les uns, Lyncée suivant les autres, pouvait, du cap de Marsala, compter toutes les voiles d'une flotte qui sortait du port de Carthage. (Valère-Maxime, liv. I, ch. VIII.) La distance entre la Sicile et la côte africaine est de 130 milles (43 lieues environ). On voit à un plus grand éloignement encore les chaînes des Alpes, des Pyrénées et des Cordillères ; cependant en raison de la rotondité de la terre, rendue si manifeste sur les plaines liquides des mers, il nous paraît impossible de distinguer un vaisseau à la distance de 40 lieues, et si le fait cité par Valère-Maxime était réel, c'est au phénomène du mirage qu'il faudrait l'attribuer.

Les hommes qui vivent dans de vastes plaines et sur les montagnes que ne borne aucun horizon sont mieux doués que les habitants des villes, renfermés dans leurs maisons et leurs rues étroites. La vue d'un Iakoute est perçante, dit l'amiral Wrangell ; l'un d'eux nous assura qu'en examinant un jour le ciel, *il avait vu une grande étoile bleuâtre en avaler de plus petites et les vomir ensuite;* c'était une éclipse des satellites de Jupiter que cet homme avait observée (*Voyage dans le nord de la Sibérie*, t. I, p. 54). Dans ses expéditions Cook avait remarqué que les sens des peuples non policés étaient infiniment meilleurs que les nôtres. Les naturels de Tahiti lui montraient souvent de très-petits oiseaux dans l'épaisseur des arbres, des canards au fond des roseaux, là où aucun de nous, ajoute-t-il, ne pouvait les apercevoir. Un insulaire de la mer du Sud, Oedidée, qui de sa vie n'avait manié un fusil, étant à la Nouvelle-Zélande, abattit un oiseau du premier coup.

Il est un phénomène physiologique très-curieux : une forte et vive lumière nous empêche d'apercevoir une clarté plus faible placée dans le voisinage. Mais, chose plus surprenante encore, la présence du soleil sur l'horizon fait disparaître à nos yeux ces milliers d'étoiles qui brillaient naguère dans le firmament. L'explication du phénomène donnée par Arago ne satisfait pas entièrement ; d'après ce savant, la nature se trouve éclairée en totalité par la lumière diffuse, proportionnelle au nombre et à l'éclat des étoiles ; « on conçoit par là, ajoute Arago, que cette somme de lumière diffuse affaiblisse ou fasse entièrement disparaître l'image de l'étoile vers laquelle on dirige la vue. » Quoi qu'il en soit de cette explication, quelques individus ont une vue tellement perçante, qu'ils distinguent des étoiles en plein midi et à côté même du soleil. L'un des exemples les plus remarquables est celui d'un tailleur de Breslau nommé Schoen, mort en 1837, sur lequel M. Boguslawki, directeur de l'observatoire de cette ville, a écrit la note suivante : « On s'est assuré plusieurs fois depuis 1820, par des épreuves sérieuses, que Schoen distinguait les satellites de Jupiter, lorsque la nuit était sereine sans lune. Il en indiquait exactement les positions ; il pouvait même le faire pour plusieurs satellites à la fois. Quand on lui dit que les faux rayons des astres empêchaient les autres personnes d'en faire autant, Schoen exprima son étonnement sur ces faux rayons si gênants pour d'autres que pour lui. D'après les vifs débats qui s'élevèrent entre lui et les personnes présentes à ces expériences, sur la difficulté de voir les satellites à l'œil nu, il fallait bien conclure que, pour Schoen, les étoiles et les planètes étaient dépourvues de rayons parasites, et paraissaient comme de simples points brillants. C'était le troisième satellite qu'il distinguait le mieux ; il voyait aussi très-bien le premier vers ses plus grandes digressions ; mais il ne vit jamais ni le deuxième, ni le quatrième seul. Lorsque l'état du ciel n'était pas tout à fait favorable, les satellites lui apparaissaient comme de faibles lignes lumineuses. Jamais dans ces expériences, il ne lui arriva de confondre les satellites avec de petites étoiles, sans doute à cause de la scintillation de celles-ci et de leur lumière moins calme. Quelques années avant sa mort, Schoen se plaignait à moi de l'affaiblissement de sa vue ; ses yeux ne pouvaient plus distinguer les lunes de Jupiter ; même quand l'air était plus pur, elles ne lui apparaissaient plus isolément que comme de faibles traits de lumière. »

La myopie et la presbytie sont les deux modifications de la vue qu'on rencontre le plus fréquemment dans l'état physiologique ; on sait qu'elles sont dues, la première à la force réfractive des corps diaphanes, à la convexité de la cornée et du cristallin ; la seconde au peu de convexité de ces organes, ainsi qu'à la petitesse de la pupille. Dans la myopie le foyer des rayons éloignés est formé avant d'arriver à la rétine ; dans la presbytie les rayons qui partent d'un objet voisin se réunissent derrière la rétine, et ne sont pas aperçus. Ordinairement les presbytes voient distinctement les menus objets à la distance d'un mètre ; plus rapprochés, ils deviennent confus. Entre l'une et l'autre de ces dispositions il y a cette différence : la presbytie survient par les progrès de l'âge, aussitôt que la force réfringente des membranes et des humeurs de l'œil diminue ; la myopie se forme dans la première jeunesse, et se conserve même dans un âge avancé. Le duc d'Aiguillon présentait une anomalie singulière : il avait d'un côté une myopie congénitale extrême; l'autre œil était excessivement presbyte. Cependant, la presbytie ne commence ordinairement que vers la quarantième année ; elle arrive progressivement et sous l'apparence d'une vue qui s'affaiblit ; Demours n'avait connu qu'un seul exemple où elle eût succédé à la myopie ; nous pouvons en citer un second plus remarquable encore. Un officier supérieur,

M. de C..,, atteint d'une névralgie linguale cruelle, avait pris sans succès un grand nombre de narcotiques ; nous lui administrions depuis une semaine l'extrait de *datura stramonium*, à la dose de 40 centigrammes ; il s'opéra en lui un grand soulagement, et tout à coup de myope il devint presbyte. Nous crûmes avoir trouvé le spécifique de la myopie ; mais, hélas ! dans les essais que nous fîmes ultérieurement, nos espérances ne tardèrent pas à s'évanouir.

C'est au sein des cités populeuses, et parmi les hommes adonnés aux travaux intellectuels, qu'on trouve le plus grand nombre de personnes atteintes de myopie. Les sauvages, les peuples nomades et agriculteurs connaissent à peine cette infirmité ; Jobard a prétendu même qu'il se rendait myope ou presbyte à volonté, en se renfermant dans son cabinet ou en passant sa vie à l'air libre. D'après un relevé dû à M. le docteur Devot, on voit que de 1831 à 1849 il y a eu en France 13,007 exemptions pour myopie sur 3,295,202 jeunes gens examinés, c'est-à-dire 684 exemptions en moyenne sur 173,431. Il résulte aussi de ce travail que la myopie est très-inégalement répartie entre les quatre-vingt-six départements, qu'elle se trouve régulièrement en faible proportion dans les groupes du centre, et qu'elle atteint son minimum de fréquence, qui est de 51 sur 100,000 individus de vingt ans, dans l'Indre-et-Loire, tandis que le maximum de 1,181 se rencontre dans le département des Bouches-du-Rhône.

Richter rapporte l'histoire d'un homme qui perdit la vue en faisant un voyage à cheval, en hiver et par un beau soleil, sur une route couverte de neige. Un autre devint aveugle par l'éblouissement d'un éclair qui illumina tout à coup sa chambre ; un troisième en fixant attentivement la lune dans son plein. Des marches forcées par un soleil d'été ont coûté la vue à un grand nombre de soldats et de voyageurs. On voit dans ces exemples quelques-unes des causes qui produisent la cécité. La répartition des aveugles sur le globe est très-inégale ; on reconnaît au plus simple examen qu'elle se présente très-considérable dans les contrées du Nord, et diminue considérablement dans les régions tempérées. D'après les documents officiels, on trouve en France 37,662 aveugles, ou 105 sur 100,000 individus; le minimum de 58 sur 100,000 se rencontre dans l'Allier, le maximum de 175 dans l'Hérault, dont se rapprochent tous les départements maritimes. En Prusse la proportion est de 71,3 sur 100,000 ; en Belgique, de 76. Nous avons indiqué combien la cécité devenait fréquente à mesure que l'on s'avançait dans les climats chauds, en Espagne, en Algérie, etc. Dans le Maroc le nombre des aveugles est de 1 sur 100 habitants; en Égypte, en Nubie, en Syrie, la moitié de la population est aveugle, borgne, ou atteinte d'ophthalmies.

MM. Beer et Sichel ont avancé que l'amaurose est plus fréquente sur des yeux à iris foncé, et prétendu même que, sur 25 personnes atteintes de cette maladie, on en trouvait à peine une seule à iris bleu ou gris, tandis que sur 201 amaurotiques, M. Dumont en a rencontré 93 à iris clair, et 108 à iris foncé. La cécité se montre plus commune chez la femme que chez l'homme dans le rapport de 5 1/2 à 4. Contrairement à l'opinion qui règne parmi les savants, Furnari n'admet pas que l'action prolongée d'un soleil ardent et la réverbération de ses rayons sur des terrains sablonneux exercent une influence directe sur le cristallin ; il a été frappé de l'excessive rareté de la cataracte dans nos possessions d'Afrique. «Un fait digne d'observation, ajoute-t-il, c'est qu'en Algérie même les cataractes consécutives des ophthalmies sont moins fréquentes qu'en Europe. » Il a fait les mêmes remarques en Sicile, dont le climat offre tant d'analogie avec celui de l'Afrique. Suivant Furnari, la fréquence de la cataracte dans les pays froids est due plutôt à l'habitude de séjourner pendant l'hiver dans des huttes enfumées qu'à l'action continue de la lumière dans les jours dits perpétuels et à la réverbération des rayons solaires ou des aurores boréales sur des surfaces couvertes de neige. En reconnaissant avec Furnari qu'on observe plus fréquemment la cataracte dans le Nord que dans le Midi, nous ne saurions admettre que les causes climatériques, agissant avec une telle intensité sur la conjonctive, la cornée et la rétine, opèrent une influence moins fâcheuse et moins directe sur l'appareil du cristallin.

Il est deux maladies moins graves que l'amaurose et la cataracte : l'une assez rare et l'autre se présentant parfois à l'état épidémique; nous voulons parler de la nyctalogie et de l'héméralopie. La première est une cécité diurne; ceux qui en sont atteints ne voient que la nuit. Quoique la nyctalopie ne soit pas généralement reconnue et passe pour un caractère de fraude, quelques exemples authentiques en attestent la réalité. Lecat avait connu une jeune personne de Parme, qui voyait aussi distinctement à minuit, les fenêtres étant fermées, qu'en plein midi. Mairan lui-même avait la faculté de discerner pendant quelque temps les objets dans l'obscurité la plus profonde. Tibère et les deux Scaliger avaient, dit-on, la faculté de voir distinctement dans l'obscurité, sans être privés de la vue pendant le jour. Les prisonniers renfermés dans des cachots, privés de toute lumière, deviennent ordinairement nyctalopes, à l'instar des oiseaux nocturnes et de plusieurs bêtes fauves. Gaspard Hauser, ce malheureux enfant de l'inconduite de hauts personnages, distinguait des étoiles invisibles pour tout autre et reconnaissait même les couleurs dans la plus profonde obscurité.

La nyctalopie provient d'une excessive dilatation de la pupille; une organisation opposée est la cause de l'héméralopie. On doit supposer un état d'asthénie de la rétine, que la seule clarté solaire est capable d'ébranler; la vision s'exerce bien pendant le jour et disparaît brusquement au crépuscule; le malade ne peut ni distinguer ni se conduire à la lumière artificielle. Swammerdam fut affecté d'héméralopie à la fin de sa vie à la suite du grand usage du microscope; elle est sympathique parfois d'un embarras gastrique, mais plus souvent elle dénote le premier degré de l'amaurose. Quelques auteurs ont attribué l'héméralopie épidémique aux vapeurs froides et humides; celle que M. Bardinet observa dans les mois de mars et avril 1855 parmi les enfants d'une école de Limoges, paraissait due à une température élevée et à un soleil très-vif, dont l'éclat était reflété par les murs de l'établissement récemment passés à la chaux. En France, elle attaque particulièrement les gens de la campagne; l'épidémie de 1762 à Strasbourg est restée célèbre; celles qui se sont produites à Maussanne (Bouches-du-Rhône), en 1841, à Paris en 1847, parmi deux régiments d'infanterie, ont eu moins d'importance. L'héméralopie est assez commune dans les pays chauds; les marins qui naviguent dans les mers équatoriales, les soldats qui servent dans les Indes en sont fréquemment atteints.

La vue est le roi des sens; elle nous donne la notion non-seulement de la lumière et des couleurs, mais encore celle de la direction, de la forme, du nombre et de la distance des objets extérieurs; mais, suivant Condillac, c'est par l'exercice prolongé de l'organe qu'il devient apte à saisir et à discerner ces diverses qualités des corps. D'après Buffon, il serait subordonné au tact pour rectifier les idées fausses qu'il nous donne sur la grandeur, la figure et la distance. Il est vrai qu'il existe une action synergique entre tous les organes, que les sens particulièrement s'aident et se complètent; mais, ainsi que nous le dirons plus loin, c'est l'intelligence surtout qui en dirige les applications, c'est l'expérience et l'habitude, aidées par le raisonnement, qui étendent la sphère d'action de chacun et en perfectionnent le mécanisme. Qu'on prenne un œil de bœuf dépouillé de la sclérotique et qu'on le place devant un objet éclairé; on aperçoit à travers la demi-transparence de la rétine de petites images distinctes et renversées. Les objets paraissent également renversés aux aveugles qu'on opère de la cataracte congénitale; mais cette sensation est de peu de durée, et ils voient presque immédiatement les objets droits, parce qu'ils en rapportent l'existence dans la direction qui les affecte. Toutefois, on ne saurait admettre de telles distinctions pour les oiseaux et les mammifères, dont la vue, sans le secours d'aucun raisonnement, ne se trouve ni moins sûre ni moins complète que la nôtre.

Les yeux sont au plus haut degré les organes de l'expression physiognomonique et les seuls qui ne trompent pas; car, malgré leurs efforts pour dissimuler, les fourbes ne peuvent regarder en face. Les sentiments de l'âme et le feu des passions se peignent dans les yeux et se communiquent par un magnétisme irrésistible. Le serpent à sonnettes a les yeux étincelants; ceux des chats, des loups, des léopards, des lions, des tigres, dardent des lueurs pendant l'obscurité et paraissent avoir un cercle lumineux autour de la prunelle. Bartholin dit avoir vu à Padoue, avec plusieurs autres médecins, des étincelles jaillir des yeux d'une femme sujette aux vertiges. Barthez et nous-même nous avons vu ce même phénomène chez des personnes en proie à de vives passions. Suivant Florus, au fort d'une bataille contre les Samnites, les regards du soldat romain devinrent enflammés; Ammien Marcellin dit la même chose des soldats de Julien. Nic. Olaüs rapporte que les ennemis d'Attila attestèrent avec serment que, dans la bataille que leur livra le roi des Huns devant Aquilée, ses yeux dardaient des rayons de feu semblables à des éclairs; il en était de même des regards de Nelson pendant les préparatifs de combat.

Si l'organe de la vue détermine en nous de vives sympathies, il détermine aussi parfois des antipathies invincibles. La couleur rouge excite la fureur des taureaux. Tissot rapporte qu'un jeune garçon avait un accès épileptique chaque fois qu'il voyait du rouge; Prochaska avait connu une dame qui, dans sa jeunesse, perdait connaissance à l'aspect d'une betterave. On pourrait citer des milliers de faits analogues. Certains effets de lumière disposent à la gaîté ou à la tristesse; un maniaque entrait en fureur quand la clarté de la lune pénétrait dans sa chambre. L'éclat d'une vive lumière excite les crises de certaines maladies cérébrales, celles de la rage en particulier. Les sauvages, les Orientaux aiment les couleurs éclatantes, tandis que le vert et le bleu que Dieu a répandus avec tant de profusion sur la terre et dans le firmament sont doux à regarder, reposent la vue et disposent l'âme à la tendresse et à la méditation.

Les physiologistes, M. Longet en particulier, ont signalé des analogies frappantes entre les sens de la vue et de l'ouïe, et jusque dans les parties constitutives de leur appareil. La cornée et le conduit auditif reçoivent la première action de la lumière et du son, et les transmettent aux organes plus profonds, l'une par réfraction, l'autre par réflexion ; l'iris sépare la chambre antérieure de la chambre moyenne ; le tympan sépare le conduit auditif externe de la caisse du tympan. Le premier sert à modifier l'intensité de la lumière, le second celle du son. Derrière ces deux membranes, commence un deuxième appareil destiné à renforcer les impressions visuelles et sonores. Pour l'œil c'est la chambre moyenne, pour l'oreille la caisse du tympan. L'appareil réfringent de la chambre moyenne, le cristallin, ressemble à la chaîne des osselets de l'ouïe, l'un augmentant l'énergie de l'impression pour la concentration des ondes lumineuses, l'autre par la matière dure qu'elle offre comme corps conducteur aux ondes sonores. Les dernières vibrations de la base de l'étrier sont communiquées à travers le trou ovale à l'humeur du labyrinthe qui les transmet au nerf acoustique ; le cône lumineux, réfracté par le cristallin, prend son chemin à travers le corps vitré jusqu'au nerf optique. Enfin l'analogie existe même jusque dans l'agent excitateur des deux sens ; les phénomènes lumineux et sonore doivent leur origine à des vibrations, l'un à celles de l'éther, l'autre à celles de l'air ; la lumière engendre les sept couleurs du spectre, le son les sept tons de l'octave ; mais les impressions que la vue et l'ouïe transmettent au cerveau diffèrent essentiellement (1).

(1) Voy. *Traité de physiologie*, 2e éd., t. I, p. 224.

L'ouïe est très-développée chez la plupart des bêtes fauves qui, prévenues du danger par le moindre bruit, peuvent rester cachées dans leur tanière ou mettre leur vie en sûreté par la fuite; d'autres espèces, au contraire, se guident par ce bruit pour marcher vers une proie et fondre sur elle. Les taupes et les autres bêtes souterraines ont également l'ouïe très-fine. Elle est très-délicate aussi parmi les oiseaux, mais surtout parmi les oiseaux nocturnes, la chauve-souris, le hibou, le chat-huant, la chouette. Le crocodile a l'ouïe très-fine; il entend à d'énormes distances la rame du matelot qui fend les flots du Nil.

Le sens de l'ouïe atteint une perfection remarquable chez les Toungouses, du nord de l'Asie, comme dans tous les pays froids où l'air dense et élastique transmet le son avec tant de pureté. Sir John Ross rapporte que dans les régions polaires, deux hommes peuvent facilement entretenir une conversation à une demi-lieue de distance l'un de l'autre. On croit communément que l'ouïe est plus développée au sein des villes où, par l'instruction et l'habitude, on acquiert la faculté d'analyser à la fois des centaines de vibrations sonores, et de distinguer une nuance infinitésimale de son qui blesse les lois de l'harmonie. Cette opinion erronée provient d'une fausse manière d'envisager la question. En effet, le nerf acoustique perçoit les ondulations sonores, mais c'est le cerveau qui les juge. Dans ce viscère siégent toutes les facultés de l'intelligence; la musique elle-même est de son domaine. Les bêtes fauves, incapables d'apprécier une intonation musicale, entendent le plus faible son dans un grand éloignement. Le sauvage a l'ouïe plus fine et plus sûre que l'homme civilisé. On rapporte, et ce fait n'est pas dénué de vraisemblance, que les Indiens peuvent, en appliquant l'oreille contre terre, percevoir le bruit que fait en marchant une armée ennemie à plusieurs lieues de distance.

La destination de l'ouïe est de nous mettre en rapport avec nos semblables, de nous faire juger certaines qualités des objets extérieurs, la distance en particulier, et de nous avertir des dangers qui peuvent menacer notre vie. Sans l'ouïe que deviendrait la parole, le *Verbe*, cette émanation divine, un des plus nobles attributs de l'âme humaine, un des plus merveilleux instruments des facultés de l'esprit, du génie civilisateur? Sans l'organe il n'y a point de fonction, ou du moins la fonction reste comme une chrysalide qui jamais ne se transformerait. Quelle que soit l'utilité, la noblesse de l'ouïe, nous doutons cependant que son appareil soit autre chose qu'un instrument d'acoustique, de physique animale, et que même le sens musical soit dépendant de l'oreille. Toute imperfection de l'organe devient obstacle ou empêchement, il est vrai; mais chez l'idiot le sens matériel a toute sa finesse; néanmoins, le sens intellectuel étant oblitéré, l'harmonie, la mélodie, le rhythme même restent sans signification. L'indépendance des facultés intellectuelles, que nous avons déjà signalée, est telle, qu'on voit quelques hommes de génie privés de tout sens musical. Pope s'étonnait qu'on pût avoir du plaisir à entendre de la musique Les oiseaux chanteurs ont l'ouïe assez développée; mais si l'on était tenté d'attribuer leur talent musical à la perfection de l'appareil auditif, nous demanderions pourquoi la chauve-souris, le corbeau, le vautour et tant d'autres oiseaux de proie, qui possèdent à un plus haut degré encore la finesse et l'étendue de ce sens, ne chantent pas.

La vue et l'ouïe sont véritablement les deux sens intellectuels, et quoiqu'ils existent l'un et l'autre, plus étendus et plus parfaits chez plusieurs animaux, ils sont pour l'homme seul les deux sources les plus fécondes d'idées et de connaissances. On se demande parfois lequel est le plus nécessaire, et nous n'hésitons pas à répondre : c'est la vue. Une nation d'aveugles nè pourrait ni se former, ni subsister ; on comprendrait au contraire que des hommes privés de l'ouïe pussent se réunir en famille et par conséquent en société.

La cécité est très-rarement congénitale ; la surdité de naissance est de beaucoup plus commune et entraîne par suite la mutité. En France, le dernier recensement officiel portait le nombre des sourds-muets à 29,433. Il paraît qu'on a fait figurer par mégarde dans ce chiffre un nombre considérable de sourds adultes, et que celui des sourds-muets véritables ne dépasse pas 20,000. D'après le recensement de 1854, il s'élève, pour la Grande-Bretagne, à 12,553, dont 6,884 hommes et 5,669 femmes. L'Angleterre proprement dite en compte 10,000, l'Écosse 2,469, les îles 84. D'après les documents les plus récents, la population moyenne des sourds-muets en Europe se trouve de 1 sur 1,593 habitants. Dans la Hollande, la Belgique et les autres états à surface plate, la proportion est beaucoup plus petite que dans la Norwège, la Suisse et les contrées montagneuses. Dans quelques cantons suisses, où l'on trouve des crétins, il y a un sourd-muet sur 206 habitants. Chose remarquable ! la surdi-mutité est presque inconnue parmi les sauvages. On ne doit pas moins s'étonner de ne pas rencontrer la surdité congénitale dans les différents degrés de l'échelle animale. Mais peut-être en existe-t-il quelques cas, et manquons-nous des moyens de les vérifier, ceux qui en sont atteints étant voués à une mort prématurée. Le goître, les maladies du fœtus et l'hérédité ne sont pas étrangers à la production de cette infirmité ; mais la cause la plus puissante est la consanguinité des parents, ou tout mariage entre individus d'organisation incomplète.

Dans les phlegmasies du tympan et les maladies cérébrales, la moindre agitation de l'air éveille des douleurs aiguës ; les bruits violents ont des inconvénients plus graves encore, pour les blessés en particulier. Les explosions de l'artillerie disposent aux soubresauts, aux crampes, aux convulsions, au tétanos, aux hémorrhagies. Ambroise Paré rapporte que dans la place d'Hesdin assiégée par les Espagnols en 1553, « autant de coups que leurs canons tiraient, les malades sentaient douleur en leurs plaies, comme si on leur eust donné des coups de bâton. L'un criait la tête, l'autre le bras, ainsi des autres parties ; plusieurs de leurs plaies resaignaient en plus grande abondance qu'à l'heure où ils avaient été blessés. » En effet, on voit souvent les amputés éprouver des secousses douloureuses et appliquer la main à leur moignon, pour en apaiser les élancements. Dans les plaies de tête, Percy a vu les détonations produire des accidents mortels ; c'est dans les siéges et sur les vaisseaux de guerre qu'on voit le plus grand nombre de tétanos. On peut se figurer le fracas de tant de bouches à feu tirant ensemble, en se rappelant que dans la bataille que Duquesne livra à Ruyter en 1676 près de Stromboli, les vaisseaux français tirèrent en huit heures de temps quarante mille coups de canon de gros calibre.

Les explosions des mines, comme les détonations de l'artillerie, compriment et ébranlent violemment l'air, éteignent les lumières à une grande distance, brisent les vitres, renversent les mineurs ou les canonniers, et produisent une injection subite dans la muqueuse oculaire. On lit dans les œuvres d'Ambroise Paré, que lors de l'explosion de l'arsenal de Paris, des hommes furent renversés çà et là à demi morts, que quelques-uns perdirent la vue, d'autres l'ouïe, que plusieurs eurent les membres déchirés comme si quatre chevaux les eussent écartelés; les mêmes malheurs arrivèrent à Malines, en 1546, par la chute du tonnerre sur un magasin à poudre (*Des plaies d'arquebusades*, liv. II, ch. XIII). Quoique moins violents, on voit les mêmes effets se produire chez les animaux. Percy en ayant attaché quelques-uns à l'affût de mortiers, l'explosion les rendit frénétiques; ils rendirent du sang par la bouche, les naseaux et les oreilles et eurent des mouvements convulsifs, mais aucun ne mourut. Dans les manœuvres de l'artillerie, parfois le tympan se déchire, mais l'ouïe n'est pas toujours abolie; cependant la surdité est très-fréquente parmi les canonniers; ils sont très-exposés aux hémoptysies, ainsi qu'aux épistaxis. C'est principalement après la détonation des mortiers que ces accidents arrivent. Souvent après l'explosion de ces gigantesques masses, l'artilleur ne voit plus, n'entend plus pour quelques instants; ses membres sont courbatus, la tête pesante, l'intelligence obtuse. Mais quel n'est pas le pouvoir de l'habitude sur l'homme! Il devient bientôt insensible à ce fracas épouvantable. Percy rapporte que se trouvant lui-même à Dantzick en 1808, il couchait à côté d'une batterie de 24 qui tirait toutes les nuits; il passa les deux premières sans fermer l'œil, il eut un peu de sommeil à la troisième, et se réveilla rarement les suivantes.

Le sens de l'ouïe comme celui de la vue est sujet à d'étranges anomalies. Certains individus n'entendent pas les sons aigus, d'autres les sons graves. Ici existe une telle exaltation de l'ouïe que le frôlement de l'air par un insecte est une souffrance, là une torpeur de l'oreille que l'explosion du tonnerre, le bruit des cloches ou le roulement du tambour ne réveille que pour quelques instants. D'après Willis, un homme atteint de surdité ne pouvait converser avec ses amis qu'à la condition de faire battre la caisse dans l'appartement où il se trouvait; un autre ne parvenait à s'entretenir avec sa femme que pendant le carillon d'une église voisine. Un grand nombre de personnes ne peuvent entendre le déchirement des étoffes ou du papier, le grattement ou le cri strident de la lime, le grincement du verre, etc. Boyle rapporte qu'une femme s'évanouissait en entendant le son d'une cloche. J. P. Frank connaissait un malade, atteint du ver solitaire, qui s'enfuyait de l'église chaque fois qu'on y touchait de l'orgue. Tissot cite l'exemple d'un homme que la musique rendit épileptique, et d'une dame chez qui elle déterminait une vive convulsion. La vielle et la cornemuse produisent chez certains individus une incontinence d'urine. On pourrait citer plusieurs autres exemples non moins singuliers et aussi inexplicables.

Quoique l'odorat et le goût soient les sens de la vie organique ou végétative et offrent par conséquent certaines affinités, ils sont toutefois parfaitement distincts l'un de l'autre et par leur siége et par leur destination. C'est dans la membrane pituitaire et particulièrement dans sa partie supérieure, que s'épanouissent les filets du nerf olfactif et que s'opère la fonction ; les sinus frontaux et les cellules ethmoïdales y paraissent presque étrangers. Les autres nerfs, les branches de la cinquième paire ne communiquent que la sensation générale du tact à l'organe de l'olfaction. Les personnes dont le nez est écrasé, qui ont les narines petites et dirigées en bas, manquent presque d'odorat ; la privation du nez entraîne la perte de ce sens, et l'on parvient à le rétablir à un certain degré en leur adaptant un nez artificiel. Les fosses nasales sont-elles oblitérées par des mucosités épaisses ou par un polype, les odeurs les plus pénétrantes ne produisent aucune impression. L'air inspiré devient, en traversant les narines, le véhicule des substances odorantes ; s'il pénètre par la bouche, on ne sent rien. Pratique-t-on aux animaux une entrée artificielle de l'air par une ouverture faite à la trachée, il y a absence complète de la sensation des odeurs.

Il est douteux qu'il s'échappe quelque émanation de la substance des corps les plus denses, tels que le platine, l'or, les pierres dures. Mais un grand nombre de métaux, le fer, le cuivre par exemple, toutes les substances végétales et animales, répandent continuellement dans l'air des particules ténues ordinairement invisibles et souvent appréciables à l'odorat. On doit à Barruel une découverte importante pour la médecine légale, qui a permis de distinguer à l'odeur seule le sang des divers animaux ; Fourcroy avait fait plus : il avait reconnu qu'il existe dans l'homme un arome du sang sensible à l'odorat ; cette odeur est un des caractères les plus prononcés et une des différences les plus saillantes, que l'on trouve dans ce liquide vital considéré en diverses circonstances. L'effluve du sang répand une odeur faible chez la femme et chez l'enfant ; elle se développe, se fortifie et devient très-pénétrante dans l'homme parvenu à la puberté. Le sang des eunuques et des vieillards est dépourvu d'arome. Chaque homme a son odeur spécifique et nous pensons qu'elle influe puissamment sur les sympathies et les antipathies, ainsi que sur l'attrait des sexes.

L'odorat est très-développé chez un grand nombre d'espèces animales. Le chien suit dans la profondeur des bois l'effluve de la bête fauve ; il est inutile de rappeler qu'il suit également son maître à la piste pendant des centaines de lieues et qu'il reconnaît au milieu d'un grand nombre d'objets celui qu'il a touché. On sait que Darius dut la couronne à la finesse de l'odorat de son cheval qui hennit en reconnaissant la place, où l'on avait conduit furtivement la veille une jument en chaleur. En quelque endroit que se trouve une proie, des essaims de mouches et d'oiseaux carnassiers la découvrent, attirés de loin par l'odeur. Après Pharsale, des nuées de corbeaux et de vautours d'Afrique s'abattirent sur le champ de bataille. Quelques-uns de ces oiseaux auraient-ils prévenu les autres en volant de Pharsale vers la rive africaine, ou bien l'odeur des cadavres les aurait-elle attirés tous ?

Quoique Gall ait soutenu le contraire, les carnivores ont l'odorat plus développé que les frugivores ; mais comment ne pas admirer que les premiers, doués d'un sens assez subtil pour deviner leur proie à des distances incroyables, soient complétement insensibles aux effluves des substances végétales? On doit supposer qu'il existe dans chaque espèce une organisation spéciale, qui répond aux seules fins que la nature se propose pour la conservation des êtres.

L'odorat est généralement obtus dans les pays froids. Là ne se rencontre aucune occasion de l'exercer; aucune fleur, aucune émanation suave ne parfume l'atmosphère. Les habitants de la Terre de Feu, les Sibériens, les Tchoukchas, les Samoïèdes, les Groënlandais, les Esquimaux vivent dans une malpropreté effroyable, couverts de peaux de veau marin qui ne sont renouvelées que quand elles tombent en lambeaux; ils habitent, la moitié de l'année sans interruption, des huttes souterraines remplies de fumée et des émanations, on pourrait dire des excrétions de toute la famille et de leurs nombreux troupeaux de chiens. En pénétrant dans ces cloaques, on se sent l'estomac soulevé, la respiration manque et ces malheureux ne s'en doutent pas. Par exception, les Toungonses de la Sibérie passent pour avoir l'odorat aussi développé que la vue et l'ouïe. La race mongole et la race nègre ont ce sens plus étendu, sinon plus parfait, que les peuples d'Europe. Entre tous les Asiatiques, les Kalmouks sont cités pour la finesse extraordinaire de l'odorat, de la vue et de l'ouïe. On doit remarquer que les narines et les fosses nasales sont plus rétrécies chez les Européens que chez les nègres et les sauvages de l'Amérique ; ces derniers ont les sinus très-amples et les cornets très-développés ; ainsi que Blumenbach et Sœmmering le font observer, cette disposition anatomique justifie les récits étonnants des voyageurs, sur l'extrême subtilité de l'odorat chez ces peuplades. Les historiens rapportent que les Péruviens sentaient un Espagnol à une lieue de distance ; quelques nègres suivent à la piste et découvrent les nègres marrons cachés dans la profondeur des forêts. A la chasse, ils flairent les animaux et distinguent avec sûreté le voisinage d'un serpent. Généralement chez l'homme rapproché de l'état de nature, la sphère d'action de ce sens égale celle des espèces animales. Rien n'était plus subtil que l'odorat du sauvage de l'Aveyron, lorsqu'il fut trouvé dans les bois; à mesure qu'on perfectionna son éducation, il perdit cette finesse.

La vive lumière, l'impression des rayons calorifiques, le matin surtout, titillent la membrane pituitaire et provoquent l'éternument par l'intermédiaire du trijumeau, dont les filets se distribuent à cette membrane ainsi qu'à l'iris. Sous les tropiques, dans les saisons humides principalement, mille plantes odorantes ou fleurs parfumées se volatilisent aux premiers rayons du soleil ou au souffle des brises du soir. L'atmosphère embaumée du Bengale, de Ceylan, des Moluques, des Célèbes, des Philippines, se communique à de grandes distances. Les créoles qui reviennent des Antilles dans la mère patrie, ne peuvent renoncer à ces enivrantes émanations et s'entourent de fleurs, de parfums, de vases odorants, aiguillon de la volupté, afin que chaque particule d'air inspiré leur apporte une jouissance.

L'odorat n'est pas seulement un organe de sensations agréables ; il a surtout pour but de nous faire éviter les odeurs nuisibles et de nous éclairer sur la qualité des mets. Pour certains gourmets le fumet du gibier sauvage, l'arome des vins ajoutent beaucoup à leur prix. Nous ne pouvons admettre avec quelques physiologistes, qu'il soit fort développé dans les premières années de la vie ; il est douteux que l'enfant perçoive les odeurs fétides qui se dégagent de son berceau. C'est vers le septième mois seulement, qu'il donne des signes de sensibilité douloureuse quand on le force à flairer des substances odorantes. Daignan dit avoir connu, en 1760, à Tournay, une petite fille de neuf mois qui pleurait chaque fois qu'on mettait sur elle ou sur son berceau, du linge qui avait servi à d'autres, quoique blanc de lessive, ce qu'elle distinguait en le flairant. Mais c'est à l'âge de la puberté que l'odorat acquiert son développement ; il éveille l'imagination et paraît dissiper la torpeur des sens. Quoique en général la femme ait les fosses nasales peu volumineuses, l'odorat chez elle participe à la délicatesse de son organisation nerveuse et l'emporte même en perfection sur celle de l'homme.

A l'instar des autres sens, l'odorat a ses lois, ses anomalies, ses aberrations, ses sympathies et ses antipathies. Quelques personnes, et ce n'est pas seulement les hystériques et les chlorotiques, recherchent l'odeur de la cire brûlée, de la corne, du goudron, du bitume. Le musc, la castoréum, l'ambre gris, la rose sont agréables aux uns, insupportables aux autres. Une femme citée par Odier devenait aphone en respirant du musc, qui donne à d'autres des syncopes ou des convulsions. L'odeur du lièvre faisait évanouir le duc d'Épernon ainsi que mademoiselle Contat; suivant Wagner, celle d'un buisson d'écrevisses produisait le même effet chez un homme robuste. Le roi Stanislas Leczinski avait une telle antipathie pour les chats qu'il éprouvait une syncope, en entrant dans une chambre où s'était trouvé l'un de ces animaux. Zimmermann rapporte que Haller, insensible à l'odeur des cadavres, ne pouvait supporter à dix pas de distance celle de la transpiration des vieillards, qui n'est point perceptible pour le plus grand nombre; il sentait des pommes jusque dans la maison de son voisin. François Muller, le célèbre physiologiste, ne trouvait au réséda qu'un arome fade et herbacé; quelques individus, enfin, ne perçoivent aucune odeur et sont insensibles à toutes.

Dans certaines névroses, l'hystérie en particulier, le sens de l'odorat devient le siége d'un véritable délire ou acquiert une délicatesse surprenante. Une Française étant allée habiter Naples éprouva, à la suite de vifs chagrins, une sensibilité olfactive qui lui rendait toute odeur insupportable. Dans un cercle nombreux elle distinguait parfaitement les femmes qui se trouvaient à l'époque menstruelle (*Dic. des sc. méd.*, t. VI, p. 196). On connaît l'histoire de cet aveugle qui jugeait par l'odorat de la sagesse de sa fille. Un religieux dont il est question dans le *Journal des Savants*, reconnaissait par l'odorat seul les diverses personnes; on prétend même qu'il pouvait distinguer une femme chaste de celle qui ne l'était pas. Si certaines émanations déterminent des antipathies invincibles, d'autres ont un charme secret qui attire et trouble les sens.

Sous le nom d'odoroscope, Bénédict Prévost, de Genève, avait imaginé un instrument destiné à rendre les effluves sensibles; mais cet appareil est loin d'avoir la même utilité que les verres pour la vue et les cornets acoustiques pour l'oreille. Peut-on classer les odeurs comme les couleurs et les sons en sept nuances fondamentales, dont la combinaison en formerait un grand nombre d'autres, et les distinguer, par exemple, en spiritueuses, ammoniacales, alcalines, fétides, rosacées, musquées, camphrées? Nous pensons que ces divisions seraient purement arbitraires et ne reposeraient pas sur une loi physique analogue à celle qui régit les vibrations lumineuses ou sonores. Du reste, l'éducation, les habitudes et la mode même ont créé des besoins factices, celui du tabac par exemple, fait aimer ou haïr, prendre et délaisser certains parfums. L'ambre, le musc, la rose, la lavande, la violette, le patchouli ont eu leur vogue et leur règne; mais les gens sages, sans repousser aucun don de la nature, estiment davantage encore une qualité que tous les parfums des Célèbes ou de l'Arabie ne sauraient remplacer; nous voulons parler de la propreté.

Les physiologistes et les gastronomes regardent l'odorat comme la sentinelle avancée du goût ; il attaque d'abord les mets et les boissons et leur fait subir un premier jugement avant de les confier au palais et à la langue qui les dégustent. Faiblement développé dans l'enfance et borné par la prévoyante nature à un seul aliment, le lait, qui convient à l'organisme naissant, le goût prend une rapide extension à mesure qu'on avance dans la vie ; il survit à la perte de tous les penchants, de tous les appétits, de tous les plaisirs ; c'est le dernier ami fidèle à la vieillesse de l'homme.

Ainsi que nous l'avons déjà fait remarquer, la vue n'est affectée que par un fluide impondérable, dernière atténuation de la matière, l'oreille par les vibrations d'un fluide plus dense, l'odorat par les particules mêmes des corps suspendus dans l'air ; le sens du goût est affecté pour ainsi dire exclusivement par les liquides ; les solides qui traverseraient la bouche n'y détermineraient aucune impression que celle du toucher, s'ils n'étaient rapidement pénétrés et dissous par la salive. Ce sens devient obtus quand l'afflux de ce dernier fluide est empêché ; c'est donc surtout aux substances alimentaires qu'on peut appliquer l'axiome chimique : *Corpora non agunt nisi sint soluta*. Le toucher nous fait reconnaître principalement les qualités des corps solides.

Galien, Vésale, Haller, Meckel regardèrent le rameau lingual de la cinquième paire comme le nerf du goût ; Boerhaave attribua la même propriété à l'hypoglosse. La section de l'un ou de l'autre détruit, en effet, la perception des saveurs. A ces deux nerfs il faut ajouter le glosso-pharyngien et peut-être quelques filets du maxillaire supérieur et du ganglion sphéno-palatin, dont les papilles s'épanouissent dans la langue ou le palais. Enfin un filet du nerf facial, la corde du tympan, accompagne le lingual et se distribue à la surface de la langue. Quoique nerf moteur, la paralysie du facial ou la section de la corde du tympan rend la perception des saveurs lente et obscure. La langue et le palais où réside le sens du goût sont aussi des organes du toucher, et c'est peut-être comme agent d'impressions tactiles que la corde du tympan contribue à la perception des saveurs. Ainsi pour le goût il faut qu'il y ait contact des corps comme dans le toucher. On a cherché à expliquer la variété des saveurs par la diversité de configuration des molécules ; ainsi la saveur serait douce dans la forme arrondie, piquante dans l'angulaire, etc. D'autres attribuèrent la sapidité à la nature chimique des corps, et Macquer la définissait : *la tendance qu'a un corps sapide à se combiner avec l'organe du goût ;* l'insipidité serait le minimum de cette tendance et la causticité son maximum. Mais aucune de ces théories ne saurait satisfaire le physiologiste ; dès qu'il s'agit d'expliquer un phénomène vital, aussitôt les lois physiques et chimiques se montrent insuffisantes; la nature d'un corps étant connue, il est impossible d'en déterminer la saveur ; on n'y parvient que par l'expérience. Les substances introduites dans la bouche ne sont-elles perçues qu'à la condition d'être absorbées? Mais la sensation étant pour ainsi dire instantanée, il faudrait supposer que l'absorption n'est pas moins rapide. Il est vrai qu'une goutte d'acide prussique de Scheele, déposée sur la langue, tue avec l'instantanéité de la foudre; mais on s'assure tous les jours que l'absorption des substances diverses est très-variable, et puisque le sens du goût les perçoit toutes avec la même promptitude, on doit admettre que ce mécanisme ne s'opère ni par absorption, ni par imbibition, ni par endosmose, mais bien par le simple contact de la substance liquéfiée sur les papilles nerveuses de la langue, ainsi que les corps physiques agissent sur le sens du toucher.

Quoique les nerfs, qui se distribuent à la langue, s'anastomosent entre eux, et qu'aucune ligne de démarcation ne les sépare, l'organe du goût paraît multiple ; les saveurs acides sont perçues à la partie antérieure, les saveurs amères à la partie postérieure de la langue, le poivre dans son milieu, la cannelle à la pointe, le piment sur les bords latéraux ; les spiritueux affectent principalement le palais. Le pharynx, l'œsophage et l'estomac même ne sont pas entièrement étrangers au sens du goût, et le gourmet paraît déguster encore pendant les douceurs d'une bonne digestion. Ainsi que Fr. Hoffmann l'avait reconnu, les purgatifs agissent diversement sur l'organe du goût ; la saveur du sel marin se manifeste à la pointe de la langue, celle de la coloquinte à son milieu, celle de l'élatérium à sa base et celle de la coloquinte à l'œsophage. C'est par analogie et à l'aide des sens qu'on a cru pouvoir déterminer les propriétés des médicaments. Galien attribue une vertu spéciale à chaque odeur et à chaque saveur ; Linné établit sur cette donnée toute une classification ; il assigne le goût fade à la couleur pâle, le goût acerbe au vert, l'acide au rouge, l'amer au gris, etc.

Le goût est véritablement le sens de la nutrition, et quand il n'est pas corrompu par des habitudes vicieuses, un instinct sûr le guide dans le choix des aliments, lui fait rechercher ceux qui sont salutaires et repousser ceux qui seraient nuisibles. La chair crue, la vue du sang font briller l'œil des bêtes fauves et allument une irrésistible passion. Les carnassiers périraient d'inanition au milieu des légumes les plus appétissants et des fruits les plus exquis ; les herbivores témoignent la même indifférence ou le même dégoût pour la chair des animaux. Quoique l'homme soit omnivore, il manifeste parfois pour certains mets un éloignement ou une répugnance instinctive, dont il serait dangereux de mépriser les indications. Dans le siécle dernier, l'abbé de Villedieu témoigna dès son enfance une invincible aversion pour la chair, que ni menaces ni caresses n'avaient pu lui faire surmonter. Enfin vers l'âge de trente ans, vaincu par d'incessantes sollicitations, il s'essaya à prendre du bouillon et finit par manger du bœuf et du mouton. Mais sa répugnance était sans doute un cri de la nature; car il succomba promptement à ce changement de régime, par l'effet d'une fièvre cérébrale due évidemment à la pléthore et à l'insomnie (*Journal de médecine*, août 1760). Du reste, la diète pythagoricienne n'est guère pratiquée que par certains ordres religieux. Au commencement de son règne, Domitien voulut d'abord s'y soumettre ; il avait continuellement à la bouche les vers célèbres de Virgile, commençant ainsi :

Impia quam cœsis gens est epulata juvencis...

Mais il ne tarda pas à l'abandonner, se baigna dans le sang et devint un autre Néron.

Chaque peuple a ses condiments et ses épices de prédilection, parfois commandés par le climat de chacun. Le plus général et le plus utile des assaisonnements, le sel, était connu dans l'enfance du monde. Homère prétend qu'Ulysse devait être errant sur les mers, jusqu'à ce qu'il parvint chez une nation qui ne fit pas usage de sel dans la préparation de ses aliments. Cette fiction montre la croyance où l'on était, que presque tous les peuples en connaissaient l'emploi. Cette nation existait cependant ; en Sibérie, si un étranger demande du sel, on lui en sert, mais les gens du pays ont pour cet assaisonnement le dégoût le plus prononcé. On peut citer encore une seconde exception : avant l'arrivée de Christophe Colomb, les Indiens n'avaient jamais fait usage du sel. Dans le Soudan et particulièrement à Tombouctou, où le docteur Barth pénétra au mois d'octobre 1853, plusieurs années après l'intrépide Caillié, le sel est très-rare ; les habitants le préfèrent à l'argent et à l'or, et ils s'en servent comme de monnaie sur les marchés et dans les transactions. Aucun peuple n'en consomme autant que les Chinois ; ils usent beaucoup de végétaux et de viandes étuvées ; on retire le sel de l'eau de mer par évaporation.

Ainsi que M. Becquerel l'a reconnu, dans de fortes proportions, le sel agit comme un violent caustique sur les plantes ; dans les prés salés, là où les terres ne sont pas impropres à toute végétation, la première plante qu'on rencontre est la *salicornia herbacea*, vient ensuite *l'aster tripoliana*. *L'Atriplex salina* contient 22 0/0 de son poids de sel, la *salicornia herbacea* 14 0/0, le *tryglochin maritimum* 11 0/0 ; ces plantes peuvent être employées à des usages domestiques. Dans les environs des salines où ne tombe qu'une pluie fine et peu abondante, la végétation est des plus vigoureuses, et les plantes desséchées contiennent jusqu'à 1 0/0 de sel. Le fourrage est d'excellente qualité, le bétail s'en montre très-friand et s'en trouve bien.

Suivant un vieil adage, rien n'est plus utile au corps que le sel et le soleil. Les anciens médecins le faisaient entrer dans une foule de remèdes, et l'employaient seul ou mêlé à d'autres médicaments dans les courbatures, les contusions, les ecchymoses, l'odontalgie, l'ophthalmie, l'angine, les toux opiniâtres, la sciatique, la migraine, les ulcères phagédéniques, la dyssenterie, la morsure des serpents venimeux, etc. M. Amédée Latour en a fait la base d'un traitement de la phthisie pulmonaire, et il appuie sa théorie sur un certain nombre de faits observés avec sa sagacité ordinaire. Quoi qu'il en soit, le sel excite l'appétit, favorise la nutrition et accroît l'ardeur des sens.

Le goût est plus ou moins délicat suivant les individus, et se perfectionne par l'habitude, l'exercice et une sorte d'étude. On sait à quel degré de perfection sont parvenus l'art culinaire et celui de la dégustation des vins. On voit certains pharmaciens distinguer facilement par le goût des substances médicamenteuses, telles que le quinquina, l'aloès, la coloquinte, la rhubarbe, la gentiane, le cachou, la cannelle, l'opium, la plupart des aromates et des sels. Horace et Juvénal ont prétendu que les raffinés de Rome diagnostiquaient le lieu où avaient été pêchés certains poissons :

> Unde datum sentis lupus hic tiberinus, an alto
> Captus hiet ? (*Hor.*)
> Quid ? Ego si cerno ostrea
> Cognorim fluvium, limum ac cœnum sapere ipsum. (*Juv.*)

Sauvages a conservé un genre proposé par Linné et qu'i caractérise ainsi : *Gustandi impotentia*. Nous avons connu des individus qui, pendant de longues années, trouvaient à tous les aliments une saveur acide, douceâtre ou terreuse. Le goût passionné des Chinois, des Japonais, des Mongols pour le thé, des Arabes, des Égyptiens, de tous les Orientaux pour le café, des habitants des tropiques pour le bétel est-il un effet du climat, de l'instinct ou de l'habitude ? ou bien n'est-il comme l'ivrognerie que ce besoin des excitants, qui fait sacrifier la santé et même toute dignité d'homme à un vice honteux ? On pourra répondre plus facilement à cette question, en songeant à combien d'anomalies et d'aberrations est sujet le sens du goût, même dans la classe choisie de la société. Maupertuis mangeait des araignées et leur trouvait un goût de noisette. Tulpius avait connu une femme qui mangea 1,400 harengs pendant sa grossesse ; on en cite d'autres qui aiment le marc de café, la cire, le plâtre, le poisson cru. En 1788, il y avait à la Salpêtrière une femme qui avalait tous les jours quelques cueillerées de cendre et croquait des charbons comme des dragées. Un garçon cordonnier, cité par Gaubius, avalait des débris de cuir et de fil enduits de poix. Roderic a Castro rapporte qu'une femme mangea vingt livres de poivre. Une de nos malades se nourrit pendant plusieurs semaines de pattes d'écrevisses. Nous pourrions mentionner encore l'exemple de certaines personnes qui, même dans l'état sain, mangeaient tous les jours plusieurs livres de craie, de sel, de papier ou de charbon, ainsi que celui de femmes chlorotiques ou hystériques qui, au milieu d'un accès de délire ou même simplement par l'effet d'un caprice passager, ont avalé des corps étrangers dont la pérégrination à travers les organes offre de très-curieux détails. Ainsi, en 1798, Villars, doyen de la Faculté de médecine de Strasbourg, fut appelé à Saint-Marcellin par le docteur Boissieux-Bellegarde, pour extraire une grosse épingle engagée longitudinalement dans l'aponévrose des muscles droits, tout près de la ligne blanche. Boissieux avait craint, en faisant lui-même l'opération, d'éventrer sa malade ; depuis neuf mois il avait déjà extrait de différentes parties, plus de deux cents aiguilles ou épingles que Mlle Jalin avait avalées pendant une forte fièvre. Boucher en avait extrait pendant douze ans, de toutes les parties du corps d'une jeune fille des environs de Lille. Mais de toutes les observations rapportées par divers auteurs, Saviard, Ledran fils, Guillaume Hunter, etc., la plus curieuse est celle dont Silvy fait mention ; il s'agit d'une faiseuse de jouets d'enfants, Geneviève Pûle, qui avalait par passe-temps les épingles et les aiguilles ; elle en avait avalé quatorze à quinze cents, et toutes les parties du corps en étaient garnies. Plusieurs produisirent des abcès et furent retirées. Enfin, la malade tomba dans le marasme et mourut. A l'examen du cadavre, on trouva des aiguilles dans tous les organes, mais surtout à la partie interne et supérieure des cuisses ; les muscles ressemblaient à de véritables pelotes (1). Après de tels exemples, on se surprend à répéter avec Montaigne : « Il n'est ni folie, ni rêverie que ne produisent des esprits mal embesognés et déréglés dans le vaste champ de l'imagination. »

Le tact est le sens qui nous fait connaître les principales qualités physiques des corps ; on entend par le toucher le sens actif et appliqué ; toutefois, nous considérons ces distinctions comme frivoles, et l'usage n'établit aucune distinction essentielle entre ces deux termes. Le toucher peut à juste titre être considéré comme le sens général, la pierre de touche et le régulateur de tous les autres. Ses phénomènes sont tellement liés à l'organisation, qu'il est difficile de les séparer de ceux de la sensibilité.

(1) *Mémoires de la Société méd. d'émulation*, 5e an., p. 181.

ivre, c'est sentir ; sentir, c'est toucher. L'éducation in-ellectuelle est fondée en grande partie sur les connais-ances que ce sens nous procure ; et Buffon pense, à tort uivant nous, que peut-être un homme n'est supérieur à n autre, que pour avoir fait, dans son enfance, un plus grand et un plus prompt usage de ses sens, et surtout du oucher.

L'organisation primitive est l'une des causes les plus mportantes des variétés qu'on remarque chez les divers ndividus relativement à la perfection du toucher. On sait qu'une peau fine et délicate est le siége d'une sensibilité plus vive qu'une peau rude et grossière. Aucun autre sens n'est au même degré tributaire de l'éducation, de l'exer-cice, de l'habitude, de soins convenables et par conséquent aussi perfectible. L'épaississement de l'épiderme qu'occa-sionnent les travaux et les maladies rend ce sens plus ob-tus. La maigreur, en ridant la peau, l'empêche de s'ap-pliquer par un assez grand nombre de points de contact à la superficie des corps, et gêne ses opérations. De même l'accumulation de la graisse dans les cellules du tissu adi-peux nuit à l'exquise délicatesse du tact : les sensations se comportent alors comme le son transmis le long de cor-des humides et relâchées.

Chez les habitants des tropiques, la chaleur, excitant sans cesse l'appareil cutané, exerce et développe le tou-cher. Deux causes modifient sa trop vive sensibilité : les maladies de la peau, si fréquentes dans ces contrées, et l'humeur visqueuse dont une température élevée provo-que l'exhalation. Dans les climats froids, ce sens est obs-cur et confus ; il y a peu de vie, peu d'excitation à la peau ; le froid engourdit toutes les sensations. Le tact jouit de son plus haut degré de perfection dans les pays tempérés ; cette suprématie est due non-seulement à l'éducation, mais aussi à la propreté plus générale, aux habillements plus parfaits, et peut-être aux alternatives des saisons, qui excitent modérément la sensibilité, sans l'étouffer ou la pervertir.

La peau entière est le siége du tact, mais en est-elle l'unique organe ? On a dit que toute partie sensible pouvait accomplir le tact ; c'est le confondre avec la sensibilité générale. L'origine des membranes muqueuses et ces membranes elles-mêmes qui ont tant d'analogie avec la peau, participent de cette propriété ; nous ne pensons pas que d'autres tissus et d'autres organes puissent remplir les fonctions du toucher. Entre toutes les parties du corps, la main, étant celle où ce sens a le plus de finesse et de perfection, en est regardée comme le véritable organe. Les reptiles, les poissons écailleux, les oiseaux revêtus de plumes, les mammifères couverts de poil et privés de mains, ont une sensibilité tactile fort obscure, tandis que les castors, les ondatras ayant des clavicules se servent de leurs pattes, en guise de mains, pour construire. Les zoophytes et les mollusques ont le toucher très-délicat ; il réside à leurs antennes chez les insectes. Quoique le corps de l'éléphant soit dépourvu de poil, la trompe seule paraît le véritable siége du tact ; cet organe mou et flexible est pour cet animal ce que la main est pour l'homme.

En général, à cause sans doute d'une plus grande attention et d'un plus fréquent usage, le toucher se perfectionne chez les aveugles : Spallanzani, ayant crevé les yeux à des chauves-souris, prétendit que le tact avait acquis une délicatesse qui leur faisait reconnaître, à l'aide de leurs ailes membraneuses, le voisinage des corps sans les toucher. Cependant le contact est nécessaire pour l'exercice de ce sens. Quel est le moyen d'action de l'impression tactile? Est-ce un mouvement vibratoire qui s'établit entre le corps et les papilles nerveuses, est-ce un un fluide, l'électricité peut-être, qui est l'agent de transmission? Nous ne saurions le décider. Nous ignorons même quelles sont, en réalité, les fonctions de ce sens, quelles sont les notions qu'il nous procure. Ainsi que Spurzheim cherche à le prouver, a-t-il pour fonction immédiate et unique de nous faire apprécier la température? Ce physiologiste célèbre avait établi son opinion sur la découverte qu'il prétendait avoir faite dans le cerveau des organes du poids, de la consistance et de la figure des corps. La découverte de Spurzheim est une pure hypothèse, tandis que le bon sens et l'expérience prouvent que la température, le poids et la consistance ne peuvent être jugés que par le tact; ce sens partage avec la vue les notions de figure, de mobilité, de distance et de nombre; on l'a appelé le sens géométrique par excellence. Cependant, par l'effet des maladies, il n'est pas moins sujet à certaines illusions que les autres sens. On voit des malades avoir horreur de l'air; l'aérophobie se rencontre particulièrement chez les hydrophobes et les phrénétiques. Chez Anne d'Autriche la délicatesse du toucher était portée jusqu'à une sensibilité maladive; le pli de la plus mince étoffe la blessait; on a mentionné le goût qu'avait le masque de fer pour le beau linge, et cette particularité d'organisation ajoute un nouveau degré de vraisemblance à l'opinion des chroniqueurs qui regardent cet infortuné comme un frère jumeau de Louis XIV.

On voit un grand nombre de personnes qui ne peuvent toucher le velours, le satin ou la soie lisse. Un ami de Wagner éprouvait un sentiment de froid par le simple attouchement du velouté d'une pêche. Haller et Pochaska avaient connu chacun un individu qui ne pouvait toucher un de ces fruits sans avoir des envies de vomir. Les anciens psylles, certains sauvages ont pu surmonter l'horreur que les reptiles inspirent généralement et manier habituellement des couleuvres. Cette aversion est invincible chez le plus grand nombre et s'étend aux anguilles, aux crapauds, aux lézards, aux chenilles, aux chauves-souris, et particulièrement aux araignées. A l'aspect de l'un de ces derniers insectes, Roux, notre bon et célèbre chirurgien, éprouvait une angoisse inexprimable et s'arrêtait au milieu d'une leçon. Zimmermann avait été témoin d'un exemple plus extraordinaire encore : dans une société animée, le duc d'Athol ayant formé une araignée en cire, fit la plaisanterie de la présenter à M. Will. Mathew, fils du gouverneur de la Barbade. Ce jeune homme, transporté de fureur, saisit son épée et aurait fait quelque malheur, si les assistants ne l'eussent désarmé ; son pouls était précipité, sa respiration haletante et sa peau couverte d'une sueur froide.

Ainsi, par suite de quelque maladie ou d'un vice d'organisation, les sens, ces merveilleux instruments de l'âme, peuvent lui communiquer des notions fausses ou du moins incomplètes. Doit-on conclure de là que, nous trompant quelquefois, l'on ne saurait dans la plupart des circonstances en invoquer le témoignage comme caractère de vérité ou de certitude? La raison et le sens commun nous paraissent avoir répondu à cette question. De toutes les erreurs signalées par les physiologistes et les philosophes, les plus singulières, celles de la vue, peuvent être rapportées à des causes organiques, physiques ou psychologiques. Les premières consistent dans le daltonisme, c'est-à-dire l'inaptitude à distinguer les couleurs ; Dalton, en effet, présentait au plus haut degré cette lésion bizarre : il ne trouvait aucune différence entre le rouge, le rose, le pourpre et le bleu. Instruit par l'expérience de cette anomalie, il l'attribua aux fluides de l'œil ; après sa mort, en effet, on trouva le cristallin légèrement coloré en jaune ; toutefois, observés à travers cet organe, les objets conservaient leur couleur naturelle. Colardeau offrait la même singularité; dessinateur habile autant que versificateur agréable, il lui arriva de faire sur un paysage un fond écarlate, croyant le faire d'un vert sombre. Dans l'observation transmise par M. d'Hombres-Firmas à l'Académie des sciences (13 août 1849), un M. D. d'Anduze savait par tradition que l'herbe et les feuilles des arbres étaient vertes, le ciel bleu, le sang rouge ; mais il ne pouvait reconnaître ces nuances dans les fleurs, les étoffes ou les papiers de tenture qu'on lui présentait ; il n'établissait aucune distinction entre une gravure coloriée et une gravure ordinaire ; en un mot, toutes les couleurs lui paraissaient des teintes plus ou moins grises. Un autre individu, âgé de 38 ans, avait une vue très-longue, visait très-juste à la chasse, appréciait parfaitement la distance et la grandeur des objets ; mais il ne distinguait bien que les nuances du jaune, et confondait toutes les autres ; il ne faisait aucune différence entre les variétés de marguerites et d'hortensias ; il ne reconnaissait que par leur forme les fleurs du grenadier.

L'inaptitude à distinguer les couleurs n'est pas seulement congénitale, elle est parfois héréditaire. Dans une famille d'Ecosse composée de plusieurs individus, aucun ne pouvait distinguer la couleur verte de la rouge, et les enfants, en cueillant des cerises, ne les reconnaissaient que par la forme de ces fruits. Dans un curieux mémoire,

M. le docteur Earle a réuni 31 exemples de pseudochromie ou daltonisme, empruntés la plupart à sa propre famille. Sa grand'mère maternelle et deux de ses frères présentaient cette particularité physiologique, et parmi leurs descendants, comprenant 32 hommes et 29 femmes, 18 des premiers, 2 femmes seulement, offrent la même anomalie. Entre plusieurs particularités relatives à chacun d'eux, l'inaptitude à distinguer le rouge du vert est un caractère commun à tous. Chose bizarre, et qu'aucun autre observateur n'a signalée, plusieurs des sujets qui figurent dans le mémoire de M. Earle, distinguent presque naturellement les couleurs à une lumière artificielle ; il existe, en outre, chez quelques-uns un certain degré d'inaptitude à distinguer les notes musicales. Un phénomène plus remarquable encore, c'est que, parmi ces personnes atteintes d'une telle imperfection, deux sont des poëtes distingués, et l'un d'eux est estimé le plus grand des poëtes américains de son siècle.

Chez aucun des sujets affectés de pseudochromie, on n'a découvert le moindre défaut de conformation extérieure ; cette anomalie réside donc dans la substance même du cerveau, dans l'organe qui perçoit et juge les sensations. On attribue généralement à quelque maladie du cristallin ou de la rétine les mouches volantes, les essaims de guêpes, les cercles lumineux, les toiles d'araignée, les éclairs, la fumée, les nuages et quelques autres accidents morbides que certaines personnes voient à toute heure ou passagèrement. Morgagni rapporte qu'à la suite de méditations profondes, Malpighi et Zimmermann voyaient pendant la nuit des étincelles et des traînées de feu voltiger autour d'eux. Combien ne pourrions-nous pas citer d'hommes d'étude que tourmentent presque sans interruption les mêmes phénomènes! Sabatier et un grand nombre de médecins, affectés de mouches volantes soit passagères, soit persistantes, ont craint une cataracte ou une amaurose, qui, très-souvent, n'existe pas. Dans l'espoir de remédier à ces accidents importuns, on a ouvert la cornée pour évacuer l'humeur aqueuse, mais toujours sans résultat favorable.

Quelques-unes de ces visions fantastiques sont produites par des causes psychologiques, auxquelles appartiennent également les illusions et surtout les hallucinations qu'on observe chez certains malades. En dehors même de l'état morbide, quelques personnes très-impressionnables voient les objets doubles ou diminués de volume, ou bien grossis démesurément; parfois même elles n'en distinguent que la moitié. Nous en connaissons enfin un grand nombre qui ne peuvent fermer les yeux dans l'obscurité, sans que mille objets fantastiques se présentent aussitôt devant elles.

Parmi les erreurs de la vue produites par des causes physiques, il faut citer particulièrement les phénomènes de réfraction, tels que le mirage et le scintillement des étoiles. Les sens inexpérimentés se trompent aussi parfois sur la forme et la distance des objets éloignés.

Nous avons cité quelques exemples des erreurs de l'ouïe, si fréquentes dans l'hystérie et dans toutes les formes de l'aliénation; la grossesse, un embarras gastrique, la présence des vers dans les intestins suffisent pour produire certaines anomalies. Sous l'empire d'une vive impressionnabilité, on entend le tintement d'une cloche, le pétillement de la flamme, le bruit d'une roue qui tourne; la jeune fille chlorotique est poursuivie par le souffle d'une forge ou le murmure d'une cascade. Dans les surdités nerveuses, le malade qui ne perçoit plus le bruit réel, entend à la fois plusieurs sons discordants. La santé la plus parfaite ne met pas à l'abri de ces troubles bizarres. Un joueur de cor entendait le son qu'il voulait tirer de son instrument, et puis un autre son tout différent dont l'importunité le fit renoncer à la musique. Un individu, dont Sauvages rapporte l'histoire, se plaignait d'entendre deux sons, dont l'un était l'octave de l'autre.

Le goût, l'odorat et le toucher offrent un certain nombre d'anomalies ou de vésanies analogues. Néanmoins, la plupart des déviations du goût, saveur fade, bilieuse, amère, acide, alcaline, sont des symptômes de maladie plutôt qu'un vice organique. Les démonomaniaques du moyen âge étaient assiégés d'odeurs exécrables, tandis que les odeurs les plus suaves environnent les extatiques. L'hystérie, l'hypochondrie et la mélancolie sont parfois caractérisées par l'hyperesthésie ou l'anesthésie du toucher, et par des sensations non moins bizarres et non moins mensongères que celles des autres sens.

A qui donc est-il nécessaire de rappeler que l'esprit et le corps étant étroitement unis pour un but commun, en l'absence de l'organe il ne peut y avoir de fonction? Cependant le sourd, l'aveugle, tous ceux qui présentent quelques-unes des anomalies dont nous avons cité des exemples, peuvent être éclairés par l'expérience ou par la raison, et dans leurs jugements se défier des défectuosités de leur organisation. Faut-il donc conclure d'un très-petit nombre de cas exceptionnels que les sens sont sujets à se tromper, et qu'on ne peut se fier à leur témoignage? Il nous paraît plus juste d'affirmer que les notions venues par l'intermédiaire de ces organes sont parfaites, à la condition qu'ils soient sains et bien conformés. Entre des sensations contradictoires chez deux personnes différentes, s'agit-il de juger quelle est la vraie ? C'est la généralité des hommes, rapportant toujours la même chose qui devient la règle de la certitude ; on doit regarder comme erronée, comme le produit d'un organe mal conformé ou malade, toute sensation qui se trouve en contradiction avec celle du grand nombre. On peut affirmer avec la même assurance que l'homme éveillé voit juste, et que celui qui rêve est dupe d'une illusion. Les affirmations contraires sont des jeux de sophistes.

Que faut-il penser de certaines apparences sans réalité, des erreurs des sens suscitées par des causes physiques ? Une glace, l'eau limpide, tous les corps polis reproduisent des images que l'esprit inexpérimenté jugerait réelles; l'écho répète des paroles que la crédulité superstitieuse a pu attribuer à quelque divinité cachée. Dans l'éloignement, une tour carrée paraît constamment ronde ; on se trompe grossièrement sur la distance et la hauteur d'une montagne couverte de neige, sur la grandeur des corps célestes, le mouvement de la terre, la scintillation des étoiles, le mirage et enfin sur un grand nombre de phénomènes physiques et astronomiques.

On ne peut contester aux yeux d'être les organes qui nous font découvrir les objets dans l'espace; mais ils ne les découvrent pas tous; ainsi, pendant longtemps, on a pu croire que les étoiles disparaissaient au lever du soleil. Ils sont donc bornés; c'est là une des premières notions que l'expérience nous enseigne; elle nous apprend encore à ne pas nous fier à toutes les apparences, et à ne point juger sur l'impression des sens dans certaines circonstances. Descartes prouve dans sa *Dioptrique* que la grandeur, la distance et la figure ne s'aperçoivent que par le raisonnement; il ne faut donc pas demander au corps des jugements qui sont de l'essence de l'esprit. La Fontaine dit fort élégamment :

> Quand l'eau courbe un bâton, la raison le redresse.

C'est en vertu des lois de la réfraction dans des milieux d'inégale densité, qu'un bâton plongé dans l'eau nous paraît brisé; c'est le sens de la vue qui a raison, c'est l'esprit qui a tort. Les yeux ne nous trompent pas sur la forme, la grandeur et la distance des objets éloignés; ils nous les font apercevoir tels que les angles des rayons lumineux les gravent sur la rétine; la grosseur du soleil nous paraît telle que doit paraître un corps placé à 38,416,000 de lieues, dont le volume est 1,400,000 fois celui de la terre. La première fois que l'armée française d'Égypte fut témoin des fantastiques effets du mirage, Monge découvrit que ce phénomène, dont pendant une longue suite de siècles on avait ignoré la cause, était dû à la réfraction de la lumière dans des couches d'air successivement plus échauffées, et puis à sa réflexion en touchant le sol. La vue n'est en réalité que le sens des couleurs; c'est associée au tact et guidée par la raison qu'elle nous fait connaître la distance et la forme des corps. Les sens ne nous découvrent ni des vérités géométriques, ni la substance même des choses; l'esprit seul les connaît. Leurs prétendues erreurs prouvent au contraire la rare précision de ces organes. Ainsi que Bossuet l'a démontré fort éloquemment, les impressions qu'ils transmettent à l'âme sont conformes aux lois physiques et aux règles de l'optique et de l'acoustique. Les fausses sensations, les illusions dont ils deviennent l'occasion et les intermédiaires sont des erreurs de l'entendement. Ces erreurs mêmes, dont on ne saurait être longtemps dupe, ont leur utilité ; elles sollicitent l'esprit à ne point se laisser séduire par de vaines apparences et à se livrer à la recherche des lois de la nature. En se contentant d'une apparence grossière, les anciens ont pu croire que le soleil est un globe embrasé, qui parcourt journellement l'espace au-dessus de nos têtes, pour nous mesurer la chaleur et la lumière. Anaxagore, ne pouvant expliquer ce phénomène, imagina un système plus invraisemblable encore, en supposant que cet astre s'allume chaque matin à l'orient et s'évapore le soir aux confins du monde. Ce fut une gloire pour l'esprit humain, quand Hicétas de Syracuse découvrit le système de la rotation de la terre ; ce fut un plus grand triomphe pour la science, lorsque Copernic et après lui Galilée étayèrent sur des preuves irréfragables un système que le philosophe pythagoricien n'avait qu'entrevu.

Le témoignage des sens est donc l'origine des notions que nous possédons sur le monde extérieur. Ces organes sont-ils sains et bien conformés, les connaissances qui nous viennent par cette voie ont un caractère de certitude, certitude de sensation actuelle et de l'existence des corps. De telles vérités n'ont pas besoin de démonstration ; elles s'affirment elles-mêmes comme les objets de la pensée ; les nier serait une offense au sens commun. Instruments de l'âme pour la connaissance des corps, ils ne peuvent être affectés que par les qualités contenues dans l'esprit ; ils font pour ainsi dire l'office de miroirs ; c'est l'esprit seul qui entend, qui voit, compare, délibère et juge. Doué des sens les plus exquis et quelque éducation qu'on lui donne, l'animal le plus parfait de la création ne pourra jamais imaginer que deux et deux font quatre.

Toute une école de philosophie, celle de Thalès, d'Anaxagore et d'Aristote, chez les anciens, a regardé comme une vérité démontrée que nos idées viennent des sens. Ce système est contenu tout entier dans la formule célèbre : *Nihil est in intellectu quod non prius fuerit in sensu.* Cette doctrine est celle de Locke, de Condillac, de Buffon, d'Helvétius, de Cabanis, en un mot de l'école sensualiste. Locke, regardé comme l'initiateur de cette doctrine parmi les modernes, assigne cependant aux idées une double origine : la sensation et la réflexion. Plus exclusif et plus absolu encore, Condillac fait provenir de la sensation non-seulement les idées, mais la réflexion elle-même, tous nos penchants et toutes nos facultés. Mais qu'on le remarque bien, ce n'est jamais sur les faits que Condillac fonde ses démonstrations; dialectitien habile, il se borne à une analyse très-subtile et tout imaginaire des opérations intellectuelles, que, sans aucune preuve, il fait naître des sens. Plus observateur que ce philosophe, au risque de porter atteinte à une doctrine si conforme à ses opinions matérialistes, Cabanis, entraîné par l'évidence, reproche à son école de négliger une foule de déterminations et de penchants qui ont leur source dans les fonctions organiques. Le système intellectuel et affectif est à son tour vivement influencé par l'instinct. Par conséquent, Cabanis est déjà bien loin de l'école sensualiste, puisqu'il admet l'innéité des impressions instinctives, c'est-à-dire des passions. Avec une grande partie de l'école spiritualiste, Laromiguière place dans l'attention et non dans la sensation le principe générateur des facultés de l'âme. Suivant ce judicieux philosophe, nous ne connaissons que ce que nous avons vu, entendu, senti avec attention; la sensibilité est toute passive et ne saurait produire ni puissance, ni activité, ni faculté. Par l'attention, nous découvrons les faits; par la comparaison nous saisissons leurs rapports ; par le raisonnement nous les réunissons en système. Telles sont les facultés qui constituent l'entendement. Laromiguière fait dériver de la volonté : 1° le désir; 2° la préférence; 3° la liberté, d'où découle la moralité des actes. La pensée est l'expression générale qui embrasse l'ensemble de nos facultés morales et intellectuelles.

Si le *Traité des sensations* n'avait fourni quelques arguments aux matérialistes, on l'aurait considéré dès l'origine comme un roman invraisemblable. Modèle d'analyse subtile et de déductions captieuses, il n'est en son entier qu'une suite de suppositions arbitraires et paradoxales. Il suffit sans doute du raisonnement pour battre en brèche un tel système; mais les faits et l'observation lui sont plus contraires encore. Si la doctrine de la sensation était vraie, la perfection et l'activité des facultés intellectuelles et morales seraient en rapport avec celles des sens. Et non-seulement nos instincts, mais encore le nombre des idées, la finesse du jugement, la vivacité de l'imagination dépendraient de la variété des images ou des sensations que les corps extérieurs envoient à l'âme ou au cerveau. Toutes nos connaissances et toutes nos facultés tirant, selon Condillac, leur origine des sens, on devrait attribuer la peinture à la vue, la musique à l'ouïe, la sculpture au toucher ; c'est dans la sensation que prendraient naissance les langues, la poésie, l'éloquence, les mathématiques, l'art militaire, les sciences abstraites elles-mêmes. Le génie pourrait donc se mesurer à la portée de la vue, l'éloquence à la finesse de l'ouïe, la sagesse d'un philosophe à la délicatesse du toucher. On s'accorde à regarder ces trois sens comme les sens intellectuels par excellence. Que ne peut cependant imaginer l'esprit de subtilité ! L'odorat et le goût sont, pour la plupart des physiologistes, des sens destinés à nous éclairer sur la qualité des substances alimentaires. Eh bien ! J.-J. Rousseau prétend que l'odorat est le sens de l'imagination, et Cardan lui accorde le pouvoir d'engendrer une grande finesse d'esprit. Examinons quelques-unes des conséquences de cette doctrine, et si, en effet, comme le veut Condillac, la sensation renferme toutes les facultés de l'âme.

Dans les classes supérieures de l'animalité, chaque espèce recevant les mêmes impressions du monde extérieur, d'où proviennent les instincts si opposés et les aptitudes si diverses qu'on remarque entre elles ? Quel rapport trouve-t-on entre les penchants et la sensation ? Par quel sens l'araignée apprend-elle à filer, l'abeille à maçonner, le castor à bâtir, la fourmi à faire des provisions ? La sensation n'explique pas davantage pourquoi le chien et le faucon chassent, pourquoi le chat court après les souris, pourquoi le furet cherche le lapin dans son terrier, pourquoi enfin la corneille, la fourmi, le renard, le daim, l'abeille, le cheval, l'éléphant vivent en société, le hibou et la pie dans la solitude. Avec les mêmes sens, les mœurs des insectes sont cependant très-variées, et néanmoins toujours les mêmes dans chaque espèce. Des différences aussi tranchées se remarquent entre les oiseaux chanteurs, dont l'ouïe et la vue sont pareilles ; néanmoins, chaque espèce particulière, le merle, la fauvette, le rossignol, la caille, la chouette ont toujours le même chant, le même cri. Quoique vivant dans les bois, confondus avec d'autres espèces, les petits de chacune, séparés de leur mère, l'imitent sans l'avoir entendue et conservent leur originalité ; seul, l'oiseau moqueur imite d'une manière comique le ramage des autres oiseaux. On ferait vainement couver par une mère des œufs de plusieurs espèces ; à peine éclos, les petits de chaque espèce obéissent irrésistiblement à leur instinct : le perdreau s'envole dans la plaine, le ramier perche dans la forêt, le caneton court à l'étang. Ce n'est donc ni l'expérience, ni l'éducation qui transmettent ces impulsions aveugles et irrésistibles.

Suivant Condillac, la faim sentie pour la première fois n'a point d'objet déterminé et fait saisir indifféremment tout ce qui se présente. Mais s'il en était ainsi, on ne verrait point toute une classe d'animaux se nourrir de chair et une autre de substances végétales seulement, et les petits rechercher exclusivement la proie, les fruits, les herbes ou les graines dont se nourrissaient leurs pères. Il faut se bercer d'illusions étranges et fermer les yeux à l'évidence pour attribuer à la sensation ce qui appartient exclusivement à l'instinct. Aussi, tout en soutenant un principe erroné sur l'origine de nos connaissances, aucun naturaliste, ni Aristote, ni Buffon, ni Cabanis n'a-t-il développé un principe aussi contraire à l'observation ; Condillac reproche à Locke lui-même de n'avoir pas connu combien nous avons besoin d'apprendre à toucher, à voir, à entendre ; il l'accuse d'avoir regardé comme innées les qualités de l'âme, sans soupçonner qu'elles pourraient tirer leur origine de la sensation même. Où donc les bêtes fauves ont-elles reçu cette éducation et fait ce long apprentissage des sens que Condillac juge indispensables ? A peine sortis de leurs nids, les petis des oiseaux sont ce qu'ils seront toujours. Peut-on supposer qu'il suffit de quelques jours pour les former, tandis que des années sont nécessaires à l'homme pour lui apprendre les mêmes choses touchant la vue, l'ouïe, l'odorat, le goût et le tact? Les animaux seraient donc mieux doués que l'homme, et avec la doctrine de la sensation on devrait s'attendre à trouver chez les premiers des qualités supérieures à celles du second.

Que l'on suive attentivement les premiers pas de l'enfant dans la vie : ses penchants et ses sentiments se développent avec lenteur, non en quelques mois, mais en plusieurs années, tandis que chez les petits des animaux le développement entier s'opère en quelques semaines; ceux-ci l'emportent encore dans toute la durée de l'existence par une rare perfection des sens; les deux principaux, la vue et l'ouïe, existent plus fins et plus étendus chez un grand nombre d'animaux. Autant qu'il nous est permis d'en juger par l'observation, le tact seul nous paraît infiniment plus parfait, et d'ailleurs il est le plus général chez l'homme, ainsi que l'exprime énergiquement Lucrèce, organe de l'école épicurienne :

> Tactus enim, tactus, proh divum numina sancta!
> Corporis est sensus..... (Lib. II, vers. 434.)

Néanmoins, nous croyons pouvoir conclure avec assurance que pour les animaux l'éducation n'explique rien; la nature et les manifestations des besoins, des instincts et des aptitudes industrielles sont innées et proviennent, non de la sensation, mais d'une organisation intérieure sans la moindre analogie avec les sens. Ajoutons toutefois que Condillac lui-même s'adresse timidement une objection qui ébranle tout son système : « Les bêtes, dit ce philosophe, ont des sensations, et cependant leur âme n'est pas capable des mêmes facultés que celles de l'homme...

L'organe du tact est en elles moins parfait ; et par conséquent il ne saurait être pour elles la cause occasionnelle de toutes les opérations qui se remarquent en nous. Je dis *la cause occasionnelle*, parce que les sensations sont les modifications propres de l'âme et que les organes n'en peuvent être que l'occasion. De là le philosophe doit en conclure, conformément à ce que la foi enseigne, que l'âme des bêtes est d'un ordre essentiellement différent de celle de l'homme. » Condillac ne répond nullement à une objection qui rendait inutile son *Traité des sensations* ; aussi l'a-t-il reléguée dans une note et se contente-t-il d'une réponse évasive.

Si les sens ne peuvent être considérés comme l'origine des instincts et des aptitudes industrielles chez les animaux, il serait peu philosophique et contraire à toutes les déductions du sens commun d'attribuer à la sensation les penchants analogues ainsi que les facultés supérieures de l'espèce humaine. Forcés de mentir à leur système, les sensualistes conviennent que les mêmes sens sont communs à tout les hommes et que tous cependant n'ont ni le même génie, ni les mêmes connaissances. D'où proviennent donc les inégalités qu'on remarque entre eux ? Les uns sont bons, les autres méchants ; ceux-ci sages, ceux-là ambitieux ; quelques-uns modestes, quelques autres superbes. Les talents, l'amour des arts, le génie poétique, l'esprit philosophique refusés au plus grand nombre, sont départis avec libéralité à quelques privilégiés de la nature. Pascal compose à douze ans un traité sur les sections coniques ; Vaucanson enfant fait une horloge. Nous en vîmes composer une au jeune Froment avec du liége, des matériaux communs et de méchants outils. Guillaume Crotsh était à six ans musicien remarquable ; au même âge, Mozart composait des pièces de clavecin, exécutait des concertos à livre ouvert ; à huit ans il publia ses deux premières œuvres de sonates, et à douze son premier opéra. Enfants, Ovide, le Tasse, Racine, Pope, Voltaire, annonçaient par de brillants éclairs leur génie poétique.

On voit par ces exemples que le génie est un don naturel et ne s'apprend pas ; Tamerlan, Sixte-Quint furent dans leur enfance gardiens de troupeaux ; Démosthènes, Grégoire VII, Shakespeare, Claude Lorrain, J.-J. Rousseau étaient fils d'artisans. On naît géomètre, orateur, poëte, peintre, musicien. Si le talent et les aptitudes diverses dépendaient des sens ou même de l'éducation, on pourrait en susciter à volonté, corriger les mauvais penchants, n'en faire naître que de bons ; on n'aurait besoin ni de lois, ni de peines, l'école suffirait. Aussi est-il juste de dire, comme Fontenelle dans l'éloge de Pierre le Grand, que ni la bonne éducation ne fait le grand caractère, et que ni la mauvaise ne le détruit ; Thomas conclut de son côté, que pour les hommes extrordinaires il faut moins regarder l'éducation que la nature.

En réfutant une théorie aussi fausse dans son principe que dangereuse par ses conséquences, à Dieu ne plaise cependant que nous méconnaissions l'importance des sens. Ils seraient des maîtres aveugles pour l'homme ; ils deviennent pour lui des serviteurs fidèles et industrieux, en s'empressant de satisfaire à tous les besoins de son âme avide de connaître, de voir et de sentir. Le goût est départi à tous les échelons de l'animalité ; véritable sens de la nutrition, les vers, les mollusques, les insectes, les poissons, les reptiles en jouissent comme les oiseaux et les mammifères. S'il se trouve à un degré remarquable de sûreté qui fait reconnaître à chaque espèce l'aliment qui lui convient, il présente chez l'homme plus de raffinement et de variété encore. Chez les insectes et les oiseaux l'odorat a une étendue que l'homme le mieux doué ne saurait atteindre; mais on doit remarquer que pour les bêtes il est borné à la découverte des aliments et de la proie; créature intelligente et perfectible, l'homme recherche les odeurs pour elles-mêmes, comme source de bonheur et de sensations; c'est en lui un goût délicat plutôt qu'une passion brutale. Il est douteux que le porc, si vivement impressionné par l'odeur de la truffe, le chien par celle du gibier vivant, la mouche, le corbeau, le vautour, l'hyène par celle de la chair putréfiée, soient sensibles à l'odeur du réséda, de la rose, de l'héliotrope et des autres fleurs. Toutefois, c'est chez l'homme de la nature et les peuples sauvages que l'odorat atteint sa plus grande finesse. Nous ne pensons pas néanmoins que la privation de ce sens et la grossièreté du goût rendent l'intelligence moins active et l'imagination moins brillante.

Descartes, dans sa *Dioptrique*, considère la vue comme le plus noble des sens. Locke à son tour le regarde comme le plus instructif. Quel nombre prodigieux de notions manquent à l'aveugle-né! Quelque instruit qu'il soit, il n'aura jamais qu'une idée incomplète des couleurs, de l'espace, du ciel, des physionomies, de la beauté. La peinture, la gravure, l'architecture, seront effacées de sa vie intellectuelle. Sevrée du magnifique spectacle de la nature, à quelle source la poésie puiserait-elle ce monde d'images et de fictions qui alimentent ses œuvres? Mais devient-on aveugle dans un âge avancé, le souvenir de tant de beautés évanouies se peint à la pensée, en traits d'autant plus animés que le regret de les avoir perdues en double la puissance. L'exemple d'Homère et de Milton prouve que l'imagination voit mieux et plus loin que l'organe naturel; celui-ci a un horizon borné, celle-là plane dans l'infini. La perte de la vue n'enleva rien à la fécondité d'esprit et à la fermeté de jugement d'Augustin Thierry. Bouchenu de Valbonnais, premier président de la Chambre des comptes, mort en 1730, composa, étant déjà aveugle et sur les lectures qu'on lui faisait, une très-bonne histoire du Dauphiné. Parmi les aveugles de naissance, on peut même citer un certain nombre d'hommes doués d'un grand savoir, tels que Ferdinand de Bruges et Didyme d'Alexandrie. Le premier enseigna avec réputation les humanités à Paris, se fit ensuite bénédictin et laissa à sa mort, arrivée en 1494, quelques ouvrages estimés, parmi lesquels on remarque un *Traité sur la tranquillité d'âme.* Didyme fut un des plus savants docteurs du IVe siècle et de l'école d'Alexandrie; il compta parmi ses disciples saint Jérôme, saint Isidore, Ruffin et Pallade; il s'était formé en se faisant lire les auteurs sacrés et profanes. Toutefois, Didyme n'avait perdu la vue qu'à l'âge de cinq ans, mais il paraît qu'il n'avait plus idée de la lumière. Il en fut de même de Saunderson, qui était devenu aveugle dès la plus tendre enfance par suite de la petite vérole. Professeur de mathématiques à Cambridge, il inventa plusieurs machines qui facilitèrent ses études sur l'arithmétique, l'algèbre et la géométrie. Il était si grand connaisseur en numismatique, qu'en promenant sa main sur une suite de médailles il discernait les fausses, alors même qu'elles étaient contrefaites avec assez d'art pour tromper les yeux les plus exercés. Avec des facultés moins éminentes, l'aveugle du Gatinais présentait une intelligence et un esprit d'industrie qu'on rencontre rarement chez les personnes douées de l'intégrité de la vue et des autres sens. Il estimait la proximité du feu par le degré de la chaleur, et le voisinage des corps par l'action de l'air sur son visage. Cette même délicatesse de tact lui permettait de distinguer une rue d'un cul-de-sac. Il était chimiste, musicien et très-adroit de ses mains; il faisait de petits ouvrages au tour et à l'aiguille, nivelait à l'équerre, montait et démontait les machines ordinaires, appréciait avec justesse le poids des corps, la capacité des vases, se faisant de ses bras des balances fort justes et de ses mains un compas infaillible. Il jugeait très-exactement des symétries, et estimait avec une rare précision la durée du temps par la succession des actions et des pensées. Il apprit même à lire à son fils au moyen de caractères en relief de sa composition.

L'ouïe n'est pas moins utile à l'homme que la vue ; elle n'a pas une importance moindre sur l'intelligence et l'éducabilité. Sans audition, en effet, il n'y a point de parole, point de langage ; la communication des pensées, l'échange des sentiments deviennent difficiles et nécessairement bornés. C'est la parole qui, dès l'origine, a formé la famille, réuni l'homme en société, fondé des villes, inspiré des lois, établi des empires. Sans ce don, divinement communiqué à l'âme, que serait-il advenu des sociétés, de la justice, du devoir, de la philosophie, des arts, des sciences, des gouvernements, en un mot de toutes les institutions humaines? Privé d'un enseignement spécial, combien d'idées et de sensations manquent au sourd-muet! Pour lui, la nature est morte ; les êtres animés, les oiseaux avec leur gazouillement, les animaux innombrables et les hommes eux-mêmes sont à ses yeux comme des automates dont les mouvements lui paraissent inexplicables. L'égoïsme domine tous les sentiments de son cœur ; il est jaloux à l'excès, la dissimulation lui est familière; il est crédule quoique défiant : tel est l'homme de la nature; tels étaient dans la société païenne ces pauvres desbérités de la nature, avant que l'amour chrétien eût inspiré au bénédictin de Ponce, à Pereira, et surtout à l'abbé de l'Épée un langage naturel des signes, et l'art d'instruire les sourds-muets, presque à l'égal des hommes doués du sens de l'ouïe. Et, telle est l'excellence de l'âme humaine, que la parole écrite, se substituant à la parole articulée, a éveillé chez le sourd-muet tous les bons instincts, la reconnaissance, l'amour filial, l'amitié, le sentiment religieux, la pitié, le devoir, en un mot toutes les idées morales et toutes les notions abstraites. Bien plus, le docteur Lowe, directeur de l'institution des aveugles de Boston, parvint, à l'aide d'un système d'éducation dont il avait conçu le plan, à enseigner le langage des sourds-muets, l'écriture, l'arithmétique, puis successivement tous les éléments de la raison humaine, la connaissance des devoirs sociaux et des principes religieux à une jeune Américaine, nommée Laura Brigman, qui, par suite d'une inflammation cérébrale, avait perdu, à l'âge de deux ans, la vue, l'ouïe et l'odorat, c'est-à-dire trois ordres de sensations. Descartes, Clarke et Leibnitz ont-ils fourni un argument d'une telle évidence en faveur de la spiritualité ?

Grâce à de bonnes méthodes d'enseignement, et en s'adressant au clavier de l'âme, on parvint donc à développer chez plusieurs sourds-muets un remarquable degré d'intelligence; quelques-uns même ont montré un esprit transcendant; toutefois, ces exemples sont moins fréquents que chez les aveugles. En l'absence même de toute éducation spéciale, on a remarqué chez quelques sourds-muets une grande aptitude pour le dessin et la sculpture;

Juan Fernandez Navarette, surnommé *el mudo* (né à Logrono en 1526, mort à Séville en 1579), est l'un des plus célèbres ; il avait perdu la parole à l'âge de deux ans, par suite d'une maladie aiguë. Cette infirmité ne l'empêcha pas de manifester un goût très-décidé pour la peinture ; il alla en Italie, fut élève du Titien et, de retour en Espagne, devenu peintre de Philippe II, il travailla exclusivement pour l'Escurial ; le plus remarquable de ses tableaux représente Abraham au milieu de trois anges.

Itard, que nous avons connu aussi charmant esprit que bon observateur, n'avait jamais remarqué que les sourds de naissance eussent la vue plus perçante, le goût, l'odorat, le toucher plus délicats que ceux des autres hommes, et que l'activité des autres sens suppléât à celui qui leur manquait. On peut supposer même que la privation de l'organe extérieur correspond à une organisation cérébrale défectueuse. Mais après l'âge de la puberté, la perte d'un sens départit à ceux qui restent la somme de sensibilité qui se partageait entre les cinq ; le tact plus exercé acquiert une plus grande finesse. Lecat (*Traité des sens*) rapporte qu'un organiste hollandais, ayant perdu la vue, continua à jouer de l'orgue. Depuis, il acquit l'habitude de distinguer par le tact les différentes espèces de monnaies ; les cartes lui devinrent tellement familières, qu'en les donnant il connaissait, par le relief des couleurs, celles de son adversaire aussi bien que les siennes. La même finesse de tact se développa, mais à un degré plus admirable, chez Daniel de Volterre : devenu aveugle, ce grand peintre n'avait besoin que de toucher son modèle pour faire une statue d'argile très-ressemblante.

C'est avec raison qu'Aristote et Galien appellent la main l'instrument des instruments ; mais on ne peut admettre avec Helvétius qu'elle soit l'origine des aptitudes industrielles ; pour l'ordinaire, l'idiot a la main parfaitement conformée ; ce n'est donc pas la main qui donne la supériorité de l'intelligence, c'est la nature qui l'a façonnée pour les besoins de l'âme. Que Condillac appelle le toucher un sens géométrique, nous l'accordons ; prétendre qu'il est de tous les sens le seul qui nous donne la notion de l'existence des corps, c'est oublier que la raison seule a cette connaissance et que le tact ainsi que la vue, l'ouïe, l'odorat et le goût ne sont que des instruments et des intermédiaires. « Anaxagoras, dit Plutarque (*De l'amitié fraternelle*), mettait la cause de toute la sapience et sagesse de l'homme en sa main ; mais toutefois le contraire de cela est véritable ; car l'homme n'est pas le plus sage des animaux, pour autant qu'il a des mains : mais pour ce que de sa nature il est raisonnable et ingénieux, il a aussi de la nature obtenu des utils qui sont tels. »

Nous croyons avoir surabondamment prouvé que les sens ne sont l'origine ni de nos instincts, ni de nos penchants, ni de nos aptitudes industrielles, et que l'axiome de l'école sensualiste : *Nihil est in intellectu quod non prius fuerit in sensu* n'est pas moins contraire à l'expérience qu'à la raison même. Nos idées comme nos facultés sont innées ou du moins n'attendent pour se manifester que des causes occasionnelles. Nous avons fait la part des sens dans l'origine de nos connaissances sur le monde physique ; mais vouloir établir un rapport quelconque entre l'odorat, le goût, le tact, la vue, l'ouïe et les idées abstraites, celles de devoir, de pudeur, de reconnaissance, de justice, de cause première, etc., c'est pousser l'esprit de sophisme jusqu'aux dernières limites, et fermer volontairement les yeux à l'évidence. Cudworth, disputant un jour avec un de ses amis sur l'origine des idées, lui dit : « Prenez, je vous prie, un livre dans ma bibliothèque, le premier qui se présentera sous votre main, et ouvrez-le au hasard. » L'ami tomba sur les *Offices* de Cicéron, au commencement du premier livre : *Quoique depuis un an,* etc. « C'est assez, reprit Cudworth; dites-moi, de grâce, comment vous avez pu acquérir par les sens l'idée de *quoique.* » L'argument était sans réplique, et l'ami, ne sachant que répondre, remit silencieusement le livre dans la bibliothèque. (*Soirées de Saint-Pétersbourg*, t. I, p. 414.)

CHAPITRE III

CONSIDÉRATIONS SUR LES MŒURS DES DIFFÉRENTS PEUPLES

Les instincts, les sentiments et les passions inhérentes à la nature de l'homme, les facultés de l'esprit, les croyances et les institutions sociales, telles sont les causes multiples qui façonnent et diversifient les mœurs des nations. Il sera question plus loin des aptitudes intellectuelles, des religions et des diverses formes de gouvernement ; nous nous occuperons d'abord des inclinations naturelles qui impriment un cachet spécial au moral de l'homme ; c'est par elles principalement que s'expliquent les coutumes, les caractères, les vertus et surtout les vices, en un mot, les mœurs des différents peuples.

Le penchant impérieux sur lequel la nature a fondé la perpétuité des espèces animales, celle de l'homme en particulier, est commun à toutes les races, quoique très-variable dans ses impulsions, en raison des climats. Ce serait une triste et désolante histoire, s'il nous fallait rappeler nation par nation, siècle par siècle, les maux qu'enfanta cette passion affranchie des règles du devoir ; elle nous démontrerait que la dégradation des peuples et la décadence des États les plus prospères sont dues principalement à l'oubli et à la violation des lois morales. Nous désirons que le récit fort abrégé de ces scandales, sans alarmer la chasteté de la pensée, puisse inspirer l'horreur des vices qui rabaissent la dignité humaine au-dessous même des instincts de la brute. Le climat a un grand empire sur les manifestations de l'instinct génésique ; mais, pour les dompter ou les diriger, on reconnaît avec non moins d'évidence le pouvoir de l'éducation, de l'exemple, des lois, et surtout celui de la liberté humaine éclairée par la conscience.

Suivant Montesquieu, on trouve des mœurs plus pures dans les divers États d'Orient, à proportion que la clôture des femmes y est plus exacte ; il cite pour exemple la Turquie, la Perse, le Mogol, la Chine et le Japon ; mais où est le mérite d'éviter le mal, lorsque la possibilité de le faire nous est enlevée ? L'auteur de l'*Esprit des lois* ajoute bientôt : « Il y a des climats où le physique a une telle force, que la morale n'y peut presque rien. Dans ces pays, au lieu de préceptes, il faut des verrous. »

Un voyageur qui vient de parcourir l'Asie rapporte que, quelque corrompues qu'on suppose les populations qu'il a visitées, l'esprit reste encore au-dessous de la réalité. Aucun frein, aucune délicatesse, aucune pudeur ne retient le débordement des passions viles et honteuses. La dépravation est générale dans tout l'Orient, ainsi que dans les climats chauds des cinq parties du monde. En Turquie, en Perse, en Égypte, à Tunis, au Maroc, malgré la clôture absolue, la surveillance rigoureuse et les peines les plus sévères, les femmes inventent mille ruses et trouvent mille prétextes empruntés même à des pratiques religieuses pour violer les lois de la chasteté. Ainsi que l'exprime si bien Tite-Live (XXXIV, 4), la luxure est une bête féroce qui s'irrite de ses chaînes et s'échappe ensuite avec fureur. D'après M. Pelletier de Raynaud, dans les pays musulmans, les infractions au pacte conjugal sont plus fréquentes qu'ailleurs ; le bain est un lieu de débauche, le pèlerinage un piége tendu à la crédulité des maris. A la réclusion absolue, à la garde des harems par des eunuques, certains peuples ont encore ajouté des précautions non moins déshonorantes pour la vertu du sexe; telle est l'infibulation usitée en Perse, au Darfour et en Abyssinie ; tels sont les corsets de virginité appliqués aux belles Tscherkesses et que le mari seul a le droit de découdre avec son poignard, la nuit de ses noces. Les Circassiens sont renommés par la dépravation de leurs mœurs ; il y a peu de pays où la débauche soit poussée plus loin qu'en Géorgie; l'inceste, le concubinage ne sont pas des vices pour les Mingréliens.

Les Persans ont beaucoup de galanterie dans le caractère, ils sont très-corrompus; la polygamie est établie chez eux depuis une haute antiquité. Toutefois, cette population ne manque ni de fierté ni d'intelligence; des institutions, et en premier lieu la réforme des mœurs, pourraient en faire une nation qui rappellerait la gloire des Mèdes de Cyrus et des Parthes si redoutables aux Romains.

D'après Hérodote, les Babyloniens avaient une loi bien honteuse et qui suffit pour faire juger une nation : toute femme, née dans le pays, était obligée une fois en sa vie de se rendre au temple de Vénus, pour s'y livrer à un étranger. Ninive, Persépolis, Tyr, Sidon, la Syrie et l'Arabie comme la Phénicie, tout l'Orient était livré aux plus impudiques et plus monstrueuses voluptés. On divinisait le vice sous les noms de Mendès, Adonis, Astarté, et les temples étaient souillés par les plus impures prostitutions. Les mêmes infamies se retrouvent chez les Juifs eux-mêmes ; la licence des mœurs, les outrages à la nature ne purent être arrêtés par les vengeances éclatantes ni par la destruction des villes de la Pentapole.

Les habitants de Cachemire sont très-dépravés ; dans tout le royaume de Lahore règne la plus grande licence ; entre l'Indus et le Sudledge, le libertinage n'est pas même regardé comme une faute légère ; les Bengalaises passent pour les femmes les plus lascives de l'Inde. Dans le Malabar, les enfants, dès l'âge le plus tendre s'adonnent à tous les vices, et la faiblesse des parents est si grande qu'ils ne prennent aucun soin de réprimer ces mauvais penchants. A Calicut, les mères prostituent les filles le plus jeunes qu'elles peuvent. Un trait particulier des mœurs thibétaines, c'est la pluralité légale des maris : tous les frères nés d'une même mère n'ont qu'une femme en commun. A Kanawer, comme dans plusieurs contrées de l'Inde, il existe tout à la fois, polygamie et polyandrie ; M. Leschenault de la Tour a trouvé la même coutume dans les Gates et à Ceylan. Les hommes de Calicut n'ont qu'une femme, mais les dames de qualité peuvent avoir plusieurs maris. Jalouses de cette distinction arbitraire, les femmes du peuple violent ouvertement la loi et jouissent du privilége accordé à la noblesse. Suivant Macartney, les Cochinchinois cèdent volontiers et à très-bon compte leurs femmes et leurs filles.

En Égypte, dit Combes, le ciel, le climat, la nature entière ont des séductions incompréhensibles qu'on ne trouve dans aucun autre pays ; on se sent irrésistiblement entraîné vers cet état de rêverie indéfinissable qui fait le charme de l'Orient. Anciennement les prêtres qui voulaient observer la chasteté, prenaient des semences froides et suivaient un régime débilitant qui leur permettaient de résister aux séductions du climat. Sous les Ptolémées, les mœurs publiques se dépravèrent à tel point que les temples étaient le théâtre des plus honteuses pratiques ; les sanctuaires d'Isis ne furent pas même à l'abri de ces profanations. On a fait remarquer, non sans raison, qu'en Égypte, comme dans tout pays musulman, l'amour, chez les femmes surtout, est à peu près inconnu. Pourvu que l'abondance règne autour d'elles, elles sont heureuses dans le harem ; l'homme qui donne la fortune et le bien-être, honorable ou infâme, jeune ou vieux, beau ou difforme, peu importe, sera toujours le bienvenu. Toutefois, cette apathie et ce matérialisme dégradant n'arrêtent point le cours des intrigues galantes.

Au milieu des races variées qui peuplent l'Égypte, l'Abyssinie et l'Afrique septentrionale, dont les mœurs sont très-dissolues, les Nubiennes forment une exception remarquable, et, quoique libres et presques nues, elles ne sont pas dépourvues de pudeur. Dans la Mauritanie, dans le Soudan, en Guinée, au Congo, au Sénégal, à Madagascar, hommes, femmes, enfants s'abandonnent sans frein à la fougue de leurs passions ; les insulaires du cap Vert livrent aux étrangers leurs femmes et leurs filles pour de l'argent. Si l'on en excepte la gourmandise et la danse, les nègres n'ont d'autre goût, d'autre passion que l'amour sensuel ; ils ne peuvent s'astreindre au joug du mariage, ou du moins à la fidélité conjugale. Les mulâtresses passent pour les femmes les plus voluptueuses du monde ; les négresses ont porté la corruption et la débauche à un degré inouï.

En perdant quelques caractères de leur origine asiatique, les habitants de l'Océanie ont conservé la liberté de mœurs des peuples de l'Inde, avec l'aggravation qui accompagne toujours l'abrutissement et l'oubli de tout sentiment du bien, de toute croyance religieuse. Chez la plupart de ces insulaires, règne la licence la plus effrénée et la plus humiliante. Dans un grand nombre d'îles de la Polynésie, de l'Australie et de la Malaisie, les femmes se vendent sans honte pour la plus vile étoffe ou pour quelques grains de verre ; elles n'ont aucun sentiment de pudeur et de retenue. Bougainville, ayant abordé à Tahiti, et y trouvant un climat délicieux, une terre très-fertile, une race fort belle et qui ne vivait que pour les plaisirs des sens, donna à cette île le nom de Nouvelle-Cythère. Les descriptions que Bougainville et Cook nous ont laissées prouvent que ces insulaires, aussi libres dans leurs penchants que les bêtes, ont porté la licence des mœurs et la lubricité à un point qu'aucune autre nation depuis l'origine du monde n'avait atteint, et qu'il est même impossible de concevoir. Et non-seulement garçons et filles se livrent au libertinage dès l'âge de huit ans, publiquement et sous les yeux de leurs parents, non-seulement frère et sœur s'épousent, mais encore un nombre considérable d'Otaïtiens des deux sexes forment des sociétés singulières sous le nom d'Arreoy, où toutes les femmes sont communes à tous les hommes ; le même couple n'habite guère ensemble plus de deux ou trois jours ; si l'une des femmes devient enceinte, l'enfant est étouffé au moment de sa naissance. Les Otaïtiens regardent comme un honneur d'être agrégés à cette abominable société. On peut prévoir quel doit être le fruit de ces mœurs infâmes. Au moment de sa découverte, cette île contenait une population de 70,000 âmes ; quelques années après, la Vénus impudique, suivant l'expression de M. le comte Portalis, avait fait son office : il n'y restait plus que 6,000 habitants. Des missionnaires anglicans se sont efforcés d'introduire à Tahiti quelques semences de christianisme et les mœurs d'Europe ; mais un certain nombre d'insulaires se sont réfugiés dans les montagnes et les lieux écartés pour y continuer la vie de leurs ancêtres.

Les observateurs ne se sont pas trompés en attribuant à la chaleur du climat la violente impulsion de l'instinct génésique et par suite la corruption des mœurs qu'on remarque en Orient, en Afrique et parmi les insulaires de l'Océanie. On a prétendu même qu'il y avait des pays où il est impossible à la vertu la plus sévère de ne pas succomber ; Cook avance même que les femmes des colonies espagnoles et portugaises de l'Amérique méridionale accordent leurs faveurs plus facilement que celles de tous les pays civilisés. Toutefois, il se présente une exception remarquable : à l'époque de la découverte du Nouveau-Monde, on reconnut que les Indiens, quoique placés sous les zones tropicales, étaient très-froids pour les femmes, ne leur témoignaient aucune déférence, et traitaient leur compagne avec dédain. Aussi, la chasteté des femmes parut-elle sans mérite. On a toujours considéré les Américains comme la race qui est le moins affectée par le climat ; leur constitution faible et délicate pouvait raisonnablement être attribuée à la très-petite quantité de nourriture qu'ils prenaient, au défaut d'appétit et à une sobriété qui surpassait celle des ermites les plus austères. Un pareil régime suffit pour expliquer l'apathie et l'insensibilité des Indiens, en dépit de l'excitation du climat. On trouva des hommes plus ardents dans quelques îles et sur les bords des grandes rivières où les moyens de subsistance sont plus abondants. Depuis la conquête, par suite de l'exemple et par nécessité, les Indiens sont sortis de leur inertie ; le travail a réveillé leurs forces et leurs facultés ; il s'est formé de nouveaux goûts et des désirs inconnus. Les femmes étant plus recherchées, sont devenues coquettes ; aujourd'hui, les mœurs laissent beaucoup à désirer et ne font pas mentir l'influence du climat tropical sur l'excitation des sens.

Dans les régions tempérées de l'Afrique et de l'Océanie, les mœurs sont moins dissolues. A la Nouvelle-Zélande (34-47° lat. sud), antipode de l'Espagne, vivent des tribus belliqueuses, cruelles et anthropophages ; la polygamie y est autorisée et les femmes sont nubiles de bonne heure ; mais Cook trouva parmi elles autant de réserve, de modestie et de décence que chez les peuples civilisés. Quoique un grand nombre ne fussent pas inaccessibles, celles qui étaient sollicitées demandaient l'assentiment de leur famille, qu'on obtenait ordinairement par des présents convenables. Au cap de Bonne-Espérance, le seul endroit connu de l'Afrique qui jouisse d'un climat tempéré, les Hottentots se distinguent par des mœurs réservées ; la polygamie n'est point établie chez eux ; ils ont en horreur l'inceste et l'adultère.

En Europe, les sens parlent avec le plus de violence chez les Méridionaux. Un auteur moderne a comparé même les jolies femmes de Palma aux Tahitiennes, les supposant les unes et les autres incapables de maîtriser leurs passions. Là, en effet, l'instinct de l'amour est plus véhément, plus irrésistible que dans le Nord et les régions du centre. Cependant, même chez les peuples du Midi, la raison peut commander aux sens ; il a suffi de bons préceptes et d'une discipline sévère pour rendre les hommes chastes et maintenir les mœurs pures. On en vit l'exemple à Sparte pendant sept cents ans, ainsi que dans les écoles philosophiques de Zénon et de Pythagore. Ceux qui ont prétendu que la vertu, quoique divine dans son essence, ne saurait être d'institution humaine, ne connaissent pas la force d'un principe, d'une idée. La religion oppose sans doute un frein plus efficace aux passions que tout dogme abstrait ; cependant la pudeur, ou du moins la continence, fut honorée dans l'école de Pythagore, et le philosophe la recommandait non-seulement comme une vertu, mais encore comme un bien digne d'être recherché par les sages. Chez les vieux Sabins, la chasteté des épouses était proverbiale. A Rome, combien pendant plusieurs siècles ne fut point sainte et respectée la pudicité du foyer domestique ! Il suffit d'un outrage à l'honneur d'une épouse et à l'innocence d'une vierge, pour soulever le peuple et briser deux tyrannies. Mais en Grèce comme à Rome, lorsque la loi eut perdu son empire sur les cœurs, et que l'amour de la patrie eut fait place à celui des richesses, les mœurs se corrompirent par degrés, et bientôt le vice ne connut aucun frein, aucune limite. La Grèce cependant ne cessa, pendant plusieurs siècles, de donner de grands exemples de courage et de patriotisme, quoique atteinte d'une dépravation à laquelle échappèrent à peine quelques âmes d'élite. Solon fit acheter un grand nombre de femmes pour apaiser la fureur d'une jeunesse ardente, qui menaçait de porter le trouble dans les familles. Les Corinthiens entretenaient dans le temple de Vénus plus de mille prêtresses qui se prodiguaient au premier venu. Cythère, Milet, Gnide avaient également des temples qui étaient de véritables lieux de prostitution. Nous ne parlerons ni des scènes ordurières des bacchanales, ni des fêtes dionysiaques. Ne pouvant en triompher, les Grecs divinisèrent le vice ; ils honorèrent la beauté jusque dans la courtisane, et leurs historiens nous ont conservé avec un certain reflet les noms d'Aspasie, de Laïs, de Glycère, de Léontium, de Phryné, de Thaïs et de cette Rhodope que la prostitution rendit assez riche pour élever une pyramide.

Une grande partie de l'Europe méridionale, et la Grèce en particulier, fut infestée d'un vice monstrueux qui outrage la nature et annonce le degré le plus abject de la corruption. L'île de Crète, à qui la Grèce emprunta sa mythologie et Sparte ses institutions, perdit toute splendeur et vit sa population décroître en s'abandonnant à ces infamies. Suivant Plutarque, plusieurs grands hommes ne furent point exempts des mêmes souillures ; Pisistrate était amoureux de Charmus, et Solon lui-même de son parent Pisistrate, qui avait une rare beauté. Les écrits poétiques du législateur d'Athènes et l'édit célèbre par lequel il défend aux serfs de s'abandonner au commerce des enfants, et par conséquent l'autorise pour les hommes libres, ne laissent aucun doute sur la tendance des mœurs publiques. Plutarque prétend même que le brave Stésilaüs fut la pomme de discorde et la véritable cause de la jalousie qui exista toujours entre Aristide et Thémistocle. On connaît les débauches des filles de Lesbos, vices humiliants dont on accuse la mémoire de Sapho elle-même et qui règnent aujourd'hui dans tous les harems.

Suivant Hérodote, les Perses et les Assyriens souillés de tant de corruptions durent à la Grèce cette corruption nouvelle, aujourd'hui la plus grande plaie de l'Orient. Ce sont les contrées où, d'après Montesquieu, on rencontre des mœurs si pures qui sont infestées d'un vice honteux, qui non-seulement est un outrage à la nature, mais encore une révolte contre le Créateur ; il est dû principalement à la clôture et à l'esclavage de la femme. Accoutumé à voir en elle, non sa compagne dont il faut mériter l'amour, mais une ilote, une chose servile qui n'a ni la liberté d'accorder, ni le pouvoir de refuser, l'homme corrompu, dégoûté de plaisirs faciles, cherche ailleurs et jusque dans la fange une volupté qui irrite ses sens engourdis. Le Caucase, la Turquie, l'Égypte, l'Arabie, Tunis, le Maroc, en un mot, tous les pays où domine le mahométisme sont infestés de cette souillure ; suivant Volney, aucun mamelouk n'était pur. Le plus sûr moyen d'en affranchir les populations, de tarir le mal dans sa source et de rendre à l'homme sa dignité, c'est l'émancipation de la femme.

La dissolution des mœurs ne s'introduisit à Rome que dans les derniers siècles de la république, à l'époque des guerres civiles ; cependant, avant de devenir générale, elle se signala par de nombreux exemples de dépravation qui attestèrent aussitôt la grandeur du mal. En 388 on voit Marcellus traduire devant le sénat l'édile curule Capitolinus, comme ayant poursuivi de ses obsessions un jeune fils de Marcellus, qui n'était pas moins remarquable par sa pudeur et sa noblesse d'âme que par sa beauté : le sénat condamna Capitolinus à une amende, dont Marcellus fit faire des vases d'argent pour servir aux sacrifices. L'un des premiers actes de Caton parvenu à la censure fut de chasser du sénat Lucius Quintius, personnage consulaire, l'accusant d'avoir amené à la guerre et dans les provinces dont il était gouverneur, un jeune garçon dont il avait abusé dès l'enfance, et lui reprochant d'avoir, sur le désir manifesté par ce jeune homme, fait venir dans une salle de festin un déserteur gaulois à qui Quintius lui-même trancha la tête. On ne peut lire, sans être révolté de la licence des mœurs, Suétone, Juvénal, Lampridius, etc. Clodius, tué par Milon, s'abandonna aux débauches les plus infâmes ; on l'accusa d'avoir corrompu trois de ses sœurs. Les Romains imitèrent des Grecs, l'institution de leurs maisons de débauche, *lupanaria.* Chaque femme, en se faisant inscrire chez l'édile, avait la permission de se prostituer à la condition de changer de nom. Cependant plus tard le sénat défendit la profession de courtisane aux femmes et aux filles de chevaliers. Sous le nom de *lenones* et *lenœ* les prostituées se faisaient remarquer par la bigarrure de leur costume ; il leur était défendu de se montrer en public sans une marque distinctive, une chaussure rouge par exemple. On lit dans Suétone, que Livie cherchait des filles de tout côté pour Auguste et que Caligula se vantait qu'Agrippine, sa mère, était née de l'inceste de cet empereur avec sa propre fille. Velleius dit de Julie : *Nihil quod facere aut pati turpiter posset femina, luxuria libidine, infectum reliquit : magnitudinemque fortunœ suœ peccandi licentia metiebatur : quidquid liberet pro licito judicans.* Pour l'honneur de la femme et la dignité humaine, nous pensons qu'il faut attribuer à la nymphomanie plutôt encore qu'à la dépravation, les orgies infamantes des Julie, des Cléopâtre, des Messaline, des Faustine, des Euzébie et de quelques autres prostituées royales. Sous Claude, la corruption était si déhontée, qu'on fit une loi contre les dames romaines qui se livraient à des esclaves, et c'est un affranchi, Pallas, qui en fut le promoteur (Tac. Ann., liv XII). Et non-seulement la licence des mœurs était épouvantable, mais la dégradation n'épargnait pas même la jeune fille avant le mariage : Eh quoi ! dit Juvénal, cet homme cherche une femme chaste et de mœurs antiques? Appelez un médecin, qu'on le saigne à la veine médiane, il est fou :

> Quid? Quod et antiquis uxor de moribus illi
> Quæritur? O medici! mediam pertundite venam! (Sat. VI.)

Nous ne rappelons ici ni Tibère, ni Caligula, ni Néron, ni Commode, ni Héliogabale, l'opprobre du genre humain. Il se pratiquait alors un raffinement de monstrueuses débauches que nous ne pouvons plus comprendre de nos jours : « Le vice, disait saint Clément d'Alexandrie, coule à pleins bords dans nos villes; il est la loi commune, universelle. Une curiosité inouïe agite les cœurs; il n'est rien qu'ils n'inventent pour rallumer leurs désirs éteints, rien qu'ils n'essayent pour ranimer leur imagination blasée. La nature qu'ils violentent s'épouvante de leurs excès; les femmes font l'office des hommes, les hommes celui des femmes. Quel horrible spectacle que celui de cet inceste perpétuel! Quel trophée pour notre civilisation! »

Une dépravation aussi générale produisit sur ce puissant empire son effet ordinaire : l'abaissement des caractères, le relâchement des liens de famille, la perte des vertus privées comme des vertus publiques, la lâcheté, la servitude. La dissipation de la vie, au milieu des jouissances honteuses, ne permet point aux pères de transmettre à leurs fils des germes de vigueur, de courage, de dévouement au bien public. L'homme qu'asservit la volupté est livré sans défense aux aiguillons de la douleur et de l'adversité. Rien ne communique plus d'énergie au caractère, plus d'élévation à la pensée que la continence. Le poëte lui doit ses plus nobles inspirations, le guerrier ses plus beaux triomphes, le grand homme ses plus glorieuses victoires. César ne fut qu'un homme vulgaire, dont Sylla dédaigna de faire tomber la tête, tant qu'il s'abandonna sans retenue à l'entraînement des plaisirs. Ce fut en s'arrachant à cette atmosphère embrasée du vice qu'il s'éleva au-dessus de tous les capitaines de son siècle et conquit les Gaules.

Miné par la corruption, le plus grand empire fondé par le génie humain devait succomber. Il fut ravagé, conquis et puis défendu par des peuples d'origine germanique que les vices de Rome n'avaient point énervés. Ainsi que Tacite l'atteste, les mœurs des anciens Germains méritaient les plus grands éloges ; « Les unions sont chastes, dit cet historien ; on rencontre peu d'adultères dans cette grande nation. La femme dont la pudeur s'est prostituée n'obtient aucun pardon ; beauté, jeunesse, richesse ne lui feraient trouver un mari. Limiter le nombre des enfants ou les faire périr est un crime. Là, les bonnes mœurs ont plus d'empire qu'ailleurs de bonnes lois. » En effet, c'est dans le nord et le centre de l'Europe, climat froid et climat tempéré, qu'ont vécu pendant plusieurs siècles les populations les plus morales et les plus réservées : la Suède, le Danemark, la Prusse, l'Allemagne, la France, l'Angleterre, l'Espagne, sont celles qu'a atteintes le plus tardivement la contagion des vices qui dégradent et abrutissent l'homme.

Les censeurs et quelques empereurs romains avaient fait de vains efforts pour détruire ou du moins pour régler la prostitution; elle fit constamment des progrès, et ne put être arrêtée par les lois de Constantin, de Théodose et de Valentinien, qui la défendirent sous peine du fouet et du bannissement. De Rome elle se répandit comme un flot immonde sur l'Europe. Charlemagne avait enjoint à tous les officiers du palais de rechercher les courtisanes et les entremetteuses et de les faire fustiger ; saint Louis entreprit vainement d'expulser du royaume les femmes de mauvaise vie. L'Église ainsi que les princes chrétiens furent contraints de les tolérer pour remédier à des maux plus graves, et ils les reléguèrent dans certains quartiers afin de les mieux surveiller. Les croisades, les guerres d'Italie eurent pour effet de propager toutes sortes de débauches. Les personnes qui accompagnaient Catherine de Médicis apportèrent en France les vices et les monstrueuses corruptions qui régnaient à la cour de Toscane. En 1522 Jeanne d'Albret écrivait à son fils Henri : « Ici, ce ne sont pas les hommes qui prient les femmes, ce sont les femmes qui prient les hommes. » Henri III se rendit méprisable par sa honteuse condescendance envers ses mignons. Sous Henri IV et Louis XIV, la galanterie, quoique publique, avait encore de la réserve et de la décence. Elle dépouilla tous les voiles sous le Régent et dans le siècle de Louis XV, et l'on put croire que le règne de Sardanapale allait renaître. Toutefois, il y avait loin encore de ces débauches à celles de la dépravation antique.

Il résulte des statistiques criminelles publiées par le ministère de la justice que, si les mœurs s'adoucissent, elles sont loin de s'améliorer. Au 1er janvier 1862 le bagne de Toulon renfermait 3,010 forçats, parmi lesquels figuraient pour 1,427 les condamnés pour viol et attentats à la pudeur avec violence. En 1837, ce nombre n'était que de 1,162. Relativement à la population, les grandes villes et Paris en particulier, présentent le chiffre le plus considérable ; les régions du Midi, qui sont essentiellement agricoles, offrent le moins élevé.

Dans les États modernes la civilisation tend à substituer des causes nouvelles et pour ainsi dire factices à celles des climats. C'est parmi la population ouvrière des villes de manufactures que les mœurs sont le plus dissolues. Ce triste résultat doit être attribué à l'insuffisance des salaires, à la misère, à la réunion des deux sexes dans les mêmes ateliers, surtout pendant la nuit. Sur 5 naissances, Mulhouse compte 1 naissance illégitime ; en France, Reims et Rouen, toutes les villes manufacturières sont des lieux de recrutement pour la prostitution.

Ainsi que l'ont signalé Léon Faucher et plus récemment M. le docteur Richelot, toutes choses égales, la prostitution doit être plus commune à Londres qu'à Paris, les ressources du travail pour les jeunes filles y étant plus limitées. La concurrence illimitée et la cupidité sans frein ont fait attribuer aux hommes une partie des travaux qui devraient revenir aux femmes. Le salaire d'une brodeuse, d'une lingère, de toute ouvrière à l'aiguille, occupées de 16 à 18 heures par jour, est à peine de 50 centimes. Il résulte de renseignements précis recueillis par M. Richelot qu'il n'y a pas moins de 80,000 prostituées et de 5,000 maisons infâmes à Londres ; la prostitution s'y étale hideuse, effrénée, audacieuse, abjecte. Les deux tiers de ces femmes perdues ont moins de 20 ans ; un grand nombre d'enfants de 10 à 14 ans entrent chaque année dans les hôpitaux, pour s'y faire traiter de maladies syphilitiques. Il existe à Londres des maisons organisées pour débaucher des enfants des deux sexes âgés de 10, 12, 14 ans. La démoralisation qu'engendrent l'avilissement des salaires, la misère, les habitudes d'ivrognerie et la promiscuité ne se présente pas sur une échelle moins restreinte et sous des formes moins hideuses à Leeds, à Manchester, à Liverpool, dans tous les ports, dans toutes les villes manufacturières du Royaume-Uni. Les principaux centres de population d'Écosse renferment les mêmes foyers de vices et de corruption ; l'immoralité des classes riches elles-mêmes atteint à Édimbourg un degré incroyable ; souvent le libertinage est sans voile, la débauche des grandes familles sans retenue.

Par l'effet des mêmes causes la corruption a envahi tous les États de la vieille Europe ; on nous a rapporté que Vienne est une des capitales d'Allemagne où les mœurs sont le plus relâchées. En 1856, sur 1,200 enfants nés à Augsbourg, on en compta 832 légitimes et 368 illégitimes, proportion non moins défavorable que celle de Paris, dont la moralité est si décriée au delà du Rhin. Dans une statistique publiée en 1840, le docteur Mayer atteste que l'immoralité est aussi grande à Dresde qu'en aucune autre capitale, et qu'il y a un accroissement rapide dans le nombre des naissances illégitimes, des maladies syphilitiques et scrofuleuses. Pendant longtemps nous avons rangé la Suède parmi les nations les plus morales du globe; mais on nous assure que les apparences de la dignité personnelle et de la retenue cachent une effrayante dépravation ; suivant Émile Ouchard, les rapports de police établissent que la moitié des enfants nés à Stockholm sont illégitimes. En 1851 le nombre des enfants légitimes était de 1,769, celui des illégitimes de 1,479 ; cette proportion s'améliora en 1854 ; le chiffre des premiers fut de 1,571, celui des seconds de 932. Pour le royaume entier (3,516,889 habitants) le nombre des naissances légitimes s'élève à 100,459, celui des illégitimes à 10,606 seulement. Qui le croirait ? La moralité norwégienne, autrefois si louable, a perdu son antique pureté. Suivant

M. Eilert Sundt, de 1830 à 1850, il y a eu dans la Norwège entière 30 enfants illégitimes sur 100 naissances; cette démoralisation éxceptionnelle est due à la coutume qui autorise les fiancés à se fréquenter en toute liberté longtemps avant le mariage.

La civilisation devrait toujours se montrer réformatrice, et surtout gardienne des mœurs publiques; elle n'a pas eu cet heureux résultat pour les peuples du Nord, et en particulier pour les Russes. C'est parmi la noblesse et la bourgeoisie, au milieu même du clergé orthodoxe, qu'on observe le moins de retenue. Les mœurs ne sont donc pas plus pures dans les contrées du Nord que dans celles du Midi, avec cette aggravation même, que les premières sont corrompues plutôt par l'imagination que par la fougue des sens et l'excitation du climat, tandis que la continence est un plus grand mérite chez les Méridionaux. Il existait autrefois en Russie un grand nombre d'incestes parmi les paysans; l'on voyait fréquemment de jeunes mariés, appelés pour de longues années sous les drapeaux, laisser leur femme dans la maison de leurs pères. Aujourd'hui ces désordres ont cessé, la loi n'autorisant plus le mariage avant d'avoir satisfait à la loi du recrutement.

Enfin, dans quelques circonstances, la corruption est due à l'ignorance et à l'abjection où sont tombées certaines races; c'est ainsi que les Lapons et les Samoïèdes offrent leurs femmes aux étrangers et que, renfermés eux-mêmes pendant plusieurs mois d'hiver dans des huttes souterraines, ils s'abandonnent à un libertinage effréné.

On le voit, dans les États civilisés, la misère, fruit de l'oisiveté, l'ignorance, les mauvais exemples et la recherche de cet inconnu qui tourmente les âmes, ont produit des passions et des entraînements qui n'ont point pour excuse l'excitation du climat et la voix impérieuse des sens. La corruption abaisse l'homme au rôle de la bête ; l'amour délicat et honnête peut élever l'âme à une grande hauteur de courage, d'abnégation et de dévouement. La coquetterie paraît avoir son empire dans les climats tempérés et être le résultat d'un amour contenu et du désir de plaire, qui en est l'expression honnête.

On ne transgresse pas impunément les lois sur lesquelles reposent toute société et la dignité humaine. Lorsque la violation des mœurs est générale, c'en est fait d'une nation : l'heure de sa décadence a sonné, sa mort est proche. A quelles aberrations ne conduit pas l'oubli des lois morales ! Les Anabaptistes en fournirent l'exemple à Munster; les Mormons nous le présentent encore aux bords du *Lac Salé*. C'est en Allemagne, c'est en Angleterre, c'est en Danemark, c'est en Suède, que Joë Smith et Bringham Young, *les saints des anciens jours*, ont recruté des adhérents. On connaît leurs doctrines ; ce n'est point la polygamie qu'ils prêchent et pratiquent, mais bien une promiscuité bestiale, l'adultère déhonté et un inceste qui fait horreur. On peut s'étonner que des doctrines aussi abominables aient pu entraîner tant de familles jusqu'à ce degré de corruption ; mais quel sentiment doit-on éprouver envers le gouvernement qui les autorise, sous prétexte de liberté de conscience et des cultes !

Tous les vices sont frères; la prostitution conduit au vol et au meurtre. Dans toute l'Europe, la cause la plus commune des empoisonnements est l'adultère. Les anciens considéraient la violation des devoirs d'épouse comme une preuve juridique : *adultera, ergo venefica.* La dépravation et les débauches engendrent également l'infanticide ; c'est dans les pays les plus corrompus que ce crime est le plus commun. Pour assurer la perpétuité des espèces, la nature devait attacher la mère à son enfant par un instinct irrésistible. Il y a bien peu d'animaux qui n'obéissent à cette impulsion secrète. Si le cochon, pressé par la faim, dévore ses petits, on sait, au contraire, avec quelle rage de tendresse la louve, la lionne, la tigresse aiment, protégent et défendent leur progéniture. La femme qui est à l'état sauvage élève avec sollicitude l'enfant qu'elle a mis au jour ; les négresses ne sont pas étrangères aux sentiments de la tendresse maternelle. Nous verrons plus loin, parmi certaines peuplades, des fils immoler les auteurs de leurs jours et même se nourrir de leurs chairs palpitantes ; mais quelquefois des cannibales eux-mêmes retrouvent à la vue de leurs enfants des entrailles de père. C'est à la dépravation des mœurs poussée à son dernier terme que sont dus la plupart des infanticides. En Grèce, comme dans la Rome dépravée, ce crime était loin d'exciter l'horreur qu'il nous fait éprouver. On voit dans Térence des personnages honnêtes de ses comédies raconter froidement qu'ils ont exposé ou tué leurs enfants. L'infanticide devint très-commun au temps des Livie, des Poppée, des Messaline ; ce fut sous Constantin seulement qu'il fut regardé comme un crime, et sous Valentinien Ier qu'on le punit de mort ; mais il ne fut efficacement réprimé que par les Barbares qui envahirent les provinces romaines, parce que ces Barbares étaient chrétiens. Les Juifs réprouvèrent également ces pratiques odieuses.

Dans les États modernes, les statistiques de la justice criminelle prouvent que la plupart des infanticides sont dus à la débauche. Le prêtre, le médecin, le juge d'instruction savent qu'un très-grand nombre restent impunis. La dépravation étant portée à ses dernières limites dans les provinces Danubiennes, les avortements y sont provoqués sans scrupule, dit M. le docteur Caillat, l'infanticide y est très-fréquent ; on jette inhumainement les nouveau-nés dans les étangs et les rivières. Les habitants du Caucase, de la Géorgie, de la Mingrélie, de la Circassie n'élèvent des enfants que pour les vendre. C'est parmi eux que les sérails de Perse et de Turquie se recrutent chaque année de plusieurs milliers d'enfants de l'un et l'autre sexe. On tue parfois ceux qu'on ne peut ni vendre ni nourrir. Suivant M. Bonneau, il existe à Constantinople des maisons publiques où les femmes turques de toutes les conditions vont se débarrasser des soins et des devoirs de la maternité ; le plus somptueux de ces établissements est celui de Troumbali, près de Phanar, dirigé par une juive. En 1852, un chrétien, employé au service de la police, profitant d'actes scandaleux passés dans cette maison, en arrêta trois fois la propriétaire et trois fois l'ordre fut immédiatement donné de la laisser diriger en paix son établissement. Toutefois, le musulman, étranger à tout autre sentiment de famille, aime passionnément ses enfants. Rien n'est plus commun que les avortements en Egypte, dit également Hamont ; il existe des matrones bien connues, à grande réputation, qui se chargent, moyennant certaine rétribution, de débarrasser les femmes qui les consultent. Cette pratique, fort ancienne et fort usitée dans la contrée, n'épouvante personne et l'on entend dire qu'une femme a tué son enfant avec une indifférence étonnante. Dans les villes, dans les villages même, on cite des individus exerçant, sans être empêchés, cet infâme métier. Les tribus sauvages de l'Afrique orientale sont toujours prêtes à vendre leurs enfants et leurs femmes pour un clou, un morceau de miroir, un chiffon de drap, un peu de poudre avariée.

A l'époque de la découverte de l'Amérique, la plupart des tribus de ce grand continent, vivant à l'état sauvage, tenaient les femmes dans une dure servitude et les accablaient de mépris. Cependant, d'après Herrera et Charlevoix, le cœur des Indiens n'était pas sourd à l'instinct de la nature et ils ne manquaient pas d'attachement pour leur progéniture; mais leurs moyens de subsistance étant très-limités, ils n'élevaient jamais plus de deux enfants; lorsqu'il naissait des jumeaux, l'un d'eux était sacrifié. Pour éviter une trop nombreuse famille, les femmes nourrissaient les enfants pendant plusieurs années. D'ailleurs elles étaient si maltraitées, si malheureuses qu'elles ne cherchaient point à conserver la vie à leurs filles, désirant leur éviter un sort pareil au leur. Les avortements étaient fréquents, l'infanticide ne l'était pas moins. La mère venait-elle à mourir pendant l'allaitement, on enterrait souvent l'enfant avec elle. Les femmes des guanas du Paraguay enterraient même vivantes les filles qui naissaient d'elles, et les Guaycurus, les plus sauvages des Indiens, faisaient avorter les femmes et n'élevaient au plus qu'un enfant. Ces tribus du reste ont reçu le prix de leur inhumanité: elles sont presque entièrement éteintes.

La dépravation des mœurs poussée à son dernier terme porte souvent des mères dénaturées à étouffer le fruit de leurs entrailles, pour n'être pas interrompues dans leurs débauches. Cette épouvantable pratique était surtout établie et subsiste encore, ainsi que nous l'avons dit plus haut, parmi les Arreoys dans l'archipel de la Société. On la trouve chez les courtisanes et les adultères de tous les pays.

La Chine passe pour la nation la plus peuplée du globe. Un sentiment de prévoyance exagéré ou plutôt un égoïsme excessif, le matérialisme grossier qui règne dans toutes les classes, enfin l'amour sans délicatesse des jouissances faciles ont relâché tous les liens de famille, étouffé la voix de la nature et perverti le sens moral. Pour le voluptueux Chinois la femme n'est qu'un instrument, et quoique la loi autorise la polygamie, la courtisane a toutes ses prédilections. La Chine est le seul empire où l'infanticide se pratique à ciel ouvert; les mères qui tuent leurs filles disent qu'il vaut mieux ne pas vivre que souffrir. Chaque matin les balayeurs des rues jettent dans leurs tombereaux, avec les ordures, les enfants sacrifiés qu'ils rencontrent sur leur chemin. C'est dans la province maritime et industrieuse de Fo-Kien que se pratique l'infanticide sur la plus vaste échelle; on prétend que la moitié des filles qui naissent à Amoy sont sacrifiées par leurs parents. Il résulterait toutefois de documents recueillis par M. Yvan, que ce chiffre serait exagéré et que dans le Fo-Kien même on ne tue qu'une fille sur vingt environ. C'est immédiatement après la naissance qu'on prononce l'arrêt de mort contre le petit être; celle qui a pris le sein de la mère est sauvée. Il n'y a presque jamais de mâles parmi les victimes.

De toutes les passions, l'amour maternel est la plus pure, la plus désintéressée, la plus constante, la plus inébranlable. Quel est le sacrifice dont le cœur d'un père et d'une mère ne se sente capable! Combien de deuils, de regrets, de larmes leur coûtent la perte d'un enfant, l'inconduite d'un fils, le déshonneur d'une fille, sans effacer cependant ce sentiment profond que Dieu a placé au fond des âmes! Si de froids calculs, la mort des croyances, la débauche hideuse, une vie criminelle parviennent à étouffer quelquefois un amour si saint, il se retrempe au contraire à toutes les vertus, il s'accroît dans nos joies, s'exalte même dans les revers ; enfin il se développe même par les bienfaits, les calculs, les nécessités de la civilisation ainsi que par le désir de transmettre un nom, une fortune, des dignités à des enfants qui perpétuent l'orgueil des familles.

Le climat imprimant son cachet à toutes les créatures animées, peut-on, d'après les instincts des espèces animales qui peuplent une contrée, présumer la tendance des facultés de ses habitants ? Nous avons vu que dans les pays chauds l'instinct reproducteur domine tous les autres penchants ; des myriades d'insectes, de vers, de reptiles, d'oiseaux y reçoivent la vie ; les eaux, la terre, l'air, tout semble animé et la nature ne fait rentrer dans son sein cette multitude innombrable d'animaux que pour en procréer des générations nouvelles. Dans ces mêmes climats l'homme comme la bête ne paraît vivre que pour le plaisir des sens et tombe même au-dessous d'elle en outrageant la nature. Dans quelles régions du globe trouve-t-on les espèces les plus féroces qui se plaisent à la destruction et se baignent dans le sang avec délices? C'est dans les climats brûlants que le tigre, le lion, l'hyène, la panthère, le léopard, l'ibis, le crocodile, le chacal, le boa, les crotales, les vipères ont établi leur redoutable demeure, tandis qu'on ne rencontre dans l'extrême Nord qu'une seule espèce essentiellement féroce, l'ours blanc polaire. C'est également sous les feux de l'équateur que vivent les peuplades les plus sauvages, les plus cruelles, les plus inhospitalières.

Toutefois nous ne saurions trop le répéter, la nature a doué tous les hommes des mêmes organes, des mêmes penchants, des mêmes facultés à des degrés divers. C'est de la pondération, de l'harmonie en lui de toutes les forces que résulte l'homme complet, le sage; c'est en soumettant les instincts de l'animalité aux lumières de la raison et à l'empire de la conscience qu'il mérite surtout d'être considéré comme l'image de Dieu. Mais dans quelle région du globe, chez quel peuple, dans quelle école trouve-t-on cette mesure, cet idéal, cette perfection? C'est le christianisme seul qui nous l'offre, et, en dehors de quelques rares modèles, l'animalité déborde et l'humanité s'amoindrit ou s'efface. Diogène prétend que le médisant est la plus féroce des bêtes sauvages et le flatteur la plus dangereuse des bêtes privées; il aurait pu ajouter avec non moins de vérité, que l'homme est plus cruel que l'animal le plus féroce. Aucun ne prémédite le meurtre avec autant d'astuce et de perfidie; aucun ne tourne sa fureur contre sa propre espèce et ne se nourrit de la chair de ses pareils. Poussé par son instinct, chaque animal fond sur sa proie; rassasié, il évite la présence d'un ennemi et se retire dans sa tanière. L'homme seul, possédé d'une activité délirante, est dans une guerre continuelle avec la nature; non-seulement il tue ce qui lui nuit, mais encore il frappe froidement l'animal qui lui a prodigué ses services. Dans un pays civilisé comme la France ou l'Angleterre, il faut qu'une loi intervienne pour épargner des sévices aux animaux serviteurs de l'homme et des tortures aux bêtes innocentes qu'on immole. Il plonge la main dans le sang de son ami, de son frère, de sa compagne, de l'auteur de ses jours, et, ce qui glace d'horreur, dans certaines contrées, il les tue pour les dévorer. La civilisation, adoucissant les mœurs des peuples, n'a pu cependant éteindre cette soif de meurtres; on la colore de noms et de prétextes honorables. La législation de Dracon et la loi des Douze Tables édictent pour de simples délits la peine de mort ; les juges inventent des tortures et prodiguent les supplices ; le souverain croit rester juste en fermant son cœur à la clémence ; le guerrier imagine sans cesse quelque agent de destruction, et pour l'ordinaire les héros ne couronnent leur tête de lauriers que souillés de sang humain.

C'est une vérité effroyable à dire : le penchant à la destruction est dans la nature de l'homme. Écoutons l'auteur des *Soirées de Saint-Pétersbourg* : « Dans le vaste domaine de la nature vivante il règne une violence manifeste, une espèce de rage prescrite qui arme tous les êtres *in mutua funera*... ; dans chaque grande division de l'espèce animale elle a choisi un certain nombre d'animaux qu'elle a chargés de dévorer les autres ; ainsi il y a des insectes de proie, des reptiles de proie, des oiseaux de proie, des poissons de proie et des quadrupèdes de proie. Il n'y a pas un instant de la durée où l'être vivant ne soit dévoré par un autre. Au-dessus de ces nombreuses races d'animaux est placé l'homme dont la main destructrice n'épargne rien de ce qui vit ; il tue pour se nourrir, il tue pour se vêtir, il tue pour se parer, il tue pour attaquer, il tue pour se défendre, il tue pour s'instruire, il tue pour s'amuser, il tue pour tuer... Cependant, quel être exterminera celui qui les extermine tous? Lui ! C'est l'homme qui est chargé d'égorger l'homme, c'est la guerre qui accomplit le décret. Instrument passif d'une main redoutable, *il se plonge tête baissée dans l'abîme qu'il a creusé lui-même et reçoit la mort sans se douter que c'est lui qui a fait la mort.* » (7e Entretien.)

La France, l'Angleterre, l'Allemagne, climats tempérés par excellence, se distinguent par des mœurs douces, sur lesquelles l'éducation et les lois ont la plus salutaire influence. Mais que des discordes civiles, des guerres religieuses ou des passions politiques éclatent, aussitôt les instincts assoupis se réveillent et nous sommes épouvantés par des scènes de meurtre et des actes d'inhumanité, dont on ne devrait trouver d'exemples que chez les peuples sauvages. Nous ne rappellerons pas les sanglants épisodes inscrits dans notre histoire; mais si nous jugeons de l'esprit public par sa législation, qu'y voyons-nous ? Ainsi que le fait remarquer le savant et regrettable jurisconsulte M. Dupin (discours de rentrée de la Cour de cassation, novembre 1847), l'ordonnance de 1670, qui résuma le droit criminel en France et fut regardée comme une amélioration, maintenait onze peines capitales, le feu, principalement pour le sacrilége, l'écartèlement, la roue, la décapitation pour les nobles, la potence pour les roturiers, etc., sans parler des peines dites corporelles, telles que la question préparatoire, le poing brûlé ou coupé, la lèvre percée avec un fer chaud, la langue coupée, le fouet jusqu'à effusion de sang, le fouet sous la custode, etc. Notre plume se refuse à retracer les détails de la *question* infligée, non à des coupables, mais à de simples accusés et par conséquent à des innocents, en présence du juge qui interroge la douleur, ordonne le supplice, plus cruel même que le tourmenteur, son auxiliaire ou son esclave. Louis XVI inaugura son règne en abolissant la question, et plus tard, d'accord avec l'Assemblée, il substitua une législation douce à un régime répressif, plus propre, disait ce bon roi, à effrayer l'innocent qu'à faire trembler le coupable. Il se fait gloire d'avoir commencé à purger le Code de plusieurs de ces atrocités légales dont son cœur gémissait, et d'avoir préparé les esprits à ce que l'Assemblée nationale avait exécuté. Il voulait comme elle que la loi protégeât l'accusé en punissant le crime, qu'elle respectât jusque dans le coupable la qualité d'homme, et que le supplice même ne fût qu'un sacrifice fait à la sûreté publique. Après ces magnanimes paroles, devait-on prévoir que bientôt la France serait couverte d'échafauds et que Louis XVI lui-même serait l'une des premières victimes des fureurs politiques ?

La législation et l'histoire du peuple anglais présentent les mêmes actes de barbarie ; la guerre des deux Roses fut plus cruelle et plus sauvage que celle des d'Armagnac et des Bourguignons en France. Comparé à un Richard III, à un Henri VIII, Louis XI doit être considéré comme un prince clément et débonnaire. L'énergie du caractère national se révèle par l'esprit des vengeances impitoyables et l'atrocité des supplices. Celui de Stuart, fils de Robert II, roi d'Écosse, accusé de conspiration contre Jacques Ier, est une honte pour le siècle et les hommes témoins de ces barbaries. Le premier jour, on le soumit au supplice de l'estrapade et on l'exposa à la vue du peuple, attaché à une potence avec une couronne de fer rougie au feu et cette inscription : *Le roi des traîtres.* Le lendemain, il fut traîné sur une claie, à la queue d'un cheval, dans les rues d'Édimbourg ; le troisième jour, on l'étendit sur une table, au milieu de la place publique, on lui arracha les entrailles qu'on jeta dans un brasier ardent, pendant qu'il respirait encore ; enfin on lui trancha la tête, qu'on mit au haut d'une pique, et son corps fut coupé en quatre parties, qu'on envoya aux quatre principales villes d'Écosse.

Aujourd'hui que, dans tous les États civilisés, les mœurs ont perdu de leur rudesse, voyez cependant avec quel empressement le peuple se repaît des spectacles sanglants et des scènes de mort. On estime à plus de 100,000 le nombre des personnes qui envahirent le quartier de Newgate pour assister au supplice des cinq pirates exécutés à Old-Bailey le 22 février 1864. Le prix des fenêtres louées varia de 4 à 500 francs. Le 14 juin 1856 l'empoisonneur Palmer fut pendu à Stafford. La veille, l'administration des chemins de fer organisa des trains spéciaux, dits trains de plaisir, pour satisfaire au cruel besoin d'émotion du peuple. Suivant le *Standard*, 50,000 individus assistèrent à ce drame lugubre. Quand le malheureux parut sur l'échafaud, la populace, ivre de joie et de rage, fit retentir un immense cri de jurements, de huées et de malédictions contre le condamné, qu'une planche, prête à s'entr'ouvrir, séparait de l'éternité. Et pour comble d'infamie, quelques semaines après, le maître d'hôtel d'une grande ville annonça qu'il avait retenu le bourreau pour donner une représentation du supplice, avec un mannequin revêtu des propres habits de Palmer.

On connaît l'histoire des divers États de l'Allemagne ; on peut la comparer à celle de la France ou de l'Angleterre. Quand les passions sont déchaînées, l'humanité est muette, la politique fausse la législation et les sentiments de tous les peuples. L'assassinat du prince Lichnowski et du général d'Auerswald, dans l'émeute du 18 septembre 1848 à Francfort, est une scène de barbarie qui rappelle les plus funestes époques du moyen âge ou de la guerre des paysans. Le général, renversé de cheval par une foule armée qui discutait froidement quelles étaient les blessures qui font le plus souffrir, fut tué à coups de fusil. Le jeune prince, à qui on avait coupé des lanières de peau, étant parvenu à se sauver dans une maison voisine, les insurgés menacèrent d'y mettre le feu. Il sortit pour ne pas exposer d'autres personnes à être brûlées avec lui. La populace le larda avec des couteaux et des baïonnettes et, lassée de ce jeu barbare, l'attacha à une muraille, où plus de neuf coups de fusil lui furent tirés. On ne l'acheva pas, pour le faire périr d'une mort lente. Une patrouille commandée par le prince de Hohenlohe, étant survenue, transporta le malheureux à l'hôpital de tous les Saints ; la connaissance qu'il avait perdue lui revint ; il put dicter son testament, le signer avec sa main fracassée, et il mourut sans proférer une plainte. Une scène non moins atroce se produisit à Vienne le 6 octobre 1848. Cette capitale était en proie à une lutte terrible ; le ministre de la guerre, de Baillet Latour, fut découvert caché à un quatrième étage ; il demanda la vie à ses ennemis ; un coup de marteau dans la figure fut la réponse ; on l'acheva à coups de hache, de pique et de baïonnette ; on le dépouilla de ses habits et on le pendit à une lanterne sur la place publique.

Nous ne prétendons pas que les annales des nations du Nord ne se soient jamais souillées des crimes qui ensanglantent les contrées méridionales. Les révolutions qui signalèrent l'établissement de l'empire russe, les changements de dynastie et les guerres de conquête du Danemark, de la Suède, de la Norwège, ont plus d'une fois outragé l'humanité. Les Cimbres, les Teutons, les Scandinaves, les Vandales, les Goths étaient durs et farouches ; mais dans ces peuples éclatait plutôt l'exercice de la force brutale et du courage matériel, compagnons de l'ignorance, que l'instinct de la cruauté, si profond et si raffiné au sein des nations plus civilisées de l'Europe. Mais on ne peut comparer Christian II, Eric XIV, l'impératrice Anne ou Biren son favori, à cette série de monstres couronnés qui inondèrent de sang la capitale du monde. Seul, Ivan le *terrible* mérite d'être assimilé aux plus cruels tyrans. Un petit nombre d'hommes ont une influence décisive sur la destinée des nations ; par eux, elles s'élèvent ou s'abaissent, s'améliorent ou tombent dans l'avilissement, exécutent de grandes choses ou restent dans l'obscurité. Il ne faut donc pas juger absolument le caractère des peuples, par celui des rois que des circonstances parfois si complexes placent à leur tête.

Formée de tant d'éléments et de pleuples divers, Finnois, Tartares, Allemands, Grecs, Kalmouks, parmi lesquels cependant domine la race Slave, la Russie a une civilisation, des mœurs et des langues très-inégales ; on doit la considérer depuis Pierre le Grand comme dans une sorte d'enfantement de sa nationalité. Toutefois, on peut reconnaître en elle trois caractères essentiels, qui expliquent sa conduite dans les événements historiques : 1° la sauvagerie indomptée des hordes asiatiques ; 2° l'habileté politique et le génie des conquêtes des Tartares ; 3° enfin l'esprit enthousiaste et mystique des Slaves. La Russie n'est pas cruelle. Et cependant elle a déployé un système de rigueurs impitoyables, qui a révolté tous les cœurs, dans la répression de l'insurrection polonaise en 1863. Chaque jour le télégraphe a révélé à l'Europe consternée le récit de quelques exécutions ordonnées par les généraux de Berg et Mouravief. Au mois de juin, le prêtre Zszovn, âgé de 28 ans, le prêtre Ziemacki, âgé de 60, de Loscowicz, Michel Ciundziewicki, Julien Lesniewski, sont fusillés à Wilna ; le prêtre Adam Falkowski à Lida ; de Kolysko, le jeune comte Léon Plater, Sierakowski, Dolenga sont pendus dans la même ville ; le jeune Frankowski subit le même sort à Lublin, et Bokiewicz à Piotrkow ; Sigismond Padlewski est fusillé à Plock. En même temps, l'étudiant Abicht et le jeune prêtre Konarski sont pendus à Varsovie; ce courageux ecclésiastique était accusé d'avoir rempli des fonctions religieuses auprès des insurgés. L'archevêque Felinski et son chapitre ayant protesté contre cette exécution inique, le prélat fut arraché de son siége, conduit à Pétersbourg et puis exilé. Dans le mois de juillet, Chojewski et Urbanski sont fusillés à Zytomir, Modlinski et Domagalski à Kielce, Suzin dans le palatinat d'Augustow, Mlynski à Novoalexandrowsk, Drosdowski à Pultusk, Staniszewski et Korachowski à Wilna. Le P. Sawitzki subit le même supplice pour avoir prononcé un sermon dans un esprit patriotique. Parmi les héroïques Polonais condamnés au gibet, on peut citer Guzowki, âgé de 22 ans, à Kielce, Wisniewski à Radomski, deux prêtres et deux soldats de la gendarmerie, ainsi que Stefanski, Nowicki, Zawistowki et Mejue à Varsovie. Les mois d'août et de septembre sont témoins des mêmes massacres; les Russes fusillent Charles Massalski à Slonima, Wladimir Zelmic, Louis Jocz à Jeziernice, Ignace Wroblewski à Kowno, Adrien Snadzki à Ozmiana, Ladislas Nicolaï à Wilna; l'abbé Kruszewski, venu de Pultuski pour assister un malade, est fusillé sans jugement. Les deux frères Joseph et Alexandre Rutnowski sont pendus sans jugement à Wilna, le comte Edouard Krapoki, Wolodzko et Raparnik à Vilkomir, Pojeski et Swiczynski à Varsovie, Kwiatkowski et Braznhi à Szawle en Lithuanie. Le 30 novembre, cinq exécutions ont lieu sur cinq places différentes de Varsovie par suite de simples dénonciations de police dénuées de toute preuve. Parmi les victimes se trouvait un jeune homme de 18 ans, accusé d'avoir menacé un Russe. Dans les mois suivants, il n'y a plus de guerre, l'insurrection est comprimée ; cependant, on pend encore Piotrowski à Varsovie, Zabielski à Bondzyn, Dominique Trzcinski à Lomza, Uzarck à Lenczyca, Orlik à Pramysz ; Chmielinski est fusillé à Radom. Le croirait-on ? le *Courrier de Wilna* annonce que le docteur Julien Mickiewicz accusé, par un sanglant anachronisme, d'avoir occupé une fonction dans l'organisation révolutionnaire, vient d'être condamné à mort, et a été pendu le 17 novembre 1864 à Kowno. Le brillant courage des Polonais est connu du monde entier ; il est donc inutile d'ajouter que, nobles, bourgeois, paysans, vieillards, adolescents, tous animés d'une seule âme, sont morts en héros sur les champs de bataille, en martyrs sur les échafauds ou sous les balles russes.

« Le partage de la Pologne, a dit le comte Russell (28 septembre 1863), a été une honte pour l'Europe, et un opprobre pour les trois puissances qui y ont pris part. » Mais n'avons-nous pas vu en 1863 un régime de terreur organisé au sein de la malheureuse Pologne, une loi des suspects mise en vigueur contre le clergé et contre tous ceux qui étaient *soupçonnés* de favoriser l'insurrection, toutes les formes de la justice foulées aux pieds, la délation prescrite et récompensée, les femmes qui imploraient la pitié, dépouillées de leurs vêtements et indignement maltraitées, la confiscation établie, le gibet en permanence, les habits de deuil défendus, les larmes punies par l'amende, la prison ou le fouet, un système d'odieuses persécutions dirigées contre la religion catholique, et enfin des populations entières transportées en Sibérie (suivant le journal *Ojezyzna,* le nombre de ces malheureux, d'après les registres russes de Pskow, était, en février 1864 de 87,500) ? Que faut-il donc penser de l'Europe et de l'Angleterre en particulier qui, témoin de tant d'héroïsme, de tant de nobles infortunes, n'a répondu que par des protestations impuissantes à l'appel désespéré de la Pologne et au cri d'agonie de sa nationalité expirante ?

Quoique vivant à la manière des brutes, sans gouvernement, sans religion, les Esquimaux, les Lapons, les Samoïèdes, les habitants de la Sibérie sont simples, doux, et généralement hospitaliers. Quand on a vu ces gens-là, dit le lieutenant Bellot, qui croirait qu'ils eussent pu massacrer 130 Européens ? L'imprévoyance est le propre de cette race; elle la rend sujette à des famines épouvantables, et cependant les exemples d'anthropophagie sont à peu près inconnus parmi ces tribus sauvages ; on en cite deux où le meurtre toutefois n'avait eu aucune part. Leask rencontra au cap York un camp de quatorze personnes mortes de faim ; le dernier survivant sans doute était le plus robuste. Son corps seul était conservé et les ossements, dépouillés de chairs, des autres personnes indiquaient comment il avait vécu dans les derniers temps, jusqu'à ce que cette ressource même lui manquât. Kennedy avait vu sur la côte du Labrador un vieillard esquimau qui avait mangé sa femme et ses deux enfants. Secouru à temps, de sombres pensées le poursuivaient, et quand on lui présentait des aliments, ce souvenir faisait couler de grosses larmes sur ses joues, il relevait la tête et témoignait la plus violente douleur (1).

L'histoire nous montre sans cesse l'instinct de la cruauté et le penchant au meurtre d'autant plus développés qu'on avance davantage vers les pays chauds. Dans les statistiques annuelles de la justice criminelle en France, la Corse est invariablement le département qui offre le nombre pro-

(1) *Journal d'un voyage aux mers polaires* par Bellot, p. 46.

portionnel le plus élevé de crimes contre les personnes. Après la Corse se trouvent des départements méridionaux, l'Ariége, les Pyrénées-Orientales, la Haute-Loire, l'Hérault, le Tarn, etc. La *vendetta* est en honneur en Sicile comme en Corse; le meurtre pour cause de vengeance n'a rien de déshonorant; le pardon des injures est considéré comme une lâcheté. Les haines de famille se transmettent comme un héritage sacré. Le 3 septembre 1848, la flotte napolitaine ayant attaqué Messine, les soldats qui avaient débarqué furent repoussés; les prisonniers furent égorgés, les morts mis en lambeaux, leurs têtes promenées au bout d'une pique. Les vainqueurs, rentrant dans la ville, portaient à leurs boutonnières des oreilles et des lambeaux de chair; les enfants parcouraient les rues et vendaient des *grillades napolitaines*.

On sait que, depuis quelques années, sous le gouvernement paternel des grands-ducs, la peine de mort avait été abolie en Toscane. Mais pendant les discordes civiles qui la désolèrent à diverses époques, et notamment dans les XIIe, XIIIe et XIVe siècles, la patrie des Médicis, du Dante, de Galilée, de Léon X, d'André del Sarte et de tant de grands hommes, ne fut pas étrangère aux scènes de meurtre et de vengeance qui ensanglantèrent les autres villes d'Italie. Aussitôt que les passions s'agitent, les crimes augmentent. Les homicides commis en 1854 dans les États sardes s'élevèrent à 114, les rixes et blessures à 995, les incendies criminels à 158. De 1848 à 1856 il y eut à Turin 105 exécutions capitales, tandis que dans les huit années précédentes on n'en compta que 10! (*Écho du Mont-Blanc*, juillet 1856.) En France, où la population est huit fois celle du Piémont, il ne fut prononcé en 1856 que 46 condamnations à mort; 17 furent exécutées, 28 obtinrent une commutation de peine.

Tant que Rome resta soumise à l'empire des lois, l'activité du peuple se déployait sur les champs de bataille et dans les querelles du forum entre les trois ordres de citoyens. Le meurtre d'un père ou d'une mère y fut inconnu pendant 600 ans, et le législateur, regardant ce crime comme en dehors de la nature, n'avait établi aucune peine contre le parricide; le premier fut commis par Lucius Ostius, après la deuxième guerre punique. Tite-Live rapporte que dans l'année 423 un grand nombre de morts subites avaient jeté l'effroi dans la société romaine, lorsqu'une esclave dénonça le complot formé par vingt dames de se défaire de ceux qui leur déplaisaient ou dont elles voulaient hériter, à l'aide de breuvages empoisonnés qu'on trouva en leur pessession. Elles prétendirent que ces breuvages étaient des remèdes; invitées à les boire, elles en moururent toutes. Le procès continué contre leurs complices en fit condamner soixante-dix.

Les guerres civiles ayant déchaîné toutes les passions, l'instinct du meurtre ne connut plus aucune borne; Sylla fit périr 40,000 citoyens; après la bataille d'Actium, et au moment où allaient s'éteindre ces abominables guerres qui avaient coûté tant de sang, l'empire paraissait dépeuplé. Sous les meilleurs règnes les combats du cirque furent en honneur, et l'on voyait souvent 2,000 gladiateurs s'entr'égorger ou lutter contre les bêtes féroces, en présence de 30,000 spectateurs, vieillards, jeunes gens, femmes, filles parmi lesquelles figuraient les vestales; ces jeux étaient présidés par l'empereur lui-même. C'est dans le ve siècle seulement que le christianisme parvint à extirper ces coutumes barbares. Nous ne rappelons pas les noms des Tibère, des Caligula, des Néron, des Domitien, des Commode, des Héliogabale; ils furent les véritables représentants de leur siècle, et jamais peuple ne se montra plus ingénieux à inventer des atrocités nouvelles. Après avoir flagellé la turpitude des prétendus dieux du paganisme, Tertullien, s'adressant au peuple dégénéré de Rome, l'apostrophe ainsi : « Êtes-vous plus religieux dans le cirque où, parmi l'horreur des supplices, parmi les flots de sang humain, vos dieux viennent danser et fournir aux criminels le sujet des farces qu'ils donnent au public ? » Souvent même ces malheureux prennent la place et subissent le sort des dieux; nous avons vu celui qui jouait Athys, ce dieu de Pessinonte, devenir eunuque sur le théâtre, l'Hercule expirer dans les flammes. Nous avons vu, non sans rire beaucoup, dans ces jeux barbares, le Mercure sonder les morts avec sa verge rougie au feu, et le frère de Jupiter frapper à coups de marteau les corps des gladiateurs (*Apolog.*, ch. XV). Néron avait imaginé pour les chrétiens qui refusaient de sacrifier aux dieux le supplice nommé *tunica molesta*. Ils étaient revêtus d'une robe enduite de poix, de soufre et de bitume, à laquelle on mettait le feu lorsque le condamné avait par ces mots : *non facio*, manifesté le refus d'abjurer le christianisme.

En arrivant à Rome, Caracalla condamna à mort les médecins de Septime Sévère, son père, sous le prétexte qu'ils n'en avaient pas abrégé les jours; il tua de sa main Géta dans les bras de leur mère, et fit périr Papinien pour n'avoir pas voulu excuser ce fratricide. Proclamé empereur le 4 février 211, il mourut assassiné par ordre de Macrin le 8 avril 217, et ce court règne coûta la vie à 20,000 victimes. Enfin des 62 empereurs qui régnèrent depuis César jusqu'à Constantin, c'est-à-dire en 319 ans, 42 furent assassinés, 3 se suicidèrent, 2 abdiquèrent, 4 moururent de mort violente, 11 seulement de mort naturelle.

Pendant plusieurs siècles la Turquie, contrée méridionale, ne s'agrandit et ne subsista comme empire puissant que par des guerres sanglantes. Non moins cruel et superstitieux qu'il était brave et habile, Amurat, après s'être emparé de la Morée, immola 600 jeunes gens aux mânes de son père. L'histoire d'Ali, pacha de Janina, est présente à toutes les mémoires. Les janissaires, dont le courage jeta un grand éclat, se rendirent très-redoutables aux souverains par un esprit d'insubordination indomptable et par leurs cruautés, jusqu'à leur extermination entière sous le règne de Mahmoud II; ils massacrèrent un grand nombre de sultans; ceux-ci furent plus inhumains encore. Bajazet Ier, surnommé l'*Éclair*, fit étrangler son frère aîné, et depuis, les sultans, à leur avénement au trône, ont fait mettre à mort tous les membres mâles de leur famille; c'est dans notre siècle seulement que cette barbare coutume a fait place à des sentiments plus humains. Quel mépris de la vie des hommes non-seulement sur les champs de bataille, mais encore jusque dans le sérail et sur les marches du trône! Sous quels frivoles prétextes ne fit-on pas couler des flots de sang humain! Pendant plusieurs siècles, la mort désignait du doigt tout ministre disgracié; sous le règne de Mahmoud, en 1837, le vieux Portew, renversé du pouvoir par Akif et exilé d'abord à Andrinople, y recevait le cordon fatal, dernier ministre qui subit cette terrible loi de la disgrâce. Et cependant jusqu'à lui, malgré cette perspective, on rencontrait toujours des ambitieux qui briguaient le ministère!

En Asie, mêmes coutumes, mêmes barbaries. Les Assyriens faisaient brûler des enfants sur les autels de leur dieu Adramélech. Ochus, en s'emparant du trône, fit périr plus de cent personnes de sa famille, et enterrer vive sa sœur Ocha, dont il avait épousé la fille; la plupart des seigneurs persans furent égorgés par ses ordres. Les rois et les peuples qui occupèrent le trône et l'empire de Cyrus l'ont inondé de sang. Chosroës II lui-même, si célèbre par son courage, ses victoires et l'amour des lettres, fatigué des menaces de son père Hormisdas, le fit massacrer. Le fils aîné de Chosroës le détrôna et le condamna à mourir de faim. Ismaël II était en prison quand son père Chah-Thahmasp mourut; en montant sur le trône, il voulut affermir sa puissance par le meurtre de ses huit frères. Après deux ans de règne il fut empoisonné par sa propre sœur.

Nous avons parlé ailleurs de l'explosion des passions haineuses, parmi les bêtes féroces qui habitent le Liban, des 8,000 chrétiens égorgés à Damas, à Déir-el-Kamar, avec un raffinement de cruauté inconnu aux Cannibales, tel, par exemple, qu'un supplice infâme, analogue à celui du pal, infligé à une jeune vierge.

Les Mingréliens tirent vanité de l'assassinat; les Kirghiz sont renommés par leur cruauté. Lorsque les Lesghiens, qui habitent au pied du Caucase, se trouvent réduits à l'extrémité dans leurs excursions belliqueuses, ils tirent au sort, et celui que le hasard désigne est dévoré par ses camarades. L'Arabie a toujours nourri une population spirituelle, belliqueuse et parfois même hospitalière; mais dominée par le fanatisme, elle a dévasté les pays qu'elle a conquis, en a massacré les habitants, et a fait aux chrétiens une guerre d'extermination. Aux noms des Tibère, des Caligula, des Néron, des Commode, il faut ajouter celui d'Hérode, en faisant remarquer que quelques-uns de ces monstres étaient des fous méchants, tandis qu'Hérode avait un esprit supérieur; sur un simple soupçon, il faisait mettre à la question, étrangler ou brûler vifs des ennemis supposés; il n'épargna ni l'âge, ni le sexe; il se joua des liens du sang. Il sacrifia Hyrcan, âgé de 80 ans, son bienfaiteur et son beau-père, ainsi que Mariamne, sa belle et chaste épouse dont le seul crime était de mépriser et de haïr secrètement le meurtrier de son père et de son frère. Hérode fit également mourir ses deux fils Alexandre et Aristobule. Cinq jours avant de rendre le dernier soupir, il donna l'ordre d'immoler Antipater, son fils aîné; enfin, voyant sa mort proche, il fit venir à Jéricho les principaux des Juifs, qu'on enferma dans l'hippodrome, et les larmes aux yeux, supplia Salomé, sa sœur, et Antipas, son mari, de faire égorger tous ces prisonniers aussitôt après sa mort, afin que les Juifs ne pussent s'en réjouir, et que toutes les familles fussent en deuil le jour de ses propres funérailles. Nous ne pensons pas que l'histoire contienne un second exemple d'une semblable barbarie, de la part d'un mourant (1).

« La perfidie et la cruauté, dit lord Palmerston, sont le fond du caractère chinois. » Dans les temps ordinaires cependant, le nombre des condamnés à mort en Chine excède rarement 200 par an. Ils sont transférés à Pékin, où leur procès est revu par le grand tribunal des délits, et puis par le souverain. Les principaux crimes punis de mort sont l'attentat à la sûreté de l'État et à la vie de l'empereur, le meurtre et l'empoisonnement. La douceur des lois et des mœurs n'est qu'apparente. Peuple sans religion, sans croyances, sans foi, aucun frein ne l'arrête, quand il s'agit de satisfaire ses passions grossières; lâche dans les combats, il reçoit la mort avec une impassibilité

(1) Josèphe, *Hist. des Juifs*, liv. XVII, ch. III.

bestiale. Dans les temps de famine les crimes se multiplient. Quoique la loi ait déterminé les modes de supplice, une grande latitude est laissée à l'arbitraire des mandarins et des bourreaux, qui en usent avec une cruauté inouïe.

L'armée insurrectionnelle qui depuis 1853 menace la dynastie tartare commet, dans les provinces qu'elle occupe, des actes de barbarie qui surpassent en horreur tout ce que l'imagination peut concevoir : le pillage, le viol, l'assassinat, l'incendie avec les circonstances les plus révoltantes. Quand une ville est attaquée par les Taïpings, les habitants, sachant le sort qui les attend, pour l'ordinaire ne se défendent pas, et s'enfuient ou se donnent la mort, heureux d'échapper par n'importe quel genre de suicide à la rage de ces démons armés. La répression n'est pas moins cruelle et moins aveugle ; ainsi la ville de Shaou-King ayant été évacuée sans combat par les rebelles, ceux qu'ils avaient épargnés furent conduits à Canton au nombre de 10,000 et exécutés avec la plus grande barbarie. D'après des renseignements puisés à bonne source, vers la fin de 1855 le nombre des exécutions s'élevait à 100,000 pour Canton seulement, à 27,000 pour Nankin-Fou, à 25,000 dans le fort de Blenhiun ; elles n'étaient pas moins nombreuses dans les autres villes, et l'on en voyait souvent 500 et même 700 dans une seule journée. Les bourreaux ne suffisant pas au nombre des supplices, il se présente une foule d'amateurs qui en font l'office, en poussant des cris de joie. Depuis plus de dix ans cette horrible boucherie continue avec quelques intermittences, mais sans cesser jamais.

Ce n'est pas Caligula seul qui disait : *Frappe-le de manière qu'il se sente mourir;* la plupart des tyrans ont agi de même. La Chine est le pays des plus épouvantables supplices ; la mort sans torture est considérée comme un acte de clémence. Au mois de novembre 1861, par suite d'une révolution du palais, trois membres du conseil de régence, le prince de Y, le prince de Tchenu'n et Sou-Chun son frère, furent condamnés comme coupables du crime de lèse-majesté à la mort lente, c'est-à-dire à être coupés par morceaux. Toutefois le *fils du ciel* ému de compassion commua cet affreux supplice : les deux premiers reçurent l'ordre de s'étrangler dans leur prison et le troisième eut la tête tranchée sur la place publique. Mais ces actes de mansuétude sont rares à la Chine ; dans une ville dont tous les habitants avaient été massacrés à l'exception des enfants, le commandant ayant appris qu'ils étaient chrétiens en fit jeter 200 dans une fosse profonde ; les impériaux la remplirent de terre et la trépignèrent avec de grands éclats de rire. Un mandarin fit crucifier à Kouei-Tcheou 600 membres d'une société secrète. La plupart des Taïpings qui tombent aux mains des impériaux périssent dans les supplices. On sait que le code pénal tartare condamne les grands criminels à être coupés en dix mille morceaux ; un mandarin préside à l'exécution et surveille le bourreau. Le 9 juillet 1855, Kam-Sin, un chef des insurgés, subit 108 mutilations affreuses ; pour une moindre pénalité, le criminel n'est coupé qu'en 36 ou 24 morceaux. Après ces horribles tortures le bourreau plonge un poignard dans le cœur. On a vu 300 et même 600 Taïpings condamnés dans une seule ville au supplice de la croix ; le bourreau, pour les empêcher de crier, leur remplissait la bouche de chaux vive ; le supplice de quelques-uns dura quatre jours. Nous supprimons des détails qui outragent la nature et révoltent l'humanité.

Avec une langue différente, plus de courage et d'industrie, on trouve au Japon des habitudes non moins barbares. Autrefois, à la mort d'un grand, on enterrait avec lui plusieurs de ses serviteurs et de ses favoris; plus tard on se contenta de les éventrer sur sa tombe. Dans le siècle dernier, une persécution organisée contre les chrétiens en fit périr plus de 400,000. On n'a point oublié les détails des affreux supplices qu'on a fait souffrir à l'abbé Marchand et à tant de missionnaires français qui ont porté les lumières du christianisme dans le royaume de Siam et en Cochinchine. Hérodote parle d'une tribu de l'Inde où l'on immolait pour les dévorer les parents épuisés par l'âge et les infirmités; cette coutume est encore en usage chez les Rhinderwas, qui croient en la pratiquant faire une action agréable à leurs idoles. Quelques peuplades qui vivent dans les forêts de l'Indostan et les Beddas de l'île de Ceylan sont accusés d'anthropophagie.

On trouve encore des sophistes qui, dans un intérêt oratoire, se plaisent à vanter la civilisation de la Chine, ainsi que l'esprit de mansuétude et d'humanité des Hindous. Le caractère de ce peuple est celui des enfants, faible plutôt que doux, mais très-irritable, aussi prompt à se mettre en colère qu'à se calmer dans ses emportements, inaccessible à la raison, humble et rampant quand sa fureur est passée. Lâche devant le danger, l'Hindou cependant affronte le supplice avec une sorte de courage ou plutôt d'impassibilité. Il n'a donc qu'une douceur féline et aucune bête fauve ne voit couler le sang avec plus de joie. Ainsi l'a jugé un homme qui devait le connaître, et nous ne pouvons mieux faire que de citer ici le passage suivant de la correspondance du duc de Wellington : « Autant que j'ai pu m'en assurer jusqu'ici, dit cet homme célèbre, les indigènes sont fort mal dépeints ; c'est bien la race la plus fausse et la plus malfaisante que j'aie connue. Je n'ai pas encore rencontré un Hindou possédant une seule des bonnes qualités que comporte son propre état de civilisation ; les musulmans valent moins encore. Leur prétendue douceur et mansuétude n'existe nullement. Il est vrai que l'attitude de l'Européen le maintient en respect ; mais partout où les indigènes disposent d'une supériorité numérique, ils ne manquent jamais de détruire leur ennemi. Dans leurs querelles intestines ils constituent le peuple *le plus atrocement cruel* dont j'aie de ma vie entendu parler. »

C'est excités par de superstitieuses croyances, que les Hindous font surtout éclater le mépris de la vie humaine et une perversité étonnante. Il s'est rencontré dans l'Inde une association de malfaiteurs connus sous le nom de Thuggs, dont l'origine remonte à la plus haute antiquité, se perpétuant de père en fils dans les familles, et se recrutant en outre par l'initiation, comme autrefois on était initié en Grèce aux mystères d'Eleusis. Cette association couvrait l'Inde entière, mais elle avait son principal foyer dans le royaume d'Oude. Un très-grand nombre d'affidés étaient mahométans ; ils avaient un chef spirituel, principal ministre de la déesse Bhovanie, qu'ils supposaient fille du prophète. Il y avait des mystères, des grades, une hiérarchie dans cette bande d'assassins ; la plupart des bateliers du Gange et du Nerbuddah appartenaient à cette secte ; elle comptait des adeptes parmi les conducteurs de caravanes, les hôteliers, les fakirs, les officiers de la douane et les magistrats subalternes ; une bande qui désolait le district d'Hingolée, en 1829, avait pour chef l'un des plus riches négociants du pays nommé Hurrée Singh.

La religion des Thuggs fait de l'assassinat et de la destruction de l'espèce humaine un acte méritoire qui leur ouvre le paradis de Bhovanie ; condamnés pour meurtre, ils meurent sur la potence sans honte et sans faiblesse, comme des martyrs de leur divinité. Pour tuer, ils ne se servent que du lacet ; on leur enseigne l'art d'étrangler, d'ensevelir ou de brûler leurs victimes; le vol est le corollaire indispensable du meurtre. Une part du butin est religieusement réservée aux prêtres. Les Thuggs préparent les meurtres de longue main; ils recherchent l'amitié des victimes désignées à leurs criminels projets; ils entrent à leur service, les accompagnent dans leurs chasses et leurs voyages; la ruse et l'hypocrisie sont leurs armes les plus dangereuses.

Maîtres de l'Inde, les Anglais ignorèrent longtemps l'association des Thuggs, lorsque la disparition souvent renouvelée de soldats indigènes, se rendant dans leurs villages avec leurs économies, attira l'attention de la compagnie. Vers 1830, quelques-uns de ces bandits tombés entre les mains de l'autorité, et moins affermis que leurs complices dans leur soif de martyre, cherchèrent à racheter leur vie par des révélations. La plupart avaient à leur charge 5 ou 6 assassinats. L'un des chefs, Feringhia, dont le nom mérite de rester illustre dans les fastes du crime, avoua avoir pris part à 770 meurtres et disait avec regret à un magistrat que, s'il n'avait été 12 ans de sa vie en prison, il aurait certainement complété le mille. C'est à William Bentinck que l'Angleterre est redevable de la destruction presque totale de cette secte d'assassins. La poursuite de cette association dangereuse fut confiée à un tribunal composé d'officiers énergiques et intelligents. En 1830 l'autorité réunit les preuves matérielles de 243 meurtres, en 1831 de 215, en 1832 de 203. En 1837 on livra aux tribunaux 3,266 Thuggs ; 412 furent pendus, 2,059 transportés à Peneng ; les autres furent condamnés à la prison ou attachés à la police. Grâce à ces mesures continuées par les successeurs de William Bentinck, la destruction du thuggisme dans l'Inde est aujourd'hui un fait accompli.

C'est également à l'administration des Anglais qu'est due l'abolition du sacrifice des veuves, que les préjugés hindous forçaient à se brûler vivantes à la mort d'un brahme. Ordinairement la famille du défunt la poussait à ce sacrifice, mais parfois la veuve agissait sans contrainte et allait elle-même au bûcher comme au festin de noce. Malgré la surveillance des autorités, quelques *satis* se pratiquent encore en secret, et les tribunaux ne prononcent qu'une condamnation dérisoire à deux ou trois ans de prison contre les fanatiques qui ont aidé ou assisté à cette cruelle immolation. Quoique moins fréquents aujourd'hui, les sacrifices humains sont loin d'être abolis. A Calcutta même, pendant la fête de la pénitence en l'honneur de la déesse Kalli, les hommes se percent la langue avec une barre de fer qu'ils agitent en cadence; on leur enfonce des crochets dans le dos et on les tient suspendus en l'air au moyen de poulies. Tous les ans des flots de pèlerins se rendent de toutes les parties de l'Inde à Jaggernaut, pour y adorer une idole grotesque, et cette année même on a vu des misérables fous, excités par les cris des brahmines et l'ivresse d'une population en délire, se précipiter et se faire broyer sous les roues du char qui la promène. Ces fêtes immondes ou plutôt ces saturnales durent depuis le 18 juin jusqu'au 6 juillet, et se passent à 20 milles de la capitale de l'empire, sans que la défense de l'autorité empêche des fanatiques, éludant la surveillance de la police anglaise, d'ensanglanter les grandes fêtes des Hindous. Au printemps de 1848, le jeune roi de Népaul étant dangereusement malade, sa mère fit le vœu, si son fils était conservé à la vie, de sacrifier à ses dieux un lac et demi de victimes humaines. Le royal enfant ayant recouvré la santé, la boucherie stupide avait commencé et les habitants du Népaul fuyaient dans toutes les directions, pour éviter de tomber sous le couteau des sacrificateurs.

Pendant la révolte de 1857, il a été commis dans toute la province du Bengale des atrocités révoltantes ; c'était peu pour les Indiens de massacrer la garnison de Cawnpore, qui avait capitulé sous la condition d'avoir la vie sauve, de vendre à l'encan les femmes et les enfants, de conduire les prisonniers devant le front des troupes et de les faire décapiter. Les villes de Luchnow et de Ferozepore furent comme Cawnpore le théâtre des plus sanglantes débauches, et d'abominations telles que peut les enfanter le caractère atrocement cruel des Hindous commandés par Nena-Saïb. A Ihansi, par exemple, on promenait un Européen sur la pointe de baïonnettes ; des maris étaient attachés à des arbres, leurs femmes outragées et massacrées sous leurs yeux, leurs enfants déchirés en lambeaux ; on forçait des mères à les tuer elles-mêmes, à boire leur sang. La plume se refuse à écrire, comme l'imagination à concevoir toutes les barbaries imaginées par ces infâmes. Aussi qui oserait accuser les Anglais de la répression impitoyable employée envers de pareils monstres ? *Tous les soldats*, écrit un officier, *sont littéra-*

lement fous de rage. Sur le passage de l'armée anglaise jusqu'à Delhi, s'élevèrent des potences qui fonctionnaient sans discontinuer. Le 21 septembre 1857, Delhi emportée d'assaut par une poignée d'intrépides soldats, tous les habitants furent passés au fil de l'épée, et comme il arrive toujours dans ces cruelles expiations, un grand nombre de résidents inoffensifs périrent. Le fantôme de la dynastie de Timour que les rebelles s'étaient efforcés de ressusciter fut frappé sans retour. Le capitaine Hodson, s'étant emparé des deux fils du roi, Mirza-Mogul et Mirza-Kiza-Sultan, ainsi que de son petit-fils Mirza-Aboobukur, les fit fusiller sur place. Le 20 novembre suivant, 24 membres de la famille royale furent également passés par les armes à Delhi. Les Hindous, avons-nous dit, ne craignent pas la mort, mais ils sont effrayés par un appareil inusité du supplice. Les Anglais imaginèrent d'attacher quelques grands coupables à la gueule de leurs canons ; au signal donné, des troncs, des têtes et des membres sanglants étaient lancés dans toutes les directions ; témoins de ce spectacle, les indigènes tremblaient comme des feuilles de peuplier.

Est-il nécessaire de rappeler les sentiments d'inhumanité qui règnent parmi les Barbaresques et les Arabes qui peuplent les côtes d'Afrique? Quoique l'Abyssinie soit parfois comparée à la France, à cause de certaines ressemblances de caractère, on trouve dans cette contrée des tribus féroces qui mutilent les prisonniers et éventrent les femmes enceintes. Les Jagas et quelques autres peuplades à l'est du Congo dévorent ceux de leurs ennemis qui tombent en leur pouvoir ; leur généralissime est frotté de graisse humaine ; on assure que dans une certaine fête, le chef fait lâcher un lion affamé au milieu de ses sujets qui, loin de fuir, tiennent à honneur de mourir sous ses dents meurtrières. Dans ces contrées les malades et les vieillards sont abandonnés sans pitié; les femmes enterrent parfois leurs enfants vivants. Les indigènes de Maniana, au sud du Niger, et ceux de la côte d'Ivoire, passent pour cannibales. Suivant M. Douville, dans la Nigritie vivent certains peuples doux et hospitaliers, qui pourtant sont anthropophages et conservent la pratique des sacrifices humains. Ces sacrifices sont en usage au Congo et chez plusieurs peuplades de la côte de Guinée. Dans quelques tribus on mêle du sang humain à l'argile pour construire des temples ; lorsque le roi meurt, ses veuves se tuent sur sa tombe, des milliers d'esclaves sont immolés à ses mânes, jusqu'à ce que le nouveau monarque mette un terme aux massacres. Le roi de Lagos envoie de temps à autre un homme masqué qui passe pour le diable et assassine tous ceux qu'il rencontre sur son passage. Dans la même ville on empale une jeune fille à l'équinoxe du printemps, pour se rendre favorable la déesse de la moisson.

De tous les peuples, non de l'Afrique seulement, mais du monde entier, le plus cruel est celui de Dahomey, et dans ses rois se résument le caractère et les habitudes attribués aux plus affreux tyrans. La principale force militaire consiste dans une garde de 10,000 jeunes négresses qu'on accoutume dès l'enfance à mépriser la douleur, à braver les dangers et à se baigner dans le sang. On a accusé le gouvernement anglais d'être en bons termes avec le roi de Dahomey ; il existe en effet dans ce pays quelques comptoirs anglais, français et portugais. Le 14 février 1862, lord Palmerston crut devoir se disculper de ces accusations, et il fit connaître tous les efforts du gouvernement pour combattre les usages cruels du roi de Dahomey; mais les missions envoyées à cet effet avaient échoué. Le récit des cruautés commises par ces barbares est horrible et dégoûtant. M. Duncan a vu jeter des hommes du haut d'un parapet de 50 pieds, comme amusement; les murs du palais sont couverts de têtes humaines. Sans cesse en guerre avec les peuples voisins, le roi n'a pour but que de faire des prisonniers, pour vendre les uns et faire servir le plus grand nombre à ses fêtes sanglantes, en les égorgeant. Bada-Hung, le roi actuel, succédant à son père Gezo en 1860, voulut surpasser tous les monarques qui l'avaient précédé par le grandiose des cérémonies, usitées en pareille occasion. Il fit creuser un lac immense pour recevoir le sang des victimes humaines et s'y promener en canot. Au moment où la malle royale *Athenian* quittait la côte d'Or, le nombre des malheureux déjà égorgés s'élevait à 1,700, d'autres attendaient le même sort, et un steamer venait de déposer à la côte 1,500 esclaves destinés à cette épouvantable hécatombe.

Quoique les anciens Américains fussent d'un naturel froid, indifférent et flegmatique, ils avaient tous les défauts des peuples sauvages, et particulièrement un esprit de vengeance qui s'exerçait avec une animosité implacable. Toute injure faite à la tribu, à la famille ou à l'individu ne pouvait s'expier que par le sang de l'ennemi. D'après Herrera, de Salis et Robertson, l'Indien dominé par cette passion devient le plus cruel de tous les animaux ; il ne sait ni pardonner, ni plaindre, ni épargner; la rage de la vengeance ne connaît pas de bornes. Dans les guerres, cependant, les Indiens, par un raffinement de cruauté, aimaient à faire des prisonniers, qu'ils réservaient à d'affreux supplices. Conduits au sein de la tribu, on les attachait à un poteau, et puis les vainqueurs, hommes, femmes, enfants se précipitaient sur ces malheureux, leur coupaient des lambeaux de chair, leur enfonçaient des clous dans les membres, leur brûlaient la peau avec des fers rouges, et prolongaient souvent pendant plusieurs jours les tortures de leurs victimes avant de les achever. A cette scène barbare, succédait une scène plus épouvantable encore ; jamais la vengeance de ces sauvages n'était assouvie, qu'après avoir dévoré la chair de leurs ennemis.

Ainsi que nous l'avons fait observer, malgré les privations excessives auxquelles les conduit la disette qui se renouvelle tous les printemps, les populations misérables de la Mongolie, de la Sibérie et du Groënland n'offrent qu'un très-petit nombre d'exemples d'anthropophagie ; ils sont également très-rares dans l'Asie méridionale ; ils deviennent plus fréquents parmi les peuplades barbares de l'Afrique. Anciennement ils étaient très-communs en Amérique et dans presque toutes les îles de l'Océanie. En Amérique, cette horrible coutume n'était pas seulement pratiquée chez les Iroquois, les Capanaguas, les Topinambous, et chez les Caraïbes des petites Antilles ; mais depuis la baie d'Hudson dans l'Amérique septentrionale jusqu'à la Terre de Feu, la plupart des tribus étaient anthropophages et dévoraient leurs ennemis. On offrait des sacrifices humains sur le plateau de Cuzco avant le règne de Manco-Capac. A l'arrivée des Espagnols, les temples mexicains ruisselaient du sang des victimes humaines. En prenant possession de Mexico, l'un des premiers soins de Cortez fut de faire enlever, avec les idoles, les crânes des nombreuses victimes qu'on immolait dans les temples. Cortez pressa en vain Montezuma d'abandonner le culte des faux dieux et d'embrasser le christianisme ; tout ce qu'il put obtenir de ce monarque fut de le faire renoncer à la nourriture de chair humaine qu'on servait sur sa table. Cependant nous pensons que, dans aucun pays, on n'a pratiqué l'anthropophagie comme moyen ordinaire de subsistance. C'est une coutume superstitieuse ou la soif de la vengeance chez des peuplades sauvages, qui a conduit à cette action abominable.

Il y a peu d'années encore, la plupart des peuplades de l'Océanie étaient anthropophages. C'est également l'ardeur de la vengeance qui avait fait naître et entretenait cette horrible pratique; néanmoins, plusieurs de ces insulaires paraissent avoir été poussés à l'anthropophagie par un de ces appétits dépravés que développent les passions aveugles et criminelles. Ni la faim, ni les famines ne peuvent être considérées comme les causes premières, ainsi que le pensait le capitaine Cook. Quoique situés dans un pays très-fertile, les habitants de Tanna sont cannibales. A l'archipel des Amis, où se trouve l'une des plus belles races de l'Océanie, pourvue de moyens d'alimentation très-variés, les ennemis tombés dans les combats sont dévorés. Les Zélandais vivent dans des transes continuelles; la plupart des tribus qui croient avoir essuyé quelque outrage de leurs voisins, épient l'occasion de se venger; ils aiment passionnément la chair des ennemis tués dans la bataille, et le désir de ces abominables repas excite leur humeur belliqueuse. Un fils ne perd jamais de vue l'insulte faite à son père; ils n'épargnent ni femmes, ni enfants; ils mangent les vaincus sur le lieu du massacre et après que leur faim est assouvie, ils emportent ceux qu'ils ne peuvent dévorer sur place. Les Zélandais auraient horreur de manger un ami tombé à côté d'eux; tandis que Cook tué par méprise à l'île d'Owhyhée, fut pleuré par les naturels qui le regardaient comme un de leurs dieux et crurent l'honorer en mangeant son cadavre.

La prise de possession toute récente de la Nouvelle-Calédonie par le gouvernement français, n'a eu jusqu'ici qu'une faible influence sur le naturel des sauvages qui habitent cette île. La plupart des tribus se font une guerre désastreuse et toutes sont anthropophages. Le *Moniteur* de la Nouvelle-Calédonie du 1er mai 1864 contenait quelques faits qui suffiront à peindre les mœurs des indigènes. Récemment le chef de la tribu de Monéo avait fait tuer et manger un des siens, convaincu d'adultère ; telle est la loi des aborigènes. Un autre chef, celui de Nékoué, avait invité les tribus voisines à un grand festival ; au milieu des danses, il fit saisir et tuer deux des invités qui furent découpés, rôtis et mangés par les assistants. Les convives se retirèrent enchantés de s'être repus de leur mets favori. Cependant, à quelques jours de là, l'une des tribus invitées qui avait pris part à la fête tomba à l'improviste sur la tribu voisine, et lui fit quinze prisonniers qui furent tués et dévorés. Le drapeau de la France ne se bornera pas à protéger les colons de la Nouvelle-Calédonie ; une plus haute mission lui est destinée, celle de faire respecter les droits de l'humanité, et d'introduire les notions de justice parmi ces sauvages ; le christianisme fera le reste.

Enfin quelques traits empruntés aux mœurs des Battas qui habitent le pays de ce nom dans l'île de Sumatra, achèveront de caractériser les indigènes de l'Océanie, et prouveraient au besoin que la plupart de ces insulaires proviennent d'une souche commune, ou que le climat a le pouvoir d'engendrer chez des natures abruties un instinct aussi horrible que l'anthropophagie. Les Battas passent pour être doux et assez civilisés; néanmoins, un goût dépravé leur fait préférer la chair humaine à toute autre. Il est défendu aux femmes d'en manger; mais on prétend qu'elles s'en procurent à la dérobée. Tout devient prétexte à satisfaire un affreux penchant; ils dévorent les prisonniers de guerre et certains criminels; leur code condamne à être mangés ceux qui se rendent coupables d'adultère, de vol nocturne, d'attaque à main armée contre les personnes et les habitations, ceux enfin qui étant de la même tribu se marient ensemble. Le crime est jugé et la sentence prononcée par un tribunal régulier, l'exécution est toujours publique. La chair du malheureux condamné est coupée par morceaux et dévorée par les assistants sur le lieu même du supplice. Autrefois, les Battas étaient dans l'usage de manger leurs parents avancés en âge; le vieillard était suspendu à une branche d'arbre horizontale; ses enfants et leurs voisins dansaient en rond autour de lui, en chantant : *quand le fruit est mûr, il faut qu'il tombe;* enfin, quand la victime épuisée de fatigue laissait échapper la branche qui la soutenait, ces cannibales se précipitaient sur elle, la mettaient en pièces et la dévoraient avec délices.

En dehors des pays que nous avons cités, on découvre à peine dans le cours des siècles, quelques exemples d'anthropophagie. Le professeur Gruner rapporte le suivant. Un gardien de vaches des environs d'Iéna, nommé Goldschmidt, marié, n'avait commis aucun crime jusqu'à l'âge de 55 ans, quoique d'un naturel grossier et insolent. En 1771, il rencontre à l'entrée d'un bois un jeune voyageur auquel il reproche d'avoir effarouché ses bestiaux. L'étranger ayant soutenu le contraire, Goldschmidt le tue à coups de bâton, traîne le corps dans un endroit touffu, le coupe en pièces, et en retournant à son domicile, en emporte chaque jour une dans son sac et la mange. Un an après, ce monstre attire chez lui un enfant, l'égorge et le dévore. Ce crime est découvert et l'instruction révèle plusieurs autres crimes plus révoltants encore. Un exemple emprunté à l'histoire d'Écosse, d'Hector Boëtius, ferait considérer l'anthropophagie comme une maladie de famille. Un brigand fut condamné au bûcher avec sa femme et ses enfants, pour avoir attiré chez lui plusieurs personnes et s'être nourri de leur chair après les avoir tuées. L'extrême jeunesse de l'une des filles la fit exempter du supplice. Mais, parvenue à sa douzième année, elle se rendit coupable du même crime que ses parents et subit la peine capitale. Pourquoi témoignez-vous du dégoût? disait ce jeune monstre à ceux qui la condamnaient. Si on savait combien la chair humaine est bonne, chacun mangerait ses propres enfants.

L'histoire des siéges, des famines et des naufrages fournit également quelques exemples de ces crimes qui révoltent la nature. On lit au IVe livre *des Rois* que quand Benadad vint assiéger Samarie, la ville fut pressée d'une famine telle qu'une mère mangea son propre fils. Suivant Josèphe, il se passa un fait non moins révoltant au siége de Jérusalem. Les mêmes crimes se renouvelèrent selon de Thou, au siége de Sancerre en 1573, et à celui de Paris en 1590. Abd-Allatif rapporte que pendant l'horrible famine qui ravagea l'Égypte en 592, il vit s'organiser des bandes d'anthropophages ; on s'arrachait des lambeaux de cadavres et on égorgeait des enfants pour se repaître de leur chair. Sous le règne du sage Robert, 2e roi capétien, une cruelle famine engendra les excès les plus révoltants. On vit des hommes déterrer des cadavres pour en faire leur pâture, ou aller à la chasse des passants pour les dévorer. Un boucher de Tournus mit en vente de la chair humaine ; on trouva chez un aubergiste de Mâcon 48 têtes dont les corps avaient servi de mets.

Le naufrage de *la Méduse* est de tous les événements anciens ou modernes, celui qui fit éclater avec le plus de violence les plus affreux instincts de l'homme ; on sait que, partie de l'île d'Aix le 17 juin 1816 pour une expédition au Sénégal, *la Méduse*, par l'impéritie de son commandant, M. de Chaumareys, fit naufrage au banc d'Arguin le 2 juillet suivant. Le principal moyen de sauvetage fut la construction d'un radeau, de 20 mètres de long sur 7 de large, sur lequel s'entassèrent 147 individus ; 236 trouvèrent place dans les canots qui devaient remorquer le radeau, grâce à de solides attaches. Le convoi cheminait lentement, lorsque, soit crime, soit accident, les attaches étant rompues, le radeau fut inhumainement abandonné par les embarcations. 25 livres de biscuit, 6 barriques de vin, 2 petites pièces d'eau douce, telles étaient les provisions du radeau. Dès la première nuit le biscuit avait disparu. Au bruit des vagues soulevées se mêlaient les cris des naufragés pressés les uns contre les autres dans cet étroit espace ; au lever du jour, 20 hommes avaient disparu. A chaque moment la mer, déferlant sur le radeau, emportait quelques-uns de ces malheureux dans l'abîme. Convaincus qu'ils étaient destinés à être engloutis, ils voulurent adoucir leur mort par l'ivresse, et après avoir bu jusqu'à perdre la raison, ils essayèrent d'entraîner leurs compagnons dans une catastrophe commune, en coupant les amarrages des diverses pièces du radeau. Vingt hommes, à la tête desquels figuraient Daniel Coudein, aspirant, Corréard, ingénieur, Savigny, chirugien, entreprennent de s'opposer aux projets de cette bande de furieux. La nuit venait d'arriver ; il s'engage une lutte effroyable entre ces hommes armés de sabres, de baïonnettes et de couteaux, se ruant les uns sur les autres, luttant corps à corps, cherchant à se tuer, à se déchirer avec les dents, à se précipiter dans la mer. Pour comble de malheur, il ne restait point de vivres aux survivants, et ils n'avaient pas mangé depuis 48 heures. Quelques cadavres accrochés aux planches du radeau furent coupés par tranches et dévorés ; quelques-uns n'y touchèrent pas, et essayèrent d'avaler des baudriers de sabre, du linge, des cuirs de chapeau ; mais le lendemain, reconnaissant que l'affreuse nourriture des cadavres humains avait relevé les forces de leurs compagnons, tous y eurent recours. Le soir du quatrième jour un banc de poissons volants ayant passé sous le radeau, les naufragés purent en remplir un tonneau. Mais pendant la nuit, un complot horrible s'organise, chez plusieurs à la fois peut-être. En voyant combien les provisions étaient faibles, on veut se débarrasser d'une partie de ses compagnons ; la nuit se passe à s'entr'égorger. Le matin du cinquième jour les naufragés étaient réduits à trente, tous blessés et contusionnés, se défiant les uns des autres, et dont la faim et le désespoir avaient altéré tout sens moral. Ici se passe la scène la plus épouvantable de ce drame lugubre : quinze hommes des plus valides s'étant réunis en conseil et jugeant que leurs compagnons couverts de larges blessures y résisteraient difficilement, et contribueraient à épuiser le peu de poissons qui restaient encore, il fut décidé qu'on les jetterait à la mer, ce qui fut exécuté. Après cet horrible expédient, six jours s'écoulèrent encore dans des angoises continuelles ; le reste des naufragés était presque expirants, lorsque dans la matinée du 17 le brick l'*Argus* envoyé à la recherche du radeau sauva la vie de ces quinze malheureux. Au mois de janvier 1858 M. Coudein, l'un des quinze, mourut à la Tremblade; aujourd'hui M. Griffon de Bellay, qui habite Rochefort, est le seul survivant des naufragés de *la Méduse.*

Tel est l'homme tombé dans la barbarie, en qui se sont éteints les douces croyances, l'idée d'un Dieu juste et clément, le respect des lois gravées au fond des cœurs, ou bien que des circonstances exceptionnelles, les passions et la faim abandonnent à ses propres instincts. *Quo quid est mitius, dum in recto animi habitu est.* Quoi de plus doux que l'homme tant qu'il reste fidèle à son caractère ? dit Sénèque (de la *Col.,* liv. I. V). Cette philosophie consolante est celle de J.-J. Rousseau et de Dupont de Nemours, tandis que les législateurs, les moralistes et les historiens ont reconnu par l'expérience et de cruels exemples, que dans l'état de nature il est vicieux et méchant. Tous ceux qui ont connu les hommes les ont méprisés ou haïs. Demandez à César, à Caton, à Richelieu, à Napoléon. Le glaive de la justice, s'élevant au-dessus de toutes les têtes, épouvante le crime, contient les passions haineuses, frappe quelques grands coupables et permet aux sociétés d'exister. Qu'il se brise ou qu'il tombe à terre, les foules déchaînées s'abandonnent aux penchants les plus pervers, et l'on peut dire d'elles à l'exemple de Marie-Antoinette : *Race de tigres !*

Il n'est point d'instinct qui, guidé par le raisonnement et une sage prévoyance, exerce un plus grand empire sur la destinée de l'homme et des peuples que celui de la propriété ; il est l'ami du travail, du commerce, de l'industrie, et sans lui peut-être il n'y aurait pas de société et pour ainsi dire point de famille. Si l'inégalité des conditions et des fortunes engendre la plupart des révolutions, le but secret ou avoué de celles que l'histoire nous fait connaître est non-seulement une compétition de pouvoirs, mais surtout un partage de biens. L'activité désordonnée de ce penchant conduit à l'intérêt personnel, à l'égoïsme, à l'avarice et enfin au vol. La plupart des crimes contre les propriétés proviennent sans aucun doute des habitudes vicieuses, quelques-uns cependant de la misère et du besoin. Ils sont plus fréquents l'hiver que l'été, dans les pays du Nord que dans les contrées méridionales. Partout où se trouvent des peuplades nécessiteuses, on rencontre un plus grand nombre de pillards et de corsaires. Les Kalmouks sont pauvres, vagabonds et voleurs; les Arabes sont adonnés au brigandage. Plusieurs tribus de la Corée et de l'Hindoustan vivent de rapines; il n'est rien qu'un Indien ne fasse pour de l'argent. Il serait impossible d'énumérer les artifices, les extorsions et les fourberies des Chinois dans toutes leurs relations; le vol et la friponnerie sont si familiers, que les mandarins sont presque toujours complices des méfaits de leurs subalternes. L'amiral Anson rapporte qu'ayant acheté au poids un grand nombre de poules et de canards, la plupart de ces bêtes moururent; on crut qu'elles étaient empoisonnées; mais on découvrit que les marchands chinois les avaient farcies de cailloux et de gravier pour les rendre plus pesantes. Un misérable s'excusait de la friponnerie en disant : *En vérité les Chinois sont de grands coquins, mais c'est la mode, il n'y a aucun remède à cela.* Sous le rapport de la cupidité et du penchant au vol, les peuplades africaines ne valent pas mieux que les Asiatiques. D'après la loi de Mahomet, le voleur doit avoir le poing coupé; Caillié fait observer que, si elle était rigoureusement exécutée, tous les Maures seraient manchots.

Nous nous garderons d'esquisser quelques traits des mœurs et des passions que *la sacrilége soif de l'or* allume dans toutes les classes. On ne saurait parler sans scandale des marchés honteux, des actes de vénalité et de corruption dont, à certains intervalles, les tribunaux, la presse et l'opinion révèlent quelques exemples et en font supposer un plus grand nombre chez divers peuples de l'Europe. C'est pour contenter l'amour immodéré des jouissances qu'on demande la fortune au gain illicite et non au travail honnête ou à l'économie. Le remède au mal qui dévore la société moderne est dans de bonnes mœurs et de fermes croyances. Les populations misérables, au contraire, sont entraînées au vol par une sorte de nécessité presque invincible. Manquant de tout, rien n'égale le penchant des Esquimaux et des insulaires de la mer du Sud à s'approprier le bien d'autrui. Poussés par une ardente convoitise, dans leurs rapports avec les voyageurs qui visitent les terres arctiques, les naturels ne sont occupés qu'à faire le dénombrement des objets dont ils pourraient faire leur propriété. Quelques verroteries, des fragments de verre, un clou, leur paraissent des objets d'un prix inestimable.

Les peuples pêcheurs et chasseurs, obligés de tendre sans cesse des piéges à leur proie, les tribus qui vivent de rapines, cherchant continuellement à tromper celles qui les entourent, doivent contracter l'habitude de la ruse. Cependant ce vice n'est pas plus commun au sein des natures sauvages qu'au milieu des peuples civilisés, où la dissimulation, perfectionnée par une étude de tous les jours, est regardée comme un art utile. L'hypocrite pour capter la confiance par une vertu factice, le courtisan pour faire croire à un dévouement qui n'existe pas, l'avare pour amasser des richesses, l'ambitieux pour se pousser aux honneurs, suivent tous la même route et se servent de la même faculté. On la dit pourtant moins active chez les peuples du Nord que dans les contrées du Midi. Quelques nations sont renommées par leur astuce et leur fourberie : la foi punique était proverbiale chez les Romains; les Persans, les Japonais, les Maures passent pour être adroits, traîtres et perfides. On accuse des mêmes défauts les Grecs et les Italiens, quoiqu'on puisse citer des exceptions très-honorables. Suivant Plutarque, Lysandre, un des plus grands rois de Lacédémone, avait coutume de dire que *là où la peau du lion ne peut suffire, il faut coudre un lopin de celle du renard.* On s'accorde généralement à regarder la parole des Turcs comme sacrée ; la probité et la droiture des Espagnols sont proverbiales.

Dans sa correspondance, le duc de Wellington signale les vices de la législation soit musulmane, soit hindoue, qui n'édicte aucune peine contre le parjure. Les savants prétendent que ce crime étant puni par Dieu, l'homme ne doit pas s'en mêler. Cependant, le serment des Indiens étant reçu devant les tribunaux, personne à ce compte ne peut avoir la vie ou la bourse sauve, quelque bon que soit le gouvernement. Il en résulte, ajoute le duc de Wellington, que la seule ville de Calcutta fournit plus de parjures que l'Europe tout entière; on en peut dire autant de toutes les grandes villes.

La vanité ou le désir de l'approbation est l'une des facultés les plus communes et les plus actives des peuples civilisés; on la rencontre pourtant aussi chez les nations barbares. Croirait-on que plusieurs tribus africaines, jalouses de leur peau d'ébène, méprisent les tribus moins noires et moins difformes qu'elles ? Il convient d'ajouter cependant que le plus grand nombre considèrent les blancs comme une race privilégiée, et que les chefs recherchent pour leurs harems les femmes dont la peau est moins foncée. On a dit que l'Abyssinie était la Suisse africaine; il faut ajouter qu'elle est la France africaine comme ressemblance morale. Les nègres, les Japonais, les Chinois, les Persans, les Égyptiens ne sont pas moins vains, passionnés de louanges, avides d'honneurs et de distinctions, que les Français, les Hongrois, les Italiens et les Polonais. On peut leur appliquer ce que Godeau disait des Provençaux : *qu'ils étaient riches de peu de bien, glorieux de peu d'honneurs, savants de peu de science.* Il est plus ordinaire de voir naître l'orgueil, l'estime de soi, la fierté, la morgue chez les habitants des montagnes et chez tous les hommes qui ont l'instinct de leur force et de leur puissance, ou qui s'arrogent faussement une supériorité et une noblesse de race ou de génie que rien ne justifie et que le christianisme est venu détruire. On connaît la fierté des Tartares, des Péruviens, des Castillans, des Suisses, des Écossais, ou pour mieux dire de la nation anglaise tout entière. Il n'est pas rare que le sauvage, dénué de tout mais ayant l'indépendance, méprise l'homme civilisé; Bellot rapporte qu'un officier de la compagnie de la baie d'Hudson, ayant, par plaisanterie, demandé sérieusement à un chef indien de lui donner sa fille en mariage, celui-ci, qui lui témoignait des égards en tant que marchand, haussa les épaules en disant : « Ma fille, à toi ? tu ne sais seulement pas chasser. » Les Arabes ont pour les Européens les sentiments que nous témoignons pour les Chinois ou les Indiens : ils se croient la nation la plus sage et la plus habile.

Tandis que la force triomphante a mis en pratique la

maxime sauvage : *Vœ victis !* le sentiment de la mutuelle assistance, le respect de l'homme malheureux sont nés au souffle de la civilisation, la charité et la pitié à celui du christianisme. Quoique cupide et fourbe, l'Arabe pratique encore l'hospitalité sous sa tente comme un souvenir des mœurs patriarcales ; anciennement l'étranger, celui même qui était couvert de haillons, fut accueilli au foyer de la famille ; il rappelait aux Juifs les anges envoyés par Dieu pour éprouver les hommes ; aux Grecs, leurs divinités symboliques parfois exilées de l'Olympe; aux Hindous, les Bouddhas descendant sur la terre pour dégager les âmes enchaînées par les liens matériels.

En Afrique on trouve selon les tribus les contrastes les plus opposés, relativement au sentiment de justice et de bienveillance qui devrait animer tous les hommes. Traîtres et cruels, les Maures se font remarquer par l'inhumanité avec laquelle ils traitent leurs tributaires ; ils insultent les chrétiens, et jettent des pierres aux juifs comme à des chiens. C'est à travers mille périls que le docteur Livingstone, Caillié et quelques autres voyageurs ont pu visiter quelques contrées africaines. En Nubie, au contraire, dans la Nubie supérieure principalement, les étrangers voyagent avec sécurité ; on leur offre des fruits, du laitage, un gîte, et l'on refuse tout argent. La candeur et la douceur sont peintes sur le visage des Nubiennes, la confiance et la dignité sur celui des Abyssiniennes. Un sentiment de bienveillance anime tous les Cafres ; pour eux, l'hospitalité est un devoir sacré. Toutefois, on rencontre plus généralement des habitudes de bonté et de douceur chez les nations du Nord, ainsi que parmi les habitants des pays montagneux, tels que la Suisse, le Tyrol, l'Écosse, la Norwège. Les Kamtchadales, les Lapons et les Islandais se distinguent par une grande aménité envers les étrangers.

Montesquieu, signalant la différence des peuples par rapport au courage, est frappé des contradictions que l'on remarque dans le caractère des Méridionaux. « Les Indiens, dit ce grand publiciste, sont naturellement sans courage; les enfants même des Européens nés aux Indes perdent celui de leur climat. Mais comment accorder cela avec leurs actions atroces, leurs coutumes, leurs pénitences barbares? Les hommes s'y soumettent à des maux incroyables, les femmes s'y brûlent elles-mêmes : voilà bien de la force pour tant de faiblesse. (*Espr. des lois*, liv. XIV, ch. III.) Tous les observateurs ont remarqué les contradictions de l'esprit humain ; les physiologistes savent que les instincts, les penchants et les qualités morales ne sont pas moins distincts et séparés que les sens et les organes, manifestations multiples dans l'unité personnelle. Ce n'est pas dans l'Inde seulement que l'on rencontre l'instinct du meurtre ou la cruauté alliée à la bassesse et à la pusillanimité ; les empoisonneurs sont tous lâches ; il est rare que les grands coupables si hardis dans le crime montrent la même fermeté devant l'expiation. L'art de la guerre met parfois en évidence des actes de barbarie et des scènes de carnage ; mais souvent aussi la bonté accompagne le plus brillant courage : ni Scipion, ni Charlemagne, ni Philippe-Auguste, ni Henri IV, ni Turenne, ne furent cruels, et l'Hercule des anciens, symbole d'une observation prouvée par l'histoire, était plus débonnaire encore que brave.

Oui, répéterons-nous après Montesquieu, la grande chaleur énerve la force et le courage ; il y a dans les climats froids une certaine vigueur de corps et d'esprit qui rend les hommes capables des actions longues, pénibles, grandes et hardies. Cela se remarque non-seulement de nation à nation, mais encore dans le même pays d'une partie à une autre. (*Esp. des lois*, liv. XVII, ch. II.) Toutefois, l'homme étant à la fois le produit de son atmosphère morale et de son atmosphère physique, on rencontre souvent des exemples de courage chez les peuples que la tendance de leur climat dispose aux habitudes de paresse et de lâcheté. Montesquieu avait entrevu cette vérité en disant : « La nature, qui a donné à ces peuples une faiblesse qui les rend timides, leur a donné aussi une imagination si vive que tout les frappe à l'excès. » L'histoire prouve, en effet, que les peuples du Nord sont naturellement entreprenants et courageux ; excités par des passions violentes, les peuples du Midi ont pu soutenir néanmoins et entreprendre de grandes guerres, et dans l'attaque comme dans la défense déployer un courage intrépide. Les Espagnols en firent l'épreuve dans la conquête de l'Amérique. Il est vrai que les Indiens étaient sans discipline, que l'aspect effrayant des chevaux et surtout l'effet destructeur des armes à feu les frappèrent d'une terreur superstitieuse, tandis qu'ils n'avaient eux-mêmes que des armes imparfaites. Dans toutes les rencontres ils furent battus avec un grand carnage. Mais tous les historiens attestent qu'animés par l'esprit d'indépendance, l'attachement à leurs coutumes et la haine des étrangers, ils les attaquèrent résolûment, combattirent toujours avec valeur, et montrèrent une grande fermeté dans le danger. A la révolte de Mexico, les Indiens se précipitaient sur les Espagnols avec furie, et en massacrèrent plus de la moitié ; ils les harcelèrent dans leur retraite et leur tuèrent 2,000 auxiliaires. A Otumba, dit Antonio de Salis, Fernand Cortez n'avait avec lui que

600 Espagnols et 1,000 Tlascalans, tandis que l'armée mexicaine s'élevait à 80,000 hommes; elle attendit l'ennemi avec une fermeté extraordinaire. Mais telle était la supériorité des armes et de la tactique du côté des Espagnols, que partout où se portait cette petite troupe, elle renversait tout devant elle. Toutefois, le succès de la bataille restait indécis, lorsque Cortez, voyant s'avancer l'étendard de l'empire qu'on portait devant le général mexicain, assemble les plus braves cavaliers, se met à leur tête, court droit au général, le renverse à terre d'un coup de lance; Jean de Salamanca descend de cheval, l'achève et se saisit de l'étendard de l'empire. C'est alors seulement que les Indiens, persuadés que la destinée des batailles dépendait de cet étendard, prirent la fuite. Cependant, quoique les Mexicains, les Péruviens, les Caraïbes des îles du Vent, les habitants du Brésil, aient souvent montré une grande audace dans les combats et même un souverain mépris de la mort, c'est dans les climats tempérés du Chili et de l'Amérique septentrionale que les aventuriers européens trouvèrent la plus vive résistance, les hommes les plus forts, les plus courageux, et ayant presque jusqu'au dernier défendu leur indépendance et leur patrie au prix de leur vie. Aujourd'hui se trouve dans le golfe de Californie la race indigène des Yaquis, qui sont doués d'une valeur indomptable. Pasteurs et laboureurs, on les a vus parfois, poussés à bout par l'injustice des blancs, prendre les armes et ravager toute la Sonora occidentale. Le courage ne se mesure donc pas d'après le degré géographique. Dans la guerre civile qui désole les États-Unis, les deux partis, quoique inégaux en nombre, déploient le même acharnement; avant la rébellion, l'armée régulière recrutait dans le Sud la majeure

partie de ses officiers. Les États du Nord se sont voués à l'industrie ; les États du Sud, où vivent les traditions aristocratiques, ont conservé les goûts militaires, la chasse, l'exercice du cheval et le maniement des armes.

Toutes les zones de l'Afrique présentent quelques tribus belliqueuses. Les nègres de Lagos, disent les voyageurs anglais, sont parfaitement armés et font très-bien le coup de fusil. Benjamin d'Urban appelle les Cafres d'indomptables sauvages ; ils sont grands, bien proportionnés, marcheurs infatigables, et d'une activité qui ne connaît pas de limites. Suivant le lieutenant Rogers, l'armée des Cafres, marchant contre l'ennemi, offre un aspect imposant. Ils dépouillent leur karo, qui est une sorte de toge faite en cuir de bœuf assoupli, et se présentent nus au combat ; de la main gauche, ils portent un faisceau de six à sept zagaies, et une massue destinée à achever l'ennemi renversé. La zagaie a 3 mètres de longueur et une lance de 20 centimètres souvent barbue. Les Cafres la projettent avec adresse et précision, en s'efforçant toutefois de la reprendre. Quelquefois ils brisent leur dernière zagaie et s'en font un poignard redoutable dans les combats corps à corps. S'ils parviennent à provoquer l'ennemi à faire une décharge, ils se précipitent sur lui, et leur attaque est si imprévue et si rapide, qu'elle a été souvent fatale aux Européens. Comme on le dit des antilopes, les Cafres ne tombent pas, même lorsqu'ils ont le corps percé d'une balle. Quoique blessés grièvement, ils se traînent dans les fourrés et s'efforcent de boucher les plaies avec du gazon pour empêcher le sang de couler, et ne s'arrêtent jamais tant qu'il leur reste un souffle de vie. Du reste, leur sobriété pour les liqueurs spiritueuses est telle, leur vie est si active, leur constitution si robuste, qu'ils guérissent de blessures d'armes à feu qui seraient mortelles pour d'autres.

En Océanie les Polynésiens sont d'intrépides navigateurs et de hardis pirates. La race malaie de Java et de Sumatra, les indigènes des Célèbes, de Madagascar et des Maldives ne manquent pas de courage. Toutefois, c'est dans les îles tempérées de la Nouvelle-Zélande qu'on trouve les hommes les plus forts, les plus résolus et les plus belliqueux. Un seul exemple suffira pour les faire juger : en 1772, les Zélandais ayant assassiné du Fresne Marion et 28 hommes de son équipage, le capitaine Crozet résolut de les venger. Ayant attaqué l'une de leurs meilleures forteresses, il ouvrit facilement une brèche dans les fortifications ; à l'instant un des chefs s'avança une pique à la main pour les défendre; il fut tué d'un coup de fusil ; mais aussitôt un second vint prendre sa place en montant sur son cadavre ; il tomba aussi victime de son intrépidité. Huit chefs défendirent successivement et de la même manière ce poste d'honneur, et périrent tous bravement. Les Zélandais, reconnaissant enfin l'inutilité de la défense, abandonnèrent le fort. Les Français les ayant poursuivis en tuèrent un grand nombre. Cependant Crozet ayant promis une récompense à celui qui saisirait un de ces insulaires en vie, un soldat prit un vieillard qu'il traîna aux pieds du capitaine ; mais le sauvage sans armes mordit avec fureur la main du jeune Français, qui le perça de sa baïonnette.

Quoique les Indiens soient généralement timides et lâches, le fanatisme leur a mis souvent les armes à la main ; mais jamais ils n'ont pu se mesurer à forces égales avec les Européens. Ainsi, à la bataille de Plassey, en 1757, les Anglais commandés par le colonel Clives battirent complétement les Indiens, quoique ceux-ci fussent 20 contre un. C'est dans la population mahométane, parmi les Afghans, les Sykes du Penjab, les Birmans, les naïrs, soldats nobles de Calicut, qu'on trouve les meilleurs soldats. Tippoo-Saeb, fils du brave Hyder-Ali, est le héros de l'Inde moderne; à l'exemple de son père, il battit les Anglais en plusieurs rencontres et leur enleva Cuddalore et Bednore. A la prise de Séringapatam, en 1799, le corps de ce brave guerrier fut trouvé au milieu d'un monceau de morts; on le reconnut plus facilement à sa fière contenance qu'à l'éclat de ses armes. Dans la première année de ce siècle, Runjet-Sing, proclamé roi de Lahore, releva la nation des Sykes, et, secondé par les généraux Allard et Ventura qui organisèrent ses troupes à l'européenne, parvint à soustraire son pays à la domination anglaise. La prise de Rangoon, en 1852, prouva une fois de plus que les Asiatiques sont incapables de résister aux marins de la belliqueuse Angleterre; mais les Birmans, quoique écrasés par une grêle de boulets et de bombes, combattirent avec un acharnement inattendu. Dans la révolte des cipayes, parmi tant d'actes de sauvage barbarie, on vit éclater quelques actions courageuses. Au siége de Delhi, un officier anglais, tout en traitant les Indiens de canailles, écrivait le 24 juin que les révoltés se battaient comme des démons; mais comment comparer ces actes de courage fanatique à ceux de l'armée anglaise? Quelle admiration ne doit pas exciter la marche du général Havelok sur Luchnow! A la tête d'une poignée de braves, il repousse les flots d'ennemis qui lui livrent des combats continuels. La petite phalange, réduite à mille hommes valides, accomplit sa glorieuse mission, victorieuse dans toutes les rencontres d'une armée de 50,000 hommes, animée par le fanatisme et pourvue d'armes, de munitions et de vivres ; tant le sentiment du devoir et de l'honneur a d'empire sur les nobles âmes !

La Chine est de toutes les contrées du globe celle où vit la population la moins brave et la moins belliqueuse ; elle est même, sous le rapport du courage, inférieure à l'Inde, ne ressentant jamais, comme cette dernière, le fanatisme religieux, qui fait parfois des sectaires dangereux, mais souvent aussi des soldats héroïques. Lorsque nous lisons dans Hérodote que l'armée navale des Mèdes qui envahit la Grèce était de 517,610 hommes, que l'armée de terre avait 1,700,000 hommes d'infanterie, 80,000 de cavalerie, sans compter un nombre prodigieux de Libyens et de Thraces ; lorsque nous voyons dans Quinte-Curce qu'aux batailles d'Issus et d'Arbelles l'armée des Perses était forte de 400,000 fantassins et 100,000 cavaliers, tandis qu'Alexandre n'avait à leur opposer que 32,000 hommes d'infanterie et 4,500 de cavalerie, on est porté à taxer les historiens d'exagération. Un jour, peut-être, les générations éloignées refuseront de croire qu'après avoir forcé les forts du Pay-hio, une armée française et anglaise de 20,000 hommes a osé débarquer sur une terre lointaine, attaquer une nation qu'on dit la plus ancienne du monde, composée de 300 millions d'habitants et défendue par 1 million de soldats ; que cette armée a mis en fuite dans tous les engagements les troupes chinoises, a osé marcher sur Pékin, et a planté l'étendard de l'Europe et de la civilisation dans cette orgueilleuse capitale, qui jusqu'alors avait même refusé de recevoir nos ambassadeurs. Ce spectacle plein de grandeur a été donné à notre siècle, et notre cœur a battu comme il s'émeut toujours au récit des événements historiques qui honorent l'humanité.

Le P. du Halde a fait oberver que les peuples du nord de la Chine sont plus courageux que ceux du midi. Les premiers confinent au pays des Mandchoux, dont l'histoire atteste l'humeur belliqueuse ainsi que le caractère indépendant et fier. « L'Asie, dit Montesquieu, a été subjuguée treize fois : onze fois par les peuples du Nord, deux fois par ceux du Midi. » Parmi ces conquérants figurent les Scythes, les Mongols de Gengis-Kan et de Tamerlan, les Parthes, les Turcomans, les Tartares, les Afghans, qu'on peut considérer comme des peuples du Nord et dont les armes belliqueuses ont ravagé l'Asie. Toutefois l'Arabie est une contrée méridionale, une partie même est placée sous la zone torride et la nature de son terrain sablonneux, le souffle ardent des vents du désert ajoutent encore à la chaleur du climat. Cependant, les Arabes, quoique remuants et nomades, ont pu maintenir leur indépendance et résister aux invasions romaines, mongoles et tartares. L'heure sonna où, excités par le fanatisme le plus exalté, les Arabes, qui avaient vécu sous le régime patriarcal de leurs cheiks, se précipitèrent à la suite de Mahomet et fondèrent un empire dont les armées triomphantes envahirent l'Asie, l'Afrique, l'Europe, subjuguèrent la plus grande partie de l'Espagne et menacèrent un moment la France elle-même.

Toutes les nations de l'Europe ont fourni, chacune à son jour, une brillante destinée et donné des preuves d'une éclatante valeur. Les Lapons seuls, cette branche dégénérée de la race finnoise, ensevelie sous le cercle polaire, sont lâches et craintifs, quoique assez robustes ; Gustave-Adolphe essaya en vain d'en former un régiment. Les Grecs, les Romains, les Espagnols, peuples du Midi, ont soutenu de grandes guerres ; il serait superflu de rappeler combien leurs armées furent impétueuses, fermes, patientes, infatigables. Nous ferons remarquer cependant que ces peuples n'accomplirent d'actions mémorables que dans les siècles où l'amour de la partrie, l'honneur national, le désir de s'illustrer animaient le cœur de tous les citoyens. Enflammés par ces passions, les soldats du Midi ne sont pas moins courageux que ceux du Nord, et leur attaque est irrésistible.

Les poëmes d'Homère, le génie de législateurs immortels, des croyances mystiques habilement propagées excitèrent l'imagination d'un peuple naturellement belliqueux et avide de gloire; l'amour de la patrie fit accomplir des prodiges. A Sparte, tous les citoyens étaient soldats, et tandis qu'à Athènes le service militaire n'était obligatoire que jusqu'à la 40e année, à Rome jusqu'à la 46e; à Sparte, au contraire, on était soldat depuis 17 jusqu'à 60 ans. Un Laconien se présentait aux jeux olympiques, non-seulement pour remporter le prix aux yeux de la Grèce assemblée, mais surtout pour avoir le privilége de combattre à la guerre devant le roi. Plutarque nous apprend qu'avant de livrer bataille le roi sacrifiait aux muses, pour rappeler aux combattants les principes dont ils avaient été nourris et les exciter au fort de la mêlée à faire des actions dignes de mémoire. Il était permis alors au jeune soldat de polir ses armes, de soigner sa toilette et même d'arranger ses cheveux. On prenait plaisir à les voir ainsi s'égayer, comme de jeunes chevaux hennissant et soufflant de l'ardeur de combattre. Puis quand l'armée était rangée en bataille, le roi ordonnait aux joueurs de flûte de jouer l'hymne de Castor, à la cadence duquel il commençait le premier à marcher. C'était un spectacle admirable et terrible à la fois de les voir s'avancer tous ensemble, en bonne ordonnance, au son des flûtes, sans confusion, sans rompre les rangs, sans étonnement aucun, mais allant paisiblement et joyeusement, au bruit des instruments, se hasarder aux périls de la mort. Et de tels courages n'étaient ni frappés de terreur, ni enflammés de courroux outre mesure. C'était une constance et une hardiesse assurées, avec bonne espérance, comme étant accompagnées de la faveur des dieux ; quand ils avaient rompu les ennemis, ils les poursuivaient jusqu'à ce que la victoire fût assurée ; mais ils n'estimaient ni noble ni généreux de tuer des gens débandés.

Jamais cette magnanimité de courage ne subit de défaillance tant que subsista la législation de Lycurgue, c'est-à-dire pendant plusieurs siècles. Elle ne fut pas moins admirable dans les défaites qu'au milieu des joies du triomphe. Il suffit du génie de deux hommes, Épaminondas et Pélopidas, pour élever les Thébains, jusqu'alors obscurs, à la hauteur des vertus guerrières de Sparte. La puissance d'une institution se montre surtout dans la formation du bataillon sacré organisé par Gorgidas. Il était composé de 300 hommes entretenus aux dépens du trésor public et logés dans la citadelle de la Cadmée. Toujours ensemble, unis d'une étroite amitié, ils combattaient à côté l'un de l'autre et n'avaient d'autre honte que de faire une lâcheté, d'autre désir que de s'illustrer aux yeux de leurs compagnons. Un soldat de cette troupe, abattu par terre et voyant l'épée élevée pour l'achever, pria son vainqueur de le frapper par devant afin que son camarade ne rougît point de lui. Leur choc était irrésistible. Pourquoi faut-il que l'éclat de tant d'héroïsme soit obscurci par une réputation infamante attachée aux noms de ces vaillants hommes ! Platon et Plutarque ne les ont point lavés de ce reproche; suivant Aristote, les amants se juraient foi et loyauté sur le tombeau d'Iolas, aimé d'Hercule. Et cependant il nous vient un doute : Pélopidas commanda toujours le bataillon sacré. A Chéronée, Philippe, parcourant le champ de bataille, arriva à l'endroit où ces 300 braves avaient péri jusqu'au dernier, et lorsqu'il les vit tous percés de grands coups de pique au devant de la poitrine et tombés à côté les uns des autres, il fut saisi d'admiration et versa des larmes en disant qu'il était impossible que de telles gens eussent fait ou souffert rien de déshonnête. L'attique, l'Achaïe, l'Épire, la Macédoine, en un mot, la Grèce entière donna le jour à des armées de braves.

Quoique les Romains eussent subi la honte des Fourches Caudines, bien que les mutilations volontaires ne fussent point inconnues chez eux, quel est le peuple qui, pendant tant de siècles, fournit de tels exemples de courage? Suivant la remarque de Salluste, on voyait dans leurs armées plus de gens punis pour avoir combattu sans ordre du chef que pour avoir lâché pied ou quitté leur poste. Toutefois, ce n'est point par la supériorité du courage qu'ils vainquirent toutes les nations, mais bien par la discipline, la tactique, la constance et surtout par la sagesse de leur politique. Ils convenaient eux-mêmes que les Gaulois les égalaient en courage et les surpassaient par la force de corps et la hardiesse. Selon Polybe, ils l'emportaient sur les Grecs par la bonté des armes et l'ordre de bataille. D'abord, admirateur de la phalange macédonienne, il reconnut plus tard la supériorité de l'organisation de la légion romaine. Le choc de la phalange était redoutable, mais elle ne pouvait se mouvoir que tout d'une pièce, tandis que l'armée romaine, divisée en plusieurs corps, se prêtait davantage aux combinaisons militaires, pouvait exécuter des mouvements rapides, se rallier facilement après un désordre momentané et ramener la victoire. Pour les Romains, il n'y avait d'autre alternative que de vaincre ou de mourir; les prisonniers étaient rayés de la liste des citoyens. Régulus, aux dépens de sa propre vie, persuada au sénat de ne point consentir au rachat des prisonniers, et, après la bataille de Cannes, ce corps illustre refusa d'en racheter 8,000, préférant pour le même prix armer 8,000 esclaves.

L'Espagne fut subjuguée par les Carthaginois, les Romains, les Vandales, les Visigoths et enfin par les Arabes, qui y exercèrent leur domination pendant trois siècles. Puis, après des révolutions successives, elle forma un État puissant, qui réunit sous le même sceptre la Sicile, la Sardaigne, Naples, la Franche-Comté, le Roussillon, les Pays-Bas, ainsi que la plus grande partie de l'Amérique méridionale. On sait par suite de quelles fautes l'Espagne perdit cette prépondérance. Mais à toutes les époques, dans la bonne comme dans la mauvaise fortune, un sentiment inné d'honneur anima la population ; les habitants de l'ancien royaume de Grenade et de l'Andalousie n'ont pas moins de valeur que ceux des provinces du centre, où le climat est plus tempéré. Tite-Live a même fait remarquer que, tout en étant très-mobiles et très-impressionnables, les Espagnols déploient dans les revers plus de ressources que les autres peuples : *Disparem hispaniam nunquam ulla pars terrarum bello reparando aptior erat locorum hominumque ingenii.* (Lib. XXVIII, cap. XII.) A dix-huit siècles de distance on retrouve la même opiniâtreté dans le caractère espagnol.

Nous savons que la Grèce et l'Italie ont toujours nourri

et possèdent encore des hommes énergiques et remplis de courage. La première dans la guerre de l'indépendance, la seconde sous le règne des républiques de Gênes, de Venise, de Florence, ont retrouvé leur antique valeur. Mais avec l'amour de la patrie et l'enthousiasme de la liberté qui avaient formé autrefois tant de grands caractères, s'éteignirent pendant plusieurs siècles les vertus militaires. Théodoric, s'étant emparé de l'Italie, usa avec modération de sa victoire et n'établit qu'un privilége en faveur des Ostrogoths, celui de faire la guerre ; craignant que la lâcheté des Romains ne se répandît dans la nation, il prit toute sorte de soins pour empêcher la fusion des deux races. Suivant Guichardin, qui s'y connaissait et ne s'aveuglait pas sur ses compatriotes, un Espagnol vaut quatre Italiens. On prétend que Duclos, pour ne pas profaner le grand nom des Romains, avait coutume de dire : les *Italiens de Rome.*

Si l'enthousiasme a souvent conduit à la victoire les armées des peuples du Midi, c'est parmi eux cependant que s'observent la lassitude de la guerre et l'horreur du service militaire. En Espagne, le travail des mines d'Almaden inspire une telle répugnance, qu'on s'est vu souvent dans la nécessité de l'interrompre faute de bras. Grâce à l'exemption de certaines charges et surtout de la conscription, on est arrivé à des résultats qu'on n'obtint jamais par la violence. Il n'y a point de père de famille à Almaden, même dans la classe aisée, qui n'envoie son fils dès l'âge de 14 ans à la mine faire quelques journées, afin qu'étant immatriculé parmi les mineurs, il soit ainsi exempté de la *quinta*. Dans aucune contrée on ne trouve un aussi grand nombre de mutilations que parmi les Égyptiens et les Nubiens ; les mères elles-mêmes coupent l'index de la main droite à leurs enfants au berceau pour les rendre impropres au service militaire. C'est enchaînés comme des galériens que les jeunes conscrits sont conduits à leurs corps. Les mêmes répugnances s'étaient produites dans les armées grecques ; Amyntas, envoyé en Macédoine pour y lever des soldats, avertit Alexandre que beaucoup de jeunes gens propres au service se cachaient jusque dans le palais d'Olympias. Une bonne partie des 6,000 hommes d'infanterie et des 600 cavaliers enrôlés par lui désertèrent les drapeaux. Après le meurtre de Parménion, un grand nombre de soldats ayant murmuré, Alexandre voulut connaître leurs sentiments secrets et les engagea à écrire à leurs familles. Puis, ayant ouvert les lettres, il vit que la lassitude du service dictait des plaintes aux plus braves ; Alexandre les nota d'infamie et cependant il n'eut pas dans la suite de soldats plus intrépides. Pendant la guerre italique, les mutilations devinrent assez fréquentes à Rome parmi les jeunes gens qui voulaient échapper au service militaire, pour que le sénat crût devoir punir sévèrement ce genre de lâcheté. C. Vettienus s'étant coupé les doigts de la main gauche fut condamné aux fers perpétuels et ses biens furent confisqués. Suétone rapporte qu'Auguste ordonna de vendre corps et biens un chevalier, qui avait fait couper le pouce à ses deux fils adolescents pour les empêcher de servir. L'étymologie de *poltron* provient des mots latins écrits en abrégé en tête de la loi : *de poll. trunc.* (de pollice truncato) ; elle prononçait l'exil ou la déportation contre les lâches qui se pratiquaient ces mutilations.

Le climat âpre et accidenté des montagnes nourrit une population brave et belliqueuse. Les anciens Marses passaient pour les plus redoutables guerriers de l'Italie ; les habitants de la Savoie ont maintenu jusqu'à nous la vieille réputation de bravoure indomptée des anciens Allobroges. A notre époque les vaillantes tribus du Caucase ont tenu en échec pendant plusieurs années la puissance russe. Existe-t-il de plus vigoureux soldats que les Suisses? Stoup, colonel d'un régiment, sollicitait un jour de Louis XIV l'arriéré des appointements dus à ses officiers. « Sire, objecta Louvois, si Votre Majesté avait tout l'argent donné par elle ou ses prédécesseurs aux Suisses, on pourrait en paver une chaussée de Paris à Bâle. — Sire, reprit vivement Stoup, si Votre Majesté avait tout le sang que les Suisses ont répandu pour le service de la France, on pourrait faire un fleuve de sang de Paris à Bâle. » Frappé de cette réponse, Louis XIV fit droit à la requête de Stoup. Les Suisses ont longtemps fourni des troupes aux nations étrangères; mus par le sentiment du devoir, partout ils se sont signalés par leur bravoure et leur dévouement. Mais au lieu de citer les batailles qu'ils ont gagnées, nous préférons en rappeler une qu'ils perdirent et où jamais leur courage indomptable ne brilla d'un si vif éclat, celle de Marignan, justement appelée dans l'histoire *la bataille des Géants*. C'est le jeudi 13 septembre 1515 que l'action s'engagea. Les Suisses, commandés par le duc de Milan, étaient sans cavalerie; mais comptant sur leur force incomparable, sur leurs piques de six mètres et leurs espadons tranchants, ils s'avancent hardiment contre les Français, marchent droit aux batteries qui les foudroient sans les faire reculer, et soutiennent plus de trente charges de la redoutable gendarmerie française. Après des prodiges de valeur de part et d'autre, la nuit sépare les combattants et laisse la victoire indécise. La lutte recommence plus furieuse aux premières lueurs du jour ; enfin, pressés de tous côtés et forcés à la retraite, les Suisses, quoique taillés en pièces, serrent leurs rangs et se retirent avec une contenance si fière que la brave armée française, commandée par François Ier et Bayard, honorée de les avoir vaincus, néglige de les poursuivre.

En définitive, c'est dans le centre de l'Europe et les contrées du Nord que vivent les peuples les plus actifs, les plus intrépides et dont le courage héréditaire, transmis de génération en génération, permet de supposer qu'il est favorablement influencé par un climat froid ou tempéré. Les anciens Scythes et Sarmates, aujourd'hui Russes et Polonais ; les Germains, Goths, Visigoths, Ostrogoths ou Allemands modernes ; les Huns, Pannoniens, Hongrois ; les Cimbres ou Danois, toute la race scandinave ; les Angles, Bretons, Anglais ; les Celtes, Gaulois, Français ont toujours été braves et belliqueux, souvent vaincus, mais jamais lâches et, tels que l'Antée de la fable, puisant jusque dans la défaite des forces et un courage nouveaux. En Europe comme en Asie, les grandes conquêtes, les grandes invasions sont venues du Nord plutôt que du Midi. Alexandre sortit des contrées montueuses et tempérées de la Macédoine pour envahir la Grèce méridionale, l'Asie Mineure, la Perse, l'Assyrie et l'Inde. Rome, à la vérité, conquit tout l'univers connu ; mais l'Italie, à son tour, fut vaincue par les Gaulois, ravagée par les Cimbres et les Teutons, et enfin, subjuguée par les Barbares venus du Septentrion, de sorte qu'on peut appliquer à cette conquête la prédiction de Jérémie, lorsque ce prophète dit : *Ab aquilone pandetur omne malum super omnes habitatores terræ ;* c'est du Nord que viendront les fléaux qui désoleront tous les habitants de la terre.

Dans les États modernes, le gouvernement, les lois, les

mœurs peuvent beaucoup, et décident souvent de la supériorité entre des hommes également partagés par la nature. Après les grandes batailles qui, depuis soixante ans, ont mis en présence les nations européennes, à laquelle un juge impartial oserait-il donner la préférence et le prix de la valeur? A armes égales, celle que guidera le meilleur capitaine, qui défendra la meilleure cause et qu'animeront le sentiment de la justice et la passion la plus magnanime, sera toujours victorieuse. Que l'on place d'un côté un Philippe-Auguste, un Richard Cœur de Lion, un Gustave-Adolphe, un Wallenstein, un Frédéric II, un Pierre Ier, un Turenne, un Napoléon, et la fortune n'est plus égale. « Un bon général, dit le captif de Sainte-Hélène, de bons cadres, une bonne organisation, une bonne instruction, une bonne et sévère discipline font de bonnes troupes, indépendamment de la cause pour laquelle elles se battent. Il est cependant vrai que le fanatisme, l'amour de la patrie, la gloire nationale, pourront inspirer les jeunes troupes avec avantage. » (*Hist. de la capt. de Sainte-Hélène*, par le général Montholon; journal la *Presse*, 24 février 1846.) Toutefois nous cherchons vainement à imposer silence à notre admiration et à nos préférences. Nous n'avons pas oublié que les Français subirent des défaites désastreuses à Crécy, à Poitiers, à Azincourt, à Pavie, à Saint-Quentin, à Leipsick, à Waterloo; mais combien de grandes et mémorables victoires ne peuvent-ils pas opposer à ces douloureux souvenirs, l'extermination des Sarrasins sous les murs de Poitiers par Charles-Martel, les conquêtes de Charlemagne, les batailles de Bovines, de Lens, de Denain, celles de la République et de l'Empire? Les Français du XIXe siècle sont le même peuple qui mit en fuite les armées romaines à l'Allia et détruisit Rome, qui résista si vigoureusement au plus grand capitaine de l'antiquité. La France n'a pas fourni un moins grand nombre d'hommes de guerre et de bons tacticiens que la Hollande, l'Autriche, la Prusse, l'Angleterre ; mais nos généraux les plus célèbres durent une partie de leurs triomphes aux soldats qu'ils formèrent et qu'ils commandèrent. « La vaillance, l'amour de la gloire, disait l'Empereur, sont chez les Français un instinct, une espèce de sixième sens. Combien de fois, dans la chaleur des batailles, je me suis arrêté à contempler mes jeunes conscrits se jetant dans la mêlée pour la première fois ; l'honneur et le courage leur sortaient par tous les pores. » (*Mémorial de Sainte-Hélène*, 18 janvier 1816.) Le major Burnaby esquissant dans ses mémoires le caractère des différents peuples de l'Europe et rendant justice à chacun, ajoute cependant que les Français sont les plus intelligents soldats du monde. Dans la guerre d'Orient, les Anglais, les Français, les Piémontais, les Russes ont déployé un admirable courage. Pendant le siége de Silistrie, les Turcs surent maintenir leur ancienne réputation pour la défense des places. Nous ne craignons pas d'être démenti en disant que, même avant la prise de Sébastopol, la supériorité du soldat français était un fait reconnu dans les régions officielles à Saint-Pétesbourg. Elle fut également reconnue par la brave armée autrichienne à Magenta et à Solferino.

Tous les gouvernements qui se sont succédé en France, ancienne monarchie, République, Restauration, Empire, en donnant les plus grands soins à l'organisation militaire, ont compris la mission que leur imposaient le génie de ses habitants et le rôle politique que la Providence semble leur assigner dans les destinées du monde. Après les désastres de 1815, la Restauration s'empressa de réformer les cadres de l'armée, et sous le ministère de Gouvion-Saint-Cyr présenta d'excellentes lois sur le recrutement et sur l'avancement militaire. Grâce à ces mesures, l'armée se trouva l'égale de ses aînées de gloire en Espagne, dans l'expédition de Morée, à Alger, en Crimée, en Italie, à la Chine, au Mexique, partout où elle a porté le drapeau de la France. C'est en Algérie principalement que se formèrent une pléiade de généraux dignes de la commander, Bugeaud, Lamoricière, Changarnier, Cavaignac, Pélissier, Canrobert, Mac-Mahon. Si l'armée d'Afrique a été partout victorieuse, elle a rencontré partout une résistance désespérée ; à la prise de Zaatcha, par exemple, il fallut faire le siége de chaque maison ; pas un des fanatiques compagnons de Bouzian ne demanda quartier ; tous jusqu'au dernier se firent tuer les armes à la main. Au mois de juin 1857, dans l'expédition de la Kabylie, les tribus indomptées montrèrent, dit le général Mac-Mahon, un courage égal à celui des meilleures troupes européennes.

Il n'a été question et nous n'avons voulu parler que de la valeur militaire, de cet instinct qui porte l'homme à former des entreprises hasardeuses, à braver les périls et la mort. Nous n'avons fait aucune distinction entre le courage du soldat et le courage du capitaine. Le premier peut faire bon marché de sa vie; il est parfois utile qu'il s'expose à la perdre. Mais si le vulgaire admire la valeur téméraire, les hommes sages blâment le chef qui s'expose sans nécessité. Aussi, dit Plutarque, Homère nous montre-t-il que les hommes les plus hardis et les plus vaillants étaient les mieux armés. Les Grecs punissaient celui qui jetait son bouclier, et non celui qui abandonnait son épée ou sa lance. Il blâme le propos de Callicratidas à qui l'oracle recommandait la prudence, les sacrifices annonçant danger de mort : *Sparte* répondit-il, *ne dépend pas d'un seul homme.* Charès montrant un jour publiquement les blessures qu'il avait reçues, Timothée lui dit : *Au siége de Samos, une flèche étant tombée à mes pieds, je rougis en pensant que le chef d'une grande armée s'était exposé comme un jeune homme.* Plutarque blâme quoique à regret, Pélopidas et Marcellus qui se précipitaient témérairement au milieu des plus grands dangers et périrent autrement que le devoir de chefs d'armée ne le commandait ; il loue davantage la prudence d'Annibal qui dans les innombrables batailles où il se trouva ne fut jamais blessé. Scipion et César, les deux premiers hommes de guerre et les plus vaillants des Romains, ne s'exposaient qu'avec précaution et lorsque le besoin l'exigeait.

Aucun genre de courage ne manque aux Français ; on peut cependant reprocher à leurs généraux d'imiter plutôt la témérité de Pélopidas, de Pyrrhus et de Marcellus que la prudence de Scipion, de César et d'Annibal. Lorsque en 1672 Louis XIV, suivi de Condé et de Turenne, partit pour la campagne de Hollande, Mme de Montespan dit à Louvois : *Vous répondez de la vie du roi ? — Madame,* repartit le courtisan, *je réponds de sa gloire.* La gloire ! tel est l'aiguillon qui pousse au milieu des hasards nos soldats et nos généraux. Le point d'honneur exagéré, un courage téméraire leur firent commettre bien des fautes ; ainsi Louis IX fut fait prisonnier à Mansourah, le roi Jean à Poitiers, François Ier à Pavie ; Duguesclin tomba deux fois dans les mains de ses ennemis. Les rois de France ne se regardaient dignes de la couronne que s'ils étaient toujours prêts à la défendre avec courage contre leurs ennemis. On prétend qu'un devin prédit à Henri II qu'il mourrait en combat singulier : « J'en suis content, repartit le roi, pourvu que mon adversaire soit brave et vaillant et que la gloire m'en demeure. » La France pourrait opposer mille noms de héros à tous ceux de l'antiquité : Boucicaut, Crillon, les Guise, Gassion, plusieurs générations de Montmorency ; mais il faudrait citer toutes les pages de notre histoire. Quel courage ne doit-on pas supposer à ce Bayard qui, ayant reçu un coup de lance à la cuisse au siége de Brescia et se croyant mortellement frappé, dit tranquillement à ses gens d'armes : *Compagnons, marchez, la ville est gagnée ; de moi je ne saurai tirer d'autre, car je suis mort.* Cependant le chirurgien du duc de Nemours le guérit heureusement. Malgré sa trahison, on ne peut qu'admirer ce connétable de Bourbon qui à l'escalade de Rome reçut de la main de Benvenuto Cellini un violent coup de pique qui le renversa de l'échelle ; se sentant mortellement atteint, il demande qu'on le couvre de son manteau et fait crier aux soldats déjà instruits de sa blessure de tenir ferme et de marcher, que Bourbon était en avant.

Aucune période de notre histoire ne fournit un aussi grand nombre d'exemples de bravoure que la République et l'Empire. On cite souvent parmi les chefs les plus intrépides : Desaix, Kléber, Hoche, Marceau, Macdonald, Championnet, Larochejaquelein, Pichegru, La Tour d'Auvergne, Oudinot, Kellermann, Masséna, Lasalle, en un mot tous nos généraux. Et combien de soldats inconnus eurent un courage comparable au leur ! La bravoure de Murat était presque sans égale ; cependant, doux et humain, on prétend qu'il se plaisait aux jeux de la guerre pour le seul plaisir de vaincre, et qu'il recherchait les joies du triomphe sans effusion de sang. Il se glorifiait, dit-on, de n'avoir jamais tué un homme de sa main, et dans les batailles les plus meurtrières, se précipitant au plus fort du danger à la tête de la cavalerie, il n'attaquait l'ennemi qu'avec une arme inoffensive. A ces époques de gigantesques batailles et de courages héroïques, non moins bon général que soldat intrépide, Lannes avait reçu de la grande armée le surnom de *brave des braves*, qui à sa mort fut décerné d'une voix unanime au maréchal Ney. Dans les guerres modernes c'est avec l'artillerie sans doute qu'on gagne des batailles; mais le bouillant courage des Français s'y déploie encore en abordant l'ennemi à la baïonnette ou en jetant sur ses carrés des flots de cavaliers. Si Waterloo est la bataille la plus désastreuse de notre histoire, elle restera la plus glorieuse pour les générations à venir; le duc de Wellington se plaisait à proclamer au congrès de Vienne, il répéta encore en 1830 au général Baudrand que le plus beau spectacle, le plus digne d'admiration auquel il eût assisté de sa vie était la charge de la cavalerie française conduite avec tant d'audace par le maréchal Ney, ce héros de nos désastres, cet illustre martyr des passions politiques.

En témoignant de notre admiration pour le génie militaire de notre nation, nous n'entendons pas glorifier la guerre, et surtout les guerres d'invasion. Cependant, les utopistes ont beau dire : les guerres sont parfois de terribles nécessités. Un peuple ne reste libre que parce qu'il est brave. Les guerres même dont les causes ne paraissent pas toujours légitimes deviennent des instruments de progrès, retrempent les mœurs et répandent des principes de justice et de civilisation. Telle nous paraît être la mission des peuples aguerris de l'Europe, et nous leur appliquons cette belle réflexion de Montesquieu : « C'est là que se forment ces natures vaillantes qui sortent de leur pays pour détruire les tyrans et les esclaves, et apprendre aux hommes que, la nature les ayant faits égaux, la raison n'a pu les rendre dépendants que pour leur bonheur. »

CHAPITRE IV

DES FACULTÉS INTELLECTUELLES. LES PHILOSOPHES ET LES HISTORIENS

Les instincts et les penchants propres aux diverses espèces animales, étant innés et fondés en grande partie sur l'organisme, sont aveugles et irrésistibles. Quoique dans sa nature physique l'homme ait également des penchants innés qui l'entraînent, toutefois il est doué d'une raison qui leur est supérieure et a le pouvoir de les dominer. L'animal agit sans discernement ; l'homme seul, pouvant faire la distinction du bien et du mal, a la conscience de ses actes et en assume la responsabilité. Il n'y a de vertu et de crime, de mérite et de démérite, il n'y a de justice et de libre arbitre que chez l'homme.

Nous avons montré dans le chapitre précédent le pouvoir des choses extérieures sur les qualités morales des différents peuples ; mais on a vu que les actions humaines étant très-complexes, on ne doit pas attribuer à un seul mobile, à un agent unique les oppositions qu'on remarque chez les uns et chez les autres. Quoique l'influence du climat soit la plus puissante de toutes les causes naturelles, nous avons cependant placé au-dessus d'elle le contre-poids de la raison. Les mœurs et les institutions des peuples divers prouvent jusqu'où peut s'étendre l'action des efforts humains, sur le caractère moral et intellectuel de l'homme. L'éducabilité est l'un de ses attributs exclusifs. Aussi Dieu a-t-il voulu qu'il eût une longue enfance, destinée à lui apprendre par degrés les notions du devoir et l'art de se conduire. Les animaux n'offrent qu'une ébauche imparfaite de cette qualité ou plutôt de ce don ; encore ne le reçoivent-ils que de l'homme; il enseigne des tours d'adresse à quelques-uns d'entre eux, mais il ne parvient jamais à leur inculquer une idée morale.

Tous les peuples, même les plus abrutis, sont non-seulement aptes à recevoir une éducation et à perfectionner leur intelligence, mais encore, seul entre tous les êtres, l'homme peut transmettre à ses fils et à la postérité les richesses scientifiques qu'il a amassées et qui restent le trésor commun du genre humain. Hâtons-nous d'ajouter, toutefois, que l'éducation ne donne et ne crée aucune faculté; elle n'exerce qu'un pouvoir modificateur, contenant les unes, dirigeant les autres, et donnant à un petit nombre, quand la nature est propice, un essor inaccoutumé. En voyant combien certaines tribus sauvages se montrent rebelles à toute éducation, on a soutenu que ces races étaient invinciblement abruties et placées au-dessous du niveau de l'humanité. Les expériences tentées par quelques voyageurs n'ayant pas eu la suite nécessaire et ne s'adressant qu'à des adultes, ne sont pas concluantes ; ce n'est que dans l'enfance et la jeunesse qu'on apprend une langue; à l'âge de la virilité cet enseignement devient très-difficile. Privés de toute instruction première, Duguesclin et Pizarre ne savaient pas lire; hommes de génie, ils gagnaient des batailles, et ne pouvaient retenir des signes que l'enfant le plus vulgaire apprend en quelques heures.

Dans son célèbre livre *de l'Esprit*, Helvétius soutient que toutes les intelligences sont égales et que la différence qu'on remarque entre elles provient de l'éducation. Il serait superflu de réfuter un paradoxe que dément l'exemple de ce qui se passe dans chaque nation, dans chaque société, dans chaque école. Partout on enseigne la peinture, la musique, l'éloquence, les mathématiques, le droit, l'art militaire, et jamais les meilleurs maîtres ne parviennent à former un Michel-Ange, un Beethoven, un Bossuet, un Newton, un Grotius, un Frédéric II. L'expérience prouve au contraire que la nature seule crée les hommes supérieurs, mais qu'elle accorde du moins à tous, à l'exception de quelques infirmes, aveugles ou sourds de l'esprit ou du corps, les mêmes sens, les mêmes fonctions, les mêmes facultés, et les rend aptes à recevoir par l'éducation de la famille, de l'école et du monde, un perfectionnement relatif. Quant à certaines dispositions prédominantes soit dans le bien, soit dans le mal, l'éducation se montre impuissante et rencontre une barrière infranchissable. C'est à ce niveau moyen d'intelligence qui rend capable de remplir les devoirs sociaux dans un gouvernement policé, que toutes les races d'hommes peuvent s'élever. Les tribus sauvages sont les seules à qui certains observateurs refusent ce privilége; on cite parmi elles les malheureux Esquimaux, quelques peuplades d'Indiens, de nègres et d'insulaires de l'Océanie. Dans un intérêt humanitaire et scientifique, il serait vivement à désirer qu'un gouvernement éclairé recueillît et fît élever avec soin un certain nombre de très-jeunes enfants pris parmi les tribus les plus dégradées; un grand obstacle sans doute serait leur acclimatement, mais on parviendrait à le surmonter. Pourquoi ne ferait-on pas, pour résoudre un grand problème scientifique et détruire un préjugé dont s'autorisent les partisans de l'esclavage, ce que la Société d'acclimatation entreprend avec tant de succès pour plusieurs espèces animales? Un jour, nous n'en doutons pas, cette expérience sera tentée et nous ne craignons pas que l'avenir nous donne un démenti; elle confirmera la vérité de ce principe que, dans toutes les races, celles mêmes que le climat et les passions ont réduites à l'état le plus abject, les hommes sont aptes à recevoir une éducation qui les modifie heureusement et qui, si elle était appliquée à toute une nation, lui communiquerait dès la première ou du moins dès la seconde génération, nos coutumes, nos lois, nos institutions, nos arts, nos sciences, en un mot tous les progrès généraux dont les États civilisés sont en possession.

En dehors de l'état social, c'est à la nécessité qu'on attribue principalement l'origine des connaissances et l'invention des arts. L'industrie des peuplades qui habitent les régions polaires se borne presque à la satisfaction des appétits matériels, qui chez eux sont en très-petit nombre, et à se préserver surtout du froid et de la faim, dont ils ressentent souvent les tortures intolérables. Les Kamchadales, les Sibériens, les Groënlandais, les Esquimaux, les Indiens, les sauvages de la Nouvelle-Hollande, ont perfectionné les engins de pêche et de chasse. L'exercice de ces arts les a rendus si adroits, qu'aussitôt en possession des armes à feu ils s'en sont servis avec habileté; quelques pierres à fusil, un peu de poudre, même avariée, ont à leurs yeux un prix inestimable. Privés de bois, les Esquimaux ont utilisé pour les manches de leurs ustensiles de pêche les débris de navire flottés sur les glaces; le lieutenant Bellot ne put à aucun prix obtenir de l'un deux une lance terminée par une dent de morse. Ils se construisent avec des peaux cousues ensemble des pirogues grossières, dont la carcasse est généralement en fanons de baleine. Montés sur ces canots, ils affrontent avec témérité les vagues furieuses, au milieu desquelles ils sont parfois engloutis, eux et leur frêle embarcation; surpris par le mauvais temps, une espèce d'outre de peau qu'ils remplissent d'air leur sert d'ancre flottante.

Les langues des tribus sauvages ne possèdent aucun terme pour exprimer les idées abstraites; leurs facultés s'arrêtent aux notions qu'ils reçoivent des sens. « La mémoire locale est développée au plus haut degré chez le Ialkoute, dit l'amiral Wrangell. Dans les vastes déserts qu'il parcourt, il n'est pas un tertre, un buisson, une flaque d'eau dont il ne se souvienne, et, grâce à ce don merveilleux de la Providence, il traverse des espaces immenses complétement déserts sans courir le risque de s'égarer. » L'Indien ne s'aventure pas avec moins de sûreté dans les forêts vierges, les pampas et les llanos du Nouveau-Monde. Pour se rallier dans leurs chasses et dans leurs expéditions guerrières, les Esquimaux ont imaginé une sorte de télégraphie au moyen de feux dont la fumée en s'élevant indique la direction et la distance. Une pareille télégraphie, plus ingénieuse encore, est mentionnée dans l'*Agamemnon* d'Eschyle.

Tous les navigateurs qui ont visité les mers et les terres arctiques, rapportent que les habitants de ces tristes contrées possèdent à un degré inouï le talent d'imitation. Le 24 août 1851, l'équipage du *Prince-Albert*, retenu par les glaces à Pond's Boy, fut abordé par des Esquimaux. Interrogé sur la direction de la côte, l'un d'eux la dessina avec une précision qu'il était impossible de ne pas admirer, en comparant son dessin à la carte. Dans son second voyage, le capitaine Parry avait fait la même remarque; il avait particulièrement reconnu cette disposition pour le dessin chez une jeune Esquimau appelée Ingloolik. L'éducation étant en réalité une imitation, on doit présumer que les Esquimaux eux-mêmes peuvent s'élever au niveau du reste de la race humaine. Parmi les enfants de cette tribu que le capitaine Penny conduisit en Angleterre en 1839 et qu'il ramena plus tard dans leur pays, se trouvait une petite fille de neuf ans qui avait bien profité de l'éducation qu'on lui avait donnée et qui fit preuve d'une grande intelligence.

La chasse exige plus de force, de courage et d'industrie que la pêche. Elle est un besoin pour des tribus qui ne cultivent pas la terre, elle éveille ensuite un désir passionné. Pour s'y livrer, les Indiens eux-mêmes sortent de leur indolence; leur adresse est incroyable, rarement leurs flèches manquent le but, et ils ne déploient pas moins de ruse que les peuples civilisés dans les piéges qu'ils tendent à leur proie. La chasse a toujours été l'initiation de l'art militaire; même chez des sauvages, la guerre exige une subordination et un commandement; elle doit conduire inévitablement à reconnaître et à adopter une forme de gouvernement.

Chez les peuples sauvages, la raison reste à l'état d'enfance; la pensée ne se fixe que sur le besoin du moment, le cœur ne s'éveille que pour la jouissance actuelle. La paresse de l'esprit n'étant pas moins incurable que celle du corps, ils ne réfléchissent pas et sont même incapables d'une attention soutenue. La Condamine avait rencontré des tribus qui ne pouvaient compter que jusqu'à trois, d'autres jusqu'à dix; les Cherakis même allaient jusqu'à cent; s'il fallait indiquer quelque chose au-dessus de ce nombre, ils montraient les cheveux de leur tête ou les étoiles du ciel. La plupart des sauvages, les Esquimaux en particulier, n'ont aucune idée de Dieu; leur code est a loi du talion.

Si la prévoyance est pour ainsi dire nulle chez les peuples chasseurs et pêcheurs, on la trouve développée à un assez haut degré parmi les peuples pasteurs. En dehors de leurs armes et de quelques vils ustensiles, les premiers n'ont aucune idée de propriété; elle est très-active, très-puissante chez les seconds. Avec elle se forme le lien de la famille qui, à son tour, étendant à toute une caste, à une tribu entière l'influence et l'activité paternelles, devient l'origine du gouvernement patriarcal. Toutefois les sciences, l'industrie et la civilisation n'ont pris naissance, il ne s'est formé de sociétés régulières et la population ne s'est accrue que dans les contrées où quelque homme supérieur, divinisé par la reconnaissance des peuples, avait introduit l'agriculture, le plus utile, le premier, le plus ancien des arts; il serait facile de prouver qu'il a suscité et devancé la plupart des découvertes qui honorent l'humanité.

Dans les régions polaires, le froid est si rigoureux que l'esprit des habitants est atteint d'une sorte de torpeur et d'engourdissement, dont aucune passion généreuse ne saurait les tirer. Ils sont très-attachés à leur pays. En Islande, où le climat est cependant plus doux que celui du Groënland et de la Sibérie, l'industrie des insulaires se borne aux arts mécaniques; ils préparent des peaux, fabriquent des étoffes grossières; la musique et les échecs sont leur amusement pendant les longues nuits d'hiver.

Quoique les Lapons cultivent quelques céréales et aient domestiqué le renne, leur caractère lâche, égoïste et défiant a résisté à toute tentative de civilisation de la part des Suédois et des Russes; aussi Regnard a-t-il osé dire qu'après le singe, aucun animal ne ressemble davantage à l'homme que le Lapon. Néanmoins, avons-nous fait observer, dans toutes les races les hommes conservent inaliénables le don de perfectibilité, la faculté de recevoir une instruction. Un Lapon, dont on avait voulu faire une espèce de missionnaire pour civiliser ses compatriotes, apprit plusieurs langues avec une rare facilité; mais on ne put vaincre son humeur vagabonde et son goût passionné pour les boissons enivrantes. Enfin, consumé d'ennui, il quitta nos villes commodes, nos universités savantes et reprit à pied et en mendiant le chemin de sa froide patrie. Après les premiers jours de surprise et d'étonnement, les Esquimaux conduits en Europe ont éprouvé la même nostalgie et saisi la première occasion qui leur a été offerte de retourner dans leur affreux pays.

Par toute la terre les régions tempérées, celles où l'on voit régner et se succéder des saisons régulières, sont non-seulement les plus propices à l'abondance des biens nécessaires à la vie, mais encore les plus favorables au génie et aux institutions qui font la grandeur des sociétés. Ce privilége, toutefois, n'est point borné à une zone étroite; il s'étend, quoique avec certaines modifications caractéristiques, à toutes les nations comprises entre le tropique et le cercle polaire. On ne pourrait, sans blesser des susceptibilités légitimes, déterminer quel est en Europe le peuple à qui l'on doit attribuer la première place dans les diverses branches des connaissances humaines. La langue est la véritable histoire du caractère et des facultés de chaque peuple, souple ou rude, riche ou pauvre, concise ou prolixe suivant l'esprit et les mœurs de chacun. Avec sa double langue écrite et parlée, l'une consistant en signes immuables qui s'adressent à la mémoire des yeux, l'autre en monosyllabes signalés par la variété des tons et des accents, la Chine a posé une barrière au progrès et représente l'immobilité.

Quoique les unes et les autres soient riches et perfectibles, les langues du Nord et celles du Midi offrent cependant des caractères distinctifs : les premières se prêtent aux vagues rêveries, aux inspirations et aux caprices du génie individuel ; les secondes se distinguent par les images et des métaphores qui parlent à l'imagination, mais dont la richesse n'est pas toujours compagne du goût et de la profondeur. Dépourvue d'inversion, excluant les néologismes, et soumise à des règles précises, notre langue est celle des affaires, des sciences et de la politique. Elle offre ce double caractère : la clarté dans les mots et l'exactitude dans les pensées. Nos écrivains ont prouvé que ces qualités n'excluent ni le génie, ni la profondeur, ni la variété ; aucune des langues modernes ne représente au même degré le goût, le bon sens et l'esprit pratique.

La longueur des hivers et des nuits, l'habitude de la réflexion, l'étude silencieuse, la vie solitaire forment dans le Nord des érudits et de véritables savants. On rapporte plusieurs exemples de mémoire extraordinaire chez des Méridionaux : Cyrus savait, dit-on, le nom de tous ses soldats ; Mithridate rendait la justice en vingt-deux langues différentes aux vingt-deux nations dont il était souverain ; Sénèque récitait au rebours 200 vers qu'il avait entendus une seule fois et pouvait répéter 2,000 noms sans rien changer à leur ordre. Thémistocle, Prusias, Brutus furent également célèbres par leur mémoire; celle d'Hortensius n'était pas moins prodigieuse et le rendit en éloquence le rival de Cicéron; toutefois, on doit remarquer qu'une mémoire trop facile nuit à la profondeur et à l'originalité. Quintilien, qui avait sous les yeux les plaidoyers d'Hortensius, les trouvait bien au-dessous de leur réputation. Ainsi, quoique les sciences fondées à la fois sur la mémoire et le raisonnement aient été cultivées avec éclat dans plusieurs contrées de l'Europe, on remarque une aptitude spéciale chez les nations septentrionales. L'ethnologie est surtout étudiée et approfondie par les hommes du Nord; on peut douter cependant si la merveilleuse faculté de parler plusieurs langues est due au climat seul, ou bien si elle ne dépendrait pas aussi de la race. Les anciens attribuaient aux Grecs une organisation harmonieuse qui faisait exprimer à leurs divers dialectes les plus nobles pensées du cœur humain. Chez les modernes, les Slaves ont le privilége de parler toutes les langues, sans le moindre accent, et avec la même pureté que la leur propre. Ce don est surtout particulier aux Polonais et aux Russes; on peut l'admirer aussi chez un jeune souverain qui, en parcourant ses vastes États, parle la langue de chacun avec une merveilleuse aisance. L'Allemagne est la patrie des érudits et des critiques; néanmoins, quels sont parmi eux les savants comparables à un Longin, à un Quintilien et à un Visconti?

On doit s'étonner qu'accoutumés aux recherches et aux travaux qui exigent de longues méditations et tant de discernement, les peuples du Nord et les Allemands eux-mêmes comptent si peu d'historiens. Leurs écrivains, qui ne connaissent pas de rivaux dans la philologie et dans leurs études sur les antiquités, manqueraient-ils donc de l'impartialité nécessaire pour juger les faits historiques? Nous ne professons qu'une admiration fort restreinte pour le célèbre ouvrage de Herder : *Idées sur l'Histoire de l'Humanité*, et aux œuvres de cet auteur nous préférons celles de Heyne, de Heeren et de Niebuhr. Étincelantes de verve, de génie et de mouvement, les tragédies de Schiller ont valu à leur auteur le titre de régénérateur du théâtre allemand ; mais nous plaçons à un rang moins élevé son histoire de la guerre de *Trente Ans*. Il est certain que les Allemands n'ont pas surpassé, qu'ils n'ont pas même égalé Hérodote, Thucydide, Tite-Live, Plutarque, Salluste, sans parler même de Bérose, prêtre de Bélus, qui avait écrit une histoire de la Chaldée, où il remontait, dit-on, à la création, et la seule où il fût question du déluge universel; de Théopompe, dont on admirait la critique, la sagacité et l'amour du vrai; de Trogue Pompée enfin dont l'abréviation de *Justin* fait vivement regretter la perte.

Si David Hume n'était point l'un des créateurs du scepticisme moderne, si des principes de philosophie matérialiste ne l'avaient empêché de reconnaître l'action de la providence dans les événements humains, son histoire de l'*Angleterre* l'aurait placé au premier rang des écrivains modernes. Les œuvres de Robertson se distinguent par l'exactitude, l'impartialité et l'intérêt même du récit, mais elles nous paraissent manquer d'élévation et d'originalité, tandis que la critique impartiale reconnaît dans Macaulay les qualités qu'on regrette de ne pas trouver dans les historiens qui précèdent.

Les plus anciens monuments de la langue et de la littérature françaises, ce sont des chroniques et des mémoires parmi lesquels figurent ceux de Ville-Hardouin, l'un des héros de la croisade qui aboutit à la prise de Constantinople. Il ne faut demander aux chroniques que la vérité du récit et la peinture des mœurs. Avec le sire de Joinville l'intérêt s'élève, car il parle de Louis IX, ce Marc-Aurèle du christianisme. Poëte et chroniqueur, Froissart est encore consulté pour ses charmants récits ; Philippe de Comines lui est même supérieur, et atteint parfois à la dignité de l'histoire ; car il juge les événements avec impartialité et esquisse les portraits des hommes qui y ont pris part. Malheureusement on peut lui reprocher de n'avoir pas flétri avec indignation les actes iniques des cruels despotes de ce siècle auquel les noms de Louis XI, de Charles le Téméraire, de Richard III, de Machiavel, des Borgia attachent une triste célébrité.

Dans ses curieux *Mémoires*, Saint-Simon manque à la première qualité de l'historien, l'impartialité. Si ses portraits rappellent la vigueur de Salluste et quelquefois de Tacite, ils se ressentent trop souvent des préjugés de l'homme ; son injustice éclate principalement envers Louis XIV, dont il cherche à rabaisser le grand caractère, ne lui pardonnant pas d'avoir confié des fonctions importantes à un roturier de mérite, préférablement à un grand seigneur, moins capable. Du reste, le récit des événements est perdu dans des détails d'intérieur et d'étiquette indignes de la majesté de l'histoire. Quoiqu'on ait reproché au *Siècle de Louis XIV* de manquer de plan et d'élévation, toutefois le style en est toujours clair, élégant et coloré. Un vif intérêt s'attache aux hommes et aux événements aussi bien qu'à cette société française, la plus spirituelle du monde. Dans son *Essai sur l'esprit et les mœurs des nations* quelques beautés de détail ne peuvent faire oublier les défauts de l'ensemble. Il porte sans doute la critique dans l'étude des faits et affecte de flétrir les guerres injustes, les abus, les préjugés, le fanatisme ; mais, écrivain partial, il dénature les caractères, altère les événements au gré de ses passions et propage des principes subversifs de toute morale. Il a la prétention d'écrire une histoire de la civilisation, et son ouvrage n'est qu'un long plaidoyer de mauvaise foi contre le principe et le fondement de la civilisation, le christianisme.

Avant l'époque moderne on aurait pu croire que le génie des Hérodote et des Tacite est étranger à notre nation, si elle n'eût possédé le *Discours sur l'histoire universelle*, ce chef-d'œuvre dont Voltaire dit avec raison qu'il n'a eu ni modèles, ni imitateurs. Dans ce discours, dont la brièveté est le seul défaut et la vigueur du style le moindre mérite, Bossuet prend l'humanité à son berceau, et la suit dans ses développements et son expansion sur la terre ; il décrit les mœurs, les croyances, la législation, les erreurs, les crimes, les vertus, les abaissements, les grandeurs, les chutes, les découvertes des différents peuples avec une raison supérieure et une profondeur de vues qui n'ont point été égalées. Génie à qui rien n'échappe de la cause réelle des événements, supérieur même à Gibbon et à Montesquieu, on dirait qu'initié aux desseins de Dieu, il en suit à travers les âges l'action providentielle et toujours présente dans l'élévation et la chute des empires.

Mezerai, Vertot, de Thou, et Rollin surtout, ont quelques-unes des qualités de l'historien ; mais il faut arriver au XIXe siècle pour trouver des rivaux à ceux de l'antiquité. Indépendamment du nombre prodigieux de mémoires, on peut citer parmi les écrivains qui représentent l'école historique, et pour des mérites divers, Michaud, Augustin Thierry, de Barante, MM. Guizot, Mignet, Alfred

Nettement, Henri Martin, Michelet, Am. Thierry et plusieurs autres encore.

Des hommes politiques, quelques militaires ont rédigé des mémoires que l'on consultera toujours avec fruit ; tels sont le testament du cardinal de Richelieu, les Mémoires de Louis XIV, ceux de Villars, de Maurice de Saxe, etc. Dans les *Campagnes de 1815, d'Égypte et d'Italie,* dictées à ses compagnons de captivité de Sainte-Hélène, Napoléon Ier montre des qualités qu'on loue dans Xénophon, Polybe et dans les *Commentaires.* Il exprima souvent le regret de n'avoir pu écrire l'histoire d'Alexandre qu'il trouvait défigurée dans Quinte-Curce. Arrien a, seul, pu en écrire une véridique, ayant consulté le journal des historiographes attachés à ses expéditions. Enfin, l'empereur Napoléon III publie en ce moment l'histoire de Jules César, dont il a déjà paru deux volumes, dernier mot de l'érudition sur les campagnes du grand capitaine.

De nos jours on exige de l'historien non-seulement l'exactitude, la véracité et le jugement impartial, mais on veut en outre qu'à l'exemple d'Hérodote et d'Augustin Thierry, il remonte aux sources et recherche les causes des événements écoulés ; on désire qu'il découvre les motifs secrets des actions, si bien indiqués par Plutarque, par Michaud, par MM. Guizot, Am. Thierry, qu'il possède comme Thucydide et Polybe la science politique qui dirige les sociétés ; il faut enfin que l'historien connaisse l'administration, l'économie politique et sociale, qu'il ne soit pas étranger à l'art de la guerre, heureux aussi lorsqu'il peut avec Tacite être sévère sans manquer de justice, précis sans rien omettre des faits importants, appuyer la vérité sur le témoignage des gens de bien et la conscience de l'honnête homme, faire détester la tyrannie en attachant une flétrissure éternelle au nom des tyrans et s'élever à des maximes générales, véritables axiomes politiques qu'on citera sans cesse pour éclairer les nations, faire aimer la liberté et respecter la justice.

Entre tous les écrivains modernes, M. Thiers est celui qui réunit le plus grand nombre des qualités exigées de l'historien. S'il est moins concis que Tacite, moins élégant que Tite-Live, moins élevé que Bossuet, son récit simple, facile, animé, captive l'esprit, le fait pénétrer dans le fond des affaires, et assister aux grands événements qu'il raconte. Un politique très-éclairé, contemporain de ces événements, M. le duc Decazes, disait n'avoir bien compris le Concordat que dans l'*Histoire du consulat et de l'empire.* M. Thiers se distingue également par la connaissance de l'art de la guerre et le soin avec lequel il décrit les faits militaires. On ne trouve habituellement cette science spéciale que chez les hommes du métier, Xénophon, César, Polybe, Arrien, de Maizeroy, de Guibert, Folard, Jomini, Napoléon ; dans le récit des batailles Tite-Live ne manque jamais de copier Polybe sans le citer; mais quand ce guide si sûr lui échappe, il divague, quoique toujours en termes magnifiques, suivant la remarque de Folard. Étranger à la vie militaire, la stratégie paraît néanmoins familière à M. Thiers. Polémiste, député, ministre, orateur, sans cesse occupé d'administration, de politique, d'affaires, il s'est montré, en écrivant l'histoire, doué de cet instinct supérieur qui, sur les champs de bataille, caractérise les grands généraux. Tels sont les mérites divers de l'*Histoire du consulat et de l'empire,* qui ont valu à leur auteur une réputation pour ainsi dire sans rivale parmi ses contemporains. Tels sont aussi les exemples qui nous permettent de conclure que les qualités et les aptitudes propres à l'historien se rencontrent au plus haut degré dans notre nation, dans notre langue, en un mot dans l'esprit français.

L'histoire de la philosophie offre tout à la fois le spectacle des grandeurs et des aberrations les plus extrêmes de l'esprit humain. Peut-on, en effet, se proposer une fin plus noble que l'étude, pour toutes les sciences, des principes et des causes ainsi que des méthodes qui doivent diriger dans la recherche de la vérité morale ? Tel est, en effet, le but de la philosophie. D'un autre côté cependant, à combien de faux systèmes et de doctrines dangereuses cette science n'a-t-elle pas conduit les sophistes et les hommes corrompus ! Les uns nièrent la Providence, les autres soutinrent sur toutes choses le pour et le contre ; ceux-ci définirent la vertu par le plaisir ; ceux-là obscurcirent l'idée de devoir, de justice et de vérité. Aussi, quelques hommes ont-ils considéré la philosophie comme une science de mensonge et de futilités dangereuses ; d'autres ont nié même qu'il existât une philosophie, et J.-J. Rousseau enfin a soutenu que tout le jargon de la métaphysique n'a pas fait découvrir une vérité.

Considérée en elle-même et abstraction faite des principes applicables à chaque science, la philosophie est l'art de raisonner ou de penser ; elle nous initie à la notion de la cause première ou Dieu, et à celle de la nature de l'homme ; enfin, comme corollaire, elle traite des devoirs relatifs à la conduite de la vie. Suivant Aristote et Sotion, les inventeurs de la philosophie furent les gymnosophistes (les brahmines) chez les Indiens, les mages chez les Perses, les Chaldéens chez les Assyriens, les druides et les gemnotées chez les Celtes et les Gaulois. Toutefois, il nous répugne de donner le nom de philosophes à des hommes qui n'appuyaient sur aucune preuve, sur aucun raisonnement plausible leurs systèmes ou simplement leurs opinions sur les grands problèmes de la vie et du monde surnaturel, et qui firent uniquement servir leurs croyances à l'établissement d'une théocratie aveugle et intolérante. En effet, les doctrines des gymnosophistes, des Celtes ou des sectateurs de Zoroastre ne sont jamais séparées de l'idée d'un culte ; dans ces croyances, il s'agit donc plutôt d'une religion que d'une philosophie et nous les passons sous silence, nous réservant de les mentionner en traitant des religions chez les différents peuples. La Chine fit moins de progrès encore dans la philosophie que les autres peuples asiatiques. Moraliste et législateur tout ensemble, Confucius devança Socrate d'un siècle environ ; ce fut une remarquable exception que l'apparition d'un homme aussi sage, aussi éclairé, aussi supérieur au milieu de ses compatriotes abrutis et ignorants. Cependant Confucius se distingua moins par la profondeur que par la justesse de son esprit, par le nombre que par la solidité de ses connaissances. Toute la pratique de sa philosophie se réduisit à se bien conduire, à maîtriser ses passions et à tendre sans cesse vers la perfection physique et morale ; il avait un éloignement invincible pour les théories abstraites, ne prononçait le nom de Dieu que pour louer sa puissance, évitant avec soin de s'entretenir des prodiges, des choses extraordinaires et de tout ce qui n'est pas du domaine de la morale. Ses disciples lui rendirent une sorte de culte qui s'est perpétué jusqu'à nos jours.

Ce n'est donc point dans l'Inde, ni en Chaldée, ni en Égypte qu'on doit chercher le berceau de la philosophie ; certains auteurs le placent avec plus de raison en Grèce ; on attribue à Musée d'Athènes un poëme sur la sphère et sur la génération des dieux ; Linus de Thèbes traita également en vers de la formation du monde et chercha à expliquer le cours des astres, la production de l'homme et des fruits. Son poëme commençait par ce vers : « Il y eut un temps où toutes les choses furent produites à la fois. » Ces mots ne rappellent-ils pas ce magnifique début de la Genèse : *In principio creavit Deus cœlum et terram?* Toutefois la philosophie ne prit véritablemont naissance qu'avec Thalès et Anaximandre, Phérécyde et Pythagore, six siècles environ avant l'ère chrétienne. Contemporain de Solon et dc Phérécyde, Thalès était originaire de Phénicie et avait voyagé en Égypte, mais il se fixa à Milet, où il obtint droit de bourgeoisie ; l'école d'Anaximandre, son disciple, fut appelée *ionienne*, de l'Ionie, patrie de Thalès ; celle de Phérécyde reçut le nom d'*italique,* parce que Pythagore, son disciple, passa la plus grande partie de sa vie à Crotone en Italie.

Quoique les Chaldéens, les mages, les gymnosophistes et les prêtres égyptiens aient prétendu fonder exclusivement des sectes religieuses, quelques-unes de leurs opinions ont exercé une influence durable sur les doctrines philosophiques. On reconnaît dans leurs croyances (est-ce un effet du climat ou la perte de toute liberté individuelle ?) l'effacement de la personnalité humaine, son absorption et son anéantissement dans la vie universelle. Le système de la métempsycose offre également comme dernier asile à l'âme souffrante et comme récompense aux sages la *nirvana,* le repos éternel, le néant. Soit que l'on remonte aux anciens gymnosophistes, soit que l'on interroge les bouddhistes et les prêtres égyptiens, on voit que les panthéistes modernes n'ont rien inventé, sinon leurs formules ambitieuses et l'obscurité de leur langage.

Avec les philosophes grecs, nous arrivons au monde

des réalités, nous voyons la personnalité humaine s'affirmer, et l'esprit, sortant de l'immobilité où se renferment les Asiatiques, étudier la nature, chercher les lois de la morale, poser les règles du raisonnement et les principes de toutes les sciences. Cependant, les premiers philosophes ne s'affranchirent pas entièrement des préjugés et des croyances superstitieuses empruntés aux peuples qu'ils avaient visités. Ainsi, Thalès, qui avait appris les éléments de la géométrie et de l'astronomie chez les Égyptiens, soutenait avec eux que l'univers était animé et peuplé d'esprits ; il enseignait l'immortalité de l'âme, définissait Dieu un être sans commencement et sans fin et regardait comme son ouvrage le monde avec toutes les merveilles qu'il contient. Pythagore voyagea longtemps pour s'instruire ; il se fit initier à tous les mystères, apprit la langue égyptienne, pénétra dans le sanctuaire des temples et s'instruisit des choses les plus secrètes qu'on y enseignait ; mais il ne sut pas se garantir des chimériques croyances que propageaient les gymnosophistes de l'Inde et les prêtres de la mystérieuse Memphis ; il leur emprunta la métempsycose, et toute sa doctrine conserve une empreinte de ce système mensonger.

On aurait tort de supposer qu'il existe quelque opposition fondamentale entre les deux principales écoles de philosophie qui régnèrent en Grèce, et de prétendre par exemple que l'école *ionienne* fonda sa doctrine sur l'expérience, l'école *italique* sur la raison. Si parfois on trouve en effet ce contraste dans la méthode ou le système de quelques philosophes, c'est parmi ceux de la même école, entre Aristote et Platon, par exemple. Nous avons fait connaître les opinions de Thalès et d'Anaximandre. Anaxagore, l'un de leurs premiers disciples, joignit un esprit à la matière et en fit le principe du mouvement et de l'ordre qui règnent dans l'univers. Cet homme célèbre ayant professé que le soleil était une masse ardente, Cléon l'accusa d'impiété et le fit condamner à l'exil, les larmes de Périclès l'ayant sauvé de la mort. Socrate, Platon, Aristote, Zénon, appartenaient à l'école *ionienne* ; ce fut l'école du bon sens et du spiritualisme dans l'antiquité.

Avec la secte *italique*, avec Phérécyde, Pythagore, Empédocle et Parménide, l'homme, façonné par une discipline sévère, apprend à dompter ses passions et à se contenter des jouissances de l'esprit. Pythagore immola une hécatombe lorsqu'il eut découvert que le côté de l'hypoténuse du triangle rectangle est égal aux deux autres. Il regardait l'unité comme le principe de toutes choses, Dieu comme l'unité primordiale, l'âme comme un nombre qui se meut de lui-même. C'est lui qui introduisit parmi les Grecs l'usage des poids et des mesures, et enseigna le premier que l'étoile du matin et celle du soir sont le même astre. Sobre, frugal et s'abstenant de toute viande, il définissait l'ivresse *un mal causé à l'esprit.* Imitateur trop fidèle des institutions de l'Égypte et de l'Inde, il dépeignit l'amitié comme une *communauté de biens et de sentiments ;* mais il eut le tort de convertir en pratique une définition qui, au point de vue moral, est irréprochable. Conformément au principe du philosophe, ses disciples se dépouillèrent de leurs biens, les mirent en commun et chacun eut le même droit à cette fortune. Où ne conduit pas une fausse théorie? Innocente dans Pythagore, dans Plotin et dans Thomas Morus, on sait comment les frères Moraves, les Mormons et les communistes modernes l'ont mise ou aspirent à la mettre en pratique. Après Pythagore, Parménide est l'une des plus éclatantes personnifications de la secte *italique ;* il enseigna à rejeter les vaines opinions des hommes ainsi que les erreurs qui s'insinuent dans l'imagination, et voulut que dans nos jugements la raison l'emportât sur les sens. Enfin, ce philosophe eut l'honneur d'inspirer le magnifique dialogue de Platon : Le *Parménide ou les idées.*

On ne saurait assez déplorer que la secte illustrée par de si beaux génies et des croyances si élevées ait donné naissance aux systèmes philosophiques les plus fallacieux. Ainsi Xénophane eut une doctrine physique non moins bizarre que ne l'étaient ses spéculations métaphysiques. Pour lui les astres n'étaient que des nuages condensés, le soleil un feu qui s'allume chaque matin, s'épuise dans son cours et s'éteint aux extrémités du monde, le monde enfin une apparence. Il réduisit tout et Dieu lui-même à l'unité absolue, et devint le fondateur de l'*école éléatique*, de laquelle le panthéisme moderne tire son origine. Il eut pour successeur Zénon d'Élée, le créateur de la dialectique, dont il fit servir les subtilités à soutenir les opinions les plus paradoxales et à nier même le mouvement. Un autre philosophe de la même école, Pyrrhon, fonda la secte des sceptiques, ramenant à dix tous les motifs de doute, et comme conclusion arrivant à ce résultat que tout est indifférent. Enfin, l'école italique enfanta le système qui a exercé sur l'humanité la plus terrible influence, l'épicurisme, dont les matérialistes et les sensualistes modernes copient journellement les doctrines en variant les termes, et sans avoir le vigoureux génie d'un Leucippe, d'un Démocrite, d'un Épicure, qui expliquèrent à leur façon la création et tous les phénomènes du monde physique par les atomes, le mouvement et le vide.

Entre tous les philosophes anciens dont les écrits nous

ont été conservés, Platon et Aristote, disciples de Socrate, sont les plus célèbres. A la lecture du *Parménide*, du *Timée*, du *Critias*, on voit que l'auteur avait fréquenté les pythagoriciens Archytas et Philolaüs, et avait dû être initié aux mystères d'Égypte. Élève reconnaissant de l'homme en qui se personnifiait le bon sens antique, Platon était loin de fermer les yeux aux leçons de l'expérience; mais il prouve que les sens ne peuvent connaître que le particulier, l'individuel et le contingent, tandis que les idées proprement dites sont perçues par une faculté supérieure, la raison. Il considère Dieu comme la cause de la génération de toutes choses, Providence qui veille sur le monde et voit les actions des hommes. Suivant ce philosophe, le principe pensant est incorporel comme Dieu lui-même. Sa démonstration de l'immortalité de l'âme est élevée et complète; il émit aussi les idées les plus justes sur la morale, sur les arts et sur les sciences de raisonnement.

Quoique les livres d'Aristote nous soient arrivés avec quelques altérations, on y reconnaît le plus vaste génie de l'antiquité. Créateur de l'histoire naturelle, ses descriptions sont encore justes; quelques-unes de ses recherches sur l'anatomie comparée n'ont pas été surpassées. En philosophie, sans méconnaître le rôle de la raison, il accorde davantage à l'expérience, en établissant les sens pour juges de la vérité par rapport aux opérations de l'imagination. Dans toute science, dit Aristote, on peut considérer les quatre principes suivants : 1° les éléments dont elle se compose ou la matière de la science; 2° sa forme ou son essence; 3° sa cause efficiente; 4° son but final. Tels sont les principes que la philosophie a pour mission de déterminer. A l'exemple de Platon, Aristote admet la spiritualité de l'âme ; il regarde ce principe comme la première entéléchie d'un corps physique et organique qui a le pouvoir de vivre. Il définit Dieu un être incorporel dont la providence s'étend jusqu'aux choses célestes ; il le présente comme la fin et le but du monde, comme le centre auquel tout aspire, et fonde principalement la démonstration de l'existence divine sur la continuité du mouvement.

Les spéculations métaphysiques étaient-elles en opposition avec l'esprit pratique des Romains ? On n'en trouve aucun vestige dans les grands siècles de leur histoire ; ce fut Lucullus qui, au retour de la guerre contre Mithridate, introduisit la philosophie à Rome. Jusque-là les bonnes mœurs, le respect des lois, le dévouement à la chose publique, la soumission aux dieux avaient été toute leur philosophie. Il est surprenant que cette science n'ait jeté aucun éclat et n'ait fait aucun progrès dans le siècle d'Auguste, qui vit tant d'hommes supérieurs dans l'éloquence, dans les lettres, dans la poésie. Après avoir triomphé de la Grèce par ses armes, Rome fut à son tour tributaire des arts de la Grèce. Les jeunes Romains allaient étudier les belles-lettres et la philosophie à Athènes ; quelques-uns s'attachèrent à l'Académie, d'autres au Lycée, le plus petit nombre suivit les enseignements du Portique ; mais le plus grand nombre fut subjugué par l'épicurisme. Cette funeste doctrine, pénétrant sans obstacle dans les cœurs corrompus et légitimant toutes les bassesses par sa logique impitoyable, exerça de cruels ravages et amena la dissolution des mœurs. La perte des croyances qui avaient fait la grandeur de la république devint le tombeau des libertés publiques ; le vieil esprit républicain, les dévouements héroïques, l'amour de la patrie, la dignité humaine, le génie, la gloire de cette race puissante, tout périt dans les sanglantes saturnales de la Rome impériale. Quelques écrits de Cicéron, les *Tusculanes*, les traités des *Devoirs*, des *Biens et des maux*, de la *Nature des dieux*, rappellent l'école de Platon, mais sans introduire aucune formule, aucune doctrine nouvelles. On doit regretter que Lucrèce ait consacré son grand talent poétique à immortaliser le système désolant de l'athéisme épicurien. Épictète, Sénèque, Marc-Aurèle sont des moralistes plutôt que des philosophes proprement dits.

C'est à Rome cependant que, dans le IIIe siècle, vint s'établir et propager son enseignement la secte des néo-platoniciens fondée par Plotin et continuée par Porphyre et Jamblique ; les néo-platoniciens étaient imbus de la superstition des mages et de la philosophie hermétique que Plotin et son maître Ammonius avaient étudiée à sa source même. Quoique l'école d'Alexandrie eût la prétention d'allier la doctrine de Platon à celle d'Aristote, elle ne suivit ni l'une ni l'autre. A l'exception de la belle démonstration de l'immortalité de l'âme puisée dans le *Phédon*, elle n'emprunta à l'Académie que ses théories aventurées et mystiques. Plotin se proposait même de réaliser en Campanie le projet de *République* de Platon lorsqu'il en fut empêché par la mort. Chez les néo-platoniciens le raisonnement et l'expérience sont remplacés par la contemplation et l'extase ; c'est ainsi qu'ils prétendent effectuer l'union immédiate de l'âme humaine avec l'être infini, ce que Plotin appelait l'*unification*. Ne reconnaît-on pas dans ces croyances un mélange du mysticisme oriental et du panthéisme indien ? Cette doctrine ne rappelle-t-elle pas également celle des éléates, enseignant que tout ce qui existe ne forme qu'un être et que cet être est Dieu lui-même ?

Porphyre, le continuateur de Plotin et l'éloquent adversaire du christianisme, fut vivement et victorieusement réfuté par les Pères de l'Église. Il publia les *Ennéades* de son maître, dont il partagea toutes les erreurs. Jamblique alla plus loin encore : il introduisit en Occident les pratiques de la magie et de la théurgie orientales, qui devaient, sous des formes diverses, y régner pendant tant de siècles. Il attaqua l'autorité du christianisme, mais avec aussi peu de succès que Porphyre. Illuminé (nous n'osons dire imposteur, tant l'homme est quelquefois dupe de ses illusions), il enseigna les moyens de communiquer avec Dieu et les démons ; il prétendit enfin lui-même avoir le don de faire des prodiges. C'est ainsi que de simples systèmes philosophiques, s'appuyant sur de fausses bases, égarent l'esprit, troublent la raison et conduisent aux plus déplorables conséquences.

La philosophie d'Aristote régna sans conteste pendant tout le moyen âge. Dans le Xe siècle, Alfarabi (surnommé le second instituteur de l'intelligence) la répandit parmi les Arabes qui la rapportèrent en Europe ; elle y fut surtout propagée par les écrits du célèbre médecin Averrhoës, qui commenta en leur entier les œuvres d'Aristote. Cependant, malgré son attachement aveugle au péripatétisme, il était imbu des chimères de la secte néo-platonicienne sur l'émanation et sur l'intelligence universelle à laquelle il prétendait que tous les hommes participent.

Nous passons sous silence la scolastique, qui subjugua l'Europe savante et surtout les écoles de Paris depuis le IXe jusqu'au XVIe siècle, et fut le triomphe de la dialectique et du syllogisme. De grands noms sans doute figurent dans cette période : Alcuin, Abélard, Philippe de Champeaux, saint Bernard, Duns Scott, Albert le Grand et surtout saint Thomas d'Aquin sont restés célèbres par leur science. A toutes les époques l'esprit humain a été tourmenté par le besoin de principes généraux ; mais on doit regretter qu'il se soit renfermé pendant tant de siècles dans le dédale de la scolastique en incorporant la philosophie dans la théologie, ou plutôt en créant une pseudo-science où la subtilité domine et ferme toute barrière au progrès. Aristote cependant est toujours l'autorité dominante; il est vrai que les réalistes, d'accord avec la philosophie de Platon, prétendirent que les idées générales ont un objet réel séparé à la fois des choses et de notre esprit. Cette doctrine réunit de nombreux partisans sans doute; mais les nominaux, parmi lesquels figure le célèbre Abélard, soutinrent l'opinion contraire, et quoique condamnés par des conciles finirent par l'emporter sur leurs adversaires. Il est heureux de penser toutefois que la dispute des réalistes et des nominaux, quoique élevée jusqu'à la hauteur de sectes passionnées et ayant suscité même quelques persécutions, ne conduisit aucun des condamnés au gibet ni au bûcher.

C'est au milieu de ce chaos philosophique, dont il ne reste que les œuvres de saint Thomas d'Aquin, le génie le plus profond et le plus universel du moyen âge, c'est après une si longue période de confusion et d'immobilité que parut Descartes, l'une des gloires de la France et de l'esprit humain. Astronome, mathématicien, anatomiste, on doit à cet homme célèbre l'application de l'algèbre à la géométrie et la théorie de la lumière; il fut avec Galilée et Huyghens le créateur de la physique. Poussé par le génie des découvertes, et sentant le vide des doctrines philosophiques de l'école, il dirigea son esprit investigateur vers la métaphysique ; mais pour mieux assurer sa marche il se sépara de toutes les traditions, s'isola même du commerce du monde, et formant une sorte de table rase des connaissances acquises et des opinions reçues, supposant même un doute dont il n'était pas atteint, il demanda à la solitude et à sa raison libre des passions et des préjugés, ce que c'est que l'homme, Dieu et le monde. Nous disons que chez Descartes le doute n'est qu'un artifice de logique; car pouvant s'interroger à toute heure, sa conscience lui répond qu'il existe, et cette affirmation lui paraît avoir le caractère de l'évidence. Aussitôt cette première certitude le conduit à une seconde, la distinction du corps et de l'âme, l'un caractérisé par l'étendue, l'autre par la pensée, incompatibles l'un et l'autre par leurs propriétés et leur essence. L'âme est l'origine de certaines idées qui sont indépendantes de l'expérience ; parmi ces idées, celle de l'infini le conduit invinciblement à la connaissance de Dieu. On peut facilement se donner la peine de relever les erreurs de Descartes ; mais nous préférons faire remarquer que ce grand homme n'a dû qu'à lui seul sa méthode, sa logique admirable. On citera toujours ses axiomes immortels, les vérités qu'il a mises en évidence. Enfin, le *Traité de la méthode* est le premier livre où la langue atteint sa perfection ; on y trouve dans le style et dans la pensée la clarté et le bon sens pratique de l'esprit français.

Les critiques passionnés qui se sont attaqués à la philosophie de Descartes en ont cependant eux-mêmes subi l'irrésistible influence. Née de notre langue et du génie national, elle domine jusqu'aux doctrines les plus opposées et, suivant la juste remarque de d'Alembert, *les armes dont nous nous servons pour le combattre ne lui appartiennent pas moins parce que nous les tournons contre lui*. Parmi ses disciples les plus célèbres figurent non-seulement Malebranche, le P. André, de l'ordre des jésuites, le P. Lamy, de l'Oratoire, mais encore Fénelon, Arnault lui-même et tout Port-Royal. Enfin Bossuet a rendu le plus éclatant hommage à Descartes, en s'inspirant de l'esprit de sa *Méthode* dans l'un de ses plus beaux ouvrages, le *Traité de la connaissance de Dieu et de soi-même.*

On aimerait à pouvoir compter parmi les cartésiens un homme extraordinaire, familiarisé dès l'enfance avec les plus obscurs problèmes de la géométrie et de la physique, l'écrivain éloquent qui allia la profondeur de la pensée à la perfection du style. Malheureusement, Pascal eut le tort de connaître les ouvrages de Descartes et de ne point les apprécier à leur juste valeur, car il lui échappa de dire : qu'il n'estime pas que la philosophie vaille une heure de peine. Quoique Pascal admette l'autorité de la raison pour toutes les matières qui sont en dehors de la foi, ce puissant génie, ayant dans ses souffrances le pressentiment de sa courte vie, se sent emporté vers un ordre d'idées plus élevées : le problème de la destinée humaine. C'est vers ce but suprême que le poussent ses doutes, ses terreurs, ses aspirations. Un philosophe de nos jours, mort jeune aussi, se pose également le même problème, avec cette différence que Pascal le résout et meurt consolé, tandis que Jouffroy s'éteint dans les amertumes du doute.

On affecte de répéter que Spinosa est disciple de Descartes ; il étudia sans doute les ouvrages du philosophe français, mais il ne lui emprunta ni sa méthode, ni sa doctrine, ni ses convictions, et il nous paraît plus exact de dire que Spinosa n'eut d'autre maître que lui-même. Quoique Hollandais, il a le caractère ou plutôt le génie allemand. La retraite, la solitude, la méditation, la maladie surexcitant son esprit, il imagina le système obscur et dangereux du panthéisme moderne fondé sur une fausse définition, de fausses déductions et une fausse conclusion. Spinosa n'admet qu'une substance unique, infinie, comprenant le monde entier, Dieu lui-même, et douée de deux attributs : la pensée et l'étendue ; les esprits sont des modes de la pensée, les corps des modes de l'étendue. Dans ce système, la substance est donc cause et effet ; par conséquent, il ne peut exister de liberté, aucune personnalité distincte ni en Dieu ni dans l'homme, qui ne sont autre chose que le tout et une partie. Les livres de Spinosa offrent des contradictions perpétuelles ; le luxe des formules géométriques, les axiomes, les définitions, les corollaires, les scolies en rendent la pensée obscure et la lecture fatigante ; mais une apparence de rigueur mathématique donnée à des propositions inadmissibles ne parvient pas à en dissimuler le vide et la fausseté.

A l'exemple des savants d'outre-Rhin, Kant adopte une terminologie barbare en harmonie avec l'obscurité de son langage et le vague de ses théories. Il soumet à la critique toutes les connaissances humaines, les unes formant les objets de la pensée, et qui nous viennent des sens et de l'expérience, les autres que l'esprit tire de lui-même : c'est le subjectif ou la forme d'où découlent les idées inhérentes à la raison, celles de temps, d'unité, de substance, de cause, en un mot les idées abstraites. Cette doctrine, assurément, n'est point en désaccord avec celle de Descartes et des autres philosophes spiritualistes ; elle en diffère néanmoins sur un point important : l'auteur de la *Méthode* regarde la conscience, le moi, le principe pensant, comme ayant une certitude absolue, et n'accorde qu'une certitude relative à l'existence des corps extérieurs; Kant, au contraire, se demandant quelle est la valeur de nos connaissances, n'attribue la certitude qu'aux données de l'expérience, tandis que pour lui les idées de Dieu, d'âme, en un mot toutes les idées abstraites, sont simplement un objet de croyance et de foi. Néanmoins, dans la pratique et sur les questions de morale, Kant se montre stoïcien plutôt qu'indifférent ou sceptique. Du reste, tout le monde reconnaît dans le philosophe de Kœnigsberg un des plus grands penseurs du XIXe siècle; mais la profondeur et la nouveauté des vues sont enveloppées d'une obscurité si profonde et d'une terminologie si rebutante que Kant lui-même se rendant justice répétait parfois : *Fichte est le seul qui me comprenne... et encore il ne me comprend pas.*

Gœthe dit quelque part que ses compatriotes, à l'exemple d'Héraclite *le ténébreux*, possèdent l'art de rendre les sciences inaccessibles. Il faisait certainement allusion aux philosophes contemporains Fichte, Schelling, Hégel et leurs disciples. Fichte, en effet, voulant compléter la doctrine de Kant, prétendit faire sortir de l'idée du moi la notion du monde et de Dieu. Telle est la pensée dominante du système connu sous le nom d'*idéalisme transcendantal,* qui aboutit au panthéisme. Toutefois, effrayé des conséquences de son système, Fichte reconnut la nécessité de s'en rapporter au témoignage de sa conscience. Schelling et Hégel soutinrent l'identité du sujet et de l'objet distingués par Kant, et admirent comme les éléates et les alexandrins l'unité absolue de toute chose. La philosophie d'Hégel est un idéalisme impénétrable ou plutôt un panthéisme qui renchérit sur l'obscurité de Spinosa, et que suivent cependant de nombreux disciples, tout en s'accusant les uns les autres de ne pas comprendre la doctrine du maître.

Les ethnologistes ont admis dans la famille humaine une branche indo-germanique. La philosophie historique peut faire ce singulier rapprochement : c'est dans l'Inde que le panthéisme a pris naissance; c'est en Allemagne que cette doctrine se propage et trouve des adhérents fanatiques. Leibnitz cependant mérite une place à part au milieu de ses compatriotes ; si cet homme célèbre répandit les lumières d'un grand savoir sur toutes les matières qu'il traita, s'il appartient à l'Allemagne par sa nationalité, son génie profond et l'universalité de ses connaissances, il s'en sépare par une clarté et un bon sens qui le rapprochent de l'esprit français ; cela est si vrai que Leibnitz a écrit en notre langue sa *Théodicée* et les *Nouveaux Essais sur l'entendement ;* s'il paye son tribut au génie abstrait des Allemands avec ses *Monades,* d'un autre côté il oppose d'heureuses restrictions à l'empirisme de Locke, admet avec Platon et Descartes les idées innées et réfute les attaques de Bayle contre la Providence.

Esprit supérieur, moins original peut-être que Descartes et Leibnitz, Bacon fut, suivant l'expression de Walpole, *le prophète de la science ;* c'est à tort, néanmoins, qu'on voudrait le considérer comme le père de la méthode d'observation et de la philosophie expérimentale. Aristote avait mérité ce titre avant lui, quoique Bacon le poursuive sans cesse de ses injures et de ses calomnies, l'accusant d'avoir fait la guerre à toute l'antiquité, de s'être approprié les dogmes de ses devanciers sans les nommer et l'appelant enfin heureux voleur de science : *Felix doctrinæ prædo.* Ils avaient été précédés l'un et l'autre par Hippocrate, qui doit être regardé comme le véritable fondateur et le plus parfait modèle de la méthode d'observation. Sans passions comme sans préjugés, il montre un éloignement invincible pour toute théorie vaine et les explications frivoles ; l'amour de l'art, une noble indépendance respirent dans ses écrits ; on y voit par le précepte et par l'exemple que l'observation et l'expérience sont les deux guides les plus sûrs dans la recherche de la vérité. Aussi Bossuet, après avoir nommé Pythagore, Thalès, Anaxagore, Socrate, Platon, ajoute-t-il : *On peut compter parmi les plus grands philosophes Hippocrate, le père de la médecine, qui brilla au milieu des autres dans ces heureux temps de la Grèce* (1).

Nous ne saurions donc admettre avec la philosophie écossaise que jusqu'à Bacon les savants ne se soient servis dans leurs études que de l'analogie et de l'hypothèse. Et d'ailleurs, si les sciences physiques et la médecine en particulier ne se sont fondées et n'accomplissent leurs progrès que par l'expérience et l'induction, en sera-t-il de même pour la philosophie, la science qui a pour objet les facultés de l'âme ? Quels rapports existe-t-il entre la spiritualité et les qualités des corps ? La méthode expérimentale a-t-elle jamais conduit à une vérité morale ? Bossuet proclame avec la justesse et l'autorité de son génie que, *pour devenir parfait philosophe, l'homme n'a besoin d'étudier autre chose que lui-même.* (Œuvres philos. de l'instruc. de Mgr le Dauphin.)

Thomas Reid et Dugald Stewart ont rendu de véritables services, moins peut-être par l'invention d'une méthode ou de quelque vérité nouvelle que par la sagesse de leurs doctrines. Ils réfutèrent le scepticisme de Hume,

(1) *Hist. univ.*, 1re part., *les Époques*, VIII.

l'idéalisme extravagant de Berkeley, ainsi que la théorie des idées *images* qui comptait de nombreux partisans. Ils se flattaient d'avoir parfaitement déterminé l'objet de la philosophie et introduit dans cette science la méthode de Bacon, en réduisant les moyens de connaître les phénomènes de l'esprit à l'observation et à l'induction.

En comprenant dans la philosophie, à l'exemple de Reid, l'étude des corps et des esprits, c'est embrasser, comme les anciens, la nature entière, depuis l'éducation jusqu'aux règles des arts et aux principes des sciences, depuis la morale jusqu'à la physique et à l'histoire naturelle. Mais est-il vrai que la science de toute réalité s'arrête à celle des phénomènes et des attributs, et qu'elle n'embrasse ni la notion de la cause ni celle de la substance? Doit-on admettre avec Stewart que les questions sur la nature de l'esprit sont insondables et dépassent la portée de l'intelligence? Jamais les disciples de Platon, de Descartes et de Leibnitz ne consentiront à restreindre la philosophie à l'étude phénoménale, la seule, il est vrai, qui soit sous la dépendance de l'observation. Si la philosophie se borne aux connaissances empiriques, elle glissera infailliblement sur la pente où tomba Locke lui-même avec son esprit si sage, sa conscience d'honnête homme et sa foi sincère aux vérités révélées. Néanmoins, en se livrant à l'analyse des opérations de l'esprit, Locke suivait la méthode cartésienne; mais, au lieu de voir dans la conscience tous les éléments qu'elle comprend, il s'attacha presque exclusivement à l'élément extérieur; la doctrine de la sensation est celle où devait le conduire logiquement la méthode baconienne de l'observation, et si, tout en la suivant, la philosophie écossaise en évite les conséquences fatales, d'autres pourront soutenir avec Locke qu'il ne faut pas multiplier les êtres sans nécessité. « Nous ne connaissons pas assez les propriétés de la matière, diront-ils, pour être en droit d'assurer que la faculté de penser n'en fait point partie. Prétendre que Dieu n'a pu donner à la matière la faculté de penser, c'est restreindre la puissance infinie du Créateur. » Il n'est pas d'esprit logique qui ne tire cette conclusion de la doctrine de la sensation, telle que l'entend Condillac dans son traité fantastique. En se transformant en attention, en comparaison, en raisonnement, la sensation devient entendement et volonté, et pour tout dire l'âme elle-même. Ainsi l'ont compris Cabanis, de Tracy, Broussais et les représentants du sensualisme moderne ; pour eux le cerveau est une glande qui sécrète la pensée, comme le foie sécrète la bile. On n'en peut connaître, on n'en doit étudier les opérations que par le scalpel et par l'expérience.

Tout en se garantissant des excès du sensualisme, la philosophie écossaise a rendu, en outre, le service de prouver qu'il y a une science d'observation intérieure qui a pour objet la connaissance de l'esprit humain ; mais Reid et Stewart, comme Descartes, comme Leibnitz, ont placé avant toute observation et au-dessus d'elle l'intelligence elle-même ; ils ont admis qu'en dehors des vérités qui s'acquièrent, il y a des vérités qui s'imposent. Dans tout ordre de connaissances, dans toutes les sciences, disent-ils, il existe des vérités premières sans lesquelles on ne peut faire un pas et qui n'ont de titre à être admises que par leur évidence ; ce sont les croyances du sens commun que tout le monde reconnaît comme axiomes. C'est sur la foi de ces axiomes que procèdent les sciences exactes et en particulier la plus exacte de toutes : les mathématiques. Pourquoi la science de l'esprit ferait-elle exception? Si la philosophie écossaise a introduit dans cette science la méthode de l'observation baconienne, elle a emprunté la doctrine du sens commun à un disciple de Descartes, le P. Buffier. Il faut avec lui conclure que les idées de la raison et les idées de l'expérience ont la même réalité et la même évidence. Avec la doctrine du sens commun, tombent et s'évanouissent les fantômes de tous les systèmes enfantés par des hommes avides de renommée, comme une insulte à la raison. Je pense, je veux, j'agis, j'aime, j'espère; donc j'ai une âme et une âme immortelle. Tous les systèmes de Spinosa, de Bayle et de Cabanis ne sauraient prévaloir contre l'évidence de ces convictions et de ces vérités; il est contraire au sens commun de faire naître la conscience de la sensation. Le P. Buffier veut qu'on envoie aux petites maisons ceux qui refuseraient d'admettre les vérités premières; on peut alors y loger ceux qui prétendent avec Spinosa que la matière pense; avec l'évêque de Cloyne qu'il n'y a pas de corps; avec Pyrrhon que tout est incertain; avec Plotin et les bouddhistes que le monde est une illusion; avec d'Holbach et la Mettrie que la justice est une institution humaine. Il faut faire descendre la philosophie des sommets nuageux où Schelling et Hégel veulent la placer et lui donner comme assises le spiritualisme de Platon, l'évidence de Descartes, l'observation et l'induction de Reid, le sens commun du P. Buffier. Si une telle philosophie ne peut passer pour une brillante théorie, elle est du moins la plus sage et la plus merveilleusement adaptée à l'intelligence du plus grand nombre, à la mesure de l'esprit français, et celle dont, à notre époque, Maine de Biran, Laromiguière, de Bonald et Royer-Collard ont été les plus illustres propagateurs.

CHAPITRE V

DU GÉNIE DES ARTS
L'ARCHITECTURE ET LA SCULPTURE EN PARTICULIER

Par toute la terre, avons-nous dit, les pays tempérés sont les plus favorables au développement des facultés de l'esprit. Les contrées où règne un degré assez prononcé de chaleur méritent encore la préférence, principalement pour les arts qu'enfantent l'imagination et la rêverie plutôt encore que l'étude et la réflexion. Partage inestimable des beaux climats, les lettres et les arts ne dépendent pas seulement d'une chaude atmosphère et d'un ciel azuré; ils sont encore liés à la race, aux institutions, aux mœurs et aux croyances. Les pierres muettes d'un monument nous révèlent les mystères de l'esprit humain et les progrès de la civilisation d'un peuple, non moins que ses livres et ses annales. Aussi loin qu'on remonte dans la nuit des temps, on trouve le plus simple et le plus utile de tous les arts, l'agriculture, établi en Chine, en Égypte, en Judée, en Mésopotamie. Triptolême et Cérès l'apportèrent dans l'Attique, Saturne en Italie, et méritèrent ainsi les honneurs divins. En effet, c'est à une sorte de communication divine non moins qu'à l'industrie et à la nécessité qu'on doit en attribuer l'invention. Cependant, à l'époque de l'ambassade de lord Macartney, on ne connaissait pas l'art de la greffe en Chine, ce qui doit surprendre de la part d'un peuple agriculteur. La plupart des tribus indiennes de l'Amérique, vivant presque exclusivement de la chasse, ne se livraient pas à l'agriculture. La vaste plaine de Mexico, l'une des plus belles du monde, était cependant parfaitement cultivée ; elle était, il est vrai, habitée par le peuple le plus civilisé de ce nouveau continent. Les Natchez ainsi que les habitants de Bogota et du Chili avaient également fait de grands progrès en agriculture. Pizarre fut aussi frappé de la fertilité de la vallée de Rimas dans le Pérou. Aujourd'hui encore on peut considérer dans chaque pays le degré de perfectionnement de l'agriculture comme celui de sa civilisation. A l'époque de l'Exposition universelle de 1851, Blanqui, le célèbre économiste, s'étonnait de la variété singulière des instruments d'agriculture anglais dont la plupart nous étaient inconnus. Il vit des machines à vapeur de la force de cinq ou six chevaux employées à dépiquer le blé, à hacher le foin pour les bestiaux, à sarcler, à bêcher, à faucher, à labourer. Il est impossible, ajoute Blanqui, d'imiter avec plus d'exactitude les mouvements des bras de l'homme, dont on décuple ainsi la force et la vitesse ; l'aspect des champs ravit d'admiration. Les Anglais traitent la terre avec une délicatesse infinie ; malgré leurs entraînements industriels et commerçants, ils comprennent fort bien quelle est la base la plus solide de toute prospérité. La plupart des gouvernements cherchent avec raison un remède au paupérisme ; c'est en attachant l'homme au sol, c'est en honorant et en perfectionnant l'agriculture qu'on le trouvera, dans la limite du possible.

L'architecture est le plus ancien des arts, le premier certainement que l'industrie et la nécessité révélèrent à l'homme ; dès son apparition sur la terre, il lui fallut construire des habitations pour se garantir de l'intempérie des saisons et protéger la famille contre les attaques des animaux nuisibles. Nécessitée par ses besoins, l'architecture toutefois ne devient un art, ainsi que M. Léon Chateau le fait remarquer, qu'en observant dans l'édifice des conditions d'harmonie et de goût. On reconnaît les mœurs d'un peuple ou d'une race à ses habitations ; les chasseurs peuvent se contenter d'un abri dans le creux de quelque rocher ; les demeures portatives, la tente ou le *gourbi* des Arabes, les chariots des anciens Scythes et des modernes Kirghiz dénotent un peuple pasteur, qui se considère comme voyageur dans chaque contrée. L'agriculteur a une demeure fixe sur le sol à côté des champs qu'il laboure, mais une hutte de joncs ou de bambous, une cabane couverte de chaume suffisent aux besoins de sa vie de travail. A mesure que le degré de civilisation s'élève, les habitations deviennent plus commodes, l'art les embellit ; les premiers édifices qu'il inspire sont des temples à la Divinité. L'architecture est de tous les arts celui qui porte davantage l'empreinte d'un siècle et d'une nationalité ; elle révèle les aptitudes, le génie naturel de la race ainsi que les événements de la vie politique. Les monuments sont les témoins muets de l'histoire ; le génie et le goût respirent dans ces formes nobles et gracieuses, en un mot, suivant l'heureuse expression de M. Thiers, l'architecture est une poésie sculptée.

A l'époque de la découverte du Nouveau-Monde, les Indiens habitaient des huttes ressemblant à des granges, de l'aspect le plus misérable. Elles étaient construites avec de la boue et des branches d'arbres rassemblées pêle-mêle et sans aucun ordre. Toutefois, les maisons des Péruviens, la plupart de forme carrée, étaient faites avec des briques durcies au soleil; elles n'avaient pas de fenêtres et ne recevaient le jour que par une porte basse et étroite. L'architecture de Quito et de Cuzco révélait une certaine industrie et une civilisation assez avancée. On a souvent cité avec admiration les deux grandes routes de Quito à Cuzco, qui n'avaient pas moins de 500 lieues; mais elles étaient tracées sans aucune règle et n'avaient point la solidité des routes militaires des Romains auxquelles on les a comparées. Les chaussées de pierre et de terre qui conduisaient à Mexico annoncent un art plus avancé; elles avaient 10 mètres de large et chacune présentait des ouvertures, formant une sorte de pont, qui s'élevait dans une grande étendue au-dessus des eaux du lac.

Herrera et quelques autres auteurs donnent à Mexico 60,000 maisons; les habitations du peuple étaient chétives et l'intérieur très-mal disposé, mais on admirait la grandeur et la magnificence des temples du soleil ainsi que les palais des caciques et des incas. Ils étaient étrangers à l'art de la charpente, n'avaient que des outils grossiers et ne connaissaient pas l'usage du fer. Mais la pierre et la chaux étaient souvent employées; ils se servaient aussi d'énormes pierres taillées avec soin et jointes ensemble comme les constructions cyclopéennes des Pélasges; on remarquait particulièrement ce genre d'architecture dans les murs de la forteresse de Cuzco.

Les temples de Yukatan étaient fort élevés et bâtis en forme de tours. Il y avait à Cholula un temple composé de couches alternatives d'argile et de briques cuites au soleil, formant une immense pyramide à plusieurs étages. Tezcuco offre encore des ruines superbes d'anciens temples et de grandes forteresses ; le palais des caciques avait cent mètres de façade, et était construit sur des terrasses en pente recouvertes d'un ciment très-dur. Les murs, composés de pierres basaltiques artistement taillées, présentaient de nombreuses sculptures et des caractères hiéroglyphiques ; on recueille encore parmi ces débris un ciment d'asphalte pareil à celui des Assyriens, ainsi que des échantillons de stuc plus dur et plus beau que celui d'Herculanum. De distance en distance des tours surmontaient les murailles de pierre et servaient à la fois d'ornement et de défense. Des pyramides de brique s'élèvent de toutes parts et rivalisent, suivant M. Bulloch, avec celles d'Égypte. Les Indiens de l'Amérique étaient trop indolents, trop insensibles, ils avaient trop peu d'industrie et d'initiative pour avoir inventé les pyramides et surtout les hiéroglyphes. C'était évidemment des traditions d'un peuple asiatique ; nous attribuons la même origine aux idoles sculptées qu'on trouvait en si grand nombre, à Mexico particulièrement.

Les plus anciens monuments de l'Inde sont des temples creusés dans d'immenses rocs de porphyre ou dans le flanc des montagnes. La plupart, bâtis à ciel ouvert, ont invariablement la forme pyramidale et sont composés d'une série d'étages d'une grande élévation soutenus par des colonnes. Les parois sont ornées de sculptures représentant des scènes de la mythologie indienne. L'esprit demeure confondu de la richesse des ornements accumulés dans les pagodes.

Les monuments de l'Inde étonnent par leur masse gigantesque ; ceux de la Chine sont moins grands, tout en ne manquant pas de grâce ; les temples, les palais et les tours représentent des tentes adossées l'une à l'autre. Les constructions reposent généralement sur des colonnes de bois ; les murs sont en brique, offrant aux angles une profusion de clochettes ou de figures fantastiques. M. le général de Montauban, qui commandait la glorieuse expédition de Chine, rendait compte de ses impressions à M. le ministre de la guerre dans le rapport suivant :

« Il me serait impossible, monsieur le maréchal, de » vous dire la magnificence des constructions nombreuses » qui se succèdent sur une étendue de quatre lieues et » que l'on appelle le palais d'été de l'Empereur, succes- » sion de pagodes renfermant toutes des dieux d'or et » d'argent ou de bronze d'une dimension gigantesque. » Ainsi un seul dieu en bronze, un Bouddha, a une hau- » teur d'environ dix pieds et tout le reste est à l'avenant. » Malheureusement, ajoute le général de Montauban, ce » qui attriste au milieu de tant de splendeurs du passé, » c'est l'état de dégradation dans lequel l'incurie du gou- » vernement laisse tant d'objets curieux, entassés depuis » des siècles dans chacune des pagodes. »

Nous ne possédons aucun des objets d'art du peuple juif, chez lequel nous savons cependant que la fonte des métaux, la ciselure et la sculpture avaient atteint une grande perfection. Quant à l'architecture, nous pouvons nous convaincre par la description du temple de Salomon empruntée à Josèphe et au livre des Rois. que ce monument ne ressemblait à aucun autre et était d'une beauté et d'une magnificence sans égales. La construction achevée en sept ans et demi avait employé 200,000 ouvriers tyriens ou israélites. Sa longueur était de 60 coudées (27 m. 60 c.), sa largeur de 20 (9 m. 20 c.), sa hauteur de 30 (13 m. 8 c.)

Les fondations consistaient en d'énormes pierres d'un grand prix; tout l'intérieur était lambrissé de cèdre; des sculptures, des ciselures, des peintures, de l'or et des pierres précieuses couvraient entièrement les murs. Dans le quatrième parvis ou le tabernacle, fut déposée l'arche d'alliance, au-dessus de laquelle étaient placés deux chérubins hauts de dix coudées. Les chérubins, le pavé du temple, au dedans et au dehors du sanctuaire, étaient dorés ; le toit lui-même, recouvert de lames d'or dans toute son étendue, était surmonté de milliers de pointes qui, tout en ajoutant à la beauté de l'édifice, faisaient l'office de paratonnerres. Le temple de Salomon, où se trouvaient réunis le goût, la proportion, la splendeur, ainsi que la richesse des ornements, doit être regardé comme l'indice d'une civilisation très-avancée; les anciens le mettaient au nombre des merveilles du monde.

La haute Asie, théâtre des exploits de Cyrus, de Sémiramis et de Cyaxare, ne fut pas moins célèbre par ses monuments que par son histoire. On rapporte qu'Ecbatane, capitale de la Médie, était entourée de sept murailles et avait, entre autres magnificences, un temple de Mithras, dans la construction duquel il n'entra d'autre bois que le cèdre et le cyprès et dont le toit et les chapiteaux de colonnes étaient recouverts de plaques d'or et d'argent. On a découvert dans les ruines de Persépolis des murailles de granit, des groupes de colonnes dont les chapiteaux sont ornés de têtes de taureau. Les sculptures, les bas-reliefs exécutés avec une rare perfection, dénotent l'influence grecque. La richesse des meubles et des objets précieux qu'y rencontra Alexandre surpassait tout ce qu'on avait vu jusque-là. Toutefois, Ninive et Babylone l'emportèrent encore sur toutes les autres villes de l'antiquité. Comment parvinrent-elles à ce haut degré de splendeur ? Ce problème historique ne nous paraît pas expliqué. Ninive, bâtie par Assur, s'élevait sur la rive gauche du Tigre, et avait, d'après Diodore, douze lieues de circonférence. Détruite de fond en comble, il y a deux mille cinq cents ans, suivant la terrible prophétie de Nahum, les archéologues cherchaient vainement ses ruines ensevelies, lorsqu'en 1843 M. Botta, consul de France à Mossoul, secondé bientôt par M. Flandin, mit à découvert près de Khorsabad de gigantesques débris de la ville détruite. Les murailles, flanquées de 1,500 tours, n'avaient pas moins de 4 mètres d'épaisseur, 33 de hauteur, et par ses portes, suivant l'expression de Nahum, les peuples entraient comme des fleuves. Les murs, comme ceux du Mexique, étaient en briques crues, entre lesquelles coulait un lit de sable et de bitume. On a retrouvé les restes d'un palais immense où se voient des reliefs représentant une sorte d'histoire des mœurs, des arts, des cérémonies religieuses et des scènes guerrières de ce peuple éteint.

Babylone, fondée par Nemrod et rebâtie par Sémiramis, qui fit de cette ville la reine de l'Orient, s'élevait sur les deux rives de l'Euphrate. Suivant Hérodote, qui la visita, Babylone formait un carré parfait et sa muraille mesurait une circonférence de 480 stades ; Strabon réduit cette étendue à 385 ; c'était une grande merveille dans ces temps reculés qu'une cité ayant vingt lieues de circuit, cent portes d'airain d'un travail admirable, des quais en brique, un pont colossal jeté sur l'Euphrate d'une rive à l'autre, un palais de cinq kilomètres d'étendue et enfin des jardins suspendus si souvent vantés dans l'antiquité. On prétend même qu'un cèdre, qu'on voit encore au milieu de ces ruines, est un reste silencieux et vivant de ces jardins féeriques. Des archéologues pensent que d'autres débris également gigantesques qu'on remarque sur un monticule ont appartenu à la tour de Babel, abandonnée comme on sait et convertie ensuite en temple de Bélus. Quoique Cyrus, maître de Babylone par surprise, eût détruit ses remparts et lui eût enlevé une partie de sa population par cet édit célèbre qui permit aux Juifs de retourner dans leur patrie, cette ville était encore si magnifique du temps d'Hérodote qu'aucune autre, dit cet historien, ne saurait lui être comparée. Plus tard encore, Alexandre projetait d'en faire la capitale du monde, malgré les menaces des Chaldéens, qui lui avaient prédit qu'il mourrait s'il entrait dans Babylone.

L'art architectural de la Chaldée et de l'Assyrie offre le spectacle d'une grandeur peu commune, attestée du reste par l'histoire. On reconnaît à ces œuvres un peuple enivré de sa puissance, qui s'abandonne sans frein aux plus monstrueuses voluptés. Rien de plus corrompu, rien de plus propre à irriter les sens, disent Hérodote et Quinte-Curce, que les mœurs de ces villes. C'est toujours avec horreur que nous voyons dans leurs statues l'alliance de l'humanité et de l'animalité : des bêtes colossales avec une tête humaine. Les sculptures, les pierres émaillées, la richesse des costumes, la beauté des armes, la grandeur des monuments révèlent une civilisation raffinée ; mais elle était surpassée encore par l'effroyable dépravation attestée par les prophètes et qui, attirant la colère de Dieu, devait effacer ces villes criminelles du livre des nations.

La vallée du Nil, la haute Égypte en particulier, fut le siége d'une puissance mystérieuse qui a laissé de savantes énigmes à la postérité et dont le temps n'a conservé que des tombeaux. Toute la chaîne libyque est parcourue par des galeries souterraines, les unes naturelles, les autres artificielles, où sont déposées les momies de cent générations. Combien de grandeur jusque dans les ruines de Thèbes aux cent portes, ancien siége du gouvernement sacerdotal, où l'on ne peut se lasser d'admirer les colonnes majestueuses du temple de Louqsor, Karnac avec sa célèbre avenue de six cents sphinx, les pylones gigantesques devant lesquels sont rangées des statues colossales, les piliers énormes accompagnés de cariatides qui représentent des dieux, les chapiteaux immenses ornés de lotus, les obélisques renversés ! On sait qu'en 1798 la brave armée française arrivant devant Thèbes après une pénible marche dans le désert, fut saisie d'admiration, battit des mains et poussa des cris d'enthousiasme. On retirait des carrières de Syène ces blocs énormes dans lesquels étaient taillés de magnifiques obélisques ; l'un de ces monolithes, transporté à Paris en 1838, fait l'ornement de la place de la Concorde. Parmi les monuments les plus gigantesques de l'ancienne Égypte, on remarque particulièrement le grand sphinx taillé dans la chaîne libyque, dont la hauteur était de 14 mètres et la longueur de 39 ; la circonférence de la tête mesurait 27 mètres. Tout a été dit sur les pyramides, les seuls monuments de la main des hommes encore debout après quarante siècles. Celle de Kheops a 142 mètres de hauteur et 232 mètres à sa base ; ses quatre faces regardent les quatre points cardinaux ; elle coûta vingt ans de travail et l'on suppose que le tiers de la population valide de l'Égypte fut employé à sa construction.

Les sculptures qu'on trouve à profusion dans les temples et les palais, les peintures même, dont le temps n'a pu entièrement effacer les couleurs, annoncent chez les Égyptiens un art bien perfectionné. Le plan rectangulaire et la forme pyramidale dominent dans ces constructions. L'architecture égyptienne a servi de modèle à toutes les autres par l'originalité de son style et ses formes géométriques. Mais dans la plupart des monuments l'harmonie est sacrifiée à une grandeur démesurée ; ils ont un caractère de majesté mêlé de tristesse, et brillent par la solidité plutôt que par l'élégance et la vie.

On trouve en Grèce, dans les îles de l'Archipel et dans les colonies de l'Asie Mineure, les qualités qui manquent à l'architecture égyptienne, la proportion et le goût alliés au noble et au vrai. On attribue aux Pélasges les constructions cyclopéennes, ainsi nommées à cause de leurs proportions gigantesques, qu'on rencontre surtout en Argolide et en Etrurie, dans les murs de Mycènes, à Nauplie, dans l'Asie Mineure, etc. Ces monuments sont formés d'énormes pierres, polyèdres irréguliers, superposées sans ciment, se soutenant par leur masse et par la perfection avec laquelle tous les joints sont ajustés. Cette architecture primitive, que nous avons signalée dans une forteresse de Cuzco, a été employée à Munich pour la Walhalla et pour les fortifications de Vérone.

La Grèce, avons-nous dit, avait emprunté à l'art égyptien ses formes architecturales, et si ses œuvres ont moins de grandeur, elles se distinguent par un goût plus fin et plus délicat ; ses architectes comme ses sculpteurs imitèrent la nature en la poétisant. Les Doriens et les Ioniens de l'Asie Mineure devancèrent même la mère patrie et lui communiquèrent les deux ordres d'architecture auxquels leur nom reste attaché, l'ordre dorique simple et beau, l'ordre ionique plus orné et plus gracieux, auquel vint s'ajouter l'ordre corinthien, qui est supérieur encore aux deux autres par la noblesse réunie à l'élégance. C'est dans le siècle et par l'influence de Périclès, qu'Athènes et à son exemple la plupart des villes grecques se couvrirent de monuments et que les arts, l'architecture et la sculpture en particulier atteignirent leur plus haut degré de perfection. L'histoire a conservé les noms et la description de ces chefs-d'œuvre inimitables, parmi lesquels on cite encore le Parthénon, bâti dans l'acropole d'Athènes par Ictinus et Callicrates sur les dessins de Phidias, le temple d'Apollon à Delphes construit sur la plate-forme d'un rocher, aux frais de toute la Grèce, par le Corinthien Spintarus, le temple merveilleux d'Éphèse, qui surpassa tous les autres non-seulement par sa magnificence, mais surtout par les œuvres d'Apelles, de Parrhasius et de Praxitèle qui se plurent à l'embellir.

La plupart des temples grecs avaient la forme rectangulaire ; le portique en était revêtu de marbres précieux ; on sculptait sur le fronton les statues des dieux ; à l'intérieur brillaient les autels d'or, les candélabres, les trépieds offerts après chaque victoire par la piété et la reconnaissance des peuples. Chacun de ces monuments rappelle quelque grand nom de l'antiquité. Le temple de Minerve à Tégée, en Arcadie, le plus ancien du Péloponèse, était l'œuvre du célèbre Scopas, qui avait enrichi l'ancienne Grèce de tant de belles statues ; sa principale beauté consistait en trois rangées de colonnes des trois ordres, dorique, corinthien et ionique (1). Avec la liberté, les Grecs perdirent quelque chose de cette élévation sublime et de ce goût si fin qui avaient caractérisé les œuvres du siècle de Périclès.

(1) Pausanias, *Voyage de l'Arcadie*, liv. VIII, ch. XLV.

Même avant la fondation de Rome, l'art grec avait pénétré en Italie, ainsi que le prouvent les temples doriques de Jupiter Olympien et de Junon Lacinienne, dont il reste des ruines colossales à Agrigente, les temples de Pœstum, en Lucanie, et surtout les progrès de la civilisation dans la vieille Étrurie, dont les arts rappellent à la fois l'influence de la Grèce, de l'Égypte et de l'Assyrie. Ce fut un fils du Corinthien Damarate, Tarquin l'Ancien, qui jeta les fondements du Capitole, achevé par Tarquin le Superbe. Les Romains empruntèrent aux Étrusques le système des voûtes et se l'approprièrent; de leur côté, ils inventèrent un ciment d'une dureté extraordinaire, qui leur permit d'employer des matériaux légers et d'un petit volume. « La voûte, l'arcade, la ligne courbe, dit M. Léon Chateau, est le trait dominant de l'architecture romaine et la différencie de celle des Grecs ; la colonne est employée comme ornement et non comme soutien. » Toutefois, c'est surtout après la guerre de Macédoine et la prise de Corinthe que les arts firent des progrès rapides à Rome. Un besoin nouveau, souvent étouffé, s'éveilla dans ces cœurs, qui jusque-là n'avaient respiré que les combats; ni les guerres civiles, ni les cruels triumvirs, ni les abominables empereurs n'eurent le pouvoir d'en arrêter l'expansion. Néron, qui se glorifiait d'être un grand artiste, mit le feu à Rome pour avoir le plaisir de la rebâtir avec plus de luxe et de se construire la *maison d'or*. Un monument dont la grandeur le dispute à ceux de l'Égypte et la magnificence à ceux de la Grèce, le Colisée, fut commencé par Vespasien et achevé par Titus ; c'est le plus vaste amphithéâtre de l'antiquité. De forme elliptique, il mesurait 189 mètres sur son grand axe, et pouvait, dit-on, contenir 87,000 spectateurs, qui arrivaient par cent escaliers aux places réservées pour les divers ordres de citoyens. Les galeries et les arcades de ce magnifique monument qui ont échappé aux tremblements de terre, et surtout aux ravages des barbares, sont encore la plus admirable ruine de la ville éternelle. On suppose que ce chef-d'œuvre de l'art grec et romain fut bâti par un chrétien nommé Gaudentius.

Animés de l'esprit de propagande, partout où les Romains établirent leur empire, ils changèrent l'aspect des cités, tracèrent de grandes voies, élevèrent des temples, des arcs de triomphe, des théâtres, et comme dans l'esprit de ce peuple privilégié l'utile n'était jamais séparé du beau, ils construisirent d'immenses aqueducs aux voûtes colossales, par où les eaux stagnantes s'écoulaient comme des fleuves souterrains. Entre tous les empereurs, Adrien, très habile sculpteur et grand architecte lui-même, s'efforça de renouveler les merveilles des siècles de Périclès et d'Auguste. Il couvrit l'Italie et les provinces de monuments qui rappelaient les plus beaux modèles de l'antiquité, et dont il donnait lui-même le plan ; on lui doit le pont du Gard et les arènes de Nîmes. Après Adrien et les Antonins, l'art dégénéra en Italie et la chute en fut précipitée sous Constantin par l'établissement du siége de l'empire à Byzance.

On peut dire que l'art revenait à sa source ; mais dans cette nouvelle capitale il subit une véritable transformation par l'alliance des arts grec et romain, recevant l'un et l'autre l'empreinte de la civilisation chrétienne. Héritiers à leur tour des Romains, les Grecs du Bas-Empire adoptèrent le système des voûtes et des arcs ; après des tâtonnements et des perfectionnements successifs, le style byzantin se substitua aux anciens ordres ; il se distingue principalement par la multiplicité des dômes autour de la coupole centrale; Sainte-Sophie, bâtie par Justinien en 537, offre encore le plus parfait modèle de cette architecture, malgré les modifications peu avantageuses qu'on a fait subir à l'église chrétienne en la transformant en mosquée; Sainte-Sophie a huit coupoles et six minarets ; le dôme central est le plus admirable que l'art byzantin ait construit. La voûte, étincelante d'or, forme, à l'aide de pierres précieuses et de verres colorés, de magnifiques groupes de fleurs ou de figures géométriques, le Coran ne permettant pas de représenter des êtres animés. Quelques-unes des innombrables colonnes proviennent de l'ancien temple du Soleil à Balbek et furent données à Sainte-Sophie par la femme de l'empereur Aurélien ; du reste, on avait réuni là les marbres les plus rares provenant des ruines des temples les plus célèbres. Malgré sa richesse, tout est d'une grandiose simplicité dans ce bel édifice, et forme un tout harmonieux qu'on ne peut se lasser d'admirer. « Dès ce jour, dit M. Vitet, le goût oriental reçut sa sanction dans l'empire byzantin ; l'architecture romaine, longtemps délaissée, fut désormais proscrite, et le style néo-grec régna sans rival dans toutes les contrées de l'Orient... Pour la seconde fois les Grecs prirent le sceptre du grand et du bel art de bâtir ; ce fut d'eux que les Arabes en reçurent le secret et le transmirent à l'Europe. » Entravée dans son progrès par l'hérésie et les actes de destruction des iconoclastes, le génie nouveau prévalut et ne cessa d'élever des monuments remarquables dans tout l'Orient d'abord, et puis dans quelques contrées de l'Europe, l'Espagne, la France, l'Italie, l'Allemagne. On retrouve le style byzantin dans le célèbre palais de Delhi orné de mille colonnes, dans l'église de Saint-Front de Périgueux, dans celle de

Saint-Vital de Ravenne, et plus particulièrement encore à Saint-Marc de Venise.

On a dû remarquer que jusqu'ici nous n'avons signalé aucune des merveilles de l'art architectural dans les climats froids ; c'est sous l'influence du ciel radieux du Mexique, de l'Inde, de l'Assyrie, de l'Égypte, de la Grèce, de l'Italie que s'élevèrent les monuments où l'homme imprimait avec son génie l'histoire de sa civilisation et de ses croyances. La Gaule même, qui déjà enfantait des armées la terreur du monde, ne demandait à l'art que des camps retranchés, entourés de murailles et de fossés inexpugnables. Les Celtes habitaient, à proximité des forêts ou des grands fleuves, des huttes grossières de bois et de terre ayant la forme de ruches d'abeilles. Les druides n'élevaient ni temples, ni statues ; on suppose qu'ils avaient choisi ces énormes pierres qu'on rencontre au fond des forêts, sur le sommet des collines, aux bords de l'Océan, comme autels et comme lieux de sacrifices. Ces monolithes grossiers avaient toutes les formes, toutes les dimensions ; ils étaient placés tantôt horizontalement, tantôt verticalement. Le plus curieux de ces amas se trouve auprès du village de Carnac dans le Morbihan. Qu'on se figure dans une vaste lande quinze ou seize cents pierres, rangées en quinconces, dont l'extrémité la plus large est tournée en haut. Aucune tradition, aucune inscription ne peut faire soupçonner la destination de ces étranges monolithes. On rencontre également quelques-unes de ces pierres dites druidiques en Danemark, en Norwège, en Angleterre et surtout en Écosse ; les bardes et les héros de l'ancienne Calédonie attachaient à une pierre couverte de mousse, au milieu d'un champ de bruyère, le souvenir de quelque mort illustre ou d'un événement mémorable.

L'art entra en Gaule avec le christianisme; la religion nouvelle pénétra d'abord à Lyon, restée après dix-huit siècles la ville la plus chrétienne de France. Avant cette époque, cependant, des colonies de Phocéens avaient introduit à Marseille la civilisation de l'Ionie, qui se répandit de proche en proche à Narbonne, à Béziers, à Toulouse. Des temples, des amphithéâtres avaient été élevés par les empereurs romains à Montpellier, à Aix, à Vienne; aujourd'hui encore, quoique en ruines, la Maison carrée de Nîmes est l'un des plus beaux spécimens de l'architecture romaine. Ce fut aussi à la suite du christianisme que les arts pénétrèrent dans le nord de la France. Pendant plusieurs siècles, le clergé et surtout les moines en conservèrent le dépôt sacré. Sous Clotaire II, Éloy, évêque de Noyon, fonda plusieurs églises et les orna d'objets d'or et d'argent d'un travail admirable, qu'il fabriquait lui-même. En France, ainsi que dans les autres contrées de l'Europe, les moines furent les seuls architectes, et l'art lui-même une imitation ou plutôt une association de l'architecture romaine et byzantine.

Cependant, après avoir pendant tant de siècles imité Rome, la Grèce et Byzance, le moment était venu où la France devait elle-même signaler son génie créateur par une de ces admirables inventions de l'architecture, l'ogive ou l'arc aigu. Nous savons qu'il existe, même en France, quelques esprits contradicteurs qui voudraient ravir à notre patrie l'honneur de cette découverte; les uns prétendent que la forme de l'arc aigu se rencontre accidentellement dans les constructions de l'Inde ou de Ninive, les autres qu'elle est d'invention arabe et qu'elle a été importée en France à la suite des croisades. Ne cherche-t-on pas même à discréditer cette belle architecture en la qualifiant de gothique, ou bien en disant qu'on en a trouvé les modèles dans les forêts des Gaules? Il serait superflu de réfuter des objections aussi peu fondées. C'est dans le XIIe siècle que se répandit le nouveau système de construction qui détrôna le plein cintre. On sait qu'à cette époque, l'art, jusque-là renfermé dans les cloîtres, devint laïque; celui-ci du moins lutta avec l'art ancien, dont la tradition et les enseignements étaient restés l'œuvre exclusive des moines. Il s'organisa alors des confréries maçonniques qui, animées d'un vif sentiment religieux, se lièrent entre elles par le secret et une discipline sévère. L'ogive devint le symbole de la nouvelle architecture, et, dès les premières années du XIIe siècle, commença à remplacer le plein cintre des hautes voûtes, jusqu'à ce qu'elle se soit rapprochée de l'arc aigu, le plus pittoresque et le plus hardi. C'est dans l'Ile-de-France d'abord que les novateurs élèvent des églises ogivales; ils en construisent plusieurs ensuite dans le même style en Bourgogne, en Champagne et puis enfin en Allemagne et en Angleterre, où ils créent deux chefs-d'œuvre immortels : la magnifique cathédrale de Cologne et la célèbre abbaye de Westminster. La Sainte-Chapelle de Paris sera cependant toujours considérée comme la merveille du style ogival; on peut citer également comme des modèles inimitables la tour et la flèche de la cathédrale de Strasbourg, dont les fondements furent jetés par Erwin de Steinbach, et Notre-Dame de Paris. Ce sont de magnifiques créations de l'esprit humain, réunissant une solidité séculaire à une gracieuse légèreté, une élégance délicate à la majestueuse grandeur, et le goût le plus fin à une hardiesse peu commune. La cathédrale d'York, Sainte-Gudule de Bruxelles, les cathédrales d'Alençon, de Chartres, de Reims, et celle de Brou en

Bresse présentent également des beautés du premier ordre.

L'ogive est née du génie gaulois et catholique ; elle représente la foi, la tendresse, le recueillement ; ses flèches élancées semblent conduire la prière aux portes du ciel. Il est si vrai que cette architecture est catholique, que l'art ogival atteignit son point culminant sous le règne du plus chrétien des monarques, Louis IX, et qu'après trois siècles de splendeur, il fut attaqué en même temps que le catholicisme par la Réforme. La cathédrale de Cologne fut même interrompue, et c'est de nos jours seulement que, malgré de sinistres prédictions, ce beau monument a été achevé. Quelques iconoclastes modernes ont vainement essayé de rabaisser notre architecture nationale. MM. Vitet, Mérimée, Lamartine et Victor Hugo ont protesté contre d'aussi injustes attaques, et plaidé avec succès devant l'opinion publique la cause du vrai et du beau.

Toutefois, l'ogive ne pénétra que très-incomplétement en Italie et dans les contrées soumises à l'influence de son génie ; l'art ancien lui fut toujours préféré. Néanmoins, à l'époque de la renaissance cet art se transforma lui-même sous l'inspiration du christianisme. Arnolfo di Lapo commença la cathédrale de Florence, Santa-Maria del Fiore, sur le plan d'une croix latine, dont trois coupoles byzantines recouvrent les bras. La mort l'ayant empêché de terminer son œuvre, il eut pour successeurs Giotto, à qui l'on doit le campanile, orgueil de Florence, puis Orcagna, Taddéo Gaddi et enfin Brunelleschi, qui couronna ce beau monument par une coupole où ce grand admirateur de l'antiquité adopta cependant les caractères de l'architecture ogivale. Dans le XVIe siècle, la renaissance ramena tous les esprits à l'étude de l'art romain. Mais, à l'exemple de Brunelleschi, les hommes de génie s'affranchirent des servilités de l'imitation et devinrent créateurs eux-mêmes. L'œuvre capitale de la renaissance est la reconstruction, d'après les ordres de Jules II, de la basilique de Saint-Pierre, qu'en deux années Bramante éleva jusqu'aux voûtes. La mort du pape et de l'artiste ne put interrompre ce grand travail, auquel Michel-Ange consacra dix-sept années; il réduisit ce magnifique édifice à la forme d'une croix grecque, et donna les dessins de l'admirable coupole, qui ne représente ni l'art ancien ni l'art nouveau, mais qui est un type éternel du grand et du beau, un monument impérissable de la foi des papes et du génie incomparable de Michel-Ange.

Imitateurs, avec un goût exquis, de l'art antique, Brunelleschi, Giotto, Orcagna, Peruzzi, Bramante, Léonard, Raphaël, Michel-Ange, impriment à leurs œuvres le cachet de leur puissant génie et de leur originalité; mais après ces grandes individualités l'art néo-grec dégénère; l'architecture, née des traditions antiques, devient dans l'école de Borromini une servile et parfois burlesque imitation. Enfin, le terme de renaissance finit par être synonyme de décadence et de mauvais goût. Après les expéditions d'Italie, Charles VIII, Louis XII, François Ier et le cardinal d'Amboise se montrèrent enthousiastes des merveilles architecturales produites d'abord par la renaissance, et donnèrent les premiers le signal de l'abandon de l'art ogival qui avait fait la gloire de la France. On s'efforça alors d'attirer à Paris les artistes italiens; Giocondo, André del Sarto, Léonard de Vinci, Serlio et Primatice y vinrent, et l'on dut à la vive impulsion que l'école de Fontainebleau donna aux arts du dessin un grand nombre de monuments et d'habitations privées, du style de la renaissance. Hâtons-nous d'ajouter que les constructions nouvelles furent dues en grande partie aux architectes français. On doit à Philibert Delorme le plan des Tuileries; le grand pavillon du milieu à Jean Bullant, le coopérateur de Delorme, le château d'Écouen et les tombeaux de Henri II et de Catherine de Médicis; à Pierre Nepveu le château de Chambord; à Pierre Lescot la façade du nouveau Louvre et le pavillon de l'Horloge; à Mansart le dôme des Invalides; à Claude Perrault la magnifique colonnade du Louvre; à Jean Goujon la fontaine des Innocents, les cariatides de la tribune des Suisses et un grand nombre de sculptures, de bas-reliefs, de groupes et de statues qui l'ont fait surnommer le Phidias français. Si nos architectes n'évitèrent pas toujours les défauts qu'on reproche à la renaissance italienne, ils conservèrent néanmoins leur indépendance même dans l'imitation, de la sagesse dans les œuvres les plus magnifiques, et enfin ils n'oublièrent jamais que la France est la patrie du bon sens et du goût.

Telles sont les principales modifications que l'œuvre du temps et le génie des divers peuples ont fait subir à l'art architectoral. Que l'on jette un coup d'œil sur les grandes villes d'Europe : Vienne avec ses palais, ses statues, ses fontaines, ses belles colonnes; la cathédrale de Saint-Étienne en style ogival, surmontée d'une tour pyramidale de 135 mètres; Moscou, ville orientale avec son Kremlin gigantesque, ses riches bazars, ses clochers pittoresques, ses églises couronnées de coupoles; Londres avec ses beaux palais, ses ponts hardis, sa Tamise couverte de vaisseaux, et surtout avec Saint-Paul et Westminster; Séville avec ses tours, ses palais mauresques, sa superbe cathédrale encadrés dans un ciel éblouissant, etc., etc., portent l'empreinte du génie de l'art. Dans ces monuments nous pourrions constater, avec quelques modificacations, l'imitation des modèles empruntés à l'Égypte, à la Grèce, à Rome, à Byzance, au moyen âge et à la renaissance. La préférence individuelle ou nationale pour un style particulier n'enlève rien au mérite et à l'excellence des autres ; l'admiration qu'on professe pour Notre-Dame et la Sainte-Chapelle ne saurait empêcher de compter le Panthéon, la colonnade du Louvre et la Madeleine parmi les plus beaux monuments de Paris. Imaginera-t-on d'autres figures, d'autres types, d'autres styles, ou ceux qui existent sont-ils les derniers efforts de l'art ? Nous ne pouvons penser que l'architecture ait dit son dernier mot ; le génie est inépuisable dans ses inventions. La combinaison de divers styles dans un monument, quoique toujours hérissée de difficultés, a parfois cependant été tentée avec succès ; le portail de Saint-Gervais en offre un exemple. C'est dans d'harmonieuses proportions que résident surtout le beau et le secret de l'art.

Écrire l'histoire de l'architecture, c'est faire en même temps celle de la sculpture, tant ces arts sont solidaires et se trouvent souvent réunis chez le même homme à un égal degré de perfection, ainsi que le prouve l'exemple de Phidias, de Polyclète, de Scopas, de Michel-Ange, etc. L'architecture exige particulièrement le génie inventif et emprunte ses effets les plus grandioses à l'imagination ; la sculpture proprement dite est un art d'imitation ; elle exprime avec une exquise délicatesse les sentiments et les passions, les beautés et les défauts de la nature humaine. La sculpture d'ornement est inséparable de l'architecture ; nous nous occuperons particulièrement de la statuaire, qui représente véritablement des figures animées ou des événements mémorables.

Nous avons dit combien était grossière, sans cependant

être dépourvue de toute invention, la sculpture des peuples du Mexique et du Pérou ; il suffit pour s'en convaincre de jeter les yeux sur les statues et les idoles de terre cuite apportées par M. Bulloch à Londres, et sur les dessins exécutés dans l'expédition du capitaine Dupaix. L'une d'elles représente une tête de serpent d'une grandeur démesurée. M. Bulloch a décrit une des plus horribles divinités de ce peuple, qui avait en si grand honneur les sacrifices humains : c'est un monstre colossal taillé dans un bloc de basalte ; une tête de femme d'un aspect repoussant repose sur un corps difforme, dont les bras sont deux serpents hideux, et les pieds des griffes de tigre ; un collier de cœurs et de crânes humains descend sur la poitrine. Néanmoins de Humboldt a vu des idoles en basalte et des vases vernissés fabriqués avec un certain art.

Plus savante et plus perfectionnée, la sculpture de l'Indo-Chine représente les croyances et les superstitions de ces peuples qui, depuis plusieurs siècles, toutefois, n'ont pas fait le moindre progrès. Elle ne manque pas d'invention, sans doute, mais ne témoigne ni génie ni goût. Elle n'imite pas la nature, elle l'exagère ; dans la statuaire comme dans les monuments, on voit le clinquant au lieu de la magnificence, l'extraordinaire au lieu du vrai, le gigantesque au lieu du gracieux, en un mot les défauts qui tiennent au caractère des peuples de l'Orient. Dans la Chaldée et l'Assyrie on trouve des vases remarquables par la bizarrerie de la forme, mais aussi par une grande délicatesse de travail ; certaines sculptures ont une vigueur et une perfection qui dénotent les raffinements du luxe ainsi que les progrès des arts. On peut s'étonner qu'avec le fini qu'elle avait apporté dans la teinture, le tissage, les arts du doreur, du graveur, du ciseleur, de l'émailleur, l'Égypte n'ait produit que des statuaires sans goût et sans imagination. Toutes les sculptures y représentent des types invariables, la même position, la même raideur, les mêmes formes où l'on ne trouve ni grâce, ni la moindre expression. Et cependant, c'est le même peuple qui avait construit les palais de Karnak, le labyrinthe des Douze et ces obélisques grandioses et gracieux qui ornent aujourd'hui plusieurs capitales d'Europe, et que Rome, au temps de l'empire, s'efforça vainement d'imiter.

Les institutions despotiques étoufferaient-elles le génie et répandraient-elles sur les monuments d'une nation et sur ses œuvres d'art un aspect sombre et morne, qui contraste avec les formes élégantes et les douces fictions des peuples libres ? On serait tenté de le croire en comparant l'Inde et l'Égypte à la Grèce. Homère a dit avec vérité :

> Le premier jour qui mit un homme libre aux fers
> Lui ravit la moitié de sa vertu première.

A dater des guerres médiques, la Grèce fut pendant environ deux siècles la patrie des âmes héroïques et des plus sublimes génies. C'est à juste titre qu'on admire ses poëtes, ses historiens, ses orateurs et ses philosophes ; néanmoins, elle a conservé sur tous les peuples anciens et modernes une supériorité plus incontestable encore pour la sculpture, dont les chefs-d'œuvre sont inimitables ; ce fut comme un génie spécial attaché au sol, à la race et au siècle qui les enfantèrent. Rhodes et Mitylène eurent d'excellents ciseleurs ; s'il naquit peu d'hommes célèbres à Corinthe, les immenses richesses qu'elle avait amassées par le commerce lui permirent de réunir un plus grand nombre d'œuvres d'art qu'aucune autre ville ; on recherchait avidement l'airain de Corinthe, et ses vases de bronze étaient estimés à l'égal de l'or. L'airain d'Égine et celui de Délos avaient également une grande réputation. Les marbres blancs du Pentélique, de Paros, et des autres Cyclades s'animaient sous le ciseau des statuaires. On doit attribuer à la pureté du ciel d'Ionie, à la douceur de son climat et à la beauté du pays ce grand nombre d'hommes de génie qui naquirent dans cette contrée ; Milet, Éphèse, Samos, Chio, Smyrne, Colophon, ont été immortalisés par l'éclat des arts ; Homère, Hippocrate, Apelles, Anaxagore étaient Ioniens. On pense que la statuaire prit naissance en Ionie dans le VIIIe siècle avec Théodore et Télècle de Samos. La plupart des îles et des villes grecques eurent des sculpteurs de renom ; des quatre plus célèbres, Phidias et Praxitèle virent le jour à Athènes ; Polyclète et Lysippe, à Sycione. Euphranor était de Corinthe ; Scopas, de Paros ; Myron, d'Éleuthère ; l'école d'Égine, représentée par Callon et Onatas, devança même de quelques années celle d'Athènes, qui atteignit aussitôt toute sa splendeur dans le siècle de Périclès. Phidias, fils de Charmidès, est le plus célèbre statuaire de l'antiquité. Il fit plusieurs Minerve ; la première, de stature colossale, avait le buste en bois doré, les mains et les pieds en marbre pentélique ; la seconde était en bronze, la troisième en ivoire et or. Cependant, il se surpassa encore dans la *Minerve* entièrement d'or et d'ivoire qui fut placée dans le lieu le plus élevé de l'Acropole ; elle avait 26 coudées de hauteur (12 mètres); l'aigrette de son casque et la pointe de sa lance pouvaient être aperçues de Sunium (5 lieues). Cicéron, Pline et Plutarque avaient vu cette belle statue et en parlent avec admiration. On sait qu'accusé de vol, mais en réalité de sacrilége pour avoir placé son portrait et celui de Périclès sur le bouclier où était représenté le combat de Thésée contre les amazones, Phidias fut condamné à l'exil. Retiré en Élide, il fit son célèbre Jupiter Olympien, dont la hauteur était de 60 pieds et qui passa chez les anciens pour une des sept merveilles du monde. On trouve dans l'*Anthologie* le distique suivant :

« Est-ce Jupiter qui est descendu des cieux pour poser « devant toi, Phidias, ou bien est-ce toi qui es monté « aux cieux pour voir Jupiter ? »

Émerveillé de la beauté des deux chefs-d'œuvre de Phidias, Quintilien leur accorde un autre mérite, celui d'avoir ajouté à la religion des peuples par la majesté de tels ouvrages. Transporté à Rome et plus tard à Constantinople, le Jupiter Olympien fut consumé en 475, sous le règne de Zénon l'Isaurien, par l'incendie qui détruisit en même temps la *Vénus de Gnide* de Praxitèle, la *Junon de Samos* de Bupale, l'*Occasion* de Lysippe, ainsi que plusieurs autres chefs-d'œuvre et plus de vingt mille volumes.

Si, au jugement des anciens, Phidias l'emporta sur tous les statuaires par la richesse de l'imagination, la noblesse des formes et le caractère de sublimité répandu sur ses ouvrages, Praxitèle ne lui est pas inférieur pour la perfection du dessin, la finesse des contours, la délicatesse et l'expression des sentiments de l'âme, en un mot par la grâce et le goût. Cicéron et Pline rapportent qu'on allait à Thespies uniquement pour voir le *Cupidon* de Praxitèle ; Phryné avait servi de modèle pour sa *Vénus de Gnide*, et la passion de l'artiste respirait dans son ouvrage. Au mois de septembre 1864, les journaux annoncèrent que l'on venait de découvrir dans les fouilles du Palatin le torse d'une statue représentant le *Satyre* de Praxitèle. Il existe dans les différents musées de l'Europe, et entre autres au Louvre, plusieurs copies de ce chef-d'œuvre. Le fragment découvert étant un original, il est permis d'en conclure qu'il s'agit du marbre même sorti du ciseau de Praxitèle ; les artistes considèrent ce torse comme le plus beau morceau de sculpture qui se trouve à Rome. Si cette nouvelle se confirme, le torse du *Satyre* serait le seul original d'un artiste qui a tant produit ; mais on possède au Vatican des modèles du *Cupidon* et de la *Vénus de Gnide,* à Naples une belle copie du *Diadumène* et dans quelques autres musées des copies du *Sauroctone.* Pour apprécier le génie de Polyclète, il suffirait de rappeler que cinq artistes ayant fait à la même époque une *amazone* pour le temple de Delphes, le premier rang lui fut décerné ; Phidias n'eut que le second, puis vinrent Ctésilas, Cydon et Pradmon. Polyclète de Sicyone avait exécuté le monument circulaire en marbre blanc qu'on voyait à Épidaure. La statue de *Junon* rivalisait avec la *Minerve* de Phidias ; la tête, la poitrine, les bras et les pieds étaient en ivoire ; un vêtement d'or couvrait le reste du corps ; on citait parmi ses meilleurs ouvrages l'*Alexétère,* l'*Artémon*, le *Périphorète* et sa statue modèle le *Canon ;* mais le chef-d'œuvre de ce grand artiste était le *Doryphore.*

Lysippe laissa, dit-on, 610 morceaux de sculpture, tous d'une élégance achevée. On admire à Venise le quadrige original où se trouve représenté Alexandre. Il avait fait un grand nombre de statues de ce conquérant ; Winckelmann lui attribue l'admirable groupe de *Laocoon*, et quelques archéologues pensent que la belle statue tenant un arc qu'on voit au Louvre est une copie du *Cupidon* de bronze fait pour Thespies.

Un grand nombre d'autres artistes méritent de figurer à côté de ces quatre grands représentants de la sculpture antique. Suivant Pausanias, Alcamène, élève de Phidias, était peu inférieur à son maître et il fit avec lui les bas-reliefs du Parthénon. On admirait surtout de lui la statue de *Junon* placée dans le temple de cette déesse, sur le chemin de Phalère à Athènes. Sa *Vénus* n'était pas moins célèbre. Euphranor, de l'isthme de Corinthe, contemporain de Praxitèle, excellait à la fois dans la sculpture et dans la peinture ; parmi ses plus belles statues, on citait celle de Latone tenant dans ses bras Apollon et Diane. Scopas remplit de ses œuvres la Grèce et l'Ionie ; il alliait la vérité à l'imagination et l'expression à la grandeur. On attribue à cet artiste le célèbre groupe de *Niobé et ses enfants* qui est à Florence. Parmi les élèves de Lysippe, on cite en particulier Charès de Linde, qui éleva le célèbre colosse de Rhodes, et Tisicrate de Sycione, dont on distinguait à peine les statues de celles du maître. Myron, élève de Polyclète, excellait à représenter les animaux; la génisse qu'on voyait à Rome devant le temple de la Paix passait pour son chef-d'œuvre. Parmi les plus belles statues de cet artiste, figuraient le *Satyre en extase devant une flûte*, l'*Érechthée* d'Athènes, le *Bacchus* de Thespies, que n'éclipsait pas un *Bacchus* de Lysippe placé dans la même ville, et la *Discobole* dont on possède trois belles copies. Par suite d'un songe, Auguste restitua à Éphèse un *Apollon* de cet artiste enlevé par Antoine. Nous passons sous silence un grand nombre de statuaires célèbres, Critias, Nestoclès, Pythagore de Rhegium, qui l'emporta sur Myron pour une *Pancratiste*; un autre Pythagore, à qui est dû l'*Apol-*

lon qui vient de lancer une flèche au serpent Python; Leocharès, dont les deux chefs-d'œuvre étaient le *Jupiter tonnant* et l'*Antolychus*, enfant vainqueur au pancrace; Bryaxis, l'auteur de l'*Esculape* et du *Seleucus;* Ctésilas, non moins célèbre par son *Blessé défaillant* et le *Périclès olympien*, etc., etc.

Le culte de la forme idéalisée, l'amour du vrai et du beau sont les caractères de la sculpture grecque, qui se distingue par l'absence de tout voile. Phidias atteignit la perfection en travaillant l'ivoire; Praxitèle et Lysippe avaient une prédilection pour le marbre; l'or, l'ivoire et le bronze se mariaient dans les statues de Polyclète; Myron ne travaillait que l'airain; entre tous ces artistes, Mentor fut le plus habile ciseleur et se fit une réputation presque égale à celle de Phidias. On n'expliquera jamais par quel prodige tant d'hommes célèbres naquirent dans un seul siècle, dans une même contrée; Athènes, Delphes, Corinthe, Thèbes, Argos, Rhodes, Éphèse, Olympie, Tarente regorgeaient de statues, de tableaux, de vases ciselés, de trépieds d'un goût exquis, vendus plus tard un prix exorbitant.

Rome ignora pendant plusieurs siècles toutes les délicatesses de l'art. La première statue en bronze qu'on y vit, vers l'an 260, fut celle de Cérès donnée par Sp. Cassius. Plus tard, le consul Sp. Curvilius, vainqueur des Samnites, fit exécuter un Jupiter Capitolin avec le cuivre des casques et des cuirasses enlevés aux vaincus. La conquête de la Grèce et de l'Asie introduisit à Rome le luxe de ces contrées, avec les richesses et les merveilles de l'art qui en avaient fait la splendeur. Mummius, Lucullus, Sylla apportèrent à Rome les statues, les tableaux, les coupes ciselées de Corinthe, de l'Asie Mineure, d'Athènes, en un mot de toutes les villes conquises. Le prodigue Scaurus orna de 3,000 statues d'airain le théâtre bâti pour le seul temps de son édilité. Bientôt le goût se forma ; on sut apprécier cet idéal de la forme, que l'art grec seul porta jusqu'à la perfection. Néron voyageait toujours avec son *Amazone,* Hortensius ne se séparait jamais du *Sphinx* que lui avait donné Verrès. On avait placé au Capitole un chien en bronze, léchant sa blessure, d'un travail si admirable que les gardiens en étaient responsables sur leur tête. Mais Rome s'efforça vainement d'imiter les chefs-d'œuvre qu'elle ravissait aux peuples vaincus. Quoique dégénérés eux-mêmes, on dut à des artistes grecs le petit nombre de statues qui s'exécutèrent sous les empereurs. Auguste eut dans sa bibliothèque un Apollon toscan de 50 pieds ; c'était un bronze d'une rare beauté. A quel ciseau est dû l'*Apollon du Belvédère* trouvé en 1503 dans les ruines d'Antium ? On l'ignore ; mais il n'est pas douteux que cette belle statue, ainsi que la célèbre *Vénus de Milo*, découverte par M. le comte de Marcellus, ne soient l'œuvre de quelque artiste des meilleurs temps de la Grèce.

Entre toutes les contrées de l'Italie, l'Étrurie ou la Toscane, anciennement habitée par les Pélasges, porta à une assez grande perfection l'art de la poterie, du vernis et de la teinture ; les vases étrusques, quelques ornements de bronze ou d'ivoire étaient très-recherchés. Mais ce qui ne laisse plus de doute aujourd'hui, c'est que certains détails d'architecture, les figures d'ornement, sphinx, chimères, taureaux ailés soient empruntés à l'Égypte, à la Phénicie, à la Babylonie ; les vases eux-mêmes portent des inscriptions phéniciennes. La découverte d'un grand nombre de monuments étrusques prouve combien l'art vraiment indigène était grossier; on y voit des lignes droites, une attitude raide, une ébauche imparfaite des traits, la disproportion des membres et la tête formant invariablement un ovale, dont la pointe est au menton. Toutefois, l'Étrurie fut la première en Italie à se transformer par le contact des arts de la Grèce.

Après avoir jeté un dernier éclat sous Adrien, qui lui-même sculpta des statues, l'art ne fit que déchoir. Nous avons parlé de l'architecture byzantine et du style ogival du moyen âge. Alors aussi on vit apparaître une sculpture nouvelle, consacrée pour ainsi dire exclusivement aux sujets religieux. L'élément extérieur qui avait dominé en Grèce fut entièrement négligé, les figures furent presque toutes modelées sur un type traditionnel dont les traits étaient austères, mais empreints d'un sentiment de mysticité. Autant l'art païen était nu et sensuel, autant l'art chrétien fut chaste et voilé. C'est dans le XVe siècle seulement et par la protection des Médicis que la sculpture antique trouve des imitateurs dans Donatello, Laurent Ghiberti et Finiguerra dont nous possédons au Louvre le *Couronnement de la Vierge*; mais l'art n'atteint sa perfection et ne rivalise avec les chefs-d'œuvre de l'antiquité qu'avec Michel-Ange. On sait que le *Cupidon endormi*, qu'il avait fait à vingt ans, ayant été enfoui dans un lieu où l'on pratiquait des fouilles, fut attribué par les connaisseurs au ciseau de Praxitèle; Raphaël lui-même arrivant à Rome, prit le *Bacchus* de Michel-Ange pour l'ouvrage de Phidias. Nous avons au Louvre les *Deux Prisonniers* de ce grand artiste. Jamais marbre n'exprima avec une vérité plus saisissante les angoisses de la douleur morale et l'horreur de la captivité. Les statues colossales de *David* et de *Moïse*, *Notre-Dame de Pitié* et le *Christ em-*

brassant la croix, ont une grandeur, une majesté et une perfection qui feraient regretter peut-être, que cet homme extraordinaire n'ait pas exclusivement consacré à la sculpture toute la puissance de son génie incomparable.

Après Michel-Ange, on peut considérer Jean Goujon, l'auteur de la *Diane*, de la fontaine des *Innocents*, des portes sculptées de Saint-Maclou à Rouen, comme le plus grand des sculpteurs modernes. Le goût parfait, l'élégance soutenue, le dessin admirable et la riche imagination de cet artiste célèbre, l'égalent aux plus grands modèles de l'antiquité. On place à un rang presque égal Germain Pilon, dont le groupe des *Trois Grâces* caractérise parfaitement le ciseau pur et suave ; Jean Cousin, à qui le tombeau de l'amiral Chabot et tant d'œuvres distinguées ont mérité une juste célébrité ; Puget enfin, dont on admire toujours le *Milon de Crotone, Persée et Andromède*, ainsi que les bas reliefs de la *Peste de Milan*. Michel-Ange, Jean Goujon et quelques autres sculpteurs furent de savants anatomistes. La France compte encore parmi ses statuaires célèbres à divers titres, Coysevox, Bontemps, Girardon, les deux Coustou, Keller l'habile fondeur en bronze, Giraud d'Aix, Pigalle, Cortot, Bosio, Pradier et un grand nombre d'autres. La sculpture a eu également quelques représentants illustres dans la plupart des contrées de l'Europe ; En Angleterre, Flaxman, dont le ciseau se plaît aux dessins énergiques ; à Stuttgard, Dannecker, qui sut unir à la vérité des sujets le sentiment et l'expression ; à Munich, Schwanthaler, l'auteur justement renommé de la *Bavaria ;* à Copenhague, Thorwaldsen, dont les bas-reliefs admirables surpassent encore les belles statues ; en Espagne, don José Alvarez, remarquable par la grâce antique de son *Adonis* et de son *Ganimède ;* enfin, en

Italie, le plus fécond des statuaires modernes, Canova, dont on a discuté la gloire, parce que peut-être son éclat trop vif offusquait les envieux ; mais comment ne pas reconnaître que forcé, il est vrai, à quelques concessions regrettables pour satisfaire les caprices des souverains, Canova cependant répudia l'afféterie, le clinquant et le mauvais goût de ses compatriotes, et que, sans autre maître que la belle antiquité, il opéra le retour à la sagesse de la composition, à la pureté du dessin et à l'élégance des formes, que l'école du Bernin avait fait perdre à l'art italien (1).

On doit considérer comme des branches de la sculpture certains arts industriels tels que la céramique, l'orfévrerie et même la gravure. L'art de la gravure en creux était connue des anciens; Mys, élève de Myron, avait représenté sur le bouclier de *Minerve* le combat des Centaures et des Lapithes et quelques autres faits historiques d'après les dessins de Parrhasius. C'est en 1452 seulement que Maso Finiguerra imagina l'art d'imprimer des estampes sur des planches de métal; on attribue l'invention de la gravure à l'eau-forte au Parmesan ou à Albert Durer; il est certain qu'ils furent l'un et l'autre, ce dernier surtout, de très-habiles graveurs. Il déploya dans cet art toute la fougue de son imagination et l'originalité de son génie. Parmi ses gravures en cuivre et sur bois on distingue particulièrement *Adam et Ève, Saint Jérôme,* la *Sorcière,* la *Nativité*, la *Passion*, l'*Apocalypse,* etc. On doit des travaux d'une finesse, d'une élégance et d'un goût remarquables à Corneille Blœmaërt, Poilly, Ede-

(1) A l'exposition de Londres de 1861, les peintres et les sculpteurs italiens étaient loin de tenir le premier rang.

ling, Callot, Masson, Nanteuil, Van der Meulen, aux Audran, etc.

Les règles de l'esthétique et par conséquent les lois de proportion et d'harmonie ne sont pas moins applicables à la céramique qu'à l'architecture et à la statuaire. Cet art, plus que tous les autres peut-être, a créé des formes dont la nature n'offre point de types. C'est un fait très-remarquable que presque tous les peuples, et même les tribus les plus ignorantes, aient connu la propriété qu'a l'argile de se durcir au feu, depuis la terre glaise grossière jusqu'au kaolin du vieux saxe et du beau sèvres. L'Écriture fait mention des potiers qui travaillaient dans les jardins des rois de Juda. Les urnes, les amphores, les vases divers, les lampes sépulcrales des anciens recueillis au milieu des ruines de la Chaldée, de l'Égypte, de la Grèce, de la Toscane, montrent à quel degré de perfection cet art était parvenu chez ces peuples. Sous Auguste les vases en terre cuite de l'Étrurie le disputaient pour le prix aux vases d'or. La porcelaine dure de Chine, qu'on reconnaît à sa teinte bleuâtre, à sa légèreté et à ses ornements caractéristiques, celle du Japon, qui se distingue par son émail noir et brillant, remontent au premier siècle de l'ère chrétienne; mais c'est en 1518 seulement qu'elles furent importées en Europe par les Portugais. On voit au Louvre des vases mexicains d'un travail remarquable, tandis que chez ce peuple d'autres arts étaient dans une véritable enfance. Des poteries émaillées ont été trouvées dans les hypogées de la ville de Thèbes, et l'on fait honneur à nos ancêtres de l'application de l'émail sur métal. Mais cet art, où se déploie une si rare élégance, délaissé dans presque toute l'Europe, paraissait la propriété exclusive de l'industrie italienne lorsque, vers le milieu du XVIe siècle, un simple potier, pauvre et sans instruction, après des labeurs qui semblent dépasser les forces humaines, réussit à reproduire les magnifiques émaux de Faenza. Toutefois, les œuvres de Bernard de Palissy sont plutôt une création originale qu'une simple imitation ; ses *figulines rustiques*, ses vases, ses aiguières même, révèlent un goût très-pur et le cachet d'un grand génie. Dans le dernier siècle, Wedgwood fonda dans le comté de Stafford une manufacture de porcelaines peintes d'où il sortit des produits d'une richesse et d'une beauté admirables. Wedgwood en avait parfois fourni lui-même les modèles.

Notre célèbre peintre Ziegler voulut également ajouter son nom à celui des potiers célèbres, en façonnant en terre et en grès des vases, véritables œuvres d'art. Du reste, on voit à la manufacture de Sèvres tout un musée de l'art céramique. Par la hardiesse de la composition, l'élégance des formes et la richesse des contours, ces produits remarquables peuvent rivaliser avec les chefs-d'œuvre de l'art grec et étrusque.

On doit à l'antiquité et au moyen âge des modèles de ciselure et d'orfévrerie qui sont plutôt des œuvres d'art que des produits industriels. Les fouilles pratiquées à Herculanum et à Pompéies ont mis à jour non-seulement des statues, des mosaïques, des fresques d'une grande beauté, mais encore des coupes gracieuses, des diadèmes couverts de pierres fines, des bracelets ondulés comme des serpents, des colliers d'un travail merveilleux enroulés au cou de squelettes, des lits de bronze incrustés d'ivoire, des vases d'albâtre, des camées magnifiques. Ces objets de luxe et de parure, modèles impérissables du beau, étaient tirés de Corinthe et d'Athènes, car Rome était incapable d'atteindre cette perfection.

L'art de travailler les métaux et les pierres précieuses prit un nouvel essor avec le triomphe du christianisme; les croix, les vases sacrés, les châsses d'argent, les ostensoirs d'or, les riches couronnes, les lampes et les candélabres finement ciselés, rehaussèrent encore la magnificence déployée par l'architecture et la statuaire dans l'embellissement des cathédrales. Si une partie de ces ornements rassemblés par le génie et la piété périrent au milieu de l'invasion des Barbares, nous voyons d'un autre côté, vers le VIe siècle, les Franks encourager l'orfévrerie artistique; dans le VIIIe, Éloi exécute des meubles sculptés, des bas-reliefs, des châsses destinées aux reliques des saints, et des ouvrages ciselés, dont l'élégance l'emporte encore sur la richesse. Il n'est rien resté des œuvres du saint orfévre; mais les artistes qui les avaient sous les yeux dans les siècles suivants, avouaient qu'aucun d'eux ne pouvait se comparer à Éloi pour la délicatesse du travail de lapidaire et l'art d'enchâsser les pierres précieuses. Sous Charlemagne, l'abbaye de Saint-Denys possédait une école d'orfévrerie d'où sortirent plusieurs artistes d'un rare mérite; l'Italie, l'Angleterre et surtout l'Allemagne disputèrent souvent à la France le premier rang; on peut même considérer Benvenuto Cellini comme le Michel-Ange de l'orfévrerie; son humeur tracassière et belliqueuse le porta à ciseler tout un arsenal d'armes de guerre, tandis que, en même temps, il façonnait des vases, gravait des médailles, taillait des pierres fines avec une perfection et une patience qui doivent étonner chez un artiste d'une imagination aussi fougueuse et d'une nature aussi emportée. On peut voir au Louvre ainsi qu'à l'hôtel de Cluny un riche musée où sont réunis les chefs-d'œuvre des arts industriels du moyen âge. Ils prouvent, ce que démontrent également les expositions universelles modernes, que pour tous les produits manufacturés, ceux de Sèvres, des Gobelins, de Beauvais, non moins que ceux de la fabrique lyonnaise, la France est sans rivale pour la forme, la couleur, le dessin et cette distinction suprême qui marque de son cachet jusqu'aux futiles parures qu'enfantent presque chaque jour les caprices de la mode parisienne.

CHAPITRE VI

DE LA MUSIQUE

La parole et la musique ne sont pas une même langue; chacune a ses lois, ses principes, sa destination et son expression propre. Directe et précise dans le langage parlé, cette expression est souvent vague, indéterminée dans la langue musicale. La première traduit les nuances les plus délicates de la pensée; la seconde donne plutôt une voix aux sentiments et aux passions. Il y a toutefois dans la musique des effets merveilleux de mélodie et d'harmonie, qui plaisent et ravissent par eux-mêmes sans qu'on puisse assigner à quelle affection de l'âme répond la pensée qui les inspira. Nous comprenons que dans les arts aussi bien que dans les sciences, il existe des raffinements et des profondeurs qui ne sont appréciés que par un petit nombre de privilégiés; néanmoins, l'opinion conserve toujours son empire, et l'on doit donner la préférence à cette musique imitative et imagée, facilement comprise, qui sait plaire et charmer.

La musique d'un peuple est très-propre à nous en faire connaître les mœurs et la civilisation; là où n'en existe aucune trace, règne la barbarie. Les naturels de la Nouvelle-Zélande (Polynésie) passent pour intelligents et audacieux; la flûte figure parmi leurs instruments de musique. Les voix des femmes sont douces, leurs chants lents et plaintifs, pleins de mélodie. Le chant de guerre des Zélandais est sauvage; ils y joignent des danses martiales, des gestes terribles, des contorsions de figure effroyables. Hommes et femmes observent la mesure avec une grande précision. Quoique encore anthropophages, on peut prédire que la civilisation s'introduira facilement parmi eux. Aux Philippines, dont les habitants sont humains et sociables, le roi ne s'endort qu'au bruit d'un concert formé par une troupe de jeunes gens, qui récitent à leur manière certaines poésies. Les insulaires de l'archipel des Amis ont des flûtes composées de huit à neuf roseaux irréguliers qui ne donnent pas plus de six notes; leur musique est très-simple, et les oreilles européennes en distinguent difficilement les divers sons. Du reste, la plupart des insulaires de l'Océanie, à demi-civilisés ou sauvages, ont montré peu de goût pour la musique européenne, et, le tambour excepté, ils n'ont fait aucun cas de nos instruments.

La musique des Hindous est aussi grossière que leur civilisation, mais elle accompagne toutes leurs fêtes et leurs cérémonies. Les bayadères, consacrées dès leur enfance au service des pagodes, apprennent à lire, à danser, à chanter. Si elles enfreignent le vœu de chasteté, tous leurs enfants mâles deviennent musiciens de la pagode; les filles suivent la condition de leur mère; leur célèbre danse des sabres s'exécute au bruit des instruments agités en cadence. A la fête du feu figurent des *tâder,* espèce de mendiants qui font vœu de chanter toute leur vie les louanges de *Wichnou.* Dans les fêtes solennelles, les statues des dieux sont promenées au son des trombones et des trompettes, précédées de troupes de bayadères dansant. Il n'est pas jusqu'aux affreuses *satis* dans lesquelles, au moment où le feu se communique au bûcher, n'intervienne le bruit des trompettes, afin de dérober aux assistants les cris de la victime expirante. A l'exposition de Londres de 1861, à part quelques matières premières, l'Inde n'avait envoyé que des produits très-médiocres de son industrie; mais parmi quelques tam-tams aux sons aigus et des mandolines primitives à corde de cuivre doré, figurait une espèce de cymbale à vingt disques, enfilés par le milieu autour d'un grand cercle d'un mètre de diamètre. Ces instruments caractérisent parfaitement l'industrie des Hindous : la faiblesse de l'invention réunie à l'exagération des moyens d'exécution.

Aucun autre livre de l'antiquité ne parle autant de musique que l'Ancien Testament. Aussitôt que les Israélites eurent échappé à la poursuite des Égyptiens, Moïse entonna le superbe cantique rapporté au chapitre XV de l'Exode : « Je chanterai un hymne à la gloire du Seigneur, parce qu'il a relevé sa grandeur et qu'il a précipité dans la mer le cheval et le cavalier. » Et la prophétesse Marie, sœur d'Aaron, prenant un tambour à la main et conduisant le chœur des femmes, répétait à chaque strophe après celui des hommes : « Chantons un hymne à la gloire du Seigneur, etc. » Lorsque Judith eut tué Holopherne, hommes, femmes, jeunes gens, jeunes filles se livrèrent à des transports de joie, qu'ils exprimaient par le son des harpes et des autres instruments de musique, et l'héroïne elle-même chanta un cantique accompagné par les tambours et les cymbales. Quand l'esprit malin s'emparait de

Saül, on sait que David avait coutume de le calmer en jouant de la harpe. On lit au livre II, chapitre VI des Rois, que David et tout Israël, précédant l'arche de Dieu, jouaient de toutes sortes d'instruments de musique, de la harpe, de la lyre, du tambour, du sistre et des timbales, et si cette musique répondait au génie des psaumes ainsi qu'aux magnifiques prophéties des Isaïe, des Habacuc, etc., on peut penser qu'elle fut harmonieuse, véhémente, sublime.

On trouve chez la plupart des anciens peuples l'indication des instruments dont il est fait mention dans la Bible; mais en s'écroulant les empires ensevelirent les beaux-arts sous leurs ruines. Au milieu de leurs victoires, quelques-uns des successeurs de Mahomet, tout en se montrant les protecteurs des sciences et même de la poésie, proscrivirent cependant la sculpture et la peinture. Sans être entièrement rejetée comme ses sœurs, la musique tomba néanmoins dans un discrédit complet. Les Égyptiens, les Asiatiques aiment les instruments bruyants; ils accompagnent leurs chants et leurs danses du tambourin. Une flûte de roseau est l'instrument favori des derviches merlavis. On trouve chez les Arabes des guitares à trois cordes et quelques instruments à archet. Quant aux Turcs et aux Arabes de distinction, ils se croiraient déshonorés s'ils apprenaient la musique. Le mépris de l'art retombe sur ceux qui l'exercent; les airs s'apprennent par routine et ils les chantent lentement pour faire entendre tous les mots. Du reste, leurs oreilles, façonnées à cette musique grossière, n'éprouvent aucun plaisir en entendant la nôtre.

Est-il vrai, comme certains critiques l'ont soutenu, que chez les Grecs la musique fut un art peu avancé, mal déterminé et entièrement différent de ce qu'il est chez les modernes? N'est-ce point par métaphore qu'ils comprenaient sous cette dénomination la discipline des mœurs et l'harmonie des corps célestes? Faut-il croire que chez les anciens la mesure ne formait pas comme aujourd'hui une partie essentielle de l'art, si toutefois on entend par mesure non-seulement l'égalité des temps qui la caractérise chez nous, mais encore les temps forts ou faibles et le retour des uns et des autres à des intervalles égaux? Perne, Lesueur et d'Ortigue ont réfuté ces assertions; on voit dans Ptolémée et dans les anciens auteurs que les Grecs connaissaient des instruments à corde, tels que la cithare, la lyre et des instruments à vent, tels que les flûtes, le hautbois, les orgues hydrauliques, etc., et enfin des instruments de percussion, ainsi que certains vases auxquels, en les frappant avec art, on faisait rendre des sons harmonieux. Ils établissaient leur gamme de l'aigu au grave, et connaissaient parfaitement les tons. « Les tables d'Alypius, dit M. Vincent, contiennent les notations de quinze tons semblables, échelonnés de demi-ton en demi-ton, comme ceux de notre propre système, dont par conséquent les trois derniers sont la réplique des trois premiers. » On attribue à Phemius la distinction des divers modes; les anciens en avaient au moins quinze, correspondant chacun à un sentiment particulier de l'âme; tels étaient le dorien, le phrygien, l'éolien, l'ionien, le lydien, le mixolydien, etc.

Nous ne prétendons pas que les Grecs aient connu avec la mélodie toutes les ressources de l'harmonie, la fugue et le contre-point. Mais comment se figurer qu'un peuple, doué d'une organisation merveilleuse, dont Horace a dit :

Graiis ingenium, Graiis dedit ore rotundo
Musa loqui.....,

que ce peuple en pleine civilisation et ayant atteint la perfection pour tous les autres arts, n'ait point été aussi favorablement doué pour celui-ci ? Pour aucun talent, l'inspiration n'est aussi vive, aussi spontanée, aussi irrésistible que la musique. Crotsch annonçait à deux ans un grand goût musical, Crouchby jouait très-bien du clavecin à cinq. Une petite fille de cinq ans, nommée Bianchi, exécutait sur le piano tous les airs qu'elle avait entendus deux fois seulement. Le jeune baron hongrois de Prann était musicien consommé à six ans, et exécutait les concertos les plus difficiles avec une perfection qui étonna Paganini. Dès sa plus tendre enfance, Piccini ne pouvait passer devant un clavecin sans tressaillir, et Mozart laissa pressentir de bonne heure ce qu'il serait un jour. Hændel enfin commençait à peine à parler, qu'il essayait de composer de la musique, et, malgré le soin qu'on prît de lui retirer tout instrument, il avait à dix ans composé une suite de sonates à trois parties. On ne peut donc supposer que les Grecs n'aient point obéi à cet instinct naturel qui pousse l'homme à exprimer par des accents mélodieux les affections tendres, les passions animées, les pensées sublimes. Témoins des effets prodigieux de la musique, ils lui attribuèrent même non-seulement le pouvoir de civiliser les hommes, mais encore celui d'apprivoiser les bêtes fauves, et donnèrent aux sons d'une lyre celui de soulever les pierres. Aux jeux isthmiques, comme aux jeux olympiques, on disputait des prix de musique et de poésie. D'après Cicéron et Plutarque, tous les musiciens étaient poëtes : *Musici quondam iidemque poetæ.* La poésie même était un véritable chant que les rapsodes faisaient entendre de ville en ville. Les Grecs estimaient tellement les arts qu'à Thèbes on plaça la statue de Pronomus, célèbre joueur de flûte, auprès de celle d'Épaminondas (1).

Si les anciens avaient conçu pour l'art musical un système graphique comparable à celui des lettres phéniciennes, qui, suivant la belle expression de Corneille :

> Fixe sur le papier la parole qui fuit,

nous reconnaîtrions peut-être que leur musique n'était point inférieure à leur poésie. Les écrits de Terpandre, qui remporta plusieurs fois le prix aux jeux olympiques et apaisa, dit-on, par ses chants une sédition à Sparte, ne sont pas venus jusqu'à nous. Il n'existe de ceux d'Aristoxène, disciple d'Aristote, qu'une partie de son *Traité élémentaire du rhythme* et ses *Éléments harmoniques.*

On attribue à un bénédictin de Ferrare, Gui d'Arezzo (né en 995, mort en 1050), l'invention de la gamme et la première méthode d'enseignement. Quoique très-nombreux, les instruments des anciens n'étaient ni aussi variés ni sans doute aussi parfaits que les nôtres : le clavecin date du XVe siècle, le piano du XVIIIe seulement. L'instrument mélodieux qui a donné une célébrité européenne aux noms de Tartini, de Viotti, de Corelli, de Pugnani, de Rode, de Baillot, de Bériot, de Paganini, était connu dans le Xe siècle; mais toutefois le violon ne recut de perfectionnements importants qu'après le XVe et surtout au XVIIe avec les Amati et les Stradivarius, luthiers de Crémone. L'orgue pneumatique ou à soufflet remonte au Ve siècle. Le premier qui parut en France fut envoyé à Pepin le Bref par Constantin Copronyme. Perfectionné de siècle en siècle, ce magnifique instrument avait le don d'inspirer Rameau, Bach, Hændel et

(1) *Athénée*, liv. XIV, chap. VII.

Mozart. Les accents pathétiques et les flots d'harmonie qui s'en exhalent élèvent jusqu'à l'extase les cœurs religieux aussi bien que les esprits les plus simples : le lieutenat Bellot rapporte qu'ayant joué de l'orgue devant des Esquimaux, l'un d'eux, entre autres, ivre de joie, se livra aux hurlements les plus frénétiques ; il saute, se roule, se tord, fait les plus hideuses contorsions, grince des dents et se laisse retomber épuisé par l'excès du plaisir. Le violon les ravit moins.

Chez les Hébreux et plus tard avec le christianisme la musique fut intimement liée aux cérémonies religieuses. Le plain-chant est une imitation d'un mode de la musique grecque, qui consistait en chants uniformes avec des mesures égales entre elles. Saint Athanase le premier en introduisit l'usage dans l'église d'Alexandrie ; saint Ambroise en formula les règles et inventa les quatre tons authentiques ; saint Grégoire enfin ajouta les quatre tons plagaux et lui donna la forme qu'il conserve encore aujourd'hui. Pendant plusieurs siècles il n'exista point d'autre musique, et la religion conserva le privilége d'inspirer tous les grands artistes. C'est à Philippe de Néri, le fondateur de l'Oratoire, qu'on attribue l'idée de l'*oratorio*. La musique religieuse, non moins que la musique dramatique, fit la gloire de Scarlati ; celle d'Allegri est due particulièrement au *Miserere* à deux voix qu'on chante le vendredi saint à la chapelle Sixtine. Les *oratorios* de Jomelli, le *Laudate pueri*, le *Miserere* sont des modèles du genre. Retiré sur le mont Vésuve et succombant à la phthisie, Pergolèse exhala dans le *Stabat mater* à deux voix et le *Regina cœli*, des accents qui peuvent être considérés comme les chants du cygne.

Monteverde, de Crémone, constitua définitivement la

fugue, reposant sur la modulation et l'emploi du contre-point double, et fut aussi l'un des créateurs du drame lyrique. Un simple ouvrier de Paris, nommé Beaulieu, fit le voyage de Florence pour y faire représenter un intermède avec danses et chœurs; le succès de cette tentative le fit rappeler à Paris par le duc de Joyeuse, et il devint maître de musique de Henri III. Plus tard, des artistes italiens appelés par Mazarin exécutèrent l'opéra d'*Orfeo*, qui échoua complétement. Une pastorale en cinq actes et en vers de l'abbé Perrin et de Cambert fut la première pièce française chantée à Paris ; en 1669, Perrin obtint un privilége pour l'établissement d'une académie de musique ; l'opéra de *Pomone*, joué deux ans après rue Mazarine, rapporta plus de 30,000 fr. et excita un enthousiasme général. La France avait donné à l'Europe le signal de la régénération musicale ; l'Italie et l'Allemagne, formées par nos maîtres, ne tardèrent pas à les surpasser.

La musique ainsi que tous les autres arts exige des qualités différentes dont la réunion forme le génie. Elles donnent des caractères divers aux œuvres des compositeurs et leur impriment le cachet particulier dont elles portent l'empreinte ; c'est ce que l'on peut constater dans les productions de Léo, de Durante, de Pergolèse, de Cimarosa, et celles de Haydn, de Gluck, de Méhul, de Cherubini et de Boïeldieu. On peut même être très-bon musicien sans avoir aucun talent pour la composition. Les Espagnols, les Anglais, les Russes ont beaucoup moins de grands artistes que les Allemands, les Italiens et les Français. Les musiciens allemands sont véritablement inspirés et ont une force de conception prodigieuse ; leurs compositions réveillent dans l'âme les instincts généreux, les sentiments élevés et ces vagues aspirations vers l'idéal qui nous échappe sans cesse. En Allemagne tout le monde est musicien : le laboureur, l'artisan, le soldat, le seigneur, le roi. Haydn était fils d'un pauvre charron ; la famille Bach eut plus de cent artistes très-distingués ; les électeurs, tous les souverains de l'Allemagne ont deviné, protégé, encouragé les musiciens célèbres. Joseph II aimait à jouer du violon avec Kreibig ; Frédéric le Grand faisait la partie de flûte dans les concerts qu'il donnait dans ses salons (1).

On compte parfois Hændel parmi les musiciens Anglais. Ce grand artiste, fils d'un chirurgien de Halle, avait rempli l'Europe de sa renommée quand il arriva à Londres ; mais on doit dire à la gloire des Anglais que la reine Anne, Georges Ier et toute l'aristocratie adoptèrent Hændel comme un compatriote et, mettant de côté toutes les aspérités de son caractère, s'associèrent pour faire représenter ses opéras. Après l'avoir comblé d'honneurs et de richesses pendant sa vie, ils lui donnèrent à Westminster un mausolée à côté des héros, des savants et des monarques de l'Angleterre. Les noms de Bach, de Keiser, de Hændel, de Beethoven, de Weber, de Meyerbeer sont célèbres dans toute l'Europe. Mais, au jugement des plus grands maîtres, aucun musicien n'a possédé au même degré et avec la même supériorité que Mozart, de Salzbourg, le génie universel de l'art ; il en est le roi, comme Michel-Ange est celui de la sculpture, et Raphaël de la peinture.

Les Italiens seuls peuvent rivaliser avec les grands maîtres de l'école allemande ; une harmonie éblouissante

(1) Pendant l'un de ces concerts, le chef de la police vint lui remettre la liste des étrangers arrivés à Berlin dans la journée, au nombre desquels figurait Jean-Sébastien Bach, qu'il avait appelé depuis longtemps à sa cour. *Messieurs*, dit le roi avec joie, *le vieux Bach est ici*. On va le chercher dans un carrosse d'honneur. Bach arrive, on le complimente, on l'invite à jouer ; il demande au roi un sujet de fugue, et son jeu savant, profond et pathétique ravit tous les assistants d'admiration.

remplace dans leurs œuvres ce qui peut manquer en profondeur et en inspiration. Ce n'est pas qu'on ne puisse admirer la mélodie dans Pergolèse, l'expression dans Paesiello, l'originalité dans Cimarosa, l'élégance dans Guglielmi, et la réunion de ces qualités dans Darante, Scarlatti, Monteverde, Jomelli, Sacchini, etc. Mais la plupart des auteurs italiens, tels que Spontini, Cherubini, excellent dans l'accompagnement et l'orchestration ; aussi, reconnaissant que la voix humaine est le plus admirable des instruments, celui qui plaît à toutes les nations et dont le cœur ne se lasse jamais, ont-ils consacré leur art à la forme enchanteresse et aux prodiges de la voix. La plus haute expression de cette école est le célèbre auteur du *Barbier*, de *Tancrède*, d'*Othello*, de *Sémiramis* et de *Guillaume Tell*.

Quoique apportant un goût exquis dans les œuvres de l'esprit et jusque dans les arts industriels, la France n'a égalé ni les maîtres de l'école allemande ni ceux de l'école italienne dans la composition musicale ; cependant, ainsi que nous l'avons dit, c'est d'elle que partit le mouvement de régénération de la musique en Europe, grâce surtout à la protection que les rois de France accordèrent aux beaux-arts. Louis XIV eut à vaincre cependant bien des préjugés, pour introduire les instruments de musique dans sa chapelle et en augmenter ainsi la partie chorale. On y célébrait tous les jours la messe et les vêpres ; Mme Lalande et ses filles, qui avaient des voix superbes, en chantaient les soli et les récits. Le roi fit les paroles et Lalande la musique du ballet des éléments dans la pastorale de *Mélicerte*. On sait la confiance que montra toujours Louis XIV dans le goût de Lulli. Il lui accorda une preuve d'estime spéciale, en tenant avec la reine l'aîné de ses fils sur les fonts baptismaux. Rameau passe pour avoir découvert les véritables lois de l'harmonie, comme Newton celle des corps célestes. Un artiste dont on déplore la mort récente, l'auteur de la *Juive*, joignit à une science non moins profonde la richesse des chœurs et les merveilles de l'orchestration. Grétry, Nicolo, Boïëldieu, Hérold appartiennent à l'école mélodique ; on trouve la couleur locale et la force de l'expression dramatique chez Méhul. Dans la musique d'église, Lesueur rivalise avec les plus grands maîtres. Personne n'a poussé plus loin que Gluck la recherche de la véritable expression et le pathétique de la scène ; la plupart de ses chefs-d'œuvre, *Alceste, Orphée, Iphigénie en Aulide, Iphigénie en Tauride, Armide* ayant été composés pour la scène française, ne pouvons-nous considérer comme nôtre une partie de la gloire de ce grand artiste ? Ne pouvons-nous, au même titre, réclamer celle de l'auteur de *Guillaume Tell*, et de l'auteur de *Robert le Diable*, et surtout celle de Cherubini, que Haydn et Beethoven proclamèrent le premier compositeur de son siècle ? Les traditions de ce maître célèbre se perpétuent au Conservatoire de Paris, dont aujourd'hui les méthodes et les concerts, modèles de goût, de science et d'exécution, ont une réputation sans rivale en Europe.

Il en est de la musique comme de tous les arts : une époque, un homme de génie les élèvent tout à coup à une hauteur et à une perfection qui ne sont plus surpassées. Nous ne pensons pas qu'il se produise jamais des œuvres supérieures au *Don Juan* de Mozart, aux symphonies de Beethoven ; que l'on imagine une musique plus solennelle que celle du *Te Deum,* plus expressive, plus déchirante, plus sublime que celle du *Dies iræ* et du *De profundis* ;

qu'il soit créé des *oratorio* où éclate une plus grande hardiesse de conception et une telle richesse instrumentale que dans ceux de J.-Seb. Bach, de Hændel et de Haydn. Il est des limites que le génie humain ne saurait franchir ; c'est à en imiter les œuvres et à les égaler que doit consister le progrès.

CHAPITRE VII

DE LA PEINTURE

La peinture et la poésie sont deux sœurs enchanteresses qui vivent d'images et brillent l'une et l'autre par le génie créateur, le talent de l'observation et le culte du beau. Dans l'exécution, la peinture exige en outre une délicatesse de tact que la nature n'accorde qu'à de rares privilégiés. C'est dans la composition et surtout dans l'expression qu'on reconnaît les esprits supérieurs ; mais un sujet créé, il faut que non-seulement l'artiste le représente sur la toile avec une finesse de lignes élégante et fidèle, il doit en outre fixer ce qu'il y a au monde de plus subtil et de plus insaisissable, la lumière, ce qu'il y a dans la nature humaine de plus profond et de plus immatériel, la physionomie, c'est-à-dire la pensée, le sentiment, la passion que l'âme reflète sur la figure comme dans un miroir.

Constatons ce fait irrécusable : un pays où la vie est aisée, dont le ciel est pur, l'air transparent et doux, dispose à la rêverie et aux œuvres d'imagination. L'art n'y devient qu'une imitation facile de la lumière, du paysage, de la nature animée qui vous environne, vous éblouit, vous enivre. On ne doit donc pas s'étonner si le climat de la Grèce, des îles de l'Archipel et de la mer Ionienne, de la Toscane, de Rome et de Venise a produit une race de sculpteurs, de peintres, de musiciens et de poëtes. Sous un ciel plus sombre, avec une nature moins prodigue, un climat plus rude, il faut que l'homme vive du travail de ses mains, et néglige les arts libéraux pour l'agriculture, l'industrie et le commerce. S'il échappe aux exigences de la vie matérielle, c'est dans le sanctuaire de la pensée plutôt que dans celui du cœur qu'il se réfugie, il devient penseur plutôt qu'artiste, ou si la fantaisie le berce dans les rêves de ses ténébreuses nuits, il tombe dans le mysticisme. Telles se présentent à nous l'Allemagne, l'Écosse, la Suède, en un mot, toutes les contrées du Nord. Nous avons dit que l'Allemagne avait porté la musique jusqu'à la perfection. La musique, en effet, n'exprime pas toujours des sensations déterminées et des images saisissables comme la statuaire et la peinture; rêveuse et mystique, elle traduit les vagues désirs d'une âme souffrante, et son domaine est l'infini.

Quoique aucune faculté, aucun art ne soient étrangers à l'homme, sous quelque climat qu'il vive, néanmoins il y aura toujours lieu de distinguer pour la peinture deux grandes écoles : celles du Midi et celles du Nord ; dans les premières nous trouverons la Grèce, l'Italie, l'Espagne; dans les secondes l'Allemagne, la Flandre, la Hollande, l'Angleterre. Nous verrons à quelle école appartient la France. Enfin, à côté du climat, il faut envisager les mœurs et surtout les croyances, dont l'influence est plus puissante encore sur la peinture que sur les autres arts.

L'instinct artistique caractérise les peuples du Midi ; il est le cachet de leur race. On trouve chez les Orientaux ou plutôt chez les Grecs l'exquise délicatesse de la forme, et chez les Italiens l'éclat du coloris ; les Grecs ont divinisé la beauté ; les Italiens ont placé la beauté morale dans une sphère plus élevée encore.

Ainsi que nous l'avons dit, sous le rapport des arts, non-seulement nous n'avons pas surpassé les anciens, il est douteux même que nous les ayons égalés. Cependant, pour ce qui concerne la peinture, nous manquons malheureusement de tout objet de comparaison. Toutes les œuvres des anciens peintres ont péri ; il ne reste aucune copie et presque aucune gravure qui pourraient du moins nous en faire connaître la composition et le dessin. Mais on ne saurait comprendre que dans un siècle où le goût était aussi fin et aussi délicat, Zeuxis, Parrhasius, Apelles et tant d'autres eussent excité une admiration non moins grande que Phidias, Lysippe et Polyclète, sans l'avoir méritée, sans que l'art de la peinture eût acquis la même perfection que la statuaire. A cette époque et dans les siècles suivants, les tableaux des grands maîtres se payèrent, comme de nos jours, des sommes extraordinaires.

Deux artistes célèbres, Polygnote de Thasos et Micon d'Athènes, qui florissaient dans le IVe siècle avant J.-C., avaient porté tout à coup la peinture de l'enfance à la perfection, pour la couleur principalement. Ils avaient peint tout le Pœcile en trois tableaux ; le premier représentait le combat des Athéniens contre les Spartiates à Ænoa ; le deuxième, le sac de Troie et le conseil des chefs sur l'attentat d'Ajax contre Cassandre ; et le troisième, la bataille de Marathon. Les deux plus beaux tableaux de Polygnote figuraient au temple de Delphes ; l'un avait pour sujet la prise de Troie, l'autre, la descente d'Ulysse aux enfers. Ces tableaux, par la beauté des scènes, leur étendue et le nombre des personnages (le premier n'en avait pas moins de 200), étaient de véritables poëmes. Les grands peintres affectionnaient particulièrement les batailles et les sujets mythologiques. L'un des meilleurs tableaux d'Euphranor, qui était aussi bon peintre qu'excellent sculpteur, représentait la bataille de Mantinée, au moment où Gryllus, fils de Xénophon, à la tête de la cavalerie athénienne marchait à la rencontre d'Épaminondas. Suivant Plutarque, ce tableau avait l'air d'une inspiration divine. Apollodore d'Athènes passait pour avoir inventé l'art de la perspective. Une même époque vit fleurir Zeuxis, Eupompe, Timanthe et Parrhasius. Zeuxis gagna avec sa palette des richesses immenses ; il avait fait une *Hélène* qu'il ne laissait voir qu'à prix d'argent, ce qui valut à ce portrait le surnom de concubine; sa *Pénélope* respirait la chasteté ; on vantait surtout un *Jupiter au milieu des dieux de l'Olympe.* Il finit par donner ses tableaux en disant qu'ils étaient impayables. C'est ainsi qu'il donna son *Pan* à Archélaüs, une *Alcmène* à Agrigente, etc. La vanité de Zeuxis ne fut surpassée que par celle de Parrhasius d'Éphèse, l'un des plus grands peintres de l'Asie ; il se prétendait descendant d'Apollon. Vaincu par Timanthe au concours de Samos, où il avait présenté un *Ajax disputant les armes d'Achille*, il se consola en disant que le héros était vaincu une seconde fois par un rival indigne de lui. Tibère acheta 600,000 sesterces un *Méléagre et Atalante* de ce peintre. Son *Thésée* et son *Philoctète* n'avaient pas une moindre réputation. Chef de l'école ionienne à Athènes, Parrhasius terminait d'une manière exquise tous ses contours et avait une grande facilité. Timanthe son rival était doué d'un mérite presque égal au sien, pour l'expression surtout ; on voyait encore à Rome, du temps d'Auguste, son tableau célèbre du *Sacrifice d'Iphigénie*, où le malheureux père était représenté cachant sa figure avec un pan de sa robe. Mais ces hommes célèbres furent tous éclipsés par Apelles de Cos, qui fit plus pour l'art que tous ses prédécesseurs, en écrivant un traité sur la peinture. Apelles, le Titien de l'antiquité, fit un nombre prodigieux de portraits de Philippe, d'Alexandre et de ses lieutenants ; il saisissait admirablement la ressemblance et on le loua beaucoup d'avoir peint Antigone de profil parce qu'il était borgne. L'un de ses tableaux les plus célèbres fut la *Vénus Anadyomène*, pour laquelle Campaspe, concubine d'Alexandre, servit de modèle. Cette vénus, placée par Auguste dans le temple de César, ayant été endommagée comme le fut depuis le *Cénacle* de Léonard, aucun peintre n'osa y toucher pour la restaurer. Mais les connaisseurs préféraient encore *Antigone* à cheval et surtout *Diane au milieu d'un chœur de nymphes qui offraient des sacrifices*. La plupart de ces tableaux furent placés dans le forum. Apelles honora sa supériorité par sa modestie ; il rendait justice à tous les peintres de son temps. *Pour une seule chose*, *la grâce*, disait-il, *nul ne m'égale*. Il reconnaissait la supériorité de Mélanthe pour l'art de disposer un tableau, celle d'Asclépiodore pour la perspective. Il fit la réputation de Protogène, qu'il estimait particulièrement, en lui achetant un tableau 50 talents (278,000 fr.). Protogène, aussi appliqué que le fut depuis le Dominiquin, ne pouvait jamais achever ses tableaux, tant il recherchait la perfection. Son chef-d'œuvre, qu'on voyait à Rome, était le *Ialyse*, sur lequel il mit pour le préserver des injures du temps, quatre couches de couleur. Ce tableau sauva Rhodes : Démétrius assiégeait cette ville, et, maître de l'un des faubourgs, craignit que ses machines ne missent le feu à l'édifice où le *Ialyse* était conservé, et il préféra renoncer à prendre Rhodes que s'exposer à détruire cette admirable peinture. Plusieurs autres artistes eurent une grande célébrité; Aristide de Thèbes rendait d'une manière saisissante la pensée humaine. Il fit entrer plus de cent figures dans une toile qui représentait une bataille des Grecs et des Perses. Nicias l'Athénien n'eut point d'égal pour peindre les femmes; il refusa 60 talents que lui offrait Attale d'une *Nécromancie d'Homère*, et fit don de ce tableau à la ville d'Athènes; son coloris était très-éclatant. Quoique plus sobre, Athénion de Maronée lui était néanmoins préféré pour la couleur.

L'art grec eut ses spécialistes et même ses réalistes. Denys peignit exclusivement des femmes, Serapion le paysage. On vit des artistes abaisser leur palette à des peintures érotiques ou à des scènes grotesques. Pyréius ne le cédait à personne pour le talent; mais devancier de Téniers et de Bamboche, il ne s'exerçait qu'à reproduire des scènes grotesques, des boutiques de barbiers et de cordonniers, des ânes, des satyres, des gens ivres. Néanmoins, rien n'était plus délicieux que ses petits tableaux; ils n'avaient pas moins de prix que de grandes compositions. Le Guerchin ne peignit pas avec plus de célérité que Nicomaque; cependant, l'*Enlèvement de Proserpine*, la *Victoire enlevant un quadrige dans les airs*, et surtout le tableau des *Bacchantes suivies des satyres* étaient des chefs-d'œuvre. La peinture compta plusieurs femmes célèbres; les auteurs anciens mentionnent parmi les plus remarquables Irène, Aristotèle, Lola, Olympias et Timarète; cette dernière avait fait une *Diane* que l'on conservait à Éphèse comme l'un des plus anciens monuments de la peinture.

Les peintres de l'antiquité s'occupaient eux-mêmes de l'étude et de la préparation des matières colorantes Les plus célèbres par leurs connaissances dans cet art furent Mélanthe, Nicias, Athénion, Apelles, Nicomaque et Protogène. D'après Cicéron et Pline, ils n'auraient cependant employé que quatre couleurs : le noir, le blanc, l'ocre jaune et l'ocre rouge. On sait pourtant que dans la *Vénus Anadyomène* la mer était d'azur ; il faut donc ajouter une cinquième couleur aux quatre précédentes ; mais on doit convenir néanmoins que le nombre des matières colorantes chez les anciens était fort limité, et que cette sobriété ne les empêcha point de produire des œuvres très-remarquables et même durables.

Ainsi que Letronne le fait remarquer, une partie des œuvres de Polygnote et de Micon, les peintures qui représentaient la bataille de Marathon dans le Pœcile d'Athènes, existaient encore dans le IVe siècle de notre ère ; ces œuvres avaient alors 850 ans et elles ne cessaient d'exciter l'admiration de tous les connaisseurs.

En s'emparant des chefs-d'œuvre d'art de la Grèce, Rome, où devait plus tard se fonder une école si célèbre, n'hérita pas du génie de ses peintres. On en cite à peine quelques-uns sous les empereurs. Du temps d'Auguste, un certain Ludius, désespérant de produire des tableaux pareils à ceux qu'il avait sous les yeux, se borna à peindre des fresques. Un autre artiste, Arellius, faisait métier de peindre des déesses, dont ses maîtresses servaient invariablement de modèles. Et puis la décadence de l'art fut complète. En proie à l'anarchie et à la désorganisation, ravagée par les guerres, la Grèce elle-même parut oublier les traditions des grands maîtres du génie humain ; aujourd'hui même, tandis que nous entretenons une école à

Athènes pour en étudier les ruines glorieuses et y recueillir quelques parcelles du génie antique ensevelies sous les cendres de la barbarie, la Grèce moderne, n'ayant pas entièrement secoué son linceul, n'a envoyé aucun tableau aux expositions de France et d'Angleterre.

Dans les siècles qui suivirent l'établissement du christianisme, l'art des Apelles et des Parrhasius ne comptait plus que de grossiers imitateurs. Au milieu de cette décadence une race de proscrits et de persécutés, cherchant un refuge dans les catacombes, y tracèrent des peintures et des mosaïques ; on vit alors naître un genre nouveau, l'art chrétien ; et tandis que le soleil rayonnait sur la Rome impériale sans réveiller les âmes engourdies ou enivrées par les vapeurs du sang, le goût descendait avec la foi dans les sombres demeures de la mort ; la forme, obéissant à une idée nouvelle, se spiritualisait au souffle du christianisme. C'est dans les IIe, IIIe et IVe siècles que les catacombes reçurent les pieux restes des martyrs et les chrétiens fuyant la persécution. On doit penser cependant combien furent éloignées de la perfection des œuvres exécutées d'une main tremblante, dans des sépulcres humides, souvent privés d'air et de lumière. Les nouvelles peintures représentaient invariablement des sujets religieux : *Adam et Ève, la Sortie de l'Arche, le Sacrifice d'Abraham, la Résurrection de Lazare, la Mort de quelque Martyr ;* ces peintures avaient un cachet d'élégance que la Grèce même avait perdu et qu'on ne trouve point dans les fresques des monuments égyptiens, d'Herculanum et de Pompéies. Les catacombes les plus intéressantes sont celles du Vatican, de la villa Pamphili, de Sainte-Agnès et de Saint-Sébastien. Dans le IVe siècle, Constantin ayant fait cesser toute persécution contre le christianisme, les catacombes furent abandonnées et des églises construites à ciel ouvert. Les mosaïques des nouvelles églises portaient encore le cachet de celles qu'on remarquait dans les catacombes; puis, dans les siècles suivants, arrivèrent la décadence et la barbarie.

C'est dans le XIIe siècle, en 1130, que les belles décorations de l'abside de *Santa Maria in Transtevere* annoncent le réveil du goût et de l'art chrétien; les peintures des couvents du mont Athos ont également le caractère d'élégance et de naturel qui rappelle la pureté antique. Nous ne saurions assez faire remarquer un phénomène qui a exercé sur la peinture une influence décisive. L'art chrétien a renversé l'art païen, comme le culte nouveau a renversé toutes les religions anciennes. Le christianisme a créé un monde nouveau, une morale, des vertus et des sentiments inconnus à l'ancien monde. Ainsi que nous l'avons déjà fait remarquer pour l'architecture et la statuaire, c'est véritablement au XIIIe siècle qu'éclate l'esprit de régénération pour les arts; ce n'est plus la Grèce qui va répandre les éclairs de son génie sur le monde; les écoles de Florence et de Sienne, secouant les premières le joug de l'école byzantine, s'inspirent de l'art chrétien, que nous considérons simplement comme le continuateur de l'art antique, auquel il ajoute un signe de perfection qui lui avait nécessairement manqué. L'antiquité avait cherché le beau et l'idéal dans les objets sensibles; l'art moderne les plaça dans la beauté morale. Nous ne prétendons pas néanmoins que l'art et en particulier la peinture ne puisse atteindre la perfection que chez des hommes qui, à l'exemple de Michel-Ange, de fra Angelico, du Dominiquin, du Corrège, du Poussin, de Murillo, avaient de fermes croyances et des pratiques religieuses très-ferventes. Non. Mais nous pensons que sans une foi réelle, ou du moins sans cette inclination de l'âme vers les croyances chrétiennes, jamais Léonard de Vinci et Raphaël ne seraient devenus les deux premiers peintres des temps modernes. Cette vérité devint plus frappante à l'époque de la Réforme, qui fut, personne ne l'ingnore, un coup sensible dont l'art ne s'est jamais relevé. Ce n'est pas assurément que la croyance manquât aux réformateurs. Mais tout le monde convient que Luther et Calvin dépouillèrent le christianisme de sa couronne poétique, en s'efforçant de détruire le culte dont les cœurs religieux avaient jusqu'alors environné la Vierge et les saints. Qu'on suive l'histoire de la peinture depuis trois siècles, on ne trouve point chez un calviniste ou un luthérien de tableaux comparables au *Cénacle* de Léonard, à la *Transfiguration* de Raphaël, au *Saint André* du Dominiquin, au *Mariage de la Vierge* du Corrège, aux *Sept Sacrements* du Poussin.

A la renaissance de la peinture, quelques novateurs, Paolo Ucello, Masolino, fra Philippo Lippi, s'efforcèrent vainement de ramener l'art au siècle de Phidias et d'Apelles. Masaccio, empoisonné par ses envieux à l'âge de vingt-six ans, servit de modèle à tous les grands peintres, et s'il eût vécu plus longtemps, il occuperait sans doute dans l'histoire le rang qu'on attribue à Léonard et à Raphaël. Toutefois, il mérita d'inspirer tous les grands maîtres, non-seulement par la pureté antique de son dessin, mais aussi par l'imagination brillante et le vif sentiment religieux qui animent ses peintures. On reproche la sécheresse au style du Perugin; toutefois, vient-il à peindre le *Mariage de la Vierge*, la *Nativité*, la *Vierge tenant l'enfant Jésus adoré par deux anges et deux saints,* etc., son coloris s'anime, son dessin devient pur et ses vierges ont un caractère céleste.

Avec Giotto, Andrea, Orgagna, Cimabué, Le Perugin, fra Giovani Angelico, Benozzo Gazzoli, la peinture rompt avec les traditions byzantines, mélange bizarre de paganisme et de christianisme ; elle répudie la symétrie anguleuse pour y substituer la grâce, le mouvement et l'inspiration. C'est la figure du Christ, celle de la Vierge, les symboles chrétiens, les grandes scènes de l'Ancien et du Nouveau Testament qui inspirent leur pinceau. Sans Michel-Ange, Giotto serait le génie le plus audacieux de son siècle ; ami du Dante, il en possède la profondeur. Orgagna, génie presque universel, a peint l'histoire de l'Ancien Testament dans les fresques grandioses du *Campo Santo* de Pise. Cependant son pinceau délicat et tendre n'a point exprimé avec moins de succès les douces scènes de l'amour. On rapporte que fra Angelico de Fiesole ne prenait jamais sa palette sans avoir prié ; aussi les couleurs en étaient-elles suaves, et ses têtes d'anges, de saints et de vierges avaient une beauté céleste ; peignait-il le Sauveur sur la croix, des larmes inondaient ses joues. Quoique modeste, il ne retouchait pas ses tableaux, les regardant comme produits par une inspiration de la grâce. Riche, il voulut être dominicain ; simple moine, il refusa les honneurs ecclésiastiques et l'archevêché de Florence pour se consacrer à l'art et à Dieu sans aucun partage avec le monde. La plupart de ces peintres étaient Florentins, et leur école se lie à celle de Rome, qui acquit une splendeur immortelle avec Michel-Ange, Raphaël et Léonard de Vinci.

L'école de Parme ou de Modène ne compte qu'un nom ; mais il est digne de figurer à côté de ceux de Léonard et de Raphaël ; c'est celui du Corrège (né en 1494) dont le style, les compositions, l'expression, les sentiments appartiennent exclusivement à l'art chrétien ; son *Assomption*, le *Mariage mystique de sainte Catherine, Antiope endormie, saint Jérôme*, en un mot tous ses tableaux, sont des chefs-d'œuvre qui se distinguent tous par l'art de la perspective, la science des raccourcis, la hardiesse des compositions, l'harmonie des couleurs et la richesse des formes. C'est le Corrège qui, saisi d'admiration à la vue d'un tableau de Raphaël, s'écria : « Et moi aussi, je suis peintre. » Il aurait pu dire avec non moins de vérité : « Aucun peintre ne m'a surpassé pour la grâce. »

A côté de l'école de Florence, le XVe siècle vit s'élever l'école de Venise qui atteignit la perfection avec la famille des Bellini. Un goût particulier, une nature méditative et l'attachement aux formes régulières, attirèrent Gentile Bellini vers l'antiquité. Doué d'un esprit plus vif et d'une imagination plus brillante, Jean avait d'abord suivi son frère dans cette voie ; mais emporté par son génie, stimulé par l'exemple du Giorgion, il modifie ses procédés, et dans son *Zacharie*, la *Vierge sur son trône*, le *Sauveur donnant sa bénédiction*, il s'élève au niveau des plus grands peintres. Le Titien mit la dernière main à une *Bacchanale* laissée inachevée par J. Bellini ; le Giorgion, son élève et son ami, rompant entièrement avec le vieux style, ne tarde point à éclipser son maître ; sous son pinceau les contours s'assouplissent, les transitions ont une douceur extraordinaire, le clair-obscur donne aux objets un relief magique ; enfin, à la fermeté de la touche il joint la suavité des formes. *Moïse sauvé des eaux, Jésus assis sur les genoux de sa mère, Salomé recevant la tête de saint Jean-Baptiste*, sont ses plus belles compositions. Le Titien surpasse encore le Giorgion, et sa longue carrière (il mourut de la peste à quatre-vingt-dix-neuf ans) fut une suite non interrompue de triomphes. Si Raphaël a dit le dernier mot du dessin et Rembrandt celui du clair-obscur, le Titien a dit le dernier mot du coloris. Sa fécondité est inépuisable, son imagination des plus brillantes; nul ne l'a surpassé dans le portrait et le paysage. Nous possédons de ce grand peintre au Louvre un admirable portrait de François Ier, la *Vierge au Lapin, le Titien et sa maîtresse, le Christ porté au tombeau,* etc. Le Tintoret et P. Véronèse sont les deux plus célèbres élèves de cette école de coloristes, qui exerça un empire fascinateur sur les masses. Est-il vrai que le Titien se soit montré jaloux du Tintoret? Il paraît certain du moins qu'il le congédia. La couleur du disciple est en effet plus éclatante encore que celle du maître; en outre, son génie fougueux lui faisait rechercher la grande manière de Michel-Ange, dont il n'imite pas toujours la correction et le goût; mais tout est vie, expression, mouvement dans le *Crucifiement,* le *Miracle de saint Marc,* la *Gloire du Paradis*, les *Signes précurseurs du jugement dernier*. Le dessin de Véronèse, comme celui du Tintoret, laisse beaucoup à désirer; il cherche à plaire par l'éclat plutôt que par le goût; mais on admire sa riche imagination et le charme voluptueux de ses têtes. L'*Enlèvement d'Europe* est un tableau brillant de jeunesse et de fraîcheur. Nous lui préférons peut-être encore la *Suzanne au bain,* l'*Évanouissement d'Esther,* la *Vierge et l'Enfant,* et surtout la magnifique toile des *Noces de Cana* du Louvre. Le Guide disait souvent que s'il avait à choisir entre tous les peintres italiens, il voudrait être P. Véronèse (1).

(1) La plupart des peintres italiens, ceux de l'école de Venise en particulier, ont un coloris magique dont le privilége est si intimement lié au climat, que les artistes

En vain l'école bolonaise, venue la dernière et méconnaissant d'abord le principe de l'art, voulut être éclectique, en empruntant à Michel-Ange le mouvement, au Corrège la grâce, au Titien le coloris. L'étude des grands maîtres est profitable sans doute aux plus beaux génies, mais à la condition qu'abandonnant une imitation hésitante on se livre à l'inspiration. L'école bolonaise rendit le service d'arrêter la décadence de l'art, qui avait substitué l'exagération à la grandeur de Michel-Ange, l'afféterie à la pureté idéale de Raphaël. Comme Montegna et Masaccio, les trois Carrache voulurent remonter à l'antiquité; mais jusque sous les formes empruntées au paganisme, on sent palpiter et vivre le sentiment chrétien. Le Dominiquin s'élève encore au-dessus de ces maîtres de l'école bolonaise. Comment s'apercevoir qu'il a moins d'imagination que Raphaël et moins de génie que Michel-Ange, lorsque tous ses tableaux se distinguent par un dessin d'une pureté antique, un coloris brillant et l'expression la plus admirable? On trouve cette rare perfection dans ses beaux paysages, dans la *Sainte Famille en Égypte*, la *Flagellation de saint André*, le *Ravissement de saint Paul*, et surtout dans la *Communion de saint Jérôme*, qui par-

de toutes les contrées de l'Europe viennent perfectionner leur talent à la lumière du ciel d'Italie. On doit le remarquer, chaque peintre a une nuance de prédilection, et, chose étonnante, elle annonce une sympathie étrange, une affinité mystérieuse avec le nom des peintres. La couleur rouge éclatante domine dans les tableaux de Rubens. Un reflet argentin s'élève de tous ceux de Paul Véronèse. Dans la *Vénus endormie* de l'Albane, les yeux sont éblouis par un essaim d'amours dont les aile sont plus blanches que celles des cygnes. Alonzo Cano a la couleur un peu molle de l'Albane. Chez Eustache Lesueur le rouge tendre est en parfait accord avec son talent suave; Mignon, dont on admire cinq tableaux au Louvre, est peintre de fleurs. L'afféterie conduit parfois le moelleux pinceau de Mignard; chez Rembrandt, la couleur est violente et en harmonie avec son nom. Michel-Ange et Raphaël se présentent à l'admiration de la postérité sous le nom de deux archanges. Enfin il est parmi les peintres italiens un nom que nous ne prononçons pas et plus significatif encore.

tage avec la *Transfiguration* de Raphaël et la *Descente de croix* de Daniel de Volterre la souveraineté de l'art. Nous avons dit ailleurs que la plupart des hommes célèbres avaient expié leur gloire; le Dominiquin fut persécuté, peut-être même empoisonné par les jaloux, et son admirable toile de la *Communion* de saint Jérôme lui fut payée 50 écus!

Le climat d'Italie est tellement favorable au génie de la peinture, qu'indépendamment des artistes que nous avons nommés, il en existe encore un grand nombre d'autres dont les œuvres admirables sont l'ornement de nos musées. Tels furent Guido Reni, dont la touche gracieuse s'allie à un coloris charmant; le Caravage dont le caractère sombre se plaît à représenter, environnés d'un éclat sinistre, les meurtres, les cadavres, les ruines; Calcar, dont les connaisseurs distinguent difficilement les tableaux de ceux du Titien, son maître; Carlo Dolci dont les *Saintes Familles* et la *Vierge allaitant Jésus* ont une suavité touchante; Salvator Rosa, l'ami de Masaniello, aussi remarquable satirique que puissant coloriste; le Francia, loué par Raphaël, et dont nous pouvons admirer au Louvre un *Jésus descendu de la Croix,* déposé sur les genoux de sa mère; Sébastien del Piombo à qui Michel-Ange lui-même fournissait les dessins de ses tableaux; le vieux Bassan et ses quatre fils, Pierre de Cortone, Giordano, le Bronzino, fra Bartolomeo, dont Raphaël ne dédaigna pas d'achever le *Saint-Pierre et Saint-Paul*, et enfin Antonello de Messine (né en 1426), le premier Italien qui ait employé la peinture à l'huile, et dont le Louvre vient d'acquérir, au prix de 113,000 francs, un simple portrait en buste d'une admirable exécution, où l'on s'étonne de trouver la touche vigoureuse d'Holbein et le coloris du Titien.

Le climat de l'Espagne, fort analogue à celui de l'Italie, devrait communiquer un cachet commun aux peintres de ces deux nations, si le caractère national ne les séparait profondément. On doit donc s'attendre à trouver dans la peinture espagnole la foi exaltée, des passions ardentes mais non sans mélange de l'esprit vif et frondeur qui caractérise ses romanciers. Elle se résume dans les quatre noms suivants autour desquels gravitent quelques satellites : Ribera dit l'Espagnolet, Zurbaran, Velasquez et Murillo. La plupart de leurs prédecesseurs avaient représenté invariablement des scènes bibliques, l'Enfant Jésus, les Vierges, les saints et les martyrs. Tel fut le Greco, dont on voit une sainte famille à Tolède ; son coloris avait le mérite de rappeler celui du Titien; mais il fit de tels efforts pour éviter cette ressemblance qu'il tomba dans des teintes rembrunies et peu harmonieuses. Ribera partit pour l'Italie, où il mena d'abord la vie la plus misérable ; toutefois sous ses haillons couvait le feu du génie. Hautain, jaloux, haineux, il se sentit entraîné vers le Caravage, dont il imita la couleur violente et les teintes sombres ; il se plut à représenter les massacres, les supplices et les tortures ; cependant Ribera avait également étudié et admiré le Corrège. Aussi, après avoir prêté une expression si sombre aux gueux, aux bandits, aux valets de bourreau, donna-t-il un type suave à la figure de la Vierge dans l'*Adoration des anges* qu'on voit au Louvre. Si Zurbaran ne fut pas comme Ribera l'élève direct du Caravage, enthousiaste de ses œuvres, il en imita les vives oppositions de lumière et d'ombre ; emporté par le feu de son génie, il se complut aux scènes dramatiques. Mais ce n'est point sur les grands chemins et la place publique qu'il cherche ses héros ; il les trouve dans le cloître et il en peint les martyrs volontaires, non avec la touche mélancolique de Lesueur, mais avec la violence de Ribera et du Caravage. On doit aussi à Zurbaran les *Douze travaux d'Hercule*, qui lui furent commandés par le roi d'Espagne.

Velasquez a peint avec autant d'élégance que de vérité le paysage, la nature morte, les sujets d'histoire sainte et de mythologie païenne. Son tableau le plus achevé est celui des *Buveurs*. Toutefois c'est dans le portrait qu'il excelle, et l'on a dit avec raison de ses jolis tableaux des *Fileuses* et des *Filles d'honneur*, qu'ils étaient des collections de portraits; ceux d'Olivarès, de Philippe II, des infants, des infantes sont des chefs-d'œuvre. Excellent coloriste, il est au premier rang comme peintre de la nature. Chez lui, l'illusion, l'harmonie, la vérité, la délicatesse, sont portées à un degré inimitable.

Représentants des mœurs de leur siècle, si Ribera est le peintre des bandits, Zurbaran celui des moines, et Velasquez celui des princesses, Murillo est le peintre des vierges et des anges. Le sentiment chrétien inspire toutes les productions de Murillo; gracieux comme le Corrège, suave comme Lesueur, après tant de peintres célèbres qui ont traité les mêmes sujets, il conserve une originalité profonde qui le distingue de tous les autres. Chose remarquable! homme chaste et pieux, il créa pour ses vierges un type de volupté céleste, tandis que le cachet de l'humilité pudique marque celles de Raphaël. Dessin, composition, coloris, il réunit toutes les qualités des grands maîtres.

Tous ces peintres, ainsi que les deux Herrera, étaient de Séville. L'école de Valence eut pour chef Jean de Joanès, dont on admire la beauté du dessin, la couleur tranquille, l'expression attachante ; peintre plus religieux encore, si c'est possible, que Murillo, sa piété était si vive, qu'il se préparait à ses plus importants ouvrages par des pénitences et des communions. Alonzo Cano réunissait, comme les maîtres italiens ses modèles, le talent d'architecte et de sculpteur à celui du peintre. L'élégance de son dessin rappelle la pureté des statues antiques. Réfugié à Madrid par suite d'un duel, il passa ses derniers jours dans la retraite et embrassa l'état ecclésiastique.

Ici finissent les écoles du Midi dont nous avons signalé les qualités éminentes, et particulièrement l'éclat du coloris, la beauté des formes, l'expression poétique, en un mot l'idéal. Néanmoins, nous voyons déjà l'art espagnol incliner vers le réalisme, qu'on peut définir la vérité dans la nature sans choix du beau et du laid. Nous trouverons plus ordinairement ce caractère dans les écoles du Nord, telles que l'Allemagne, l'Angleterre, la Flandre, la Hollande, et les autres contrées septentrionales. Les races du Nord diffèrent autant des peuples méridionaux par la peinture que par les mœurs. Si l'on considère l'Allemagne, on est frappé tout d'abord du petit nombre de peintres, comparativement à celui des musiciens, que fournit cette vaste région. Puis le climat y est moins propice à la couleur que celui de l'Italie et de l'Espagne. L'un des plus anciens maîtres de cette école, Martin Schœn, est un imitateur de Van Eyck, dont il a quelquefois la grâce, mais jamais la couleur agréable et la touche délicate. Toutefois, Schœn a un autre mérite : il dispute à Finiguerra l'honneur d'avoir découvert la gravure en taille-douce ; ses gravures sont incomparables et Michel-Ange fit une copie peinte de la *Tentation de saint Antoine* de cet artiste célèbre.

L'école allemande se personnifie plus particulièrement

dans Albert Dürer, Cranach et Hans Holbein. Albert Dürer représente pour l'Allemagne le grand rôle qu'occupe Michel-Ange en Italie ; la différence qui existe entre ces deux hommes célèbres est celle qu'on remarque entre le génie allemand et le génie italien. Né à Nuremberg en 1421, d'un père qui avait dix-huit enfants, souvent aux prises avec la misère, il eut le malheur d'épouser une femme avare et méchante qui le fit mourir de chagrin dans un âge peu avancé. Dürer avait une riche nature, une âme élevée, la passion de l'art et du travail. Sculpteur habile, graveur sur bois et sur métaux, il peignait à l'huile, à la détrempe, à la gouache, à l'aquarelle. Dans son voyage en Italie il fréquenta Raphaël, qu'il aima et dont il fut aimé. On a droit de s'étonner qu'enfant de cette école du goût et de la perfection, il ait donné à ses figures des types vulgaires. Du reste, on trouve dans quelques-uns de ses tableaux l'*Adoration de la Trinité,* les *Apôtres* en particulier, une riche imagination, une pensée profonde, un style large, une expression énergique, enfin un dessin supérieur, mêlé cependant à quelques lignes arides. Génie vigoureux mais rude, idéaliste et réaliste tout ensemble, fantastique et naïf, prosaïque et mystique, Albert Dürer offre l'image d'un grand talent traversé par de graves lacunes : en un mot, tous les caractères du génie allemand éclatent dans ses œuvres.

Contemporain de Dürer, Lucas Cranach a traité tous les genres, sujets historiques, mythologiques et religieux; ses tableaux le plus admirés sont *Adam et Ève,* la *Tentation de Jésus dans le désert,* la *Prédication de saint Jean-Baptiste,* la *Femme adultère, Sainte Ursule avec les vierges.* Son dessin est incorrect, son coloris très-défectueux ; il manque de grâce et d'inspiration ; on peut s'en assurer en comparant l'*Ève* de Cranach aux vierges du Pérugin et du Corrège. Ami de Luther et de Mélanchthon, il en fit des portraits admirables. Ses gravures sont très-recherchées.

Hans Holbein d'Augsbourg est le plus grand peintre de l'Allemagne. A l'âge de vingt ans, il fit un *Saint Sébastien* qui annonce un génie puissant; le portrait d'Erasme, qui est au Louvre, la *Cène,* qu'on voit à Bâle, et surtout la *Vierge avec l'Enfant* du musée de Dresde ne sont pas moins admirables. Il peignit à fresque sur les murs d'un cimetière de Bâle la fantastique composition de la *Danse macabre.* L'Angleterre réclame Holbein comme un peintre national, de même qu'elle continue à inscrire Hændel parmi ses musiciens. En butte à la misère et à la persécution, il fut présenté par Thomas Morus à Henri VIII, qui l'encouragea et le défendit contre la tourbe des courtisans. Le cruel despote avait compris que la postérité, admirant le génie de l'artiste dans les portraits qu'Holbein fit de lui, oublierait que cette figure suait le sang et le crime. Comme tous ses compatriotes, Hans Holbein est réaliste, même dans ses grandes œuvres, le *Triomphe de la richesse,* le *Triomphe de la pauvreté,* l'*Adoration des mages.* Avec moins d'élévation qu'Albert Dürer, il a plus de grâce et de goût; son coloris est celui de l'école flamande et florentine, d'une harmonie admirable; ses portraits sont d'une perfection rare. Hans Holbein est le peintre le plus délicat de l'école réaliste.

Après Holbein, l'art allemand ne fait que décliner; il compte cependant encore quelques artistes remarquables. Les villes marchandes ne sont pas généralement renommées par la poésie et le goût des arts; cependant Overbeck, le charmant peintre de l'*Entrée de Jésus à Jérusa-*

lem, naquit à Lubeck. Dans ce tableau, la grâce angélique des figures, la lumière du ciel de la Palestine, l'admirable tête du Christ annonceraient la touche du Poussin et du Corrège plutôt que celle d'un habitant du climat brumeux de Lubeck. Tel fut aussi Raphaël Mengs, surnommé à tort le *Raphaël* de l'Allemagne ; toutefois, ayant passé sa vie à Rome et s'inspirant sans cesse des grands principes et des sentiments qui animèrent les maîtres de l'art italien, il sut allier dans ses œuvres mythologiques et chrétiennes l'élégance du Corrège au coloris du Titien. L'*Apollon sur le Parnasse* passe pour son chef-d'œuvre ; on ne doit pas mettre dans un rang moins élevé la *Madeleine*, la *Passion* et une *Sainte Famille.*

L'Angleterre, comme l'Allemagne, n'a fourni jusqu'à l'époque actuelle qu'un petit nombre de peintres remarquables ; on peut les compter : Hogarth, Reynolds, Gainsborough, Constable, Turner, Wilkie, Bonington, Lawrence, Ward..... Nous croyons ne commettre aucune grave omission. On peut s'étonner que l'Angleterre, avec des poëtes tels que Shakespeare, Milton, Pope, Byron, ait si peu de bons musiciens et de grands peintres. Le bruit des machines a-t-il étouffé les chants harmonieux ? La fumée des fourneaux, réunie aux brumes de ses rivages et de ses montagnes, a-t-elle voilé à ses peintres la transparence de l'air et les merveilles capricieuses de la lumière qui sont l'âme de la peinture ? En Angleterre la nature est monotone comme l'art ; le paysage lui-même est méthodiste. On dirait, suivant la juste remarque de M. Charles Blanc, qu'un édile inconnu s'est promené autrefois dans ces contrées, qu'il a tracé la ligne des buissons, rangé les pierres des chemins, dessiné le cours des ruisseaux, marqué la place des arbres et des haies, et que rien n'a été changé de ses dispositions depuis des siècles. On peut ajouter avec Mlle Rosa Bonheur que des campagnes si proprement tenues ont tué le pittoresque. Comment, d'ailleurs, une contrée où fleurissent les quakers avec leur costume bizarre, leurs chapeaux à larges bords, leurs habits bruns et de forme ignoble, faisant tout pour paraître laids et vulgaires, ne deviendrait-elle pas le tombeau de l'art ? Puis l'activité commerciale et le développement de l'industrie sont peu propres à le relever de la décadence où ses mœurs religieuses l'ont précipité. Avec leur Christ intérieur, les quakers ont banni du culte la poésie, l'idéal et ces imposantes cérémonies qui frappent le cœur, élèvent l'âme et touchent les plus indifférents.

Tous les Anglais ont plus ou moins du sang de quaker dans les veines ; il ne faut donc leur demander ni la *Fuite en Égypte*, ni l'*Assomption de la Vierge*, ni le *Mariage mystique de sainte Catherine*. Leur génie s'applique de préférence aux scènes d'intérieur, aux tableaux de mœurs populaires, au paysage et surtout au portrait, véritable image de l'égoïsme satisfait et de l'amour qui se complaît en soi.

Hans Holbein inaugure triomphalement l'école anglaise et l'unit à l'école allemande. Hogarth est le peintre humoriste des scènes populaires et de la caricature morale ; avec Reynolds et Gainsborough l'art anglais atteint son apogée. Véritables représentants du caractère national, naturels sans trivialité, observateurs judicieux des intérieurs de famille, où l'élévation serait un hors-d'œuvre, ces hommes célèbres sont les Swift, les Sterne, les Goldsmith de la peinture. Gainsborough excelle dans le portrait et le paysage ; il a une grande finesse de coloris ; Reynolds, regardé généralement comme le premier peintre de sa nation, n'est pas un coloriste moins remarquable ; il joint à un goût exquis la richesse de l'invention et une facilité prodigieuse ; on cite parmi ses meilleurs tableaux la *Mort du cardinal Beaufort*. Wilkie est le Téniers de l'Angleterre ; il égale ce peintre par la patience, le naturel, le coloris et l'expression ; ses tableaux les plus populaires sont : *Colin Maillard*, la *Lettre de présentation*, les *Joueurs d'échecs* et les *Politiques de village*. Les aquarelles de Bonington ressemblent aux élégies de Millevoye, l'un et l'autre morts à la fleur de l'âge. Son coloris brillant mais sans vigueur s'accorde avec la nature de son talent. Marines, paysages, intérieurs, chez lui tous les sujets ont un air de famille de même touche, de même ton.

Les tableaux de Constable à l'Exposition française de 1824 révélèrent le plus grand paysagiste de l'Angleterre ; c'est la vérité sans exagération comme sans bassesse ; dans tous ses sites un rayon de poésie s'allie à la profondeur de l'observation. Avec plus de fécondité et d'audace, Turner n'est pas moins parfait que Constable ; le *Naufrage*, le *Lendemain de l'incendie*, la *Chute de Carthage* présentent un dessin très-ferme et une originalité puissante. On doit regretter que des succès trop faciles et une fortune rapidement acquise aient attaché exclusivement Thomas Lawrence au portrait. Élève de Reynolds, on l'a comparé à Van Dyck pour l'élégance et la délicatesse. Il saisissait parfaitement, il est vrai, la ressemblance, mais tout s'embellissait sous son pinceau frais, délicat et moelleux ; la flatterie coûta à l'art plus d'une regrettable concession. Le dessin de Lawrence n'est pas même toujours irréprochable et sa couleur séduit sans captiver et sans émouvoir.

L'Exposition universelle de 1855 n'a rien changé à nos

opinions sur le génie anglais ; on s'étonne toujours qu'une nation où les poëtes manifestent tant d'enthousiasme, les politiques tant d'éloquence, les marins tant d'audace, les industriels tant de ressources et d'invention, où les hommes même tourmentés par le spleen se sentent à l'étroit dans la réalité de la vie, ne se soit pas élevée jusqu'à la sublimité de l'art et n'ait produit ni un Corrège, ni un Rubens, ni un Nicolas Poussin, ni un Murillo. La peinture anglaise laisse même quelque froideur jusque dans les scènes d'une grandeur émouvante, telles que le *Jugement de lord Russell en* 1682 ; cependant nous avons admiré la *Famille royale au Temple* de Ward ; on pourrait critiquer sans doute le trop grand luxe d'habits de ces nobles victimes, car personne n'ignore que dans son dénûment la fille de Marie-Thérèse était réduite à manier l'aiguille ; mais sur ces figures augustes il y a du calme, de la majesté, et puis ce sympathique attrait qui nous attache à une grande infortune aussi noblement supportée.

Ainsi c'est dans la peinture des mœurs que les Wilkie, les Reynolds, les Gainsborough ont excellé ; depuis Holbein jusqu'à Lawrence toute l'histoire morale et artistique de l'Angleterre est dans les portraits, et les musées où sont les chefs-d'œuvre de ses peintres formerait une excellente école physiognomonique.

La peinture allemande dut son impulsion à la peinture flamande, qui dès son origine fut brillamment inaugurée par deux grands artistes, les frères Van Eyck. Tout patriotisme est respectable ; néanmoins nous ne comprenons pas la prétention de ceux qui revendiquent pour la race germanique, non-seulement les frères Van Eyck de Bruges, mais encore Rubens et Rembrandt. Les deux écoles flamande et hollandaise ont plus d'affinité et se confondent même par une qualité éminente, la couleur. « Où les peintres flamands, dit Chateaubriand, *Mémoires d'Outre-Tombe*, ont ils dérobé la lumière dont ils éclairent leurs tableaux? Quel rayon de la Grèce s'est égaré au rivage de la Batavie? » Quoique la Flandre ait généralement un climat froid et brumeux, c'est par la couleur que ses peintres, sinon supérieurs ou du moins égaux à ceux de Venise, ont produit des effets magiques et donné souvent ainsi un grand charme à leurs tableaux réalistes. Peut-on dire que l'école flamande s'est inspirée de ce qui lui manquait? S'il en était ainsi, les Russes, les Danois et les Norwégiens seraient de plus grands coloristes encore. On doit plutôt supposer que cette qualité est due à une organisation propre à la race, à une étude persévérante et à une transmission héréditaire. Les iconoclastes, qui ravagèrent la Flandre au XVIe siècle, détruisirent les œuvres de ses premiers peintres. Les deux Van Eyck naquirent, sur la fin du XIVe siècle, dans un village des environs de Maëstricht. Si quelques applications de l'huile étaient déjà connues, c'est néanmoins à Jean, le plus jeune des deux frères, que doit être attribuée l'invention de la peinture à l'huile. Habile chimiste, il découvrit, après de nombreux essais, que l'huile de lin et l'huile de noix cuites perdent promptement leur humidité et que l'addition des essences rend cette évaporation plus rapide encore. Dans son voyage en Italie, Jean Van Eyck fit connaître ce secret à Antonello de Messine, qui le communiqua à Dominique. La découverte du peintre flamand ne tarda pas à tomber dans le domaine public et excita une admiration universelle. Jean Van Eyck, surnommé Jean de Bruges, vécut peu et produisit beaucoup. Le gigantesque ouvrage de l'*Adoration de l'Agneau mystique*, exécuté pour le bourgmestre de Gand, où se trouvent plus de 300 figures, fut commencé par Hubert son frère et continué par Jean ; la finesse admirable du travail et la richesse du coloris en font le chef-d'œuvre de l'école flamande du xve siècle. La couleur des *Noces de Cana* et de la *Vierge Couronnée par un ange,* qu'on voit au Louvre, n'est pas moins merveilleuse et fait supposer même que Van Eyck possédait plusieurs vernis, dont une mort prématurée l'empêcha de divulguer le secret.

Avec tant de qualités supérieures, on peut constater chez les frères Van Eyck et chez les autres peintres de l'école de Bruges une tendance nouvelle, la transition du spiritualisme au réalisme. A cette école appartiennent Rogier Van der Weyden qui, malgré sa préoccupation de se montrer réaliste, a un cachet de mysticité qui se révèle surtout dans son *Jugement dernier ;* Jean Hemling, son élève, miniaturiste achevé et le plus grand peintre de l'école de Bruges. Le *Mariage de sainte Catherine* et *saint Christophe* ont un caractère poétique, une couleur transparente et une finesse de touche que l'on rencontre rarement au même degré chez Quentin Massys, Mabuse, Van Orley, Antonio Moro et les Porbus, avec qui finit l'école de Bruges.

Élève de Van Ort et d'Otto Vænius, ou plutôt inspiré par son seul génie, Rubens est le maître et la gloire de la seconde école flamande, celle d'Anvers. Après avoir voyagé pendant huit ans en Italie et séjourné successivement à Bologne, Gênes, Florence, Mantoue, Venise, Rome, il revint à Anvers peintre consommé et pour ainsi dire universel. On admire dans Rubens la magie de la couleur, la grandeur de la composition, la variété et l'enthousiasme. Néanmoins, on peut lui reprocher d'avoir abusé de l'allégorie et de trop viser à l'effet par des teintes éclatantes; ses types de saints et même de déesses manquent parfois de distinction.

Comblé d'honneurs et de richesses comme Rubens son maître, Van Dyck, se trouvant peu encouragé cependant pour ses compositions historiques, se livra presque exclusivement aux portraits ; il lui arriva d'en faire plusieurs en une seule journée, égalant parfois le Titien, dont il imite le coloris et l'élégance. Après ces maîtres, Jean Brughel de Velours, Jordaens, Gonzalès Coques soutiennent l'honneur de cette école de coloristes à laquelle Téniers, le grand peintre des mœurs rustiques, des scènes de cabaret et des joyeuses kermesses, ajoute un nouveau lustre.

D'après Chateaubriand, le genre descriptif en poésie et le paysage en peinture sont des créations de l'art moderne. L'école hollandaise, plus encore que l'école flamande, est le triomphe du réalisme. Dans le paysage et les scènes d'intérieur elle a porté la vérité saisissante jusqu'à la perfection. Les grandes peintures, les compositions historiques y sont rares. C'est par une flatterie inqualifiable que Hemskerk, l'auteur de *Saint Luc peignant la Vierge et l'Enfant,* a été surnommé le Raphaël de la Hollande. Il est vrai que nous ne pouvons le juger qu'imparfaitement, plusieurs de ses tableaux ayant péri dans le sac de Harlem par les Espagnols en 1573.

Aucune nation ne possède à un plus haut degré que la Hollande la magie de la couleur. La plupart de ses plus illustres artistes n'ont pour ainsi dire eu d'autre maître que la nature ; Rembrandt se forma principalement dans le moulin de son père. Génie profond et hardi, quoique dépourvu de poésie, il excelle surtout à rendre le relief des objets par le jeu de la lumière; puis, la vigueur de l'expression donne à ses moindres portraits une valeur particulière et fait rechercher jusqu'aux plus vulgaires, tel que le *Marchand drapier d'Amsterdam*, comme des objets d'art inimitables. Dans sa *Ronde de nuit*, il a poussé à ses dernières limites le miracle du clair-obscur. A la Haye, où se trouve l'un des plus curieux musées de l'Europe, l'admiration se partage entre le *Saint Siméon* et la *Leçon d'anatomie* de ce grand peintre.

Nous ne ferons que mentionner le *Maître d'École*, l'*Estaminet hollandais* de Van Ostade ; l'*École du soir*, l'*Orphelin de village*, la *Chambre de l'accouchée* et la *Femme hydropique* de Gérard Dow ; la *Noce de Village* et la *Fête des Rois* de J. Steen ; le *Chimiste* et la *Marchande de poissons* de Metzu ; *Une kermesse* de Van der Velde ; le *Prix de l'arc* de Van der Helst ; ainsi que plusieurs œuvres de Mieris, de Terburg et de Lucas de Leyde, etc. On s'accorde à reconnaître que jamais on ne peignit avec tant de vérité et de perfection l'estaminet, le foyer, les mœurs de famille. On peut cependant reprocher à toutes les figures l'uniformité du type qui frappe l'observateur en arrivant dans une ville hollandaise : une tête ovale, le front proéminent, des pommettes saillantes, le nez mince et droit, la bouche petite et les lèvres un peu grosses. Aussi est-ce dans le paysage que l'école hollandaise a produit ses œuvres les plus variées et les plus parfaites, non que ce genre de peinture soit une de ses inventions ; le Titien, le Dominiquin, le Poussin, Claude le Lorrain sont en cela les maîtres des peintres de tous les pays. Cependant le paysage est une des gloires de la Hollande. Avec quelle expression, quel charme attachant et quelle poésie même n'ont-ils pas représenté la nature ! On croirait qu'en raison de son uniformité le climat batave est peu propre à l'inspiration. C'est, pendant l'hiver, un ciel brumeux ; au printemps, des champs couverts d'une verdure uniforme où sont d'ordinaire de nombreux troupeaux, une chaumière, un moulin à vent, enfin dans le lointain une mer houleuse souvent bouleversée par les vents d'ouest ; mais dans son calme comme dans ses tempêtes, dans ses réveils merveilleux ainsi que dans ses spectacles imprévus, la nature est une école inépuisable pour les grands observateurs. Les Hollandais ont tout animé avec l'enthousiasme de la réalité. Dans le paysage même leur génie profondément observateur s'est ennobli ; ils font aimer l'art qu'ils représentent avec une telle perfection. Quels poëmes champêtres que les toiles de Berchem et d'Adrien Van del Velde, dont tous les brins d'herbe, comme les montagnes arides, les cailloux des chemins, jusqu'aux brumes lointaines de l'horizon paraissent animés, attirent et charment le regard! Le *Repas champêtre*, de Gonzalès Coques, vivante image du bonheur tranquille, faisait la joie et l'orgueil de Guillaume II. Tandis qu'aujourd'hui les amateurs se disputent les tableaux de Wouvermans, où sont représentés avec une touche si fine, un charmant coloris, une expression animée, ici une marche d'armée ou une halte de cavaliers, là des troupes de seigneurs et de dames partant pour la chasse, de son vivant le malheureux artiste, dont l'application au travail était surprenante, ne vendit ses tableaux qu'à vil prix et ne put retirer de la misère sa nombreuse famille. Il en fut de même d'Albert Cuyp, qui peignit avec tant de supériorité la mer couverte de vaisseaux, les routes sillonnées de voitures, les paysages éclairés par la lune ; peu apprécié de son vivant, il était obligé d'exercer pour vivre le métier de brasseur. Huysmans, de Malines, est également un des paysagistes les plus accomplis de l'école hollandaise ; Van Huysum a peint de son côté les fruits et les fleurs avec une harmonie de couleurs, une distribution d'ombre et de lumière que ni Abraham Mignon, ni David de Heem n'ont pu égaler. Enfin, entre tant de peintres célèbres, Ruysdaël et Hobbema sont regardés comme les deux plus grands paysagistes de la Hollande et comme supérieurs même à Albert Cuyp et à Wouvermans.

Ruysdaël quitta la profession de médecin pour se livrer à son goût pour la peinture, et jamais paysagiste ne rendit avec une poésie plus imitative les chutes d'eau, les forêts sauvages, des sites éclairés d'une lumière funèbre. La vigueur du coloris, l'usage des teintes fuyantes, des effets de lumière dans un tableau qui conserve une douce pénombre, caractérisent surtout le talent de Hobbema. On sait que son tableau célèbre des *Petits Moulins* fut acheté d'abord 105,000 francs par M. de Morny, et puis 96,500 fr. seulement par le musée de Berlin. Les *Moulins* de Hobbema, le *Torrent* et le *Buisson* de Ruysdaël sont regardés comme les chefs-d'œuvre du paysage réaliste.

La peinture française appartient-elle aux écoles du Nord ou à celles du Midi? La météorologie a prononcé en faisant de la France le type du climat tempéré; mais si l'on considère que la race latine y a pris une influence prépondérante, et puis que sa religion est celle de l'Italie, on comprendra que certains critiques aient prétendu faire de l'école française une continuation de celle de Rome, en lui enlevant ainsi sa propre originalité. Ce reproche, toutefois, n'est en réalité qu'un magnifique éloge. Ce fut l'honneur de François Ier d'offrir un asile à Léonard de Vinci, dont Florence et Rome avaient méconnu le mérite. Déjà sans doute dans cette France, la patrie du goût, il y avait quelques esprits délicats capables de comprendre le génie du grand artiste. Les cinq années de séjour de Léonard à Amboise y laissèrent peut-être des traditions propres à inspirer Cousin et Vouet, deux des plus anciens peintres nationaux. Presque à la même époque, un homme se révèle, qui, pour ainsi dire sans maître, devient peintre et, en voyant les dessins de Raphaël, sent au fond de son âme un trouble révélateur du génie. Il se hâte d'exécuter quelques peintures de décoration et une *Mort de la Vierge* qui lui avaient été commandées ; puis Nicolas Poussin part pour Rome où, pendant onze ans, son admiration passionnée ne cesse de contempler les œuvres de Raphaël, de Michel-Ange, du Dominiquin et du Titien, son génie étant sans doute en rapport avec le leur, dessinant, se nourrissant de la Bible, des poëtes et des historiens de l'antiquité. Établi sur le Monte Pincio, près de Salvator Rosa et du Lorrain, il conçoit, il entreprend ces chefs-d'œuvre qui font l'admiration de l'Italie et le placent à la tête de l'école française. On ne peut assez amèrement déplorer que, attiré en France par les instances de Richelieu et de Louis XIII, la haine envieuse de Vouet, de Fauquière et de Lemercier ait obligé le Poussin de mettre en sûreté son repos dans un nouvel exil et de finir ses jours à Rome. Modèle accompli des grands artistes, une seule qualité manque au Poussin : des toiles mal préparées ont produit des changements désastreux dans la couleur de quelques-uns de ses tableaux. On y trouve, d'ailleurs, une fécondité remarquable, une imagination toujours unie à la vérité historique, la noblesse du style, la pureté du dessin, une grâce et une distinction qui donnent un grand charme même aux compositions les plus sévères ; Nicolas Poussin est le seul peintre qui ait pu traiter sans froideur des sujets allégoriques. L'entente parfaite de la perspective et du clair-obscur en a fait le premier des paysagistes. L'*Arcadie* seule est préférable aux chefs-d'œuvre d'Albert Cuyp, de Van Ostade et de Ruysdaël. A l'exemple de Léonard, de Raphaël et du Corrège, le Poussin n'imite aucun maître et ne reste inférieur à aucun. Le *Départ pour la chasse au sanglier de Calydon*, les *Panathénées*, la *Manne au désert*, le *Jugement de Salomon*, la *Femme adultère*, *Armide et Renaud*, en un mot tous ses tableaux comme composition, dessin, goût, expression et mouvement, atteignent la perfection. Mais des Français ne sauraient penser sans rougir qu'ils sont éparpillés dans tous les musées de l'Europe, que le *Testament d'Eudamidas*, acheté par un ministre danois au dernier siècle, a péri dans un naufrage sur la Baltique, et enfin que les chefs-d'œuvre du Poussin, qui ont fait de l'art français le rival de l'art italien, où se trouvent réunies les plus nobles inspirations de l'âme, toutes les croyances du chrétien, et les espérances de l'humanité, les *Sept Sacrements*, sont la propriété d'un Anglais. En France, où l'on prodigue l'or pour des peintures médiocres, où l'on consacre des millions à des entreprises dont on ne retire aucune gloire, on laissa lord Egerton adjudicataire des *Sept Sacrements* pour le prix de 1,225,000 francs. La succession du Poussin s'éleva à 75,000 francs seulement! Ce serait l'honneur d'un gouvernement de rendre à la France un des plus nobles monuments de sa gloire.

Le génie du Poussin lui appartient tout entier. Nul mieux que ce grand homme ne comprit que l'art est une émanation de la pensée divine. Profond observateur, historien, poëte, infatigable au travail, non-seulement il était doux, aimant, modeste, désintéressé, mais il avait une piété sincère et toutes les vertus du chrétien. Il ne cessa avec la plus louable abnégation d'encourager, de guider, de conseiller Lesueur, Lebrun et Claude Lorrain, s'intéressant à leur gloire et envoyant sans cesse des dessins d'après Raphaël à Lesueur, qu'il ne put attirer à Rome. Cette âme et ce génie, en effet, étaient dignes d'un aussi illustre maître; à peu près égaux en talent, ils avaient l'un pour l'autre une admiration sincère. Eustache Lesueur n'est pas moins original que le Poussin ; l'expression chrétienne de ses tableaux est plus profonde encore. Sa couleur est tendre et sans mollesse; on dirait que son pinceau a une âme, que toutes ses figures ont des ailes; elles respirent le sentiment, l'amour, la rêverie, la prière. Zurbaran avait peint l'austérité du cloître, Lesueur en représente la suavité. Les 22 *tableaux de la Vie de saint Bruno* et les *Sept sacrements* de Nicolas Poussin n'ont été égalés que par les chefs-d'œuvre de l'art italien.

Après ces maîtres célèbres, l'école française du XVIIe siècle compte encore quelques peintres éminents : Claude le Lorrain, le premier des paysagistes après Nicolas Poussin, et l'émule du Titien pour la vie, le mouvement et la lumière; Philippe de Champagne, peintre de portraits admirable à qui nous devons ceux de Richelieu, de Saint-Cyran, du grand Arnauld, de Mazarin, de Colbert, d'Anne d'Autriche, ainsi que le *vœu de Louis XIII*, une *Assomption*, les *Religieuses*, le *martyre de Sainte Agathe;* Lebrun, dont la *Madeleine aux pieds du Sauveur* fut échangée en 1815, avec le czar Alexandre, contre les *Noces de Cana* de P. Véronèse, mais que la richesse de l'imagination, la flexibilité du talent et la grandeur des compositions historiques ne sauvent pas toujours de la froideur et de la monotonie ; Mignard, coloriste brillant, dont la *Vierge à la grappe, Sainte Cécile chantant les louanges du Seigneur, Saint Charles de Borromée donnant la communion aux pestiférés de Milan*, se distinguent par une grande expression, mais que le fini même et le moelleux de sa touche ont fait accuser de mollesse et d'afféterie; puis encore Stella, Van der Meulen, Jouvenet, Bourdon, de Lahire, le Bourguignon enfin, excellent peintre de batailles, que des chagrins domestiques décidèrent à entrer chez les Jésuites à l'âge de trente-sept ans, etc., etc.

Nous avons dit que les qualités de l'art français sont la clarté, l'élégance, le goût, la distinction. La France a surtout horreur du trivial, mais elle n'aime pas la prétention. Dans un pays où la mode et la galanterie ont une grande influence sur les mœurs, on doit toujours craindre que des qualités passagères et de convention ne remplacent le naturel et le vrai. On a donc blâmé justement la grâce un peu raffinée de Mignard. Watteau exagéra encore ce style maniéré; mais ce défaut toutefois ne peut faire oublier ni le dessin habile, ni la finesse de coloris de ce peintre. Boucher est le grand maître de cette école énervante qui précipita la décadence de l'art en France, et fit servir un talent facile à satisfaire toutes les exigences de la mode et du mauvais goût. Quelques peintres de portraits, tels que Latour, Rigaud, Greuze, Mme Lebrun, surent s'en garantir. Malgré le mol éclat de son coloris et le fini de son travail, Greuze lui-même est loin de manquer de correction ; son dessin est plein d'élégance et ses drames de famille, l'*Accordée du village* surtout, ne le cèdent en rien aux scènes d'intérieur de Miéris, de Terburg et de Van Ostade. Joseph Vernet enfin, dans ses marines, sut allier le naturel au mouvement, une vigueur peu commune à une facilité remarquable, et la beauté du style à la plus rigoureuse exactitude. Toutefois, c'est à David qu'il était réservé de triompher du mauvais goût du siècle et d'être le véritable régénérateur de la peinture en France, non-seulement par ses tableaux, mais en devenant lui-même chef d'école. Placé d'abord chez Boucher, son parent, il eut l'heureuse chance d'échapper à cette funeste influence en accompagnant Vien à Rome. C'est là que se formèrent son style et son goût ; il prit pour modèle et posa comme principe dans son école la reproduction des formes du bas-relief antique ; de là, la grandeur de la composition, la pureté et la correction du dessin, l'habile disposition des groupes, la dignité des poses et la noblesse des caractères qui distinguent ses plus belles œuvres, les *Horaces, Bélisaire*, les *Sabines*, le *Serment du jeu de paume*, le *Couronnement de Napoléon* (payé un demi-million), le *Portrait de Pie VII*, *Léonidas aux Thermopyles*, etc. Malheureusement, le coloris de ses tableaux est quelquefois terne et sans vigueur ; le *Romulus* des *Sabines* a quelque chose d'académique et de théâtral ; on peut signaler le même défaut dans la pose et le glaive du *Léonidas*. Toutefois, ces taches, presque volontaires, ne sauraient faire oublier des beautés du premier ordre ; elles ne deviennent exagérées que chez ses imitateurs et dans l'école de l'empire. Les élèves de David et ceux de Regnault, l'auteur de *Jupiter enlevant Io*, des *Trois Grâces*, d'*Andromède et Persée*, de la *Mort d'Adonis*, et du gracieux tableau de l'*Éducation d'Achille*, forment un groupe de brillants artistes qui, par des mérites divers, ont illustré l'art contemporain. On distingue principalement la pureté du dessin et l'expression du maître dans la *Cananéenne* et le *Marius à*

Minturnes de Drouet ; le même style élevé, avec un meilleur coloris, dans l'*Orphée et Eurydice,* le *Cardinal de Richelieu mourant,* la *Communion de Marie-Antoinette* à la Conciergerie, de Drolling ; la vigueur du dessin, la couleur harmonieuse et l'expression poétique dans plusieurs beaux portraits, dans la *Bataille d'Austerlitz,* l'*Entrée d'Henri IV à Paris,* le *Sacre de Charles X,* l'*Extase de sainte Thérèse,* de Gérard ; le dessin hardi, l'expression puissante, le coloris brillant, la vérité unie au mouvement dans les *Pestiférés de Jaffa,* la *Bataille d'Eylau, Charles-Quint visitant avec François Ier la basilique de Saint-Denis,* et dans les belles scènes historiques de la coupole de Sainte-Geneviève, de Gros, mort victime de la plus ignoble cabale ; l'imagination fougueuse, le coloris animé, l'expression poétique dans le *Sommeil d'Endymion, Fingal, Hippocrate, Atala,* une *Scène du Déluge,* de Girodet ; la richesse de la couleur, la sévérité du style dans le *Philoctète à Lemnos,* le *Jugement de Pâris, Marius à Minturnes,* de Fabre ; l'exécution animée, le naturel poétique dans les *Moissonneurs,* et les *Pêcheurs,* de Léopold Robert ; un style fin et délicat, mais un coloris défectueux, dans *Énée et Didon, Égisthe et Clytemnestre,* de Guérin ; la belle ordonnance et l'action dramatique dans le *Philoctète* et dans le *Brutus condamnant ses fils à mort,* de Lethière ; et enfin la verve originale, l'exécution hardie, le chaud coloris dans les œuvres de Prudhon, de Géricault, de Sigalon ; un dessin non moins fier, la fougue du Caravage, la couleur parfois éblouissante, toutes les hardiesses de l'école romantique dans *Virgile et le Dante aux enfers,* le *Massacre de Scio,* le *Cardinal de Richelieu officiant, entouré de ses gardes,* les *Femmes d'Alger dans leur appartement,* d'Eugène Delacroix.

Carle Vernet se livra avec éclat au genre des batailles. Héritier d'une double gloire, Horace ne la laissa pas déchoir ; peintre de batailles comme son père, il surpassa les deux frères Parrocel et Casanova. Quoique inférieur sous le rapport du coloris, et pour le fini des détails à Bourguignon et à Salvator Rosa, il les égale, il l'emporte quelquefois par la forme, le mouvement et la grandeur de la composition. Il fut le peintre populaire du soldat et du capitaine, de la victoire ainsi que de la défaite, et toujours on sent palpiter sous son pinceau l'orgueil des armes nationales.

Pour n'être injuste envers aucun mérite, il nous faudrait citer Mme de Mirbel, Mme Rosa Bonheur, et les noms de Couder, Gudin, Decamps, Gigoux, Heim, Meissonnier, Flandrin, Léon Cognet, Troyon, Hédouin, Gérôme, Schnetz, Alaux, Signol, Robert Fleury, Roqueplan, Abel de Pujol, etc., etc. Une appréciation détaillée nous conduirait trop loin.

Nous espérons que tel sera le jugement de la postérité envers l'école française moderne ; il manque à cette gloire la consécration du temps ; il lui manque ce cachet de vétusté et de regret qui donne tant de prix aux œuvres des hommes méconnus pendant leur vie, ou le silence des passions qui s'agitèrent autour de leur triomphe. Toutefois, pourquoi ne pas l'avouer ? avec les mérites que nous reconnaissons à la peinture française contemporaine, et quoique aujourd'hui la première en Europe, elle n'est point restée à la sphère élevée où l'avaient placée Nicolas Poussin, Eustache Lesueur et Claude le Lorrain. Le talent se forme, le génie est créé par la nature. On a vu combien le sentiment chrétien avait été favorable à la perfection de la peinture en Italie, en Espagne et en France. Il ne tarda pas à perdre de son pouvoir vivifiant chez les successeurs du Poussin et de Lesueur ; cette perte est déjà sensible chez Lebrun, dont les œuvres capitales sont les *Batailles d'Alexandre* et l'*Histoire de Louis XIV*. Si la Réforme fut un coup fatal pour la peinture en Allemagne et en Flandre, l'esprit qui régna pendant le XVIIIe siècle lui devint non moins funeste en France. L'inspiration chrétienne fait entièrement défaut à l'école de David. Ce fut pendant de longues années le règne exclusif de la peinture historique avec les défauts qui lui ont été reprochés : les attitudes théâtrales et les poses déclamatoires. Avec Girodet, Gros, Géricault, P. Delaroche. Ary Scheffer et M. Ingres, l'art commence une nouvelle transformation ; le sentiment chrétien entre dans la peinture. Paul Delaroche emprunte la plupart de ses sujets à la Bible, aux événements pathétiques ou bien à l'école de la mort subie injustement, tels sont *Jane Grey*, l'*Assassinat du duc de Guise*, *Strafford*, *Charles Ier*, une *Martyre jetée dans le Tibre*.

Le retour à la peinture du Poussin et de Lesueur est plus accusé encore chez Ary Scheffer ; il y avait tant de poésie dans son âme qu'elle nuisait à la ressemblance de certains portraits, qui sont trop souvent la prose de la peinture. Il ne pouvait toucher à un sujet sans l'idéaliser. Sa couleur était fine, son dessin d'une exquise élégance, son expression toujours mélancolique et rêveuse. On ne peut contempler sans émotion les *Femmes souliotes se précipitant du haut d'un rocher pour ne pas tomber entre les mains des Turcs*, ses *Marguerite*, ses *Mignon*, les *Saintes Femmes revenant du tombeau*. Toutefois, les deux chefs-d'œuvre d'Ary Scheffer, les deux tableaux de ses prédilections étaient *Sainte Monique* et *Saint Augustin*, *Françoise de Rimini* qui, pendant quelques années, ne trouva pas d'amateurs au prix de 3,000 fr. Oui, le spiritualisme, l'idéal fut le véritable cachet de son talent, réuni chez lui à une telle modestie, qu'elle le portait à réclamer les conseils de ses amis qui, comme nous, n'avaient que de l'admiration pour son génie.

M. Ingres appartient sans doute à l'école de David qui, dans les arts, comme en littérature, considère les belles œuvres de l'antiquité comme les meilleurs modèles à suivre. Inspirées par la nature, elles doivent représenter le sentiment de tous les peuples et de l'humanité tout entière. Mais dans l'*Apothéose d'Homère,* dans le *Saint Symphorien*, dans la *Stratonice,* on ne trouve aucune de ces lignes arrêtées que l'on reproche à l'école historique; un goût exquis, l'amour du beau distinguent son style. Quelle étude délicieuse de femme dans *Angélique délivrée par Roger!* Quelle grâce, quel naturel dans le portrait de *Cherubini couronné par la Muse!* Quelle vérité, quelle vigueur dans le portrait de M. Bertin de Vaux ! On a reproché à M. Ingres de se montrer le disciple fervent de Raphaël; on ne pouvait faire un plus grand éloge de M. Ingres. Raphaël représente la beauté de l'art antique, ennoblie et perfectionnée par l'idéal chrétien.

En résumé, tous les peuples modernes rendent cet hommage à l'Italie : c'est de son sein que sont sortis les plus grands peintres du monde; c'est à son climat, à sa race, à un goût inné des arts qu'est dû ce privilége. Mais, on le sait, ce génie ne s'éveilla qu'après un sommeil de plusieurs siècles. Il est probable que l'art de la peinture n'était pas parvenu à un niveau moins élevé en Grèce; une régénération complète est nécessaire pour lui rendre son ancienne splendeur. A l'Exposition universelle de 1855, l'Orient, la Perse, la Grèce, l'Italie, l'Espagne, le Portugal, ou s'étaient abstenus, ou n'avaient envoyé que des œuvres de peu d'importance. L'Inde y figurait avec des produits pareils à ceux du temps d'Alexandre. Si les Turcs et les barbares avaient épargné la célèbre image de la Vierge que l'on regardait comme l'ouvrage de saint Luc, et que l'impératrice Eudoxie avait envoyé de Jérusalem à Constantinople, nous pourrions juger à quel degré de perfection l'art était parvenu chez les Israélites. Les climats chauds sont évidemment les plus favorables au talent du peintre. En constatant la supériorité de la race gréco-latine dans les arts, on doit signaler son infériorité en matière d'industrie et de commerce, tandis que c'est tout l'opposé dans les villes du littoral de la Méditerranée, Tyr et Carthage, ainsi que pour la race anglo-saxonne. Cependant nous assistons dans les grandes expositions au spectacle d'une émulation généreuse entre tous les peuples. En 1855, les grandes médailles d'honneur pour les peintres furent données à MM. Cornélius (Prusse), Decamps, Delacroix, Henriquel-Dupont pour la gravure, Ingres, Landsaer (Royaume-Uni), Leys (Belgique), Meissonnier et Vernet. Ary Scheffer et Paul Delaroche n'avaient pas exposé. La plupart des capitales de l'Europe réunissent dans leurs musées les œuvres du génie humain : le Vatican, le Louvre, Dresde, Florence, Madrid, Saint-Pétersbourg, Munich, Londres, Vienne, Berlin, Copenhague, Stockholm, ont des galeries de tableaux dont tout l'or monnayé qui circule dans ces États ne saurait payer la valeur.

On a souvent tenté la périlleuse entreprise de ranger les artistes fameux par ordre de talent ; et après plusieurs autres, Gustave Planche, dans une curieuse biographie du Titien, fonde une heptarchie de peintres avec les noms suivants : Léonard de Vinci, Michel-Ange, Raphaël, Allegri le Corrège, Titien, Rubens et Rembrandt. L'ordre et les noms adoptés ou exclus par Gustave Planche pourraient fournir matière à plusieurs observations. Nous n'en ferons qu'une seule. La conscience universelle a prononcé en attribuant le premier rang à Raphaël pour la peinture, à Michel-Ange pour la sculpture. Nous aimons à nous représenter un Olympe des arts au sommet duquel règnent les trois grands dieux frères par le génie, Raphaël, Léonard de Vinci, Michel-Ange, et après eux le Corrège, le Dominiquin, le Titien, Nicolas Poussin, Eustache Lesueur, Rembrandt, Rubens, Murillo. La douzième place serait disputée par Masaccio, Daniel de Volterre, Claude le Lorrain, Jean Holbein, Albert Durer, le Guide, P. Veronèse, le Giorgion, Van Eyck, David, Annibal Carrache, Van Dyck, Hobbéma, Ruysdaël, Velasquez, le Pérugin, Reynolds, Carlo Dolce, Jules Romain, fra Bartolomeo, Andrea del Sarto.... Mais nous nous arrêtons; il nous semble périlleux de vouloir peser le mérite et mesurer le génie. Ce n'est pas sur les croyances et les opinions politiques seulement que les hommes sont divisés, c'est aussi dans la carrière des arts et pour toutes les matières de goût que le monde est livré aux disputes et aux contradictions.

CHAPITRE VIII

DU GÉNIE POÉTIQUE

La poésie est le don que Dieu a répandu avec le plus de libéralité et qu'on rencontre même chez les peuples des climats les plus opposés. Au milieu des misères de l'existence et des vicissitudes qui la bouleversent, fée de l'illusion, elle projette son prisme sur la vie humaine, et son brillant mirage se reflète sur nos penchants, nos goûts, nos passions, nos sentiments et nos désirs. Par elle, les rêves de l'espérance embellissent l'avenir et déguisent à l'homme la froide réalité ; elle couvre la douleur, la pauvreté, la vieillesse, la persécution, la mort elle-même d'un voile qui en cache les tristesses. Sans la poésie, l'homme serait plus à plaindre ou du moins plus malheureux que l'animal stupide ; il connaît le mal, celui-ci l'ignore. Mais pour lui seul aussi il est un bien céleste : une voix de l'âme, écho de la vérité éternelle, lui révèle avec le mystère de sa destinée la triomphante immortalité qui en est la couronne.

Horace dit avec beaucoup de vérité : *Ut pictura poesis.* En effet, la poésie, comme la peinture, vit d'images et de fictions. Elle se sert d'une parole rhythmée et harmonieuse comme d'un pinceau vivant pour donner de la couleur et un corps à la pensée. La langue qu'elle parle est si belle, si séduisante, que les anciens la regardaient comme celle des dieux et considéraient le poëte *vates* comme inspiré. Aussi, indépendamment du rhythme qui charme l'oreille, la poésie dès l'origine fut-elle consacrée aux hymnes qui célébraient la gloire du Tout-Puissant, au récit des faits héroïques, aux chants de guerre, de triomphe ou d'amour, à l'expression de tout sentiment qui élève l'âme, la console et la touche.

Nous ne cesserons de faire remarquer que, par toute la terre, le cachet de l'humanité se conserve inaliénable, et que, par conséquent, dans les climats les plus extrêmes, l'homme n'est étranger à aucune des facultés, à aucun des dons qu'on admire dans les régions favorisées d'un ciel plus clément. Ile volcanique, quoique souvent ensevelie sous les neiges, placée entre l'ancien et le Nouveau-Monde, on peut dire de l'Islande, *ultima Thule*, plutôt que de la Grande-Bretagne, qu'elle est séparée du reste du monde. Comment l'aspect de la beauté majestueuse et terrible de l'Hécla, du Gayser qui lance à plus de cent pieds de hauteur ses ondes bouillonnantes, le spectacle de ces aurores boréales si brillantes, de ces halos splendides, de ces arcs-en-ciel, de ces blocs de glace gigantesques, de ces immenses rochers, image du chaos, n'ont-ils pas inspiré le génie des anciens Scaldes? On devrait s'attendre à rencontrer parmi eux les qualités qu'on remarque chez les peintres du Nord : la couleur locale, le genre descriptif, la peinture de la vie intérieure. Il n'en est rien, cependant. Néanmoins, si l'inspiration a manqué aux Scaldes, l'étincelle du feu sacré qui anima les vieux

Scandinaves ne s'est point éteinte sous le ciel glacé de l'Islande ; nulle part ne s'est conservée avec plus de fidélité l'ancienne langue nationale, et c'est là qu'ils ont porté et qu'on a recueilli par écrit les *Sagas* et l'*Edda* poétique où vivent les traditions historiques et mythologiques du Danemark, de la Suède et de la Norwège. Ces poëmes contiennent les généalogies des anciens rois, les aventures de quelques héros du Nord, une description des régions habitées par les dieux, les combats et les discours d'Odin, un recueil de formules magiques où est révélée la puissance des ruines. C'est entre le VIe et le XIIe siècle que fut composé l'*Edda* poétique dont les divers chants jettent quelque lumière sur la mythologie et les origines scandinaves, tout en laissant dans une obscurité profonde l'histoire d'une nation dont les anciens connurent à peine le nom.

Comme linguistique, histoire, mouvement scientifique, enseignement, la littérature polonaise n'a rien à envier à celle des autres peuples de l'Europe. Entre toutes les nations slaves, elle est l'une des plus intelligentes ; ses Universités sont très-célèbres ; elle aime passionnément les arts, la peinture, la musique, la poésie ; mais dans chaque siècle nous voyons la fleur de la jeunesse moissonnée par la guerre ou dispersée dans l'exil. Quoique constamment mêlé aux agitations politiques, Rzewuski, après avoir quitté l'épée, publia un art poétique, sept discours sur la religion et les deux tragédies de Rothewichi, de Wladislas à Warna. Dmochowski s'attacha principalement à traduire en vers les chefs-d'œuvre des meilleurs poëtes de l'antiquité, Homère, Virgile et Horace. Dans la seconde patrie que lui fit l'hospitalité de la France, Adam Mickiewicz paya noblement sa dette par son brillant enseignement, au Collége de France, sur les littératures slaves ; il publia quelques œuvres d'une grande chaleur d'âme, qui l'ont placé au rang des poëtes les plus célèbres, et parmi lesquelles on distingue les *Romances et Ballades*, l'*Ode à la Jeunesse*, le *Livre des Pèlerins*, les *Adieux*, nobles chants d'un nouveau Tyrtée ; puissent-ils, comme ceux du poëte antique, apaiser les discordes, entretenir dans les cœurs les vertus guerrières et rendre aux opprimés une patrie régénérée !

Les Finlandais, semblables aux Hongrois, leurs frères d'origine, ont un goût décidé pour la poésie. Lonnrot a publié récemment le *Kalevala* et le *Kanteletar*, anciens chants poétiques de la Finlande. Le premier, véritable épopée, a pour sujet la conquête du pays des Lapons ; il contient en outre les anciennes croyances religieuses et des légendes superstitieuses, toujours chères à l'esprit national. La Finlande compte parmi ses poëtes contemporains Topelius, Berndtson et Runeberg, qu'elle compare à notre Béranger.

Depuis deux siècles la Russie n'a cessé de s'agrandir par ses conquêtes et par ses progrès dans les arts qui font la gloire des peuples civilisés. Déjà dans le XIe siècle, Iaroslaf, au milieu de ses guerres, se plaisait à protéger les lettres ; Ivan III ne cessa de propager la civilisation dans ses États et d'attirer en Russie les architectes, les littérateurs et les artistes des autres nations. Dans son ardeur de gloire, Catherine fit elle-même le drame historique d'*Oleg* et quelques comédies. Au nombre des poëtes russes qui ne manquent ni d'originalité ni d'inspiration, on peut citer Bogdanovitch, Joukovski, le prince Wiasemski ; l'ancien ministre de la justice, Dmitrieff, excella dans les poésies badines, la chanson populaire et s'essaya même dans l'épopée avec le poëme d'*Iermak*. Derjavine, l'un des premiers lyriques de la Russie, fut également ministre de la justice. Kyrloff est l'auteur de fables dont le naturel et la finesse rappellent La Fontaine. Entre autres compositions, on doit à Griboïedof une charmante comédie intitulée *le Danger d'être sage*. Le célèbre auteur de *la Bohémienne*, Baratinski fut ami et rival de l'infortuné Pouschkine, tué en duel le 20 juin 1837, à l'âge de 37 ans ; Pouschkine était un des plus grands poëtes d'Europe, le poëte national par excellence. Restaurateur de la littérature slave, esprit fécond, cœur noble et passionné, il s'essaya avec le même succès dans l'ode, le drame et le poëme dont la forme et le génie rappellent Byron et Chénier. Quoiqu'il s'en défende, il se peint cependant lui-même dans le roman touchant et satirique de *Oniéguine* ; même dans la traduction, le drame de *Boris Godounof* ne nous a pas moins intéressé qu'une tragédie de Shakespeare.

Quoique la rigueur du climat polaire ne laisse aux habitants d'autre industrie et d'autres soins que ceux de pourvoir à l'entretien de leur misérable famille, l'amiral Wrangell rapporte que les femmes russes du nord de la Sibérie improvisent des chants pleins de mélancolie, dont les paroles se rapportent aux objets de leurs affections et rappellent fréquemment le souvenir d'une époque éloignée; on y voit figurer avec surprise la tourterelle, le rossignol, et des fleurs au coloris brillant. Voici deux de ces complaintes que ne désavouerait aucun poëte moderne :

Il ne me faut ni plume ni encre pour écrire ma lettre ; une larme brûlante suffira !

Cette colombe à gorge rouge et violette sera mon messager; gentille colombe, dépêche-toi, pars et prends ton vol vers Iakoutsh, la belle ville.

Tu glisseras ma lettre sous sa porte, ou tu la laisseras tomber sous sa croisée.

Autre chant :

Dis-moi, petit pigeon,

Dis-moi, pigeon à la plume noire,

Où as-tu rencontré ceux qui sont allés du côté de la mer?

Je les ai rencontrés sur la vaste plage, sur les flots, sur les blancs toroses de l'Océan ;

C'est là qu'ils ont découvert une belle île !

Gentille colombe, reprends ton vol et dirige-toi vers la mer azurée,

Pour dire à mon bien-aimé :

Que tu as vu son amie verser des larmes amères !

En regard de ce chant simple et passionné nous placerons une improvisation poétique que M. Cuzent dit avoir recueillie des lèvres mêmes d'une Taïtienne, et dont voici la traduction :

Salut à toi dans le vrai Dieu, toi qui es mon étoile !

Voilà ma petite parole :

Je t'aime comme le petit enfant aime le sein de sa mère.

Je te désire comme la fleur de nos vallées désire la rosée de la nuit pour devenir fraîche et parfumée.

Et comme le petit enfant à qui la mère ne donne pas son sein, je ne puis vivre.

Et comme la fleur qui n'a pas la rosée de la nuit, je vais mourir.

Les jours et les nuits se passent, que me sont-ils, puisque tu n'es pas là ?

Le matin, je te cherche et ne te trouve pas.

Le soir, je t'attends et tu ne viens pas.

Que ne viens-tu donc, si tu m'aimes ?

J'ai fini de parler, telle est ma petite parole.

Salut à toi dans le vrai Dieu, aujourd'hui et pour toujours !

Le même sentiment a inspiré ces deux chants, avec cette différence que le premier est plus concis et plus profond, le second plus souple et plus varié ; celui-là exprime les rêveries mélancoliques de l'âme ; l'autre peint davantage la violence du désir. Nous ferons observer aussi qu'on a trouvé dans quelques îles de la mer du Sud des légendes nationales, qui deviendront peut-être un jour pour les poëtes une source de chants inspirés.

Dans le Nord la poésie et les beaux-arts ont une expression moins vive et l'imagination a moins d'éclat et de charme. L'homme du Midi vit par les sens plutôt que par la raison ; les langues méridionales sont plus souples et plus harmonieuses que celles des peuples du Nord. Quoique la plupart des nations africaines soient fort abruties, quelques-unes donnent pourtant à leur conversation une tournure poétique qui n'est pas sans charme. Blumenbach cite plusieurs exemples de nègres qui se sont distingués comme musiciens, comme poëtes et même comme philosophes. Dans le siècle dernier, une jeune fille de la côte d'Afrique, nommée Philis Weathley, fut amenée en Angleterre vers l'âge de sept ans. Elle apprit très-rapidement l'anglais et même le latin ; elle publia à dix-neuf ans un recueil de poésies anglaises très-estimé.

On trouve quelques traces du génie oriental chez les peuples du Mexique, du Pérou et du Brésil ; les naturels avaient dans leur langage un luxe d'images, de métaphores et de comparaisons souvent exagérées, mais parfois très-pittoresques ; qui n'admirera cette magnifique réponse d'un chef indien aux Européens qui lui proposaient de céder le territoire habité par sa nation : « Dirons-nous aux os de nos pères : « Levez-vous et suivez-nous aux terres « étrangères ? » Au commencement de ce siècle, un jeune poëte rempli d'avenir naquit à Ariquipa, dans les Andes; ses premiers chants, les *Tristes*, promettaient un émule à Moore et à Byron, lorsque ce jeune enthousiaste embrassa sous Pumacagna la cause de l'indépendance contre les Espagnols. Fait prisonnier, il fut condamné à être fusillé, et mourut en héros. On doit au poëte brésilien Caldas Pereira de Souza un charmant poëme sur les *Oiseaux*, et des odes sacrées qui respirent un vif enthousiasme.

Berceau du genre humain, l'Asie a devancé les autres peuples dans la civilisation. Les hymnes de l'Écriture sainte, les plaintes pathétiques de Job, les prophéties éloquentes d'Isaïe, de Daniel, de Baruch, d'Ezéchiel, les imprécations de Nahum contre Ninive, les paroles menaçantes d'Habacuc et de Sophonie, les psaumes de David surtout, sont des chefs-d'œuvre de poésie lyrique, dont la beauté et la magnificence littéraires empruntent un éclat surhumain à l'esprit de Dieu qui les anime; aussi ne trouve-t-on rien d'aussi sublime dans les œuvres des poëtes et les annales des autres nations.

Dans tout l'Orient un parfum de poésie semble répandu sur les hommes et sur les choses. Mais l'exagération et la facilité sont des écueils dont les peuples de ces contrées ne savent pas se garantir. Les livres sacrés des Hindous, les *Vedas*, écrits en langue sanscrite, contiennent un grand nombre de prières et d'hymnes en vers; ils furent commentés en dix-huit poëmes connus sous le nom de *Pouranas*, par le savant Vyasa, à qui l'on doit également la seconde des épopées indiennes, le *Mahabharata*, dont on fait remonter la composition au XIIe et même au XIVe siècle avant l'ère chrétienne. On place au XVe le *Ramayana*, qui se trouve, par conséquent, le plus ancien livre du monde après le *Pentateuque*. Ainsi Valmiki a devancé Homère de cinq siècles, et quoiqu'on ne puisse, sans le plus extravagant des paradoxes, comparer le poëme du premier à ceux du second, on n'en doit pas moins convenir, en songeant surtout à l'époque où il fut écrit, que le *Ramayana* est l'œuvre d'un génie supérieur et le fruit d'une riche imagination. Nous comprenons même qu'il excite l'admiration d'un peuple, qui retrouve dans ce poëme l'un des plus antiques monuments de son histoire et de ses croyances religieuses. Rama, le héros de l'épopée indienne, première incarnation de Vichnou, et par conséquent de nature divine, était le fils aîné de Daçaratha, roi d'Aoude, auquel il devait succéder. Mais ce faible roi avait promis à sa seconde femme de lui accorder la première faveur qu'elle lui demanderait. Celle-ci, voyant arriver le jour où devait être sacré le jeune prince, demanda à son époux que Rama fût exilé et que Bharata, son propre fils, reçût l'onction royale.

Lié par son serment, Daçaratha envoya en exil son fils bien-aimé, et le jeune héros lui-même, sauvant l'honneur de la parole engagée par son père, se retira dans un lieu désert, suivi par l'un de ses frères, le brave et courageux Laksama ; Sita du Vidéhà, son épouse, riche en vertus acquises et naturelles, en douceur, en jeunesse, en beauté, accompagnait toute brillante son Rama *comme la splendeur accompagne l'astre des nuits*. Veut-on une idée de l'exagération qui caractérise les poëtes hindous, il suffit de citer le portrait de Daçaratha et les merveilles qu'on voyait dans son royaume : « Daçaratha, dit Valmiki, était le plus puissant des rois, prince à la vue d'aigle, aimé des villageois et des citadins, vainqueur de ses ennemis, maître de ses passions et le plus ferme appui de la justice. Il n'y avait dans son royaume aucun homme qui ne jouît d'une grande estime, qui n'exerçât une profession honnête, qui n'eût une grande fortune; on n'y rencontrait ni avare, ni injuste, ni trompeur, ni orgueilleux, ni colère, ni glorieux, ni menteur, ni âme basse, ni dénonciateur, ni un malheureux, ni un époux qui n'eût beaucoup d'enfants, ni un mortel dont la vie ne dût pas atteindre dix mille années; les maladies y étaient inconnues. Enfin la ville d'Ayandhya, décorée de cent palais superbes, ne comptait ni un mari inconstant, ni une femme infidèle, ni un athée, ni un égoïste. »

Cependant ce roi modèle d'une contrée où la vie moyenne était de dix mille années, Daçaratha, inconsolable de l'exil de son fils, déserta la terre pour le ciel. Les brahmes proclamèrent Baratha héritier du royaume. Mais ce généreux prince, ne voulant pas d'une couronne qu'il avait obtenue par le subterfuge de sa mère, alla trouver Rama dans sa solitude, et le supplia de ceindre le diadème. Fidèle aux ordres de son père, Rama refuse, et après avoir congédié son frère, craignant de nouvelles instances, il quitte la solitude qu'il s'était faite sur une montagne élevée et s'enfonce dans la forêt Dandaka.

C'est là que sa belle Sîta lui est enlevée par le mauvais génie *Ravana*, et c'est alors que commence réellement le *Ramayana*, c'est-à-dire les courses de Rama. Dans l'espoir de retrouver Sîta, il entreprend une vie de glorieuses aventures, fait alliance avec le roi des singes et le roi des ours, qui combattent avec de grands arbres en guise de massues, et lancent des pics de montagnes à l'instar de javelots; aidé par eux, il est vainqueur du géant Ravana et retrouve Sîta. En souvenir de cette victoire, il élève un temple à Siva dans l'île de Ceylan. Puis, il fonde un grand royaume qu'il initie à la civilisation, et, après avoir enseigné aux hommes à adorer les dieux et à respecter les lois, il laisse la couronne à son fils Koucha, et s'envole au ciel avec Sîta, d'où il ne cesse de veiller au bonheur de la terre.

Telle est la substance de la célèbre épopée indienne, qui ne compte pas moins de 50,000 vers, et ne manque ni d'invention, ni d'intérêt, ni de merveilleux. Ainsi que nous l'avons dit, Valmiki et Rama vécurent trois siècles avant la guerre de Troie, cinq avant Homère. Que ne devait-on pas attendre d'un peuple qui, à une époque où tous les autres étaient dans l'enfance ou la barbarie, débutait dans la carrière des lettres par le *Ramayana?* Mais par l'effet déplorable d'un culte dégradant et d'institutions oppressives, la civilisation s'y est subitement arrêtée, aucun progrès ne s'est produit dans la succession des âges. Tels les Hindous étaient il y a trente siècles, et lors de l'expédition d'Alexandre, tels ils sont aujourd'hui sous la domination anglaise; les guerres et les invasions étrangères, les conquérants et les missionnaires n'ont pu jusqu'ici les faire sortir de leur immobilité, et ils paraissent destinés à rouler éternellement dans le même cercle, avec leurs mœurs, leurs cultes, leurs préjugés, leurs *Védas* et leur *Ramayana*.

En dehors de l'Inde, les trois grandes nations asiatiques, la Chine, l'Arabie et la Perse appartiennent aux trois branches principales de la famille humaine, mongole, sémitique, indo-européenne, et diffèrent en outre les unes des autres par leur langue fondamentale, les mœurs et les institutions; mais en poésie, elles offrent les caractères communs des littératures de l'Orient, un luxe fastidieux d'images, de métaphores, de métonymies et de comparaisons qui ne sont pas toujours réglées par le meilleur goût. « La langue poétique des Chinois, dit Abel

Rémusat, est véritablement intraduisible; on pourrait peut-être ajouter qu'elle est souvent inintelligible. Les métaphores les plus incohérentes, les figures les plus hardies y sont prodiguées avec une incroyable profusion. Et comme nous sommes privés en Europe des secours qui seraient nécessaires pour déchiffrer ces compositions énigmatiques, nous nous trouvons réduits à une opération conjecturale dont le succès n'est jamais bien démontré. » Les orientalistes, en effet, comprennent et traduisent assez facilement la langue chinoise ordinaire. Mais s'agit-il de celle des lettrés et des poëtes, du *style élégant et sublime*, il n'est donné qu'à de rares privilégiés de l'entendre, et encore Abel Rémusat ne voit-il parfois dans ces élucubrations qu'un *ingénieux galimatias*. Les poëtes du Céleste Empire ont poussé l'adulation envers leurs œuvres jusqu'à l'exagération la plus ridicule, et de même que leurs soldats (et quels soldats!) écrivent sur leur bouclier ce mot honorable : *bravoure*, ainsi a-t-on qualifié du titre d'*écrivains de génie* les auteurs des dix romans modèles dont les orientalistes nous ont donné la traduction, et dont deux ne sont pas même encore publiés. Ces romans éveillent chez nous un intérêt de curiosité ; mais s'ils offrent une peinture assez fidèle de la vie privée en Chine, ils prouvent également combien l'art est encore dans l'enfance, chez un peuple en qui se manifestent tant de symptômes de décrépitude.

Ce que nous savons du roman ne nous donne pas le désir de connaître les innombrables pièces de théâtre de la Chine. Toutefois, dans cette longue existence comme nation, la Chine elle-même a eu quelques véritables poëtes; Abel Rémusat n'a pas été juste envers eux. On doit à Confucius un recueil de 305 pièces de vers qui sont les chants populaires des premiers âges de cet empire, et qui paraissent remonter à trente siècles. Ainsi qu'Edmond Biot le fait remarquer dans un savant commentaire du *Chi-King,* nom donné à ce précieux recueil, il nous offre une étude des anciennes coutumes des Chinois dans un style simple et varié, sans aucun des ornements grandioses, sans aucune des exagérations qu'on rencontre dans presque toutes les poësies épiques de l'Orient. La plupart des odes du *Chi-King* se rapportent à un peuple pasteur et de mœurs douces; plusieurs sont empreintes d'une touchante mélancolie. Une ode du *Chi-King* s'exprime ainsi en parlant des héros fondateurs de la dynastie des Theou :

« Ouen-Ouang habite maintenant les demeures célestes; ô que sa gloire est grande dans les cieux!

» Qu'il s'élève (au plus haut de ces régions sublimes), ou qu'il consente à s'abaisser (vers les régions terrestres), toujours il est auprès du souverain Seigneur. »

Une antique chanson contient enfin cette belle idée :

Quand l'homme est malade, il appelle son père et sa mère ;
Quand il est triste, il invoque le ciel (1).

Dans chaque siècle la Chine eut ses poëtes, dont les œuvres sont la représentation la plus fidèle non-seulement de ses mœurs, mais encore de son histoire. « Vers le commencement du nôtre, dit M. d'Hervey de Saint-Denys, le bouddhisme, introduit dans l'empire chinois, ne fit qu'augmenter les tendances des esprits à rêver un monde idéal. On vit se former une école littéraire qui s'adonna

(1) *Poésies de l'époque des Thang,* par le marquis d'Hervey de Saint-Denys.

particulièrement à décrire les spectacles les plus étranges de la nature, les sites les plus sauvages et les plus pittoresques, les illusions produites par le clair de lune, l'aspect fantastique, durant la nuit, des bois et des rochers, des cavernes et des montagnes, des nuages et des blanches vapeurs, et cela dans un langage nouveau, recherché, souvent obscur, très-éloigné de la simplicité d'autrefois. » Ainsi l'école romantique, qui reçut des auteurs chinois le nom d'*adonnée à l'extraordinaire*, naquit il y a dix-huit siècles, et depuis elle a toujours occupé une grande place dans la littérature chinoise. C'est entre le VIIe et le IXe siècle, c'est-à-dire à l'époque des Thang, que la poésie atteignit son apogée : « L'arbre de la poésie, dit un écrivain chinois, prit racine au temps du Chi-King ; ses bourgeons parurent avec Li-Ling et Sou-You ; les feuilles poussèrent en abondance sous l'influence des Han et des Ouii ; mais il était réservé aux Thang de voir ses fleurs et de goûter ses fruits. » Nous trouvons dans le recueil intéressant de M. d'Hervey de Saint-Denys la traduction des poésies principales de ce règne glorieux. Le genre érotique y occupe une certaine place, mais il est plus chaste et plus réservé que chez Properce et Tibulle. Les poésies chinoises célèbrent souvent les charmes de l'amitié :

Dix grandes tasses ont été bues (dit Thou-Fou); cependant ma raison n'est point égarée ;

Mais je suis touché profondément de retrouver si vive notre vieille amitié ;

Demain il faudra mettre encore entre nous des montagnes aux cimes nuageuses,

Et pour nous deux l'avenir redeviendra la mer sans horizon.

Il n'est presque aucune de ces poésies où se ne trouvent des comparaisons avec la clarté de la lune, le parfum des fleurs, les nuages gris qui allongent leurs formes déchirées, les pics blancs de quelques montagnes, les éventails aux plumes de faisan, les écailles d'or du dragon, les oiseaux jaunes, les hirondelles blanches, etc. Avant Horace et Millevoye, l'automne avec ses feuilles jaunes, le printemps avec ses belles jeunes filles qui fêtent le retour du soleil, avaient eu des chantres inspirés à la Chine. Mais ce qui frappe surtout dans les poésies des lettrés, c'est l'absence totale de croyances, un scepticisme morne et désespéré, une tristesse sans consolation. Li-taï-pé est le poëte favori de la nation chinoise ; il mérite cet honneur que Thou-Fou pourrait seul lui disputer. Li-taï-pé s'abandonna sans réserve à sa passion immodérée pour le vin, et l'on rapporte qu'il mourut dans un accès d'ivresse. La brièveté de la vie, la perte irréparable de la jeunesse, la nécessité de mourir sont continuellement présentes à sa pensée ; il n'affecte pas l'aimable insouciance d'Anacréon, la philosophie spirituelle d'Horace ; il ne se console, il n'est heureux, il ne chante que la coupe à la main. Mais, il faut le reconnaître, Li-taï-pé est un grand poëte, dont les odes, un peu monotones peut-être, mais gracieuses, vives, brillantes, ne craignent aucune comparaison ni avec les anciens, ni avec les modernes. On peut lire la belle ode d'Horace sur le retour du printemps : *Solvitur acris hiems* et puis dans les poésies de l'époque des Thang les stances de Li-taï-pé sur le même sujet commençant ainsi :

La neige ne charge plus les branches de l'abricotier.

On ne trouvera pas dans le poëte chinois cette pensée superbe :

Pallida mors æquo pulsat pede pauperum tabernas
Regumque turres....

Mais on reconnaît qu'il l'emporte sur Horace lui-même par la fraîcheur des images, la richesse de l'imagination et la louange délicate qui termine ces strophes charmantes.

Comparée aux autres régions de l'Asie méridionale et orientale, la Chine est un pays tempéré. Si ses poëtes ne se sont pas illustrés par de grandes créations, ils se distinguent par le génie de la versification et l'art avec lequel ils se jouent des difficultés de leur prosodie. Nous pensons que l'invention de la rime remonte chez eux jusqu'aux temps les plus reculés; elle se trouve dans leurs compositions avec une richesse incomparable ; on présume que leurs vers se chantaient et que les plus anciennes poésies ont dû à des airs nationaux le privilége d'être conservées de génération en génération.

Les sept Mohallakats ont pour auteurs sept poëtes arabes antérieurs à l'hégire. Suspendus à cause de leur perfection aux murs de la Câba à la Mecque, ces poëmes, de 70 à 100 vers, sont les plus anciens monuments de la littérature arabe et se rapportent généralement à des faits historiques. Ces compositions primitives et grossières s'élèvent quelquefois jusqu'au sublime. Toutefois, la poésie arabe ne prit son essor que du temps de Mahomet, et ce fut sous les Abbacides qu'elle atteignit toute sa splendeur pour se précipiter ensuite rapidement vers la décadence. Le recueil des anciennes chansons arabes par Aboul-Faradj-Ali, le poëme de Chanfara intitulé : *Lomyyât-el-Arab*, le roman héroïque d'*Antar*, et les *Mille et une Nuits* suffisent pour caractériser le génie arabe; on remarque dans tous une riche imagination, l'amour des fables et du merveilleux, une fécondité inépuisable. En débordant sur l'Europe, l'invasion arabe y répandit, en Espagne surtout, l'esprit d'exagération et le goût des ornements étudiés. Mais en Europe, comme en Afrique et comme en Asie, la race arabe a conservé dans ses mœurs, dans ses discours, dans son culte et dans sa vie nomade un cachet d'origine qui n'est pas dépourvu de toute poésie. Nous en citerons un seul exemple, qui remonte à l'année 1847 ; c'est le récit du massacre de deux tribus algériennes qui s'étaient réfugiées sous les murs de Fez en voulant suivre la fortune d'Abd-el-Kader. Un des chefs des Beni-Amer, échappé au massacre, en rend compte à l'un de ses amis d'Oran. Il raconte qu'après avoir demandé un refuge à Muley-Abder-Rhaman, les deux tribus durent à leurs fusils d'arriver sains et saufs sous les murs de Fez et furent installées sur les terres les meilleures du Maghzen. Il continue ainsi : « Cependant » personne n'était heureux, un chagrin profond rongeait » tous les cœurs; nos enfants naissaient et nos frères se » mariaient sans qu'aucune fête consacrât les joies ordi» naires de la tribu. Nos coursiers rongeaient leurs » entraves, nos fusils étaient muets ; nos laboureurs con» duisaient silencieusement leur charrue, nos femmes » tournaient tristement leur meule sans l'accompagner » de leurs chants ; nos enfants même ne jouaient plus, de » peur de nous troubler dans notre douleur. Quelle était » donc cette maladie qui accablait toute une tribu ? Si » personne n'osait le dire, personne ne se méprenait sur » sa nature : c'était l'absence du pays ! Hommes et femmes, » petits et grands, jeunes et vieux, tous sans exception » nous regrettions le ruisseau, la fontaine où nous allions » nous baigner et nous désaltérer ; tous nous sentions le

» besoin de pleurer sur les tombeaux de nos pères, de
» nos frères, de nos enfants ; tous nous avions laissé des
» parents, des amis dans ce pays dont nous avions été
» violemment enlevés. Quel est l'Arabe qui ne préfère
» manger de l'herbe sur le coteau où il est né, que de vivre
» dans l'opulence sur la terre étrangère ? Personne n'osait
» confier ses tristes pensées à son voisin, et les heures s'é-
» coulaient tristes et cruelles. »

Pressée par le regret du pays natal, la tribu ne cessait de faire des démarches secrètes pour rentrer en grâce avec la France ; mais ses lettres avaient été interceptées, et quand elle leva ses tentes pour s'acheminer vers l'Algérie, elle se vit environnée de tous les contingents des tribus Berbères environnantes, que le fils de l'empereur avait envoyés à sa poursuite.

Ici le Beni-Amer décrit les combats désespérés que livra cette poignée de braves ; mais après quelques jours de luttes glorieuses les rangs s'étaient éclaircis, les munitions vinrent à manquer, les flots de cavaliers et de fantassins ennemis augmentaient sans cesse.

» Toute résistance devenait inutile, ajoute-t-il, nous
» étions nous, nos femmes, nos enfants étouffés par ces
» chacals avides de sang et de pillage et écrasés sous les
» pieds des chevaux.... Pourquoi Dieu ne nous a-t-il pas
» fait la grâce de partager le sort de ceux qui sont morts
» en combattant ? O Seigneur ! vous nous avez cruellement
» punis de nos fautes ; nous acceptons vos décrets ; mais
» votre juste vengeance ne retombera-t-elle pas aussi
» sur la tête des indignes musulmans qui nous ont trahis
» et qui ont massacré nos frères, nos femmes et nos en-
» fants ? »

Un tel récit, tous ces accents sont dignes de la poésie épique.

La Perse ne le cède ni à l'Inde, ni à l'Arabie pour le nombre et le génie de ses poëtes. On compte parmi les plus célèbres Ferdoucy, Sâdi, Djâmi, Hafiz, Ferid-Eddin-Attar, Hoçaïn Waëz, etc. La langue persane, issue du sanscrit, est la plus harmonieuse de l'Asie ; on la compare à l'italien moderne. Aussi se montre-t-elle très-favorable à la poésie et ses poëtes se font-ils remarquer par une fécondité inépuisable. C'est à dater du xe siècle seulement et par conséquent vingt siècles après celle de l'inde et de la Chine, que commence la littérature persane. Cependant le *Zend-Avesta,* le livre sacré des Guèbres, remonte à une haute antiquité ; on s'accorde même à en attribuer la première partie ou le *Vendidad Sadé* à Zoroastre. Mais le *Zend-Avesta*, malgré tout l'intérêt qu'il offre aux érudits, est plutôt un livre liturgique qu'une œuvre littéraire ou poétique. Ferdoucy, Ferid et Djâmy, trois des plus célèbres auteurs persans, sont nés dans le Khoraçan, Sâdi et Hafiz à Chiraz. Nous avons déjà signalé la facilité prodigieuse des poëtes de l'Orient ; ceux de la Perse sont aussi heureusement doués. Djâmy n'a pas composé moins de 50 ouvrages, tant en prose qu'en vers. Le *Youçouf et Zuléikha* de cet homme célèbre a été traduit en vers allemands, et le *Medjnoun et Léila* en français ; parmi les autres poésies figurent le *Chapelet des justes*, le *Cadeau du noble*, le *Séjour du printemps,* etc. Sâdi passa le tiers de sa vie aventureuse à guerroyer, un autre à voyager et le dernier dans un monastère ; il prolongea sa carrière jusqu'à cent deux ans ; une science profonde non moins qu'une imagination brillante caractérisent la plupart de ses compositions. Le *Gulistan* (pays des roses) est écrit en prose et en vers, d'un style clair, plein de grâce et d'éclat ; il ne sacrifie jamais la pensée à la rime, comme la plupart des poëtes orientaux. Dans un autre poëme, le *Bostan* (jardin), l'auteur s'abandonne à son penchant pour le mysticisme et traite de la morale, du gouvernement, de la crainte et de l'amour de Dieu dans un langage empreint de force et d'élévation. Hafiz est le poëte anacréontique de la Perse. Le recueil des poésies de Ferid-Eddin-Attar renferme 40,000 vers, non compris la collection de ses distiques. Moraliste sévère et sofi fervent, ce poëte a laissé sous le titre de *Pend-Nâhèh* (livre des conseils) un traité de morale très-estimé, traduit par M. de Sacy. Doué d'un talent merveilleux pour la poésie, Hoçaïn Vaëz offre le véritable modèle du style oriental et ne se distingue pas moins par la richesse de l'imagination que par la hardiesse des métaphores. Cependant aucun n'égale Ferdoucy, l'auteur de *Châh-Nâmèh* (le livre des rois), que les Persans considèrent comme leur épopée nationale. Mais doit-on véritablement donner ce nom à l'œuvre de Ferdoucy ? Elle embrasse toute l'histoire de l'empire des Perses depuis sa fondation jusqu'à sa destruction et remonte même jusqu'à la création du monde. Ferdoucy commence ainsi son poëme :

Au nom du Dieu clément et miséricordieux,
Au nom du maître de l'âme et de l'intelligence...

Ici se placent les attributs de Dieu, *qui pesa l'âme et la raison, qui créa le monde de rien, afin de faire éclater sa puissance ;* et puis apparaît l'homme, la clef de toutes les choses enchaînées. Considérée comme œuvre historique, Ferdoucy convient qu'il en a puisé la majeure partie dans la collection de Danischwer, recueil de toutes les légendes populaires et des traditions nationales; il n'est pas nécessaire d'ajouter que l'histoire y tient moins de place que la fable, le merveilleux et la fiction enfantés par le génie superstitieux des Orientaux. Depuis l'hégire, les rois de Perse cherchaient un poëte qui entreprît de mettre en vers la collection de Danischwer. Dakiki l'avait tenté, mais il mourut avant d'avoir poussé bien loin son travail. Vers l'an 365 de l'hégire, Ferdoucy, parvenu à la maturité de l'âge, il avait alors trente-six ans, osa entreprendre cette œuvre immense qui comprend 54,000 distiques, et à laquelle il consacra trente années entières; il débute par l'histoire de Zohak et de Feridoun, où nous trouvons quelques réminiscences des superstitieuses croyances de Zoroastre et des règnes d'Astyage et de Cyrus. Zohak était un roi à qui Ahriman avait rendu des services. Cet ennemi implacable des hommes demanda au roi comme récompense de lui donner un baiser sur chaque épaule. Cette grâce lui ayant été accordée, il sortit des épaules qu'avaient effleurées les lèvres d'Ahriman deux serpents noirs, hôtes hideux qu'on essaya d'abattre, mais qui repoussaient sans cesse aussitôt qu'on les coupait. Possédé par Ahriman, Zohak avait acquis la puissance; il détrôna Djemschid, troisième roi de Perse, qui régnait depuis trois cents ans, « *prit le monde,* dit Ferdoucy, *comme une bague au doigt,* » et régna des siècles. Mais il lui fallut vivre avec les serpents noirs, ces implacables compagnons du maître de la terre. Les savants et les devins consultés firent espérer à Zohak qu'il en serait un jour délivré en nourrissant ces affreux reptiles avec des cervelles humaines. Par suite de ces conseils, où l'on reconnaît les insinuations des courtisans, on introduisait chaque nuit dans le palais deux hommes qui étaient mis à mort, et leurs cervelles faisaient la nourriture des serpents. Cependant, la prospérité des méchants a toujours un terme. Zohak, comme Astyage, eut un rêve effrayant; il lui sembla qu'un enfant nourri par une vache, et dont il avait tué le père, viendrait venger sa mort, armé d'une massue à tête de bœuf, et lui ravirait le trône. C'est en vain que Zohak met tout en œuvre pour se délivrer de Feridoun, dans lequel il croit reconnaître l'ennemi désigné par son rêve ; l'oracle s'accomplit ; Feridoun conduit Zohak sur une montagne déserte, et l'attache solidement sur un rocher avec des chaînes indestructibles.

Nous ne pousserons pas plus loin nos citations ; il nous suffira de faire remarquer qu'à l'exemple des auteurs du *Kalevala* et de l'*Edda* poétique, Ferdoucy n'invente rien ; il se contente de prêter son style harmonieux aux légendes du Danischwer. Ainsi que M. Jules Mohl le fait remarquer dans sa savante traduction, pour rester fidèle aux traditions, il commet des omissions importantes, passe sous silence tout le règne des Parthes, fait d'Alexandre, dont il parle à peine, un chrétien et confond Zoroastre avec Abraham. Ferdoucy est un admirable versificateur, mais on ne saurait faire une épopée d'une suite de récits qui embrassent plus de trente siècles, et encore moins comparer *Châh-Namèh*, comme l'ont fait les Persans, à l'œuvre la plus admirable de l'antiquité, à l'*Iliade* d'Homère.

Homère ! Quel est ce grand nom qui, depuis trente siècles, règne sur le génie humain, ce poëte *très-divin* en qui Lycurgue saluait le grand politique, Plutarque le moraliste parfait, et Justinien le père de toute vertu ? Aristote, Alexandre, Horace, les maîtres de la terre, comme ceux de l'intelligence s'inclinent devant la majesté de cet aveugle mendiant. A son école se forment les poëtes, les orateurs; les capitaines apprennent dans ses livres à gagner des batailles et les politiques à gouverner les peuples. Combien l'action de l'*Iliade* est simple, mais avec quelle grandeur elle se développe! Il s'agissait d'abord de la colère d'Achille; bientôt l'Europe et l'Asie, la terre et le ciel sont en présence. Les caractères créés par Homère sont sous nos yeux et vivent éternellement dans la mémoire des peuples. Interprète, dans son merveilleux, des croyances de ces temps antiques, il imprime à ces légendes une grandeur surhumaine, et peut-être doit-il être considéré comme le fondateur du paganisme. On vante souvent dans l'*Iliade* l'harmonie du langage, le charme du style, la noblesse des discours. Toutefois, la perfection de la forme le cède encore à la puissance de l'imagination, au pathétique des événements et à la sublime expression des sentiments humains. Symbole du génie épique, Homère est le créateur d'un art que les poëtes de toutes les nations imiteront sans pouvoir l'égaler.

Nous n'examinerons pas si les anciens Grecs, comme l'orgueil national le leur faisait dire, étaient autochthones. Les femmes d'Athènes portaient comme ornement dans leur chevelure une cigale d'or, pour montrer que sa population, comme cet insecte, était sortie du sol qu'elle habitait. Des témoignages irréfragables prouvent au contraire que la Grèce et les îles furent envahies à plusieurs reprises par des populations asiatiques, les Pélasges, les Hellènes, les Phrygiens et les colonies phéniciennes. Du mélange de ces peuples, d'aspirations communes et de l'influence d'un climat privilégié, il se forma une race admirablement douée entre toutes, avec ses quatre principaux dialectes et une langue d'une souplesse merveilleuse aussi bien que d'une richesse incomparable, remplaçant le sanscrit dont elle dérive. Aussi le génie poétique de la Grèce ancienne, semblable à celui de l'Orient, le surpasse-t-il par un goût exquis et le sentiment du beau, qui est son idole. Elle idéalise la forme humaine et prête à toutes les manifestations de la pensée, à toutes les aspirations de l'âme un langage digne d'elle. Elle a créé et porté jusqu'à la perfection l'épopée avec Homère, la tragédie avec Eschyle, Sophocle et Euripide, la comédie avec Aristophane et Ménandre, la poésie lyrique avec Sapho, Erinne, Corinne et Pindare. Comment tant de génie, tant de goût et de perfection se sont-ils évanouis, ou sommeillent-ils depuis deux mille ans? Ne les retrouvera-t-elle pas avec la liberté et les bienfaits d'un gouvernement éclairé?

Rome emprunta d'abord à la Grèce ses jeux scéniques. Imitateur d'Épicharme et de Philémon, Plaute déclare même dans le prologue de l'*Asinaire* que sa pièce est une traduction de Démophile. Toutefois, il invente à son tour, et, doué au plus haut degré de la qualité indispensable dans ce genre de poésie, *vis comica*, il intéresse par l'intrigue de ses pièces, il amuse par sa gaîté intarissable, mais sans manquer à la bonne latinité; il cherche cependant à plaire à la foule plutôt qu'aux esprits délicats. Observateur des mœurs d'une société plus aristocratique, Térence a plus d'élégance et moins de force comique que Plaute; il n'était, suivant l'expression de César, qu'un demi-Ménandre.

Jaloux de s'égaler aux grands noms qui furent la gloire d'Athènes, les plus illustres des Romains voulurent être poëtes; les vers de Brutus, que Quintilien compare à ceux de Cicéron, figuraient dans les bibliothèques publiques. Cassius Severus, l'un des meurtriers de César, avait composé un grand nombre d'élégies, d'épigrammes et de satires ; son principal ouvrage était une tragédie de *Thyeste*. César fut l'auteur d'une tragédie d'*Œdipe*, qu'Auguste défendit de publier ; cependant, il composa lui-même une tragédie d'*Ajax* et un poëme sur la Sicile ; Tibère fit un poëme lyrique sur la mort de Lucius César. Caligula avait aussi des prétentions d'écrivain, et, jaloux des mérites supérieurs aux siens, il soutenait que Virgile n'avait ni génie ni savoir, et que Tite-Live était un historien verbeux et négligé. Musicien passionné, Néron s'appliquait en outre avec ardeur à la peinture et surtout à la sculpture ; il composait des vers avec plaisir et sans travail ; rien ne le blessa tant dans la proclamation de Vindex (Suétone) que d'être taxé de mauvais joueur de cithare. Les tragédies de Sénèque contiennent quelques belles maximes ; mais l'action dramatique, la terreur et la pitié n'y tiennent qu'une place secondaire, et laissent la première aux dissertations philosophiques.

C'est avec Catulle, Lucrèce, Tibulle, Properce, Ovide, avec Horace et Virgile surtout, que le génie poétique parvient au plus haut degré de splendeur à Rome. On a vu que pour l'art dramatique la Grèce l'emporte de beaucoup sur elle ; mais combien les *Métamorphoses* d'Ovide ne sont-elles pas supérieures aux *Travaux et aux Jours* d'Hésiode par la richesse des descriptions, la magie du style, la peinture vivante des passions humaines et l'art d'intéresser dans un sujet mythologique ! Quel talent ne faut-il pas qu'on suppose à Lucrèce pour avoir pu prêter le charme de la poésie, même à l'histoire des atomes et à l'apothéose du matérialisme épicurien ! Horace est poëte accompli dans tous les genres qu'il a traités. Moins lyrique que Pindare, moins passionné que Sapho et Corinne, aussi aimable qu'Anacréon, il a plus d'élégance et de variété que ces poëtes ; Alcée et Lucile ne l'égalèrent pas dans la satire. Ses épîtres sont des modèles de bon sens, de goût fin, de grâce spirituelle, de raillerie bienveillante ; Horace enfin est un des plus beaux génies de l'antiquité, et, de tous les poëtes du siècle d'Auguste, Virgile est le seul dont la perfection soit comparable à la sienne.

Une épopée nationale est le rêve de tous les peuples; elle manquait à Rome, maîtresse du monde; il était plus aisé de conquérir la Grèce que de créer une *Iliade*. César admirant dans *Athys*, ainsi que dans *Pélée et Thétis*, de Catulle, des beautés dignes d'Homère, avait engagé ce jeune poëte à entreprendre une épopée nationale. Malheureusement la mort le frappa à l'âge de trente ans. On espérait que Varius ajouterait cette couronne à la gloire de Rome. Il travailla longtemps à un poëme dont Agrippa et Auguste étaient les héros. Horace dit de lui :

Forte epos acer
Ut nemo Varius ducit.

Mais nous ne trouvons dans les auteurs d'autres traces du poëme de Varius que l'éloge d'Horace. Enfin Virgile venait de publier ses admirables *Géorgiques*, lorsque Auguste le décida à prendre l'*Énéide* pour sujet d'une épopée. Il y travailla douze années et mourut avant de l'avoir achevée. Le choix de son héros, l'un des plus pâles de l'*Iliade*, répand sur tout le poëme une froideur que l'art incomparable de Virgile ne parvient pas à rompre. Admirateur d'Homère, c'est en l'imitant, c'est en faisant agir les héros, créés par le génie de ce poëte, qu'il intéresse et captive. Le second chant, ou le sac de Troie, est un magnifique épilogue de l'*Iliade*. Faut-il admettre avec Macrobe que ce chant si beau soit copié presque mot à mot, *pene ad verbum*, de Pisandre? Quoique peu scrupuleux dans ses emprunts, nous pensons que Virgile aurait reculé devant un plagiat aussi énorme. Les critiques du moins lui ont laissé la gloire d'avoir conçu et décrit avec un charme infini les amours de Didon, l'épisode de Cacus, la mort si touchante de Nisus et d'Euryale et même la descente d'Énée aux enfers, où dans l'imitation il se montre supérieur à Homère. La pureté, la richesse, la perfection, la magie du style font oublier que les six derniers livres manquent totalement d'action et d'intérêt. Virgile s'en exagérait tellement les défauts, qu'il ordonna au moment de mourir que son œuvre fût brûlée; heureusement Auguste et Varius en trouvèrent des copies; ils conservèrent ainsi à la postérité un poëme qui, dans son imperfection même, reste, après l'*Iliade*, le chef-d'œuvre du génie épique.

Les *Annales* d'Ennius, pas plus que la *Guerre punique* de Silius Italicus, ne peuvent être considérées comme des épopées. On n'y trouve ni action principale, ni héros sur qui se concentre l'intérêt, ni péripétie, ni merveilleux. C'est également par le merveilleux que, malgré les beautés de détail, pèchent la *Pharsale* et la *Henriade*. Celui qui n'est point accepté par les croyances populaires, choquant la vraisemblance, laisse le lecteur indifférent et froid.

Avec le Dante, l'italien, sorti du latin corrompu, devient une langue nationale et rivalise avec les anciennes par une versification riche et noble, harmonieuse et concise tout ensemble. Dans la *Divine Comédie*, le Dante paraît s'être inspiré de ces paroles d'Ézéchias : *Ego dixi : in dimidio dierum meorum vadam ad portas inferi*. (Isaïe,

XXXVIII, v. 10.) Du premier au dernier verset règne un merveilleux qui promène l'âme dans le monde invisible, et la conduit comme par un ravissement prophétique dans l'enfer, le purgatoire et le paradis. Arrivé à cette hauteur, il assigne leur place dans la vie d'outre-tombe aux hommes qui ont rempli le monde de leur nom ou de leurs crimes, et, par une de ces hardiesses de poëte, il fait comparaître ses contemporains eux-mêmes au redoutable tribunal de la justice divine. Dans ce voyage à travers les champs de l'éternité, il passe en revue les vices des grands, la politique astucieuse des princes, la corruption de ses concitoyens, et sème sur sa route les descriptions saisissantes, les pensées sublimes, les épisodes pathétiques. Il ne faut point chercher dans la *Divine Comédie* un plan, une action, un héros, un dénoûment, ni demander des règles au vol de l'aigle ; la postérité souscrira au jugement de Vico, qui a surnommé le Dante l'*Homère du christianisme.*

Ami du Dante, et, comme lui, proscrit de Florence, leur ingrate patrie, Pétrarque contribua également à faire renaître en Italie le sentiment du goût et du génie antiques. Sa lyre, pareille au violon de Paganini, ne chantait jamais plus harmonieusement que sur une seule corde ; ses odes et ses sonnets, modèles d'élégance et de sentiment, ont rendu son nom immortel aussi bien que les vertus de la belle Laure. Les œuvres du Dante et de Pétrarque avaient fixé la langue italienne et fondé une école de poésie. Nous passons sous silence plusieurs auteurs renommés : Métastase, le créateur du drame lyrique, Maffeï et Alfieri qui, en s'inspirant des tragiques français, surent allier l'élégance à la dignité ; Goldoni, heureux imitateur de notre Molière. Nous voulons seulement faire remarquer que, malgré les reproches de mollesse qu'on adresse à la langue et aux caractères, les poëtes italiens ont véritablement le génie épique, ainsi que le prouvent non-seulement le Dante, mais encore Boïardo, l'Arioste et le Tasse. Le sujet de *Roland amoureux*, emprunté à la *Chronique* de Turpin, c'est-à-dire à la fable, offrait un véritable danger. Les poëmes d'Homère reposaient sur la tradition et reproduisaient d'ailleurs fidèlement les mœurs et les croyances. Virgile, ayant voulu supposer une tradition sans fondement, ne put réussir à passionner une société devenue complétement sceptique. Dans son roman héroïque, Boïardo a osé travestir l'histoire et faire manœuvrer en Europe des armées fantastiques, des rois et des capitaines qui n'ont jamais existé. Et cependant, le *Roland amoureux* ne manque point d'intérêt; il a créé des types, tels que Rodomont, Ferragus, Sacripant, Astolphe, Angélique qui, à défaut de l'histoire, vivront éternellement dans la poésie. Le *Roland furieux* complète cette épopée romanesque. L'Arioste s'empare des héros imaginaires créés par le génie de Boïardo; il les fait agir selon leurs caractères, invente de nouveaux événements. Jamais poëte ne donna à de pures fictions tant de vraisemblance. Le lecteur a beau se dire que rien n'est vrai dans ce récit animé; un style enchanteur, de charmants épisodes, des descriptions de combats singuliers vraiment homériques, un merveilleux d'un nouveau genre excitent un intérêt soutenu et, sans l'émouvoir fortement, le charment sans cesse. Si l'Arioste eût voulu s'astreindre à quelques règles, suivre un plan, et conserver à tout l'ensemble, la gravité et la grandeur qu'on admire dans certaines parties, il eût doté l'Italie d'une nouvelle épopée. Cet honneur était réservé au Tasse. La *Jérusalem déli-*

vrée, à laquelle le jeune et infortuné poëte travailla douze ans, est la plus parfaite des épopées modernes ; l'histoire ne pouvait offrir un plus beau sujet ; on y trouve l'unité d'action, à laquelle se rattachent, sans la rompre, des épisodes touchants, l'emploi d'un merveilleux parfaitement adapté aux croyances chrétiennes, un vif intérêt, la richesse du style, en un mot la grandeur épique. Nous ne pensons pas qu'on puisse répéter avec Boileau :

De la religion les mystères terribles
D'ornements égayés ne sont pas susceptibles.

Le Dante, le Tasse, Milton et Klopstock ont victorieusement protesté contre cette sentence. Nous doutons même qu'on puisse aujourd'hui composer une épopée en dehors du merveilleux chrétien. L'auteur des *Lusiades* a su encadrer avec art les principaux événements de l'histoire de Portugal dans l'expédition périlleuse de Vasco de Gama, qui, le premier, doubla le cap de Bonne-Espérance ; mais le défaut capital de la belle épopée du Camoëns est le mélange du merveilleux chrétien avec le merveilleux païen. Dans le *Paradis perdu*, au contraire, règne sans interruption une terreur religieuse, où, tout en restant fidèle à la foi chrétienne, le poëte a pu imaginer et décrire, à côté de la chute de l'homme, la chute mystérieuse des anges rebelles. L'invention est le véritable cachet du génie. Aussi, quoique l'Angleterre compte dans les genres les plus divers d'excellents versificateurs et de bons poëtes, tels que Pope, Dryden, Moore, Ben Johnson, Marlowe, Peel, Spencer, Cunningham, etc., nous plaçons dans un rang plus élevé encore, malgré leurs défauts, Milton et Shakespeare, parce que l'un et l'autre furent créateurs. A ces noms il faut unir au même titre Ossian et Byron. S'il est vrai, comme quelques érudits l'assurent, que l'ouvrage publié par Macpherson soit une paraphrase très-amplifiée de quelques poésies gaëliques, il aurait renoncé à une grande gloire, en attribuant à Ossian des poëmes dont il serait véritablement l'auteur. Nous en connaissons bien peu où l'on trouve un lyrisme aussi soutenu, des sentiments plus mélancoliques et plus élevés, tant de noblesse et de grandeur. *Fingal*, *Temora* et quelques autres de ces petits poëmes sont des chants homériques.

Byron était doué d'une merveilleuse organisation poétique, de facultés éminentes et d'un génie prodigieux, auxquels se joignait la beauté physique; mais, comme Walter Scott, il eut le malheur de naître pied-bot. On dirait que son orgueil froissé ne pardonne pas à la nature de l'avoir créé avec cette difformité. Dans tous ses poëmes, *Childe-Harold*, le *Giaour*, *Lara*, *Caïn*, la *Fiancée d'Abydos*, *Don Juan*, il considère la vie comme une ironie, déverse son mépris sur la vertu, insulte à la Providence et n'épargne pas l'injure aux gloires de sa patrie. Au moral comme au physique, il manque à Byron cette harmonie qui est la perfection, et, dans ses plus belles œuvres, jamais il n'atteint au sublime.

C'est dans le cours du XVIIIe siècle principalement que le génie littéraire prit en Allemagne le plus vif essor. La poésie compte bien des noms célèbres en Allemagne : Lessing, Burger, Wieland, Schlegel, Herder, Ulhand, Klopstock, Schiller et Gœthe. Appréciés avec une parfaite convenance par Mme de Staël, nous nous abstenons de tout jugement nouveau. Peut-être cependant dirions-nous de quelques œuvres, celles de Herder, par exemple, qu'elles ressemblent à la nue d'Ixion ; elles s'évanouissent quand on veut les saisir. L'universalité des genres qu'il embrassa fit surnommer Wieland le Voltaire de l'Allemagne. Comme auteur dramatique, on a comparé Lessing à Diderot, qu'il surpasse même par le naturel. Ulhand consacra ses ballades et ses belles romances aux gloires de sa patrie et à la défense de la liberté. Les odes de Klopstock mettent ce poëte au nombre des plus grands lyriques ; nous reconnaissons dans la *Messiade* le plus beau poëme épique de l'Allemagne ; mais quel que soit le talent de l'écrivain, il n'a jamais pu atteindre à l'intérêt, au naturel et à la sublimité de l'Évangile. Les *Brigands*, la triologie de *Wallenstein, Don Carlos, Marie Stuart* et *Guillaume Tell* ont placé Schiller parmi les poëtes tragiques du premier ordre, non-seulement de l'Allemagne, mais encore de toute l'Europe. Gœthe, comme Byron, est le héros de ses poëmes. Doué d'un génie puissant, il avait un cœur de glace, un enthousiasme factice, un scepticisme universel ; la soif de la renommée, un immense orgueil et le besoin de chasser un sombre ennui dirigent sa plume. Dans son entretien avec Méphistophélès, Faust décrit avec une sauvage énergie ses tourments intérieurs et l'horreur de l'existence. Écoutons Mme de Staël : « Il ne faut pas chercher dans Gœthe, dit cette femme célèbre, ni le goût, ni la mesure, ni l'art qui choisit et termine ; mais si l'imagination pouvait se figurer un chaos intellectuel, tel qu'on a souvent décrit le chaos matériel, le *Faust* de Gœthe devrait avoir été composé à cette époque. On ne saurait aller au delà en fait de hardiesse de pensée, et le souvenir qui reste de cet écrit tient toujours un peu du vertige. Le diable est le héros de cette pièce... Il y a une puissance de sorcellerie, une pensée de mauvais principe, un enivrement de mal, un égarement de la pensée qui fait frissonner, rire et pleurer tout à la fois. » *Faust* est le chef-d'œuvre du poëte allemand.

Ainsi que nous l'avons fait observer, la poésie est un don qui se révèle chez tous les peuples avec les modifications propres à chaque climat et au degré de civilisation. Nous avons vu qu'elle avait atteint sa plus haute perfection en Grèce et à Rome chez les anciens, en Italie et en Angleterre chez les modernes. Quoique la France ne compte dans sa couronne poétique ni un Dante, ni un Milton, ni un Homère, elle ne le cède cependant à aucune autre nation ni pour le génie, ni pour l'invention, ni pour la variété des genres qu'elle a traités. Des quatre grands siècles qui font la gloire de l'esprit humain, celui de Louis XIV est notre patrimoine intellectuel; la France comptera même bientôt trois siècles non interrompus de triomphes littéraires.

La langue poétique naquit et devint parfaite avec Malherbe, de même que la prose devait bientôt acquérir toute sa perfection avec Descartes, Pascal et Bossuet. Quoique nourri de la lecture des anciens, quoique, suivant sa propre expression, Horace fût son bréviaire, Malherbe chercha son idéal dans le génie français. Un style noble et soutenu, un naturel qui n'exclut pas l'élégance, une imagination vive, mais tempérée par le goût, tels sont les mérites qui caractérisent ses odes, ses paraphrases des psaumes et le placent à un rang que n'ont atteint ni Lebrun, ni Le Franc de Pompignan, ni même Jean-Baptiste Rousseau, à qui cependant quelques belles odes et surtout ses cantates assignent le second.

Ce que Malherbe fit pour le genre lyrique, Corneille l'opéra pour la poésie dramatique, sous ses deux formes puissantes la tragédie et la comédie. Il fut ainsi le précurseur de Racine et de Molière, et créa même le drame bourgeois avec don *Sanche* et *Nicomède.* Devancé de quelques années par Shakespeare, qu'il ne connut pas, il dut sans doute quelques inspirations aux anciens et au théâtre espagnol, à Lope de Véga, à Cervantes, à Calderon ; mais il imite en maître. Dans l'admirable conception du *Cid,* il met en scène des sentiments qui électrisent les cœurs : l'honneur d'un père à défendre, l'enthousiasme sans exagération, l'amour sans afféterie, la lutte entre la passion et le devoir. Avec *Horace*, *Cinna, Polyeucte* et *Rodogune,* le drame atteint une plus haute perfection encore ; Corneille invente et crée. Il nous fait admirer dans *Horace* le dévouement à la patrie, dans *Cinna* le sublime de la clémence, dans *Polyeucte* l'héroïsme du martyr chrétien. Ses successeurs pourront ajouter à la correction du style, à l'harmonie des vers et même à la délicatesse des sentiments ; mais on ne le surpassera jamais dans l'art de peindre les caractères dans ce qu'ils ont de grand, de noble et d'héroïque.

Si Corneille est le poëte des hommes politiques, aucun ne fait comme Racine agir et parler la femme, mère, épouse, amante ; le premier nous étonne, le second nous émeut davantage ; on applaudit l'un, on pleure avec l'autre. Quoique rappelant des tragédies grecques, Andromaque, Iphigénie, Phèdre sont supérieures à leurs modèles. Toutefois, jamais Racine ne s'élève plus haut que dans ses créations : Britannicus, Esther, Athalie. Agrippine et Athalie nous montrent l'ambition à qui rien ne coûte pour conserver le pouvoir; Esther est l'emblème de la vertu douce et forte prête à sacrifier sa vie à la foi de ses pères. Racine a créé deux grands rôles d'hommes, Néron et Joad, l'un avec le burin de Tacite, l'autre avec la grandeur biblique.

Combien, en admirant le génie de Molière, ne doit-on pas aussi rendre hommage à sa modestie ! Elle lui persuade que sans l'exemple du *Menteur*, de Corneille, il n'aurait jamais fait que la comédie d'intrigue. Dans l'*École des maris*, il imite Térence ; avec l'*Amphitryon* et l'*Avare* il lutte contre Plaute ; mais partout il surpasse ses modèles. Les *Précieuses ridicules* et les *Femmes savantes* représentent les mœurs et les caractères particuliers au siècle de Louis XIV ; néanmoins on doit toujours craindre de voir retourner sur les lettres les traits acérés que le poëte dirige contre les prétentions des mauvais auteurs. Le *Bourgeois gentilhomme*, étincelant de bonne humeur, frappe un travers dont nous avons sans cesse des modèles sous les yeux ; quelle gaîté spirituelle dans *Pourceaugnac*, le *Malade imaginaire* et dans tous les Orgon et Sganarelle de ses pièces ! Mais les deux créations où aucun comique n'a précédé et égalé Molière sont le *Tartufe* et surtout le *Misanthrope* que Boileau, Voltaire et la postérité ont regardé comme le chef-d'œuvre du haut comique. Une imagination vive mais réglée, une force de raison supérieure, une sensibilité contenue et qui éclate parfois involontairement, une philosophie indulgente, un rare bon sens, un esprit poétique du premier ordre, tels sont les principaux caractères du génie de Molière ; les types qu'il a créés vivront toujours, parce qu'il les a pris dans la nature et sur le vif de l'observation. Molière ne déverse le mépris sur aucune profession, sur aucune classe de la société ; il ne démasque, il ne ridiculise que les travers de chacune : la fatuité des petits marquis, la sottise des bourgeois enrichis, la science charlatanesque des médecins, la gaucherie niaise des provinciaux, la friponnerie des valets, l'insolence des soubrettes, la jalousie sous ses mille aspects, le mariage avec ses écueils sans nombre, l'étourderie de la jeunesse, les prétentions surannées des vieillards, l'avarice, la prodigalité, l'hypocrisie, l'irréligion, la misanthropie farouche. Oui, la comédie peut corriger les mœurs ; car plusieurs des travers stigmatisés par Molière se sont atténués ; les fats, les sots, les fourbes, les prétentieux craignent encore que les comédies de Molière ne fassent tomber le masque sous lequel ils seraient tentés de s'abriter.

Un auteur non moins original et aussi populaire que Molière, unique en son genre et d'une supériorité qu'avouent étrangers et nationaux, c'est La Fontaine. Poëte de tous les âges, de tous les pays, de toutes les conditions, naturel, profond, gracieux, tendre et passionné au besoin, observateur plein de finesse, chacun l'apprend, le répète, le cite et l'invoque. Ésope et Phèdre n'ont fait que des ébauches ; si Pilpay est plus ingénieux et plus vrai, il ne saurait néanmoins être comparé à La Fontaine. A tous les mérites des anciens La Fontaine unit des qualités qui lui sont propres, et font de ses fables une école de mœurs où les poëtes de toutes les nations viennent s'instruire et puiser, une comédie en cent actes divers, où le naturel plein de charme s'allie à la magie du style, et l'imagination la plus brillante au goût le plus délicat.

Chez tous les peuples et dans tous les genres les chefs-d'œuvre précédèrent les règles ; c'est donc véritablement au génie que celles-ci doivent être attribuées ; plus tard, le goût et l'observation formulent les préceptes. Aristote et Aristarque vinrent après Homère et Sophocle, Quintilien et Longin après Démosthènes, Cicéron et Virigile ;

Addison après Shakespeare et Milton, Boileau enfin après Malherbe, Descartes, Corneille, Pascal et Molière. Il faut néanmoins reconnaître un génie puissant chez ceux dont le jugement s'impose à tout un siècle, à une génération d'auteurs jaloux et passionnés, à la postérité tout entière. Par la sûreté de son goût Boileau se montre supérieur même à Horace, dans ses jugements sur les auteurs contemporains ; c'est ainsi qu'il sut assigner à Molière la première place parmi les poëtes comiques, et qu'il protesta hautement contre le mauvais goût du public, assez aveugle pour siffler la *Phèdre* de Racine, et faire tomber *Athalie ;* seul avec Bossuet il proclama cette pièce le chef-d'œuvre de l'art tragique. Suivant la juste remarque de Voltaire, Boileau ne traita que les sujets de sa compétence, il n'aborda point ceux que la nature de son talent lui conseillait d'éviter ; aussi fit-il bien tout ce qu'il voulut faire. Le *Lutrin* est un véritable prodige de versification et de moquerie charmante ; mais on peut regretter qu'il ait dépensé tant d'esprit, d'art, de finesse et de poésie pour un sujet aussi futile.

C'est aux poëtes du XVIIe siècle, et particulièrement aux poëtes dramatiques, qu'est due la supériorité de la France sur les nations modernes. Mais si elle n'avait ni Corneille, ni Racine, ni Molière, elle pourrait cependant présenter un certain nombre d'œuvres très-belles, quoique moins parfaites que celles des écrivains du siècle de Louis XIV. Pourquoi demander si la critique signale quelques défauts dans ces œuvres ? Il suffit que les beautés dominent, que l'intérêt attache le spectateur à l'action principale, que la terreur et la pitié le tiennent ému jusqu'au dénoûment, et enfin que les caractères en soient vrais, touchants et sympathiques. La plupart de ces qualités dominent dans l'*Ariane* de Thomas Corneille, le *Manlius* de Lafosse, le *Spartacus* de Saurin, dans le *Rhadamiste* et *Zénobie* de Crébillon. On a reproché au théâtre de Voltaire de pècher par l'invention; *Mahomet* et *César,* par exemple, sont des portraits défigurés, le style de ces pièces est aussi faible que la conception; mais *Zaïre, Alzire* et *Mérope* sont des tragédies dignes de l'antiquité grecque; c'est la grande école du XVIIe siècle qui vit et parle. Fussent-elles seules, ces trois pièces placeraient encore Voltaire comme tragique après Corneille et Racine.

Il faudrait aujourd'hui des hommes supérieurs même à ces grands génies, pour faire des tragédies aussi belles que les leurs. Ils ont pour ainsi dire épuisé les sujets historiques, et reproduit sur la scène les caractères et les grandes personnalités que les événements ont marqués de leur sceau ineffaçable. Il en est de même des sujets comiques; Aristophane, Ménandre, Plaute et Térence, Calderon, Lope de Véga ont écrit la comédie de mœurs et de caractère. Chaque civilisation, sans doute, a son cachet; mais partout et dans tous les siècles le cœur humain reste et se présente avec les mêmes vertus et les mêmes vices; il faut donc que les derniers venus ajoutent à la peinture des mœurs et des travers du moment une action plus vive et l'imprévu de l'intrigue. Regnard, qui serait encore le premier entre les comiques modernes, si Molière n'eût pas existé, en a agi ainsi dans le *Légataire,* et en particulier dans le *Joueur*, où il s'est peint lui-même. A son style correct, vif et alerte, on reconnaît qu'il a reçu des conseils de Boileau. Il fait rire en riant lui-même. Dans Regnard il y a plus de comique dans les mots que dans les situations, qui ne laissent pas néanmoins d'être dramatiques. Tout différents de l'*Amphitryon* et des *Plaideurs* qui plaisent davantage à la lecture qu'à la représentation, le *Joueur*, le *Légataire* et le *Distrait* gagnent beaucoup à la scène.

Depuis deux siècles un nombre de pièces plus ou moins remarquables ont paru sur notre théâtre. Le *Philosophe marié* et le *Glorieux* de Destouches se distinguent par des caractères bien tracés, un dialogue vif et spirituel ; on trouve dans le *Méchant* de Gresset de fines observations et une versification digne de Molière. Les *Fausses confidences*, les *Jeux de l'amour et du hasard* de Marivaux sont de charmantes comédies d'intrigue, dialoguées avec une finesse et un esprit incomparables. Les *Étourdis* d'Andrieux, le *Vieux célibataire* de Collin d'Harleville, l'*École des vieillards* de Casimir de Lavigne, le *Philinte* de Fabre d'Églantine ont toujours le don de nous intéresser. *Turcaret* est une création qui a échappé à Molière, elle est digne de ce grand maître. On dit que les traitants offrirent en vain 100,000 francs à Lesage pour lui faire supprimer sa pièce. Admirablement tracé, le type des Turcarets subsistera éternellement, et tout en applaudissant à la flagellation de ses pareils, la foule ne cessera de penser avec eux que l'argent est la compensation de tout.

Dans le *Misanthrope* et les *Femmes savantes*, Molière n'avait peint qu'un mauvais rimailleur et de sots écrivains; la *Métromanie* nous présente le vrai poëte enthousiaste de son art, à qui tous ses pareils ressemblent, toujours prêt à sacrifier l'argent à la renommée, et oubliant que la plupart des hommes de génie sont morts de misère, et n'ont eu pour récompense que l'envie, la haine ou l'ingratitude de leurs contemporains. Fidèle à son rôle et poëte jusqu'au bout, Damis résume son caractère dans ce joli vers, le dernier de cette charmante comédie :

Muses, tenez-moi lieu de fortune et d'amour.

Sur quelle scène rencontre-t-on deux pièces d'intrigue comparables au *Barbier de Séville* et au *Mariage de Figaro?* Dans ces comédies sans modèle, Beaumarchais a représenté sans doute les difficultés de la vie chez les inférieurs, aussi bien que les égarements de ceux qui ont fortune et position sans autre mérite que de s'être donné la peine de naître. Mais c'est là le moindre attrait de ces pièces. Avec quelle verdeur Beaumarchais fronde les abus, avec quelle verve intarissable il flagelle les sots ! Ces comédies seraient d'une valeur inappréciable si, avec ce feu roulant de saillies, de bons mots, d'attaques vives, de répliques spirituelles, on ne rencontrait à chaque scène la raillerie du sceptique sans frein et la haine du démolisseur.

Dans l'épigramme, les stances, l'élégie, les pièces fugitives, les poëmes badins, la France ne craint aucune comparaison ni avec les anciens, ni avec les modernes ; aux uns et aux autres elle peut opposer Chaulieu, La Fare, Mme Deshoulières, J.-B. Rousseau, Gresset, Lebrun et vingt autres. Voltaire est incomparable dans les poésies légères, tout l'esprit français y déborde ; on y trouve la grâce, le naturel, la vivacité, une fine morale. une raillerie aimable, un goût exquis. Ces qualités deviennent de plus en plus rares sous la régence avec la poésie abâtardie de Saint-Lambert, de Parny, de Boufflers et de tous les pâles imitateurs de Voltaire. On pouvait espérer que le bon goût, les saines traditions, l'esprit du XVIIe siècle allaient renaître avec André Chénier. Fils d'une Grecque, non moins célèbre par son esprit que par sa beauté, Chénier avait goûté quelques rayons du miel qui nourrit

Homère et Théocrite; aussi ses œuvres ont-elles la fraîcheur de la jeunesse, la grâce de l'antique poésie ionienne; tel est l'avenir que l'échafaud révolutionnaire faucha en son printemps. Peut-on refuser des larmes à cette touchante infortune, en relisant surtout ce que l'on peut nommer le dernier chant du cygne et le vers interrompu par l'arrivée du triste messager de la mort?

La langue française, telle que l'ont formée les écrivains du XVIIe siècle, passe pour la plus parfaite des langues vivantes; mais on peut douter qu'elle soit aussi propice à la poésie que les langues antiques et en général que celles de l'Orient. Les vers proprement dits sont constitués par un nombre réglé de syllabes et par la rime; l'accent est un faible reste du mètre grec et romain. Mais tout en s'affranchissant de la rime et de la mesure, la prose elle-même peut devenir poétique par l'harmonie des mots, le choix des expressions, les images et surtout par la nature des sujets, lorsque cette prose offre l'alliance heureuse des belles pensées et d'une imagination brillante; telle est celle de *Télémaque,* des *Études de la nature,* de *Paul et Virginie,* celle enfin du célèbre auteur du *Génie du christianisme.* Peut-on, en effet, refuser le nom de poésie à cette prose harmonieuse, si riche de comparaisons et d'images, dont l'éclat le cède encore à l'expression idéale des plus nobles élans de l'âme, et de délicatesses que la langue des passions n'avait jamais conçues? Jeté par la tempête révolutionnaire sur la terre d'exil, Chateaubriand arrive jeune et sans appui dans l'Amérique du Nord; esprit rêveur et mélancolique, il se trouve en présence d'une nature primitive et des tribus indiennes menant encore la vie sauvage. Au milieu de cet isolement et des amertumes de la vie, le poëte, ne trouvant pas de port où s'abriter sur la mer houleuse des événements, cherche longtemps une patrie de l'âme. Il la trouve enfin dans le christianisme et dès lors son génie fut fixé, sa vie eut un but. Nicolas Poussin avait acquis une gloire impérissable en peignant les sept sacrements, Chateaubriand s'immortalisa en montrant les harmonies qu'offre le christianisme avec les besoins de l'âme, et les rapports de la religion avec la poésie, la science et les arts. Chateaubriand a fait une révolution dans la littérature et le goût public en Europe ; son génie a inspiré toute une génération d'écrivains, de poëtes, d'artistes ; il restera le plus grand nom littéraire du XIXe siècle.

Sans la rime, avons-nous dit, toute versification disparaît, mais l'idée poétique reste. Malherbe, suivi sur ce point par Corneille, Molière, Boileau, Racine, avait donné le conseil et l'exemple des rimes riches. Parfois, sans doute, la rime cache la pauvreté du fond et sacrifie la pensée à la difficulté vaincue; mais chez le vrai poëte

> Au joug de la raison sans peine elle fléchit,
> Et loin de la gêner la sert et l'enrichit.

On trouve des rimes riches chez la plupart des poëtes du XIXe siècle, Béranger, Alfred de Vigny, Soumet, Casimir Delavigne, Alfred de Musset, MM. Lebrun, Viennet, Barbier, Barthélemy et Méry, Ponsard, de La Prade, Legouvé, de Lamartine, Victor Hugo.

Quoique la politique, le génie des affaires et le culte des intérêts matériels soient peu favorables aux œuvres de l'imagination, notre siècle cependant n'a point dégénéré. Chateaubriand, Alfred de Musset, MM. de Lamartine et Victor Hugo n'ont pas craint de s'affranchir de quelques règles où le génie est trop à l'étroit, et la langue poétique du XIXe siècle a gagné encore en vigueur et en originalité. Néanmoins, tout en excellant dans la tragédie et dans la plupart des autres genres, la France n'a pas produit un poëme qu'on puisse comparer à ceux du Dante, du Tasse, de Milton, et l'on peut s'étonner que de grands poëtes dramatiques ne se soient pas essayés et n'aient pas réussi dans l'épopée ; la tragédie et le poëme épique ont entre eux une sorte de parenté ; on ne remarque entre ces deux grandes compositions qu'une seule différence essentielle : sans merveilleux il n'y a pas d'épopée, tandis que le merveilleux enlève à la représentation scénique l'intérêt et la vraisemblance,

C'est le goût même, nous n'en doutons pas, c'est un défaut de hardiesse et de confiance qui ont empêché Corneille, Racine, Boileau de tenter une entreprise dont ils connaissaient les difficultés et dans laquelle ils devaient craindre de ne point atteindre à l'idéal qu'ils rêvaient. Si, au lieu de susciter à l'auteur du *Cid* une odieuse persécution ; si, au lieu de confier à Racine et à Boileau une charge d'historiographe, on leur eût prodigué de nobles encouragements, la France aurait peut-être aussi son épopée nationale. Elle se trouva abandonnée à des poëtes ridicules, qui prirent la facilité pour le génie et discréditèrent l'art lui-même par leur impéritie : pourquoi rappeler l'*Alaric* de Scudéry, le *Childebrand* de Carel, le *Saint-Louis* du P. Lemoyne, le *Clovis* de Desmarets, le *Moïse* de Saint-Amant et la *Pucelle* de Chapelain, lus aujourd'hui seulement par des antiquaires? Nous ne confondons pas avec de tels ouvrages, et cependant nous nous abstenons de juger ici la *Pétréide* de Thomas qui est restée inachevée, la *Divine Épopée* et la *Jeanne d'Arc* de Soumet, le *Philippe-Auguste* de Parseval Grandmaison, la *Franciade* de M. Viennet. C'est aux critiques à décider si ces poëmes, dont quelques-uns offrent de grandes beautés, réunissent les conditions exigées pour l'épopée. On rapporte que Béranger en avait entrepris une ayant pour sujet la fondation de la nationalité française au temps de Clovis. Il est permis de croire que, forcé pendant de longues années d'occuper pour vivre un modeste emploi de commis, il ne put se livrer à aucun travail de longue haleine et borna sa gloire aux triomphes plus faciles de la chanson politique.

Si André Chénier eût échappé aux proscriptions de 93, peut-être cet esprit élevé épris de l'antiquité nous eût-il donné un poëme épique. Pourquoi Alfred de Musset, ce talent si fin, si gracieux et en même temps si ferme et si complet, ne put-il l'entreprendre ? Malheureusement, il lui manqua des convictions sans lesquelles on ne se livre pas aux travaux à long terme et à des œuvres difficiles. Dégoûté de la vie, il lui arriva, même à lui poëte de tant de délicatesse, de consacrer à la beauté vénale des couleurs empruntées à la palette du Corrège.

La poésie contemporaine ne compterait qu'Alfred de Musset, MM. de Lamartine et Victor Hugo, que nous serions en droit de dire qu'elle n'a pas dégénéré. Pourquoi après la publication des *Méditations* et des *Feuilles d'automne* qui révélèrent ces mâles génies, un gouvernement protecteur des gloires de la France ne sut-il pas, par une récompense digne d'elle, enlever ces poëtes à l'arène des partis et aux exigences que nécessitent l'avenir et la famille? A cette époque de luttes glorieuses, dans la plénitude de leur jeunesse, quand des croyances vives se manifestaient en flots de poésie, MM. de Lamartine et Victor Hugo eussent pu aborder l'épopée avec succès. Plus tard, la politique l'occupant déjà presque tout entier, M. de Lamartine, avec sa merveilleuse facilité, ajouta néanmoins un nouveau chef-d'œuvre à ses *Méditations*. Malgré quelques imperfections, *Jocelyn,* avec sa touchante introduction, l'épisode de l'extrême-onction donnée par un fils à sa mère, celui de la confession de Laurence et tant d'autres passages admirables, est le plus beau poëme du XIXe siècle et celui qui fait répandre le plus de larmes.

Peut-on considérer la *Légende des siècles* comme l'épopée de l'*humanité*, ainsi que M. Victor Hugo l'annonce? « Celui-ci, dit l'auteur, sera suivi de deux autres poëmes sous ce titre: La *Fin de Satan* et *Dieu.* Ainsi l'œuvre entière comprendra cette trilogie : 1° l'humanité ; 2° le mal ; 3° l'infini, et envisagera sous leurs aspects divers l'histoire, la fable, la philosophie, la religion, la science. » Si nous jugeons de l'œuvre entière par la *Légende des siècles,* oui les récits, les pensées, les inspirations sont épiques; la couleur, le mouvement, la passion, le style rappellent les plus grands maîtres ; on est sous le charme de ce prodigieux talent descriptif propre à M. Victor Hugo. C'est dans les deux poëmes suivants que l'auteur des *Feuilles d'automne* et des *Orientales* se propose d'attaquer ces deux redoutables problèmes de l'humanité : le *mal,* l'*infini.* D'avance on peut prévoir que le génie le plus grand et le plus audacieux ne résoudra rien, et ne parviendra qu'à séduire les imaginations sans éclairer les consciences. En dehors du christianisme toute croyance n'est que fiction ; toute fiction blesse la vérité. Et puis on ne doit pas oublier, que le merveilleux abstrait ne saurait alimenter l'intérêt et l'action dans une épopée moderne. Ainsi que nous l'avons exprimé déjà, quoique toute comparaison soit périlleuse et qu'il soit téméraire de mesurer le génie, nous pensons toutefois que les poëtes nationaux du XIXe siècle ont une originalité puissante, que Chateaubriand, Alfred de Musset, Lamartine et Victor Hugo particulièrement n'auraient rien à redouter d'être mis en parallèle avec Byron, Moore, Walter Scott, Washington Irving, Gœthe, Klopstock, Schiller, en un mot avec les écrivains et les poëtes les plus renommés des nations étrangères.

CHAPITRE IX

DES GOUVERNEMENTS

Dans tout pays où quelques hommes, obéissant à un instinct naturel ou plutôt à l'ordre institué par la Providence, se réunissent en société, il s'établit nécessairement entre eux des conventions et des coutumes, sinon des lois écrites. Des tribus nomades, quelques races isolées peuvent se conserver ainsi à l'état presque sauvage ; mais si la société s'agrandit, dès lors un gouvernement se forme, une nation s'élève et marque sa place dans l'histoire. Le Mis de Chastellux regarde les législations et les gouvernements comme les moyens de conserver à l'homme en société la plus grande portion possible de la liberté native. Dans tous, cependant, même les meilleurs, il fait le sacrifice d'une portion de sa liberté ; mais il s'assure ainsi une protection pour la partie de sa liberté qui n'est pas contraire aux autres.

Les gouvernements, dit J.-B. Say, *sont les ulcères des peuples.* Il est notoire que dans tous les siècles la plupart des nations ont été la proie des ambitieux, qu'elles ont été subjuguées par la force, asservies à des tyrans cruels, et contenues dans l'obéissance par la ruse machiavélique ou la violence audacieuse. Le sort des nations a dépendu de quelques hommes, heureuses ou misérables selon qu'ils ont été bons ou méchants. On a dit avec plus ou moins de justesse que les peuples n'ont que le gouvernement qu'ils méritent. Cela serait vrai, et le gouvernement représenterait l'état de la société, s'il était toujours fondé sur le consentement de tous, et non sur l'astuce ou la violence des chefs de parti entreprenants et hardis.

Tout gouvernement, toute législation, toute loi doivent avoir pour base la justice et pour but l'intérêt commun. C'est de ces principes indiscutables que dérivent le droit de vie et de mort de la société sur ses membres, le droit de la guerre, etc. Le premier résultat d'un bon gouvernement, c'est de permettre à chacun d'élever sa famille, de disposer des fruits de son travail, de protéger le faible contre l'injustice, et d'assurer le droit contre la force. Le meilleur est celui qui seconde le plus complétement l'activité des facultés de chacun, et assure le plus grand bien-être possible au plus grand nombre de citoyens. Sous quelle forme de gouvernement trouve-t-on réunis ces avantages ? Depuis la plus haute antiquité aucun n'a pu se conserver jusqu'à nous ; que faut-il inférer de cette instabilité commune à tous les peuples ? On doit en conclure qu'aucun gouvernement n'est parfait, qu'aucun, du moins, ne possède des conditions certaines de durée, en un mot, qu'une bonne constitution, une bonne forme de gouvernement est un chef-d'œuvre qui est encore à trouver.

La justice et la morale étant les mêmes pour tous les hommes, on devrait supposer que les mêmes lois conviennent à tous les pays et à tous les climats. Mais il ne suffit pas d'édicter des lois, il ne suffit pas qu'un peuple ait de bonnes institutions, il faut encore que le gouvernement ait la force de les faire accepter, et qu'elles se trouvent conformes à l'état des esprits et des mœurs. Lycurgue imposa ses lois au péril de sa vie ; Agis III perdit la sienne en essayant de les remettre en honneur. Les républiques de l'Amérique du Sud voulurent en vain emprunter aux États-Unis la constitution qui a fait la force et la gloire de cette nation ; elles ne purent réussir dans cette entreprise. La loi n'a de force que par le respect qu'elle inspire, les institutions ne valent que quand une nation les pratique et leur obéit.

Le livre de l'histoire ouvert aux yeux du philosophe lui prouve que la destinée d'une nation dépend ordinairement du génie ou de l'audace d'un homme. Les peuples sont comme une argile flexible qui, pendant plusieurs siècles, n'offre qu'un mélange informe, terreux, sans valeur, mais toujours prête à s'animer au feu de quelque Prométhée. On sait ce que Moïse fit des Hébreux, Cyrus des Perses, Lycurgue des Spartiates, Épaminondas des Thébains, Philippe et Alexandre des Macédoniens, Aratus et Philopœmen des Achéens, Mahomet des Arabes, Gengis-Khan des Mongols, Théodoric des Visigoths, Clovis des Franks, Guillaume des Normands, Gustave-Adolphe des Suédois, Pierre le Grand des Russes, Washington enfin de la colonie anglo-saxonne établie dans l'Amérique du Nord.

C'est le propre du génie des législateurs de juger à quoi une nation est apte, quelle est sa puissance naturelle, quelles lois ou plutôt quelles institutions lui conviennent, et quelle direction on doit imprimer à son activité. Aucun n'a surpassé, n'a égalé Moïse dans cette perspicacité du génie agissant sous l'inspiration de Dieu. Miltiade s'acquit sans doute une gloire immortelle par la défaite des Perses à Marathon ; mais, d'un coup d'œil plus profond, Thémistocle vit de loin que la véritable force d'Athènes n'était pas sur terre, mais bien sur mer. Comme les Éginètes en étaient maîtres par leurs nombreux vaisseaux, il excita la jalousie des Athéniens contre ces insulaires, et réussit malgré Miltiade à faire consacrer le revenu annuel des mines de *Laurium* à la construction de cent galères. Ce fut le salut de la Grèce à Artémisium, où les Athéniens jetèrent le glorieux fondement de leur gloire et de leur liberté.

C'est comme puissance maritime que le Danemark, la Norwège, Venise, Gênes, la Hollande et surtout l'Angleterre ont accompli de glorieuses destinées. Les Anglais regardent avec raison Élisabeth comme une de leurs plus illustres reines; elle fonda leur marine et, par là, leur grandeur nationale. Ainsi que Montesquieu le fait remarquer, elle n'a besoin ni de places, ni de forteresses, ni d'armées de terre ; elle a besoin d'une marine supérieure à celle de toutes les autres puissances ; c'est par elle qu'ils exercent un pouvoir qui n'a de bornes que l'Océan.

L'office d'un législateur consiste quelquefois à mettre en œuvre les forces d'une nation, et plus souvent encore à en créer de factices, en forçant des natures rebelles à subir le joug des institutions créées par son génie. Lycurgue parvint à tout changer, jusqu'à la nature même de l'homme ; il lui fit mépriser la douleur, le luxe, la sensualité, aimer la privation et la pauvreté, rechercher le travail, le combat, le péril et sacrifier son enfant, sa famille, sa vie même à la patrie. Quel génie ne faut-il point supposer à un tel homme pour avoir imaginé une combinaison politique qui procura plusieurs siècles de durée, de puissance et de gloire à une petite ville et à un territoire d'une aussi médiocre étendue! Lycurgue aurait-il pu appliquer ses lois à Thèbes, à Corinthe ou à toute autre ville? Nous n'en doutons pas. Les Athéniens n'avaient ni moins de force corporelle, ni moins de courage que les Spartiates. Dracon, leur premier législateur, avait pu leur imposer des lois qui n'étaient pas moins contraires à la nature que celles de Lycurgue, sans en avoir toutefois ni le mérite ni la grandeur. Croit-on qu'il en coûta moins aux Spartiates, qu'il n'en aurait coûté à la délicatesse des Athéniens de se soumettre à des lois aussi austères? Les Spartiates se révoltèrent d'abord, et Lycurgue eut un œil crevé dans une sédition; il subjugua tout par sa persévérance et sa fermeté, véritables caractères des grands hommes.

Un pouvoir fondé sur la violence et le mensonge n'a qu'une durée éphémère. Dans une société nouvelle, dans tout empire qui s'élève et, pour tout dire, dans l'ordre naturel, les hommes ont les mêmes droits. Il faut que les institutions, sanctionnées par l'opinion publique, la volonté du peuple, soient conformes à la justice; car prétendre que tout fait victorieux est légitime, c'est consacrer un principe monstrueux et impie. La justice est la loi supérieure des sociétés et des nations. Est-ce de par la loi qu'il n'est pas permis de tuer, que le vol est puni, l'inceste et l'adultère défendus? Non; la loi n'emprunte ces préceptes qu'à l'ordre moral, à la conscience et à Dieu.

Quoique les formes de gouvernement soient des rouages très-compliqués et offrent des variétés infinies, on peut cependant les ramener à trois principales : la république, le despotisme, la monarchie. Nous n'entrerons pas dans des discussions oiseuses sur la préférence à accorder à telle ou telle de ces formes ; on doit se garantir de l'entraînement de quelques noms magiques. D'ailleurs, sous des noms pareils, combien les gouvernements diffèrent cependant ! Que l'on compare les républiques sans cesse agitées de la Grèce et de l'Italie à celles de la Suisse et des États-Unis, la démocratie turbulente d'Athènes et l'oligarchie arrogante de Carthage aux aristocraties paisibles de Zurich, de Lucerne, de Berne, de Soleure; ces gouvernements n'ont de commun que le nom.

Il ne suffit pas qu'un pays vive sous un régime républicain pour qu'on y trouve établi le règne de la liberté et des lois. Quoi de plus tyrannique, de plus arbitraire, de plus monstrueux que la sanglante oligarchie de Venise, avec ses nobles arrogants, ses doges esclaves, son peuple sans droits; avec son régime de délations, d'espionnage, de jugements secrets, son célèbre conseil des *Dix* et ce triumvirat terrible des inquisiteurs d'État ? Quel spectacle offrent à notre siècle la plupart des républiques de l'Amérique du Sud ! Après avoir montré un moment d'énergie pour chasser les Espagnols et conquérir leur indépendance, elles n'ont pas su créer un gouvernement. Prêtons l'oreille aux nouvelles que nous apportent les vaisseaux arrivant d'Amérique. En voici quelques-unes : « 13 juillet 1865 : Une révolution a éclaté dans l'Équateur; le général Urbina a défait les insurgés à Salvador... Une troisième révolution a éclaté en Bolivie ; le président Maligoréjo s'est enfui de la Paz ; on croit que cette place sera saccagée par les insurgés. Le mouvement insurrectionnel se maintient au Pérou ; le général Canseco, vice-président de la république, s'est échappé de Lima et est allé se joindre aux insurgés, etc., etc. » Au Mexique, après des convulsions répétées, l'empire d'Iturbide dura moins d'un an. En vain après son abdication, le président du Congrès Vittoria voulut en 1823 organiser le Mexique sur le modèle des États-Unis ; des discordes intestines déchirèrent le pays. L'anarchie devint telle qu'en trente années soixante-quinze présidents, Pedrezza, Guerrero, Bustamente, Santa-Anna, Parédès, Herrera, Pedro Anama, etc., renversés par les factions et souvent les uns par les autres, se succédèrent au pouvoir. Au moment où nous écrivons, est-ce Almonte, Comonfort, Alvarès, Carrera, Miramont ou Juarez que le caprice du sort élève sur ce pavois périlleux? Mais déjà la république expire et l'empereur Maximilien remplace ces potentats éphémères. Nous nous trompons : l'épée de la France se brise contre la doctrine de Monroë, et le Mexique est rendu à l'anarchie. Au milieu de ces agitations stériles, de ces gouvernements sans lendemain, que deviennent les lois, la liberté, la fortune publique, la sécurité privée? Elles sont à la merci des intrigants et des ambitieux. On conviendra donc que si le despotisme, comme Montesquieu cherche à l'établir, règne dans les climats chauds plutôt qu'ailleurs, on y trouve non moins souvent une liberté poussée jusqu'à la licence, et avec elle l'anarchie et la guerre civile.

La république est un idéal que rêvent les cœurs amis de la justice ; cependant, de tous les gouvernements c'est le plus difficile à asseoir, le plus difficile surtout à conserver. La vertu, ainsi que le veut Montesquieu, en étant le principe, l'ambition y étant pernicieuse, quels sont les peuples qui s'en montrent dignes? Ceux qui cherchent à l'établir prouvent-ils qu'ils connaissent le cœur humain? Deux des nations les plus éclairées du monde et placées à la tête de la civilisation, la France et l'Angleterre, ont pour un moment possédé la république; mais comprend-on que l'une et l'autre l'aient inaugurée par le meurtre juridique d'un souverain innocent? Deux fois proclamée en France, elle s'est montrée, la première, sanglante et terrible; la seconde, impolitique et impuissante. A combien de hasards sont livrées les destinées d'une nation! Pour rester république, il a manqué à la France non-seulement la simplicité et les vertus des vieux Romains, mais encore un de ces hommes que la Providence suscite à de longs intervalles. Au lieu d'un Marat, d'un Saint-Just, d'un Robespierre, il lui a manqué un Jefferson, un Franklin, un Washington. A travers combien d'obstacles et avec quel bon sens prodigieux ces hommes célèbres ne parvinrent-ils point à ce noble but, de poser les fondements d'une nationalité puissante qui porte en soi de grandes destinées! Washington lui-même, en s'opposant aux doctrines démagogiques, perdit une partie de sa popularité, mais il sauva la république. Avec son génie organisateur et après ses victoires mémorables, il dépendit peut-être de Napoléon de fonder un gouvernement républicain; il préféra le rôle de César à celui de Washington.

Une nation a besoin d'ordre pour subsister; elle sent qu'un pouvoir fort et protecteur est nécessaire au salut commun. Aussi dans les crises sociales se jette-t-elle dans les bras du despotisme pour échapper à l'anarchie. Mais son règne ne saurait être durable, sans retenir les peuples dans l'ignorance et la servitude. L'horreur qu'un tel gouvernement inspire aux hommes justes est trop profonde pour que nous en signalions, après Montesquieu, les principaux vices et les effets pernicieux. Quoique partisan de l'autorité, Bossuet ne le flétrit pas avec moins de vigueur que les autres publicistes. « On voit, dit le grand évêque, que, depuis l'établissement de la puissance absolue, il n'y a plus de barrière contre elle, ni de rempart assuré pour la pudeur, ni enfin de sûreté pour la vie des hommes... Aussitôt qu'il y eut des puissances absolues, on craignit tout de leurs passions... Avouons de bonne foi qu'il n'y a rien de plus difficile que de se refuser quelque chose quand les hommes vous accordent tout. » (*Politique sacrée*, liv. X, art. VI). Certes, ni Montesquieu, ni Bossuet, n'approuvent le régicide; ils partagent l'horreur que tout attentat à la vie de l'homme inspire aux gens de bien, et cependant le premier fait remarquer que le despotisme ne présente aux mécontents qu'une tête à abattre ; le second dit en parlant de Caligula : *Chéréas délivra la terre de ce monstre.* Un gouvernement despotique peut convenir à l'enfance des peuples, à cause de la simplicité de ses rouages; mais, ainsi que nous l'avons dit, il révolte la justice, tous les gens de bien l'ont condamné. Lorsque Eumènes vint à Rome, les plus illustres citoyens l'accablaient de prévenances et de caresses, hormis Caton, qui, sur les observations de ses amis, répondit : « Un roi est de sa nature une bête de proie, et, quelque estimé qu'il soit, aucun ne méritera jamais d'être comparé à un Épaminondas, à un Périclès, à un Thémistocle, à un Curius, à un Amilcar Barca. »

Est-ce donc chez les anciens seulement qu'on accusa les dépositaires du pouvoir de placer leurs passions au-dessus de la justice, de mépriser le droit et de fouler aux pieds les vertus dont ils doivent l'exemple aux peuples? Le 17 juillet 1814, le prince Eugène écrivait à la princesse Auguste, sa femme : *Dans quel temps vivons-nous et comme on dégrade l'éclat du trône en exigeant, pour y monter, lâcheté, ingratitude, trahison! Va, je ne serai jamais roi.*

Dans tout gouvernement despotique, le sort de plusieurs millions d'hommes est à la merci d'une maladie, d'un caprice, d'un faux raisonnement; la destinée des nations dépend d'ailleurs d'un pur hasard, un bon ou un mauvais roi. Parfois, des princes accomplis sont remplacés par d'affreux despotes; trop souvent à un Titus succède un Domitien, à un Marc-Aurèle un Commode. La faiblesse des successeurs de Charlemagne et l'ambition rivale de ses petits-fils amenèrent le démembrement du grand empire d'Occident. Sous des sceptres sans force, la France se trouva exposée aux incursions des pirates normands; impuissante à les combattre, c'est avec de l'or au lieu de fer qu'on les éloigna, tandis que la féodalité se fondait aux dépens de l'autorité royale, ne cessant de lutter avec elle jusqu'aux jours de Louis XI et de Richelieu.

En voyant à quel degré de puissance et de gloire un pays comme la France s'est élevé avec ses grands rois, un Charlemagne, un Louis IX, un Philippe-Auguste, un Louis XIV, on se demande quel progrès n'accomplirait pas une nation si elle était gouvernée par une suite non interrompue de princes éclairés, justes et courageux. Malheureusement l'histoire offre rarement une suite de tels rois; aussi, ne faut-il pas s'étonner si la civilisation et le progrès rencontrent tant d'obstacles et paraissent parfois reculer, battus et refoulés par des vents contraires. On serait tenté d'accuser le principe d'hérédité si, d'un autre côté, il n'était point un gage de force et de stabilité pour les empires. Les monarchies électives sont sujettes à des convulsions continuelles au milieu desquelles la fortune d'une nation doit tôt ou tard périr.

Le principe électif fut assurément l'une des principales causes de la chute de la Pologne. En 1752, lord Chesterfield écrivait à son fils : *Si la Pologne avait un bon gouvernement sous un roi héréditaire, je ne sais qui pourrait en venir à bout.* C'est en effet par l'anarchie, par la division des partis et les guerres intestines que cette nation généreuse est tombée. Après la période glorieuse des Jagellons, la royauté ayant été déclarée élective, toute force de cohésion s'évanouit. A chaque élection nouvelle, sa puissance ne fit que décroître, tandis qu'autour d'elle s'élevaient de redoutables monarchies. L'heure de la décadence arrivée, une dernière lutte entre deux compétiteurs au trône, Auguste et Stanislas Leczinski, consomma la ruine de la Pologne, qui, désormais, ne rappela son ancienne splendeur que dans des convulsions héroïques.

L'expérience, l'équité, l'instruction des masses, le progrès des lumières, la raison publique, conduiront successivement tous les peuples à adopter un gouvernement représentatif soit avec la république, soit avec la monarchie, sans que cette forme de gouvernement soit nouvelle. Il exista plus ou moins parfait dans les anciennes républiques grecques, ainsi que dans les républiques italiennes du moyen âge; il régna pendant plusieurs siècles à Carthage, à Rome, chez les Germains. César le trouva établi dans la Gaule, ici avec la démocratie, là sous la domination des castes aristocratiques. Une monarchie représentative, tout en abritant la sécurité et l'avenir des États sous un sceptre héréditaire, qui ferme la voie aux ambitions turbulentes, ne possède aucun des inconvénients du despotisme, aucun des périls des républiques changeantes. Ce gouvernement fut l'idole des grandes intelligences du XVIIIe et du XIXe siècle. Chez aucun peuple il ne reçut une extension aussi puissante qu'en Angleterre; c'est sous l'égide du régime parlementaire que cette grande nation, la plus libre des temps modernes, a fait flotter son pavillon sur toutes les mers, fondé de riches colonies, conquis l'Inde, étendu son commerce par toute la terre, et qu'elle est parvenue à un degré de puissance et de prospérité séculaires que les autres nations n'ont égalée que passagèrement. Tel est le mécanisme ingénieux et solide de ce gouvernement que jamais l'Angleterre ne fut aussi puissante que sous le règne de George III, quoique ce monarque fût tombé en démence depuis 1810. L'agitation et l'instabilité ne sont donc pas le propre du gouvernement parlementaire, et loin de conduire aux abîmes et aux révolutions, nous sommes persuadé que, sincèrement exécuté, il sera la plus sûre sauvegarde des États.

On a coutume de placer la liberté dans la forme dé gouvernement conforme à son opinion; elle existe principalement dans les États où sont les meilleures lois. Ainsi que le célèbre auteur de l'*Esprit des lois* l'a si bien exposé, dans les monarchies comme dans les républiques elle réside dans la séparation des trois grands pouvoirs, le pouvoir exécutif, le pouvoir législatif, le pouvoir judiciaire; réunis dans les mains d'un homme, d'un corps ou d'une assemblée, c'est le despotisme qui règne; dès lors la liberté, la fortune, l'honneur et la vie des citoyens sont à la merci d'un triumvirat, d'un pacha, d'un conseil des *Dix* ou d'un comité de salut public.

Dans toute forme de gouvernement ancien ou moderne domine plus ou moins accusé l'un ou l'autre de ces deux grands principes, démocratie ou aristocratie. Parmi les hommes de parti, il existe un certain nombre de démocrates sincères; mais chez la plupart la passion de l'égalité et le mépris des distinctions ne sont ordinairement que la haine de toute supériorité, un effet de l'orgueil mécontent ou un moyen de déplacer le pouvoir, afin de le saisir. On se déclare partisan du peuple, pour faire autrement que ses antagonistes. Évitons de citer des faits contemporains à l'appui de notre opinion et prenons pour exemples Périclès et César. Le premier, voyant que l'aristocratie avait un chef dans Cimon, se tourna vers le peuple ; mais il vécut seul et évita de se mêler à la multitude. César fut le chef de la démocratie par opposition à Sylla et à Pompée, qui étaient à la tête du parti contraire. En prononçant l'éloge de sa tante Julie, femme de Marius, il se plaît à proclamer que ses ancêtres descendent du roi Ancus, Martius et de Vénus, mère d'Énée : « Ainsi, ajoute César, on trouve dans ma famille la sainteté des rois qui sont les maîtres du monde et la majesté des dieux qui sont les maîtres des rois. »

Quoique en apparence le plus simple et le plus juste, un gouvernement démocratique n'est pas celui qu'on rencontre ordinairement au sein des sociétés naissantes ; invité à l'établir à Sparte, Lycurgue répondit à celui qui l'y exhortait : *Commence à le faire toi-même en ta maison.* Néanmoins, il exista pendant plusieurs siècles à Athènes, à Rome même, quoique le peuple y fût perpétuellement en lutte avec les patriciens. Le suffrage universel est la conséquence d'un gouvernement démocratique ; le peuple dans ses comices élit ses magistrats, ses chefs et jusqu'à ses généraux ; certaines nominations sont même attribuées au sort. Montesquieu fait remarquer combien le peuple est admirable pour choisir ceux à qui il doit confier quelque partie de son autorité ; si l'on pouvait douter de cette capacité naturelle, il suffirait de jeter les yeux sur cette suite continuelle de choix étonnants que firent les Athéniens et les Romains. Ils en firent cependant de déplorables ; aussi quelques hommes prudents se plaignent-ils que dans un État où l'on exige des garanties pour les charges les plus ordinaires, on n'en exige aucune pour élire celui qui fait les lois et dispose de la fortune publique. Anacharsis se trouvant à une assemblée du peuple s'émerveillait de ce que les sages proposaient les matières et que les fous les votaient. A un moment donné de passion ou d'égarement, le suffrage universel, tout juste qu'il est en droit, peut devenir une arme très-périlleuse et se retourner contre la société qu'il est destiné à sauvegarder. C'est donc avec raison qu'une bonne loi d'élection a toujours été regardée comme la plus sûre garantie de la sécurité publique.

Ainsi qu'on devrait le supposer, liberté et démocratie ne sont pas cependant une seule et même chose. D'après Montesquieu, ni la démocratie, ni l'aristocratie ne sont des États libres par leur nature ; la liberté politique, dit ce publiciste, ne se trouve que dans les gouvernements modérés. De Tocqueville cherchait à réaliser avec une douloureuse préoccupation les conditions d'une alliance de la démocratie avec la liberté dans les États modernes. L'expérience prouve, en effet, que le gouvernement populaire est très-dur, très-oppressif de sa nature et incline au despotisme plutôt qu'à la liberté. Supçonneux, maître altier, jaloux de toute supériorité, le peuple s'en venge souvent par l'ostracisme et par des condamnations iniques comme celles de Thémistocle, de Socrate, de Phocion, de Camille, de Cicéron, du Dante, etc. Mais sous quelle constitution les peuples inquiets rencontrent-ils la satisfaction? Après les troubles d'un gouvernement démocratique, Gênes se trouva-t-elle plus libre et plus prospère sous les podestats? Ceux-ci n'ayant pu gouverner en paix, les Spinola et les Doria firent-ils mieux le bonheur de la république en s'intitulant les protecteurs de la liberté? On doit supposer le contraire, car elle rétablit les podestats et puis les doges. Ajoutons qu'après le règne, tantôt des familles nobles, tantôt des familles plébéiennes, en 1464, Louis XI dont elle avait imploré les secours après tant d'autres, envoya au diable cette république turbulente et capricieuse, qui se donnait à tout le monde et ne pouvait souffrir un gouvernement de quelque durée.

Esprit systématique et paradoxal, Boulainvilliers voyait dans le régime féodal le chef-d'œuvre de l'esprit humain et même des gouvernements libres : « Il est certain, ajoute-t-il cependant, que dans le droit commun tous les hommes sont égaux. La violence a détruit les distinctions de la liberté et de l'esclavage, de la noblesse et de la nature : mais quoique cette origine soit vicieuse, il y a si longtemps qu'elle est établie dans le monde qu'elle a acquis la force d'une loi naturelle. » On ne pourrait mieux réfuter une doctrine pareille qu'avec les raisonnements de Boulainvilliers lui-même.

Solon avait coutume de dire que l'égalité n'engendre pas de débats. Peut-il s'établir un gouvernement parfaitement libre là où elle n'existe pas? On peut citer l'exemple de l'Angleterre, pays de liberté, où vivent sans se heurter à côté l'une de l'autre deux classes distinctes. Cependant, des publicistes éclairés, frappés de la marche des événements politiques, prévoient le triomphe plus ou moins prochain des gouvernements populaires démocratiques. Dans un discours prononcé au Congrès de Malines le 18 août 1864, M. le comte de Montalembert disait avec sa chaleur d'âme accoutumée, en parlant de la démocratie : « Je vois ce déluge monter, monter toujours, tout atteindre et tout recouvrir. Je m'en effrayerais volontiers comme homme, je ne m'en effraye pas comme chrétien ; car, en même temps que le déluge, je vois l'arche. » Quoi qu'il en soit de ces prévisions, jamais les hommes qui poussent jusqu'à l'extrême leurs sentiments de justice inflexible, n'ont imaginé un système d'égalité absolue, rêve de toutes les sectes communistes, mais aussi contraire au droit qu'à la nature. S'il est possible de l'établir dans une première organisation, il faudrait, pour la maintenir, réduire la société à la plus abrutissante servitude ; il faudrait jeter l'honneur, la probité, le génie sur le lit de Procuste, supprimer la famille, fouler aux pieds la justice, et rapetisser l'humanité, au lieu de la pousser dans la voie du progrès.

Ce n'est point la force et l'arbitraire seuls qui, à l'origine des sociétés, ont créé les distinctions entre les hommes. Parmi les tribus sauvages elles-mêmes, la noblesse fut attribuée aux plus vaillants. La postérité d'Hercule, celle de Cécrops, de Tyndare, de Thésée, resta en grande vénération chez les Grecs. Tous les peuples honorèrent les grandes vertus, les dévouements héroïques, et surtout le courage sur les champs de bataille. Les races belliqueuses du Nord portaient de longs cheveux en signe de noblesse et de liberté ; les nobles, les hommes libres avaient seuls le droit d'aller à la guerre ; parfois le serf et l'esclave s'affranchissaient par le baptême du sang. Puis, l'intrigue, la corruption, les plus vils offices devinrent des titres de noblesse et en faussèrent la légitimité. Récompenser les services rendus, honorer la vertu, le génie, la valeur, quoi de plus juste ? La reconnaissance impose de grands devoirs aux peuples envers les familles de ceux qui les ont noblement servis. Mais continuer à des fils indignes, à une descendance avilie des honneurs, des distinctions et une suprématie sociale que possédèrent d'illustres ancêtres, n'est-ce point établir un privilége choquant, encourager la vanité aux dépens du mérite, et semer le germe de révolutions sociales ?

Le régime des castes dans l'Inde est la cause principale de l'ignorance, de l'état stationnaire, de la superstition qui se perpétuent dans la société hindoue. Il n'y a point de noblesse héréditaire à la Chine ; cependant, on y attache, comme partout ailleurs, une grande importance à la génération et à la famille. On traite avec une juste considération ceux dont les aïeux se sont distingués par des vertus privées ou des services éclatants. Il existe un registre public, intitulé *Livre du mérite,* sur lequel on consigne les traits et les actes remarquables. C'est un encouragement pour les fils d'égaler par leurs services la gloire de leurs pères. La Turquie, la Norwège, quelques cantons suisses, les États-Unis n'ont pas de noblesse ; il n'est aucun de ces États qui ne rende justice au mérite ainsi qu'aux descendants des grands hommes. Washington était un arpenteur, Franklin un prote d'imprimerie, Lincoln un simple ouvrier ; leurs noms vivront éternellement dans la mémoire des peuples.

L'Autriche, la Prusse, la Russie, la Suède sont les États où se conservent plus vivaces les inégalités sociales et les distinctions surannées empruntées au moyen âge. La France passe pour avoir un gouvernement démocratique ; ses codes ont établi l'égalité devant la loi, le suffrage universel y règne, et aucune carrière n'est absolument fermée à un homme de mérite ; la noblesse, enfin, soumise au droit commun, n'y est pas un pouvoir. On affecte de dire que les Français sont idolâtres d'égalité plutôt même que de liberté, et que le progrès des mœurs modernes a effacé les classes qui les divisaient anciennement. Quoi qu'on fasse, sur quelque argutie que l'on s'appuie, il paraîtra toujours difficile de concilier la démocratie avec une noblesse héréditaire. L'éducation, fait-on observer, confond les rangs et rapproche les hommes. Ce privilége doit être attribué à la richesse plutôt encore qu'au mérite ; l'argent est le grand niveleur des vanités humaines, en France comme ailleurs. Il y a un siècle déjà, Montesquieu disait, en parlant de l'aristocratique Angleterre : *L'argent est ici souverainement estimé ; l'honneur et la vertu, peu.*

On voit combien sont graves, compliqués et périlleux les problèmes d'organisation sociale, quel génie on doit supposer à ceux qui ont donné des lois utiles aux peuples, et quelles qualités éminentes sont nécessaires pour gouverner les sociétés avec équité. Chose remarquable ! l'histoire prouve que, sur un même nombre, les femmes l'ont emporté sur les hommes dans l'art de régner, et la loi des Francs qui attribue la couronne aux mâles exclusivement n'est, par conséquent, ni juste, ni politique. Sans rappeler les grandes reines de l'antiquité, on a vu chez les modernes un grand nombre de femmes reines ou régentes, Olga, Élisabeth de Russie, les deux Catherine, Élisabeth d'Angleterre, Isabelle la Catholique, Christine de Suède, Marie-Thérèse d'Autriche, Blanche de Castille, Anne de Beaujeu, etc., rivaliser en sagesse et comme politiques avec les plus grandes monarques ; l'époque contemporaine nous fournirait au besoin les mêmes exemples. Mais pour le malheur des peuples, et par l'effet des caprices de l'hérédité, les rois que leur naissance appelle au trône n'ont souvent aucune des vertus qui seraient nécessaires à ceux qui font le destin des empires; la plupart sont étrangers à l'art si difficile de connaître les hommes; dès lors, à combien de hasards la fortune publique n'est-elle pas livrée! Combien ne rencontre-t-on pas de petitesses, d'impéritie, de vices, de cupidité parmi les dépositaires du pouvoir! Malgré l'obscurité dont elle s'enveloppe et la profondeur de vues qu'elle suppose à ses agents, la politique ne met parfois en œuvre que des moyens frivoles, des caprices dangereux, des passions honteuses; heureux quand ils ne laissent pas le vaisseau de l'État voguer sans boussole au gré des flots agités des événements. On rapporte que le célèbre ministre de Gustave-Adolphe, le chancelier Oxenstiern, envoyant son fils étudier la politique dans les principales cours d'Europe, le congédia avec ces paroles : *Allez voir, mon fils, le peu d'esprit qui gouverne le monde.*

Ces préliminaires nous ont paru nécessaires pour expliquer comment, dans l'examen de la question qui nous occupe, les raisons morales doivent être mises en balance avec les causes physiques. Un pouvoir modificateur qui s'exerce sur tout le règne organique, sur l'esprit et les mœurs des nations, ce pouvoir agit nécessairement sur toutes les institutions humaines. Néanmoins, les gouvernements étant des rouages très-compliqués, auxquels concourent un grand nombre de faits secondaires qui les font varier à l'infini, l'action du climat, quoique très-réelle, n'est qu'indirecte. C'est pour avoir exagéré cette influence qu'on a taxé de paradoxale, la théorie absolue et spécieuse que Montesquieu développe avec complaisance dans l'*Esprit des lois*. D'après cet écrivain célèbre, on trouverait des États libres, et par conséquent des républiques dans le Nord; les peuples qui habitent ces contrées ont peu de vices, assez de vertus, beaucoup de sincérité et de franchise (liv. XII, ch. II). Approchez des pays du Midi, vous croirez vous éloigner de la morale même ; des passions plus vives y multiplient les crimes ; c'est dans les climats chauds, en Asie, en Afrique en particulier, que règne le despotisme (liv. II, ch. XV). Il ne faut donc pas être étonné que la lâcheté des peuples des climats chauds les ait presque toujours rendus esclaves, et que le courage des peuples des climats froids les ait maintenus libres (liv. XVII, ch. II). Que la noblesse moscovite ait été réduite en servitude par un de ses princes, on y verra toujours des traits d'impatience que les climats du Midi ne donnent pas. Qu'un autre royaume du Nord ait perdu ses lois, on peut s'en fier au climat, il ne les a pas perdues d'une manière irrévocable. Les Goths, conquérant l'empire romain, fondèrent partout la monarchie et la liberté. Ils ont été la source de la liberté de l'Europe, c'est-à-dire de presque toute celle qui est aujourd'hui parmi les hommes. Le Goth Jornandès a appelé le Nord de l'Europe *humani generis officinam ;* Montesquieu l'appelle plutôt la fabrique des instruments qui brisent les fers forgés au Midi (liv. XVII, ch. III). En Europe, fait-il observer, la zone tempérée est très-étendue ; la plupart des États y sont monarchiques, et sont encore gouvernés par les mœurs ; ce serait un crime contre le genre humain d'y introduire le despotisme. Enfin, suivant Montesquieu, la bonté des terres d'un pays y établit naturellement la dépendance et la mollesse, et favorise soit la monarchie, soit le gouvernement aristocratique, tandis que la stérilité, rendant les hommes industrieux, sobres, endurcis au travail, propres à la guerre, conduit à la démocratie.

Un des exemples les plus frappants des erreurs auxquelles un homme de génie peut se laisser entraîner par les préoccupations d'une idée fausse, est celle qui lui fait trouver l'origine du gouvernement représentatif dans le climat brumeux de l'Angleterre. Après avoir signalé la manie de suicide qui tourmente ses habitants, il ajoute : « Dans une nation à qui une maladie du climat affecte tellement l'âme qu'elle pourrait porter le dégoût de toutes choses jusqu'à celui de la vie, on voit bien que le gouvernement qui conviendrait le mieux à des gens à qui tout serait insupportable, serait celui où ils ne pourraient pas se prendre à un seul de ce qui causerait leurs chagrins, et où les lois gouvernant plutôt que les hommes, il faudrait, pour changer l'état, les renverser elles-mêmes » (liv. XIV, ch. XIII).

Pour confirmer les opinions dont nous venons d'exposer l'analyse, Montesquieu invoque les raisonnements physiologiques plutôt que l'étude des faits et les leçons de l'histoire. Les principes sur lesquels il s'appuie, ou du moins les conséquences qu'il en tire, ne sont pas toujours justes; l'expérience donne souvent un démenti à ses théories. Si les assertions du grand publiciste furent contestées à l'époque où parut son ouvrage, les révolutions sociales survenues, depuis, sur l'un et l'autre continent ont changé presque de fond en comble le droit politique des nations, et prouvé que, loin d'être naturalisée dans le Nord, la liberté n'excite pas moins d'enthousiasme et d'aspirations chez les peuples méridionaux, en un mot qu'il n'y a pas moins d'Etats libres chez ces derniers que dans les contrées du Nord.

Il est très-vrai que les nations du Midi ont toutes sortes de commodités pour la vie et peu de besoins, tandis que celles du Nord ont beaucoup de besoins et peu de commodités pour la vie. Aux unes, sans aucun doute, la nature a donné beaucoup et elles ne lui demandent que peu ; aux autres la nature donne peu, et elles lui demandent beaucoup ; l'équilibre, dit Montesquieu, se maintient par l'industrie et l'activité des peuples du Nord et par la paresse de ceux du midi ; c'est ce qui a naturalisé la servitude chez ces derniers. Oui, les hommes lâches et sans énergie sont une proie facile pour le despotisme; mais on ne saurait admettre que, pouvant se passer de richesses, ils puissent encore mieux se passer de liberté. Ce principe est aussi peu vrai que les suivants : « Les nations septentrionales ont besoin de la liberté qui leur procure plus de moyens de satisfaire tous les besoins que la nature leur a donnés ; elles se trouvent dans un état forcé, si elles ne sont libres ou barbares ; presque tous les peuples du Midi sont dans un état violent, s'ils ne restent esclaves. »

Nous doutons que la liberté soit plus nécessaire à l'homme dans le Nord qu'au Midi. Là il est l'esclave de la nature ; il lui faut un travail incessant pour satisfaire aux nécessités de la vie ; il a besoin d'être gouverné plutôt que de gouverner. Dans les régions méridionales, au contraire, l'homme, ayant une vie facile et beaucoup de loisir, a plutôt besoin de liberté que de protection. Les rois du Danemark ont travaillé pendant un siècle à l'abolition de l'esclavage : les serfs eux-mêmes refusaient la liberté. C'est un beau spectacle de voir des monarques se dessaisir eux-mêmes de leur puissance et pousser les peuples dans la voie du progrès. Amolli par la paix, le caractère de ce peuple brave acquit toute son activité et son fier esprit d'indépendance dans le cours de guerres qui cependant ne furent pas toujours heureuses. Aujourd'hui le Danemark est non-seulement l'un des peuples les plus libres de l'Europe, mais encore celui qui présente le plus haut degré de développement intellectuel ; là, pauvre ou riche, noble, bourgeois, paysan, tout le monde sait lire et écrire.

Il suffit de jeter les yeux sur la carte du globe pour reconnaître combien les principes de Montesquieu sont erronés et contraires à l'évidence. Resserrée dans un étroit espace de terre, l'Europe nous présente, sans distinction de climats, toutes les formes de gouvernement, depuis les monarchies despotiques jusqu'aux États les plus éclairés et les plus libres. A son extrémité septentrionale se trouvent la Suède et la Norwège vivant sous un sceptre constitutionnel, le Danemark soumis naguère à des rois absolus, la Russie enfin où règnent des tzars, dont la volonté est souveraine.

La Norwège est une véritable monarchie républicaine, s'administrant elle-même et n'ayant de commun avec la Suède que le nom du souverain et la politique extérieure ; la noblesse y est abolie. La forme du gouvernement de la Suède, moins libérale que celle de la Norwège, ne date que de la révolution de 1809. Au chapitre des religions il sera question de la manière dont les Suédois entendent la liberté de conscience. On sait que la diète ou Riksdag se compose de quatre ordres : la noblesse, le clergé, la bourgeoisie et les paysans, qui délibèrent séparément. Si la Suède doit être comprise parmi les peuples libres, où il n'y a ni esclaves ni serfs, elle est de tous les États d'Europe celui où règne la plus grande inégalité de rangs. Elle compte 1,270 familles nobles ; le chef de chacune d'elles siége à la chambre de la noblesse, par lui-même ou par un chargé de pouvoir. Une révolution pacifique se prépare dans les institutions, sinon dans les mœurs de la Suède ; un gouvernement éclairé, voulant faire cesser les anomalies d'un autre âge et cette désignation choquante de castes, poursuit en ce moment un projet de réforme, qui s'accomplira malgré les sinistres prédictions de quelques avocats des priviléges surannés. La nouvelle loi suédoise ne détruit pas néanmoins les quatre ordres, noblesse, clergé, bourgeois, paysans ; seulement elle ne prend plus ce partage pour base de la représentation nationale et propose de créer deux chambres comme dans les autres États constitutionnels.

Avec un climat aussi froid, plus rigoureux même que celui de la Suède et de la Norwège, la Russie vit sous un gouvernement absolu, et le pouvoir des tzars est pour ainsi dire sans limites. Les priviléges des classes sont les seules barrières à l'arbitraire des fonctionnaires, mais non à celui du souverain ; car tout, même la justice, s'abaisse devant sa volonté. Véritable autocrate, il tient le double sceptre religieux et politique. Le conseil de l'empire, le sénat, les ministres, le synode ne sont qu'une création toujours révocable de la puissance du tzar. Il est vrai que des tribus indépendantes, mongoles ou slaves, ont habité quelques parties de ce territoire. Tantôt libre et tantôt tributaire des Russes, Novogorod se gourverna longtemps en république ; mais soumise ou détruite depuis trois siècles, elle subit le sort commun. Si la liberté privée est parfois livrée à l'arbitraire, la liberté politique n'est pas même une ombre. Cependant, tout autocrates que soient les tzars, l'esprit libéral descend involontairement du trône ; leur esprit éclairé les incite sans cesse à favoriser les sciences, l'industrie, les arts, les lettres et à faire jouir des bienfaits de la justice, en ce qui ne touche pas à la politique, la grande nation soumise à leur sceptre. Le clergé et la noblesse ont devancé les autres classes et soupirent après un régime de liberté. Par l'inévitable cours des événements, l'instruction se propagera des sommités les plus élevées jusqu'aux dernières couches du corps social, et dès lors la Russie entrera, dans un avenir plus ou moins prochain, comme l'Autriche, comme la Prusse, dans la famille des monarchies représentatives. Toutefois, l'étendue de son territoire, telle que ni Alexandre, ni les Romains, ni Charlemagne n'en possédèrent d'aussi vaste, sera le plus grand obstacle que rencontrera l'esprit de liberté. Il faut un pouvoir fort et centralisé pour retenir sous le même sceptre tant de peuples, tant de races, tant de contrées où règnent des langues, des mœurs, des croyances, des intérêts et des climats si divers.

Les gouvernements libres ne sont donc pas l'apanage des contrées du Nord; les exemples précédents prouveraient, au contraire, que l'état despotique ou du moins la monarchie absolue convient aux mœurs et aux habitudes de ces climats. Ainsi que nous l'avons dit plus haut, c'est le peuple danois lui-même qui, en 1660, révolté contre les nobles, investit ses rois d'un pouvoir absolu, et c'est un de leurs rois qui, en 1836, donna une constitution libérale au Danemark. Les peuples du Midi sont-ils donc voués au despotisme et à l'esclavage? L'histoire protesterait au besoin contre une théorie pareille. Elle nous montrerait ces peuples, en qui l'on remarque la vivacité des sensations jointe à la lenteur des pensées et des actes, jouets sans doute de bien des vicissitudes, mais impatients de tout joug; victimes de la force, ils sont toujours prêts à briser leurs fers. Tels furent pendant bien des siècles les Romains, les Italiens, les Siciliens. Quelle que soit l'issue de la lutte engagée dans la péninsule espagnole, écrivions-nous en 1837, le règne du despotisme y est désormais impossible. Aujourd'hui, en effet, l'Espagne et le Portugal jouissent d'un gouvernement représentatif. Tant que la Grèce resta le foyer des lumières, elle fut couverte de petits États dont la liberté faisait la force et la gloire. Lorsque les passions et l'ignorance, suites de l'anarchie, obscurcirent les beaux jours du siècle de Périclès, la patrie des Léonidas et des Thémistocle tomba sous le joug des Turcs. Et la Grèce paraissait morte, quand au cri de liberté elle brisa la pierre de son cercueil. Ni l'amour de la gloire, ni le fier courage ne manquent à ses habitants ; qu'elle s'organise sous un sceptre éclairé, qu'elle surmonte l'anarchie, la Grèce peut recommencer ses destinées glorieuses. Mais, on le voit, ces peuples sont tour à tour libres ou esclaves selon le flot des événements, les orages des passions et les caprices de la fortune.

Sous une latitude pareille à celle de l'Espagne, de la Grèce et de l'Italie, s'élève un empire despotique, où tout appartient au souverain, la fortune, la liberté, la vie des habitants. Est-ce par l'effet du climat ou par suite de ses institutions et de ses croyances que la Turquie, depuis tant de siècles, vit sous un régime si peu en harmonie avec celui des autres peuples de l'Europe ? Pour répondre complétement à cette question, il faudrait rappeler l'histoire de l'islamisme. Rattaché à cette origine, fondé sur la conquête, agrandi depuis Mahomet par le génie militaire de plusieurs grands hommes, l'empire ottoman, presque toujours victorieux pendant plusieurs siècles, ne cessa d'être redoutable et de faire des progrès jusqu'à la bataille de Lépante et la défaite sous les murs de Vienne de l'armée de Mahomet IV par l'illustre Jean Sobieski. Depuis, malgré quelques pages brillantes encore de son histoire militaire, la Turquie ne cessa de décroître et perdit successivement avec son prestige quelques-unes des provinces soumises à son sceptre. Elle possède encore de grands royaumes en Asie et en Afrique, elle est seulement campée en Europe; mais ce camp s'appelle Constantinople, la clef de deux vastes mers. Pourquoi l'empire turc est-il aujourd'hui fortement ébranlé et a-t-il perdu la suprématie qu'il conserva pendant plusieurs siècles en face de l'Europe chrétienne? Doit-on attribuer cette décadence à sa religion, à sa politique, à ses mœurs, à ses institutions, ou à quelque détérioration de sa race? Nous nous contenterons d'indiquer ici quelques-unes des causes qui frappent tous les esprits. La Turquie a conservé des croyances fortes et vivaces; le caractère de ses habitants est fier; leur courage ne le cède à celui d'aucun autre peuple. Mais quoique l'islamisme ait rendu de véritables services et introduit une sorte de civilisation chez des tribus asiatiques et africaines jusque-là plongées dans l'idolâtrie, il contient ce vice radical, de tout soumettre à une fatalité aveugle et d'enfermer l'esprit humain dans une forteresse inexpugnable, contre laquelle viennent se briser toute innovation, toute découverte, tout perfectionnement. Elle est restée ce qu'elle fut sous ses califes il y a dix siècles. La prise même de Constantinople lui devint fatale; elle eut pour effet de rejeter de son sein et de répandre sur l'Europe une armée de savants et d'artistes. Avec une population très-intelligente, la Turquie ne possède ni peintres, ni statuaires, ni musiciens, ni poëtes dramatiques. Le Coran, où l'on admire quelques bons principes de morale, empruntés aux livres saints, a frappé les arts d'un véritable ostracisme et tari la source de ces plaisirs supérieurs qui ennoblissent et charment l'existence. Par suite de l'immobilité prononcée par la loi du prophète, la tactique militaire moderne s'introduit difficilement dans ses armées ; les rouages de son administration, ses lois civiles et politiques, tout jusqu'à ses préjugés, sont les mêmes qu'il y a mille ans. Mais de ses institutions la plus vicieuse et la véritable cause de son infériorité, celle qui rend impossible tout progrès social, c'est la polygamie. Nous ne craignons pas d'avancer qu'il n'y a aucun espoir de salut pour la Turquie et qu'elle est destinée à une ruine inévitable, si elle ne se hâte de réformer complétement et non partiellement, comme cela s'exécute dans quelques villes, ses coutumes sur la polygamie, de licencier ses honteux harems et d'adopter les lois civiles des Européens sur le mariage et la condition de la femme.

Ainsi dans la région la plus froide et dans l'une des contrées les plus chaudes de l'Europe, s'élèvent deux monarchies absolues ; à côté et dans des conditions climatériques pour ainsi dire analogues, règnent des gouvernements représentatifs et vivent des peuples libres. La théorie de Montesquieu se trouve donc complétement en défaut dans les exemples que nous venons de citer ; l'auteur de l'*Esprit des lois* n'a pas suffisamment tenu compte du pouvoir des mœurs, de la force des institutions et de la fatalité des événements dont l'influence combat et modifie à son tour celle du climat.

L'Autriche et la Prusse étaient naguère des monarchies absolues où les citoyens trouvaient toutefois des garanties, l'aisance et la sécurité sous la protection de lois sages, dans l'indépendance de la magistrature ainsi que dans la modération des souverains. Par suite d'événements qu'il est inutile de rappeler, ces puissances, devancées par la plupart des États allemands, par la Belgique, la Hollande, vivent aujourd'hui sous un régime constitutionnel que le temps consolidera. La Suisse forme une république fédérative très-libérale et la seule qui ait duré en Europe.

Quelque sentiment que l'on éprouve envers la France et l'Angleterre, tout le monde convient que ces puissances sont à la tête des États civilisés. La plus grande partie de leur histoire, comme celle de tous les peuples, consiste en guerres de conquêtes, luttes intestines, constitution sociale au milieu desquelles l'élément politique proprement dit tient peu de place. Néanmoins, en Angleterre le gouvernement parlementaire remonte véritablement au XIIIe siècle ; il doit son origine, non à son climat brumeux, comme le prétend Montesquieu, mais aux prétentions des barons de s'attribuer une part importante dans l'exercice du pouvoir et s'assurer des libertés et des priviléges. La grande Charte, décrétée sous Jean sans Terre en 1215, forme encore aujourd'hui le fondement de la constitution anglaise. Le parlement, composé d'abord des barons, des hauts prélats et des grands tenanciers, ne tarda pas à amener la création des deux chambres ; il fut appelé à délibérer sur les moyens d'obtenir les subsides et à traiter avec le souverain les questions politiques et militaires. On le vit en 1327 déposer un roi, disposer de la couronne, substituer les Lancastre aux Plantagenet, faire reconnaître l'inviolabilité de ses membres et s'emparer du droit de mettre les ministres en accusation. Si, après avoir joué un trop grand rôle dans la guerre sanglante des *deux roses*, le parlement tomba dans la plus abjecte servilité sous les Tudor, dont il avait assuré la royauté ; si, reprenant son rôle indépendant sous les Stuarts, il lutta sans cesse contre l'étendue de la prérogative royale en faveur des droits de la nation ; s'il aboutit à renverser la royauté, à constituer une république, à faire tomber la tête de Charles Ier sur l'échafaud; s'il reprit son rôle de lâche dépendance sous Cromwell; d'un autre côté, il eut une large part à la révolution de 1688 et à l'affermissement du gouvernement parlementaire par la *Déclaration des droits* imposée à Guillaume III et à Marie. Cette déclaration fixe les droits du roi et règle la succession au trône; elle réserve au parlement le vote de l'impôt et des lois, institue le jugement par jury, garantit la liberté de discussion, la liberté individuelle, la liberté de la presse et confirme les vieilles libertés anglaises.

En admirant les perfectionnements merveilleux qui ont fait de l'Angleterre la nation la plus libre du monde, nous ne nous donnerons pas le plaisir facile d'énumérer tout ce que sa constitution, son gouvernement, et par suite le caractère national présentent de défectueux, les priviléges de son aristocratie, le paupérisme qui dévore certaines classes, la grandeur de la politique sacrifiée à l'intérêt de son commerce, quelques lois barbares, les cérémonies grotesques qui précèdent l'ouverture de chaque parlement, la diversité des formules de serment pour l'anglican, le catholique, le juif, le quaker, la peine du fouet et de la marque maintenue dans l'armée, etc., etc. Nous ne rappellerons pas l'Irlande opprimée, l'Inde soumise au régime de la force et maintenue dans l'abjection, la Chine inondée d'opium, etc.; nous préférons louer sans réserve l'esprit d'industrie infatigable, la persévérance opiniâtre de sa race, la haute raison de ses hommes d'État, la solidarité qui réunit dans un intérêt patriotique toutes les classes de la société, la proclamation de la liberté commerciale, mais, au-dessus de tout, l'abolition de l'esclavage et la suppression de la *traite*. C'est par ces qualités et ces services, c'est avec son gouvernement parlementaire que l'Angleterre s'est élevée à un pouvoir et à une prospérité dont les temps modernes offrent peu d'exemples ; elle offre un modèle de constitution écrite dans les mœurs plutôt que sur le papier, où se meut la liberté du citoyen sans nuire à l'État ; mais il existe chez eux un respect de la loi et de l'autorité, un sentiment du devoir qu'on ne trouve pas ailleurs au même degré. Suivant Plutarque, on avait remarqué fort anciennement que les puissances maritimes favorisaient l'autorité du gouvernement populaire, tandis que ceux qui vivent du travail de la terre supportent plus patiemment le gouvernement de la noblesse (Vie de Thémistocle). On pourrait soutenir avec non moins de raison, que le besoin de liberté et le sentiment d'égalité se trouvent dans les villes maritimes plutôt que dans les cités continentales, témoin Tyr, Athènes, Carthage, Londres, etc. ; les habitants y étant presque tous marchands ont besoin de se mouvoir sans entraves, et dès lors on ne voit parmi eux d'inégalité véritable que celle du travail et de la fortune.

Le climat de la France et celui de l'Angleterre, également tempérés, diffèrent moins que la forme de leur gouvernement ; par conséquent, c'est dans ses mœurs, le caractère national et les habitudes séculaires plutôt que dans des circonstances météorologiques, qu'il faut chercher la cause de ces différences. Nous ne résistons pas à transcrire ici un portrait des Français qui termine l'ouvrage d'Alexis de Tocqueville, l'*Ancien régime :* « Quand je considère cette nation en elle-même, dit cet écrivain célèbre, je la trouve plus extraordinaire qu'aucun des événements de son histoire. En a-t-il jamais paru sur la terre une seule qui fût si remplie de contrastes et si extrême dans chacun de ses actes, plus conduite par des sensations, moins par des principes, faisant ainsi toujours plus mal ou mieux qu'on ne s'y attendait, tantôt au-dessous du niveau commun de l'humanité, tantôt fort au-dessus ; un peuple tellement inaltérable dans ses principaux instincts, qu'on le reconnaît encore dans des portraits qui ont été faits de lui il y a deux ou trois mille ans, et en même temps tellement mobile dans ses pensées journalières et dans ses goûts, qu'il finit par se devenir un spectacle inattendu à lui-même, et demeure souvent aussi surpris que les étrangers à la vue de ce qu'il vient de faire ; le plus casanier et le plus routinier de tous quand on l'abandonne à lui-même, et, lorsqu'une fois on l'a arraché malgré lui à son logis et à ses habitudes, prêt à pousser jusqu'au bout du monde et à tout oser ; indiscret par tempérament, et s'accommodant mieux toutefois de l'empire arbitraire et même violent d'un prince que du gouvernement régulier et libre des principaux citoyens, aujourd'hui l'ennemi déclaré de toute obéissance, demain mettant à servir une sorte de passion que les nations les mieux douées pour la servitude ne peuvent atteindre ; conduit par un fil tant que personne ne résiste ; ingouvernable dès que l'exemple de la résistance est donné quelque part ; trompant toujours ainsi ses maîtres, qui le craignent ou trop ou trop peu ; jamais si libre qu'il faille désespérer de l'asservir, ni si asservi qu'il ne puisse encore briser le joug ; apte à tout, mais n'excellant que dans la guerre ; adorateur du hasard, de la force, du succès, de l'éclat et du bruit, plus que de la vraie gloire ; plus capable d'héroïsme que de vertu, de génie que de bon sens, propre à concevoir d'immenses desseins plutôt qu'à parachever de grandes entreprises ; la plus brillante et la plus dangereuse des nations de l'Europe, et la mieux faite pour y devenir tour à tour un objet d'admiration, de haine, de pitié, de terreur, mais jamais d'indifférence ! »

L'inconstance serait donc en définitive le caractère du Français, mobile et tempéré comme le ciel qui l'éclaire, oscillant parfois vers les extrêmes, mais promptement ramené à ce type : variable. Cependant avec ces instincts changeants, ce goût de nouveautés et quoique formée de plusieurs races, la France s'est unifiée; Celtes, Francs, Bourguignons, Normands, Bretons, Auvergnats, Gascons, etc., se sont fondus et constitués en une nationalité puissante dans laquelle on ne reconnaît que la race gallo-romaine. En proie à des guerres civiles ou étrangères qui l'ont souvent conduite à deux doigts de sa perte, quelque génie providentiel l'a retenue sur les bords de l'abîme; elle s'est relevée de ses abaissements, et sa puissance a toujours pesé d'un grand poids dans les destinées du monde et le progrès de la civilisation. Terre hospitalière, si on ne la jalouse pas, on l'aime et on peut dire avec vérité qu'elle est la seconde patrie de tout le monde.

Dans les vicissitudes séculaires subies par la France, on peut reconnaître sans doute quelques défauts inhérents à sa race; mais elles sont dues principalement aux vices d'une institution primitive, dont elle n'a point encore extirpé les derniers vestiges. Nous voulons parler de la féodalité qui fut toute-puissante sous les deux premières races, et devint souvent un embarras pour les rois, jusqu'à l'avénement d'Hugues Capet qu'elle avait appelé au trône. Mais à cette époque même commence la lutte du pouvoir royal contre les grands feudataires ; l'institution des communes par Louis le Gros, l'appel aux états généraux, les croisades, la politique sage de Philippe-Auguste et de

Louis IX en sapèrent les priviléges ; Louis XI et plus tard Richelieu leur portèrent des coups sanglants. Les parlements institués par saint Louis pour rendre la justice s'arrogèrent également des pouvoirs politiques, en résistant même à l'autorité royale. Ainsi, à aucune époque, la puissance des rois ne fut absolue, contrebalancée d'abord par les grands seigneurs, puis par les communes et enfin par les parlements.

En 1789 commence un droit politique nouveau dont l'avénement avait été préparé par les grands esprits des deux siècles précédents. Aucun législateur, aucun corps politique, n'a opéré autant de réformes que l'Assemblée constituante ; nous ne parlons pas des 2,500 lois ou décrets qu'elle vota en 28 mois de session ; mais c'est à elle que la France doit le gouvernement représentatif et les principes de 89 proclamés le 27 août et insérés le 3 novembre au *Bulletin des lois* : la suppression des priviléges et des droits féodaux, la répartition proportionnelle des charges, le vote de l'impôt, la séparation des pouvoirs judiciaire et administratif, la liberté individuelle, la liberté des cultes, la liberté de la presse, l'égalité de tous devant la loi, l'inviolabilité de la propriété. Toutefois, malgré l'éclat des noms de Mirabeau, de Maury, de Barnave, de Duport, de Cazalès, on ne doit pas craindre d'avouer que l'Assemblée constituante manqua de sens politique, et commit des fautes qui font remonter jusqu'à ses actes les crimes de la Révolution et le naufrage des libertés politiques. Elle ruina le principe de l'autorité, et livra les destinées de la France aux orages d'un avenir menaçant et aux fauteurs de la démagogie, en décrétant que ses membres seraient exclus de la prochaine législature.

Ainsi l'Assemblée constituante laisse jonchant la terre

les débris du vieil édifice social, et lègue à ses successeurs le soin de reconstruire une société nouvelle; mais l'ouragan déchaîné achève de tout renverser; aucun pouvoir n'est stable et ne reste debout; Monarchie, République, Consulat, Empire, se succèdent et tombent. Quelques jours de confiance illuminent l'horizon; mais au milieu du ciel le plus serein éclatent des coups de tonnerre qui ébranlent la société, renversent le pouvoir, emportent les générations. Sur cette terre clémente, chez ce peuple poli, le talion politique, relevé de sa barbarie, devient la loi triomphante ; un nouveau Saturne dévore ses enfants : les lois sont muettes, les accusateurs accusés, les juges jugés, les proscripteurs proscrits, les guillotineurs guillotinés. Une pluie de sang, un incendie de trônes, les majestés traînées sur la claie, une justice de cannibales, le bonnet phrygien devenu le diadème de la rue, tel est le spectacle offert par la France oublieuse de son histoire et de sa mission. Et cependant cette France saignante, insultée, attaquée, conserve, grâce à son drapeau, une grandeur souveraine. Elle ressemble à l'aigle frappé par la foudre et ruisselant de sang; étendu à terre, il renverse par ses coups d'aile, de bec et de serre les téméraires qui osent l'approcher, jusqu'à ce que ses plaies étant cicatrisées, il se relève et plane en roi dans la région des orages.

Avec le génie de sa race, sa position géographique, son passé glorieux, ses mœurs, ses intérêts, les progrès accomplis dans les temps modernes, quel est le gouvernement qui convient à la France? Est-elle destinée à renouveler l'histoire du Bas-Empire? Trois dynasties se sont succédé sur le trône et en ont été précipitées; le gouvernement républicain a été établi deux fois et deux fois détruit. Nous avons vu ici le despotisme sanglant, là le despotisme glorieux, tantôt une liberté réglée, tantôt une licence sans frein ; elle a renversé royauté, république, proconsuls, empereur. Existe-t-il dans les entrailles de la nation un mécontentement de tout, une anarchie irrémédiable, un parti puissant de mécontents et d'ambitieux qui, détournant les yeux de l'image sainte de la patrie, ne rêve que désordres, espère et guette pour son seul profit le renversement de tout ordre établi ?

Ce n'est pas le lieu d'étudier ici les causes de la chute des divers gouvernements qui se sont succédé depuis soixante-quinze ans, et d'examiner si ces catastrophes sont dues à quelque vice des constitutions qui ont régi le pays, à l'impéritie des gouvernants, au caractère des Français ou à toute autre cause. La France a eu pendant quelques années un gouvernement parlementaire après lequel avaient longtemps soupiré les esprits généreux que l'exemple de l'Angleterre encourageait dans leur espoir de l'importer chez nous. En politique, il est très-périlleux de faire le métier de prophète ; Napoléon disait à Sainte-Hélène que dans cinquante ans l'Europe serait république ou cosaque ; l'échéance approche et personne ne redoute l'alternative annoncée par l'illustre captif. Nous n'imiterons donc pas ceux de nos contemporains qui, le regard fixé sur l'avenir, supputent l'heure qui doit amener une révolution nouvelle, comme l'astronome calcule la révolution d'une comète. La France, sans aucun doute, a perdu son gouvernement parlementaire proprement dit ; mais elle conserve le régime représentatif, une loi d'élection très-libérale, le premier corps judiciaire de l'Europe, des libertés civiles aussi étendues que possible ; eh bien, quoiqu'on s'évertue à prouver que le caractère des Français ne saurait supporter des institutions qui conviennent à l'Angleterre, à la Belgique, à la Hollande, à la Suisse, à l'Italie, à l'Allemagne, aux États-Unis..., et même aux îles Sandwich, nous sommes convaincu que dans un avenir prochain, et grâce à l'apaisement des partis, la liberté politique marchera de pair avec les libertés civiles, et que la France aura un gouvernement parlementaire non moins libéral, plus conforme même aux sentiments de justice et d'égalité que celui de l'Angleterre et des États-Unis.

Nous ne suivrons pas sur la carte du globe les formes gouvernementales des différentes nations qui l'habitent. Mais il suffit de se représenter leur histoire pour reconnaître que les mœurs, les croyances populaires et surtout des événements au-dessus des forces humaines ont imposé à chaque peuple ses lois, ses institutions et son gouvernement. On voit également que des événements contraires ont pu les transformer, tantôt les élever, tantôt les abaisser, parfois les dissoudre. Toutes les sociétés, toutes les nations sont donc changeantes et perfectibles ; il n'est donc aucune contrée où nos missionnaires, les relations commerciales ne puissent introduire des idées émancipatrices, et la civilisation de l'Europe.

On rencontre en Asie toutes les formes de gouvernement ; c'est dans la partie septentrionale que pèse de tout son poids le sceptre des tzars ; la Sibérie est un lieu d'exil, où les condamnés politiques deviennent industriels, commerçants, agriculteurs, ou sont condamnés au travail des mines. Là règne une démocratie véritable : l'égalité de la misère, et un seul pouvoir, celui du sabre. Un grand nombre des peuplades sibériennes nomades et aventurières parcourent en liberté de vastes solitudes, ne reconnaissent aucune autorité ; depuis 1854 les Kirghis sont entièrement soumis à la Russie ; tribus de pasteurs vivant sous la tente ou sur des chariots, ils se livrent principalement à l'élève des moutons et des chevaux. Les khanats de Boukharie, de Khiva, de Khokhand et les autres peuplades, répandues dans l'immense région connue à tort sous le nom de Tartarie indépendante, forment des étapes pour le commerce entre la Russie, la Chine, la Perse et l'Inde. Quoique gouvernées par de petits tyrans, la plupart de ces tribus n'obéissent à aucune loi, vivent de guerre, de vol, de pillage, et sont la terreur des caravanes. Peuples pasteurs et agriculteurs, déchus de leur ancienne gloire, les Mongols et les Mantchoux, divisés et subdivisés en hordes sans nombre, vivent sous des tentes appelées *yourtes*. La Chine et la Russie les ont à peu près absorbés; mais un pouvoir qui s'exerce de si loin est très-précaire. La puissance de la famille est tout pour le nomade.

La plupart des provinces situées entre le Caucase, le Térek et le Kouban jusqu'à la ville d'Anapa sur la mer Noire, la Circassie, la Mingrélie, la Géorgie ont secoué le joug des Arabes, des Perses et des Turcs et conservé longtemps leur indépendance ; enfin, après de longues résistances, ils sont tombés en la puissance de la Russie. Peuple belliqueux et pillard, quoique hospitalier, il est divisé en castes, dont les principales sont les princes, les nobles, les bourgeois, les commerçants et les serfs ; les nobles s'arrogent le droit de vie et de mort sur les esclaves. Les Géorgiens et les Abases s'adonnent à l'agriculture ; mais plusieurs peuplades n'ont d'autres occupations que la guerre, la chasse, le pillage ; cette vie nomade et vagabonde a pour elles un attrait invincible.

Comme tous les pays musulmans, la Perse présente la plupart des vices inhérents aux gouvernements despotiques : les femmes y sont esclaves ; les ordres du schah sont irrévocables, et son pouvoir n'est borné que par le Coran. Plusieurs tribus arabes ont un gouvernement patriarcal, offrant tantôt des formes républicaines et tantôt l'autorité despotique. Excellents cavaliers, légers à la course, les Arabes versent la dernière goutte de leur sang pour tirer vengeance d'un ennemi; les différentes tribus sont dans un état d'hostilité perpétuel. Les plus ignorantes vivent de pillage, les plus civilisées du travail; toutes sont superstitieuses et n'ont d'autre frein que la loi du prophète. Les Arabes, ainsi que tous les peuples levantins, ont un amour immodéré pour l'argent.

Les populations à demi barbares de l'Afghanistan et du Beloutchistan sont divisées comme celles de la Tartarie indépendante en districts ou tribus, sous des khans aguerris qui eux-mêmes reconnaissent un chef suprême dont le pouvoir est sans limite; cette organisation rappelle une sorte de régime féodal. Les Afghans et les Beloutchis professent l'islamisme et forment avec les Seikhs, mahométans comme eux, la population la plus belliqueuse de l'Asie. Chez les Seikhs règne une grande égalité; après des guerres vaillamment soutenues, ils viennent de tomber sous la domination de l'Angleterre et de se fondre dans le grand empire de l'Indoustan, rangé comme un troupeau docile sous le sceptre britannique. Tout le reste de l'Asie, l'empire birman, le royaume de Siam, la Cochinchine, les îles asiatiques, par conséquent les climats les plus divers, ne présentent que despotisme aveugle, esprit de servitude, régime des castes. A Siam le souverain est d'autant mieux obéi, que ses sujets le considèrent comme une incarnation de Bouddha. Tout absolu qu'il soit, le pouvoir de l'empereur du Céleste Empire est néanmoins subordonné aux lois, aux usages et à des institutions séculaires ; le fils du ciel commande à 300 millions d'hommes, et il ne nomme un magistrat, un fonctionnaire, le gouverneur de la plus petite province que sur une liste de candidats que les lettrés lui présentent. Il paraît même qu'un décret récent du jeune empereur, rendu sur la proposition du prince Kong, pose les bases d'une sorte de gouvernement représentatif, en créant un conseil des provinces qui siégera tous les ans à Pékin pendant deux mois ; chacun des membres de l'assemblée y lira, pour être mis sous les yeux de l'empereur, un mémoire sur la situation et les besoins de la province qu'il représente.

Il n'est point exact, ainsi que Kæmpfer et Montesquieu le prétendent, que le caractère des Japonais soit atroce, et que le législateur ait imaginé pour le contenir les plus cruels supplices. Les lois, il est vrai, punissent de mort tous les crimes et même de simples délits, tels que le mensonge devant le magistrat. Sur un ordre du prince, tout Japonais s'ouvre le ventre avec une indifférence qui atteste un grand mépris de la mort. On doit reconnaître à ces traits les fruits d'un despotisme de plusieurs siècles d'autant plus aveugle et coupable, que les Japonais sont un peuple brave sans cruauté, intelligent, avide de connaissances, ayant une grande aptitude pour la mécanique et les mathématiques et possédant au plus haut degré le talent d'imitation. Il n'est pas un seul peuple dont nous connaissions si peu les mœurs, les lois et les institutions ; on a pensé longtemps que le Japon avait deux empereurs avec des pouvoirs séparés, l'un spirituel, l'autre temporel ; il paraît toutefois qu'il n'en existe réellement qu'un seul, le *Micado*, souverain absolu, dont le *Taïcoun* est le délégué dans l'exercice du pouvoir administratif. Si, grâce aux relations commerciales aujourd'hui plus fréquentes et à l'ouverture de plusieurs ports aux Européens, le Japon parvient à s'en assimiler les sciences et la civilisation, il pourra donner à son tour le signal de la régénération de l'Asie et briser le joug du despotisme dégradant sous lequel elle languit depuis tant siècles.

Anarchie militaire ou brigandage organisé, despotisme, théocratie, régime patriarcal, monarchie tempérée, héréditaire, élective et même représentative, république, république fédérative, il n'est pas de genre de gouvernement qu'on ne rencontre en Afrique. Sur la côte de Guinée les plus stupides des nègres gémissent sous le plus cruel despotisme ; la plupart des souverains envoient leurs satellites voler des hommes pour les vendre aux négriers. Nous avons signalé les coutumes abominables du roi de Dahomey; tous les premiers nés mâles et toutes les femmes appartiennent à cet affreux despote; l'homme qui veut se marier est obligé d'acheter sa femme. Les habitants de la Cafrerie et de Madagascar ont une monarchie limitée, quoique souvent ensanglantée par les révoltes et les vengeances. Dans le centre de la Nigritie vivent, dit-on, plusieurs nations remarquables par la sagesse de leurs gouvernements. La noblesse est la récompense des services rendus à l'État et ne donne aucun privilége. Le plus digne de commander est élu à la majorité des suffrages ; s'il viole les lois, il peut être déposé par l'assemblée du peuple. Au rapport de Caillié et de Barth, le roi de Tombouctou est un nègre simple dans ses habitudes et respecté de ses sujets. Quoique investi d'un pouvoir absolu, rien ne le distingue des autres citoyens; il est marchand, et comme lui ses fils font le commerce. Juste et débonnaire, il ne perçoit aucun tribut sur le peuple, ni sur les étrangers ; il n'y a pour ainsi dire ni administration, ni gouvernement ; le roi représente un père de famille qui gouverne ses enfants avec équité : en cas de guerre, tous sont prêts à verser leur sang pour la patrie.

L'Afrique entière est comprise parmi les climats chauds; relativement aux autres contrées, le Cap d'un côté, l'Algérie, l'Égypte et les côtes de la Méditerranée de l'autre, jouissent d'un climat tempéré, et chez la plupart cependant les lois sont sans force, la volonté du souverain est tout ; le despotisme existe dans tout pays où règne la religion musulmane, où la polygamie est permise, et où par conséquent la femme est esclave. L'introduction du christianisme en Abyssinie en a adouci les mœurs ; Montesquieu fait remarquer avec une grande raison que le despotisme peut s'allier très-difficilement avec la religion chrétienne. En Afrique les peuples des côtes de la Méditerranée se sont toujours montrés plus industrieux, plus entreprenants et plus éclairés que ceux des régions centrales. République autocratique, enrichie par le commerce et perdue par le luxe et les ambitions rivales, Carthage fonda des comptoirs et des colonies dans tout le bassin de la Méditerranée et disputa à Rome l'empire du monde. A la place où fut Carthage s'élève Tunis, dont le bey, Sidi-Mohammed-el-Sadek, promulgua en 1860, d'après les conseils de notre chargé d'affaires M. Léon Roches, une constitution très-libérale, qui garantit à tous les habitants de la régence l'égalité devant la loi, la sécurité individuelle, l'inviolabilité de la propriété, la liberté des cultes et la liberté du commerce.

En Océanie, un certain nombre de peuplades vivent à l'état sauvage, sans chef et sans lois. Les tribus policées ont adopté une sorte de régime féodal et obéissent à des chefs militaires, à des rois dont l'empire est absolu. Dans aucune autre partie du monde on ne rencontre plus de nobles héréditaires, dont la morgue et l'autorité se montrent d'autant plus tyranniques que les hommes sont dans un plus grand abaissement. L'Océanie, du reste, est en pleine voie de transformation; la civilisation de l'Europe fait des progrès rapides dans la Nouvelle-Zélande. Les émigrants accourus dans l'Australie y ont importé le gouvernement de leur métropole; placés sous la domination anglaise et avec un gouverneur anglais, néanmoins ils s'administrent eux-mêmes; la Nouvelle-Galles du Sud a son parlement et sa constitution.

L'histoire de l'Amérique avant l'arrivée de Christophe Colomb étant enveloppée de ténèbres impénétrables, les traditions conservées dans la mémoire des peuples étant vagues et incertaines, on est réduit aux conjectures sur l'origine, les mœurs et l'état politique d'un peuple à qui l'écriture était inconnue. La faible population disséminée sur ce vaste continent vivait presque partout à l'état sauvage. Aucun lien social, sinon celui de la défense commune, n'unissait entre eux les membres d'une même tribu; leur souverain bien était l'indépendance, et lorsqu'on voulut, après la conquête, les soumettre au joug d'un gouvernement, un grand nombre s'enfuirent dans le désert ou dans la forêt, ne pouvant renoncer aux âpres voluptés de la vie sauvage. Dans l'Amérique du Nord un grand nombre de ces petites peuplades étaient répandues sur les rives du fleuve Saint-Laurent. Les Natchez, les Cricks, les Chactas, les Cherokis qui habitaient la Géorgie, la Floride et les bords du Mississipi, obéissaient à de véritables despotes connus sous les noms de sachems et de caciques, dont la volonté était la seule loi; ces chefs arrogants et héréditaires se disaient frères du soleil ; ils exerçaient leur autorité avec autant d'arbitraire que de cruauté. A Cuba et dans la plupart des îles les caciques jouissaient d'un pouvoir non moins étendu.

La Nouvelle-Grenade, le Mexique et le Pérou étaient les trois principales nations du Nouveau-Monde, tant par le nombre des habitants que par la forme régulière de leurs gouvernements. Ces trois empires sont situés, il est vrai, sous la zone torride, mais à côté se trouvaient un grand nombre de peuplades vivant dans une complète indépendance et ne reconnaissant aucun maître ; telles étaient les tribus qui habitaient la Guiane, le Brésil, le Paraguay et le Chili. Quelques-unes avaient un gouvernement patriarcal; chez les autres les questions les plus importantes se décidaient à la majorité des suffrages ; un grand nombre enfin vivaient de la pêche et de la chasse, sans lien de subordination et d'association ; on avait peine à découvrir dans ces nations éparses quelque forme de gouvernement.

Ce n'est point le lieu de rechercher les causes de l'état de civilisation assez avancée qu'on rencontra chez les Natchez, sur le plateau de Bogota et surtout dans les empires du Mexique et du Pérou. Nous avons souvent signalé l'influence qu'un homme de génie exerce sur les destinées d'une nation et parfois du monde tout entier. Nous en citerons une nouvelle preuve. L'historien espagnol Garcilaso de la Vega, dont la femme était une Péruvienne de la famille des incas, rapporte que le Pérou dans toute son étendue était habité par des tribus sauvages, nues, sans demeure fixe, sans police, lorsque, quatre siècles environ avant l'arrivée des Espagnols, un homme et une femme d'une figure majestueuse apparurent sur les bords du lac Titiaca et s'annoncèrent comme enfants du soleil; c'était Manco-Capac et Mama-Ocollo. Ces deux personnages, remplissant auprès des Indiens le rôle attribué à Iris et Osiris en Égypte, celui de Cérès et de Triptolème dans l'Attique, déterminèrent les tribus errantes à se réunir en société, leur apprirent, l'un l'agriculture et les arts utiles, l'autre l'art de filer et de tisser; ils leur donnèrent enfin une police et des lois et jetèrent les fondements de Cuzco, dont ils firent la capitale du nouvel empire. Le pouvoir des incas, établi au nom de la Divinité, était absolu; mais ces monarques en usèrent avec tant de douceur que leurs vertus, plutôt encore que la superstition, les firent servir et adorer comme des divinités bienfaisantes. Telle fut l'origine de la civilisation qui s'introduisit au Pérou depuis Manco-Capac jusqu'à Huana-Capac; douze incas s'étaient succédé sur le trône, lorsqu'en 1526 les Espagnols abordèrent pour la première fois à la côte de cet empire paisible, qu'ils allaient joncher de cadavres et de ruines.

Les événements qui ont suivi l'établissement des Européens en Amérique sont connus; après la conquête, une oppression sanglante; après l'oppression, la révolte. Aujourd'hui enfin, après tant de guerres et de massacres, depuis les bords de l'Orégon, du Missouri et du Saint-Laurent, jusqu'aux rives de la Plata, ou plutôt d'un pôle à l'autre sans distinction de latitude, s'élèvent des républiques; l'empire du Brésil seul vit sous un sceptre constitutionnel. Dans ces contrées arrosées du sang de tant de victimes, la liberté, fruit d'une réaction violente contre le plus odieux despotisme, a devancé l'instruction, incapable toutefois de prévenir l'anarchie et les excès de la démagogie. Mais l'exemple ou la puissance des États-Unis finira par s'imposer à tous les peuples du Nouveau-Monde.

Dans son évolution rapide, l'histoire de cette république offre un spectacle saisissant : un siècle ne s'est point écoulé depuis la déclaration d'indépendance en 1776 ; quelques années après, en 1783, elle comptait une population de 2,500,000 âmes seulement et treize États primitifs : la Virginie, New-York, le Massachusetts, le New-Hampshire, le New-Jersey, le Delaware, le Maryland, le Connecticut, le Rhode-Island, la Caroline du Nord, la Caroline du Sud, la Pensylvanie et la Géorgie. Le Vermont fut admis comme État dans l'Union en 1791 ; le Kentucky, en 1792 ; le Tennessée, en 1796 ; l'Ohio, en 1802 ; la France céda la Louisiane le 30 avril 1803. Aujourd'hui enfin, l'Union américaine se compose de trente-cinq États et de plusieurs territoires ; le dénombrement de 1860 porte la population à 31,429,891 habitants. Jamais État nouveau n'avait vu en aussi peu d'années un développement aussi prodigieux ; la population devance les lois que les économistes les plus hardis lui assignent chez les peuples de l'ancien monde. Là où le voyageur rencontre une forêt, s'élève l'année d'après une ville de plusieurs milliers d'âmes qui grossit et s'étend avec une rapidité qui donne le vertige. A quoi faut-il attribuer ces prodiges d'activité et d'expansion sans exemple dans l'histoire de l'humanité ? Ils sont dus à l'indépendance individuelle, nulle part aussi grande, et sans autre limite que la loi sage et tolérante ; ils sont dus aussi au caractère national des Yankees, ces Titans des entreprises, marchant résolûment à leur but, la fortune et la puissance, et répétant devant les obstacles la parole symbolique qui les peint tout entiers : *Go-a-head !*

Oui, *en avant !* telle sera la politique des États-Unis, jusqu'à ce que ce grand État ait réalisé la maxime de James Monroe : *l'Amérique aux Américains*, et créé dans le continent tout entier une république de cent millions d'hommes, qui sera, dans un siècle peut-être, le plus immense marché, sinon la terreur de l'ancien monde. Toutefois, ce n'est pas au caractère national seul, ni à la fertilité extraordinaire d'un sol où toutes les productions abondent, moins la vigne et le mûrier, ni à l'immense étendue de côtes sur deux océans, qu'est due l'extension rapide de la puissance des États-Unis. On doit l'attribuer aussi à sa constitution et à son gouvernement : dans aucune monarchie historique, on ne trouve une succession de rois aussi remarquable par la modération, le bon sens, le respect de la loi que la suite des présidents appelés à cette haute magistrature par le vote de leurs concitoyens. On connaît cette constitution dont les événements viennent d'effacer une tache, celle de l'esclavage, qui en viciait l'heureuse harmonie. Aussi, après cette guerre terrible qui a coûté, comme expiation d'une violation des saintes lois de l'humanité, la somme de 13 milliards et le sang d'un million d'hommes, le président Johnson a-t-il pu dire avec un juste orgueil : « Depuis que j'ai vu quel était l'amour de nos concitoyens pour leur pays, et les sacrifices qu'ils ont faits pour lui, je suis de plus en plus ferme dans ma croyance, que le gouvernement du peuple est le plus fort et le meilleur des gouvernements (1). »

Dans l'examen de la grave question relative à l'influence des climats sur la constitution de chaque peuple, fidèle aux sages prescriptions de la science et de la philosophie, nous n'avons cherché que la vérité ; nous nous sommes défendu de toute exagération, au risque de mécontenter les esprits exigeants qui aiment les formules absolues et

(1) Lettre du 3 juillet 1866, à l'occasion de la cérémonie de Gettysburg.

les solutions décidées. A l'apparition de notre livre, nous encourûmes ce reproche, de la part d'un avocat célèbre, M. Ledru-Rollin, ainsi formulé dans le journal *le Droit* (27 octobre 1837) : « Nous félicitons M. Foissac d'avoir été moins téméraire (il s'agit de la théorie de Montesquieu); mais aussi, nous devons l'avouer, s'il s'est montré plus sage, c'est aux dépens de sa logique. En effet, après avoir posé comme axiome l'influence incontestable qu'exerce le climat sur l'homme moral et intellectuel, le savant médecin s'attache à réfuter la théorie de Montesquieu sur les formes qu'affecte chaque gouvernement en raison de la diversité des climats. Il serait difficile assurément de traiter cette question avec plus de supériorité que M. Foissac : vigueur de logique, profondeur de raisonnement, élégance de style, tout cela se trouve réuni dans ce chapitre. Pourquoi faut-il qu'en réfutant Montesquieu, M. Foissac se réfute lui-même? En effet, si le climat exerce son influence sur l'homme moral et intellectuel, il nous est difficile de ne pas admettre que son influence s'exerce également sur la forme du gouvernement. En quoi la loi peut-elle se séparer de la morale et de l'intelligence? En quoi la forme du gouvernement peut-elle se séparer de la loi? Il y a dans ces rapports une liaison intime que rien ne saurait détruire. Montesquieu a été conséquent dans ses principes, mais il s'est trompé jusqu'au bout; M. Foissac a été inconséquent dans les siens, mais il a mis un terme à son erreur. N'est-ce pas, en effet, une heureuse réparation que d'arriver à une conclusion comme celle-ci : « Il m'a toujours paru, dit M. Foissac, que la nature du gouvernement de chaque pays dépend plutôt du dégré d'instruction et de moralité des peuples que du climat où ils vivent. L'état social s'épure et se perfectionne partout où l'intelligence dirige et domine les passions ; mais lorsque les bienfaits de l'instruction et de la morale sont dédaignés, et qu'à leur place règnent les penchants égoïstes et ambitieux, une nation se dégrade et tombe dans l'esclavage. »

Nous n'avons pas à rétracter la conclusion précédente, et nous ne pensons pas qu'en y réfléchissant avec maturité on nous accuse d'inconséquence. En prouvant que les agents météorologiques, la position continentale ou insulaire, l'habitation d'un pays de plaines ou de montagnes, un sol riche ou stérile, influent sur l'esprit et les mœurs, sur la direction et l'activité d'une nation, il devient évident que cette action s'exerce aussi, quoique indirectement, sur les lois et les institutions. Mais nous nous sommes efforcé de prouver que les grands problèmes sociaux ne sauraient être attribués à une seule cause, quelque puissante qu'on la suppose. Dans la marche des événements historiques, on voit tantôt les passions humaines éclater et s'imposer aux institutions d'un peuple, et tantôt le génie ou l'audace d'un conquérant ou d'un législateur, ici avec la force, là avec le droit, jeter les fondements des empires dont l'histoire nous montre les pierres tumulaires éparses sur la route du temps.

Il est douteux que le climat détermine une prédominance exclusive sur la forme du gouvernement, despotisme, monarchie ou république. Ces formes ne sont point immuables, indépendantes du caprice des hommes comme les lois de la musique, de la peinture et de la morale. Personne ne peut ajouter une note à la gamme, une couleur au spectre ; aucune autorité ne peut justifier le parricide, aucune puissance empêcher les corps d'être attirés vers le centre de la terre. Si la morale et la justice sont immuables, la forme des gouvernements est une œuvre d'art et d'imagination qui varie au gré du législateur, suivant le génie des peuples et mille circonstances accidentelles. Les meilleurs, avons-nous dit, laissent immensément à désirer, mais ils sont perfectibles ; quelques autres portent au cœur un germe de mort, et ne sauraient, sans un changement radical, échapper à leur destinée, qui les condamne à périr.

Au fond de toutes les sociétés et dans la vie des peuples apparaissent deux puissances antagonistes : la force et la justice. Malheureusement, l'histoire prouve à chaque page que la fortune n'est pas toujours du côté du droit ; impuissante ou découragée, trop souvent la vertu courbe la tête sous le glaive de l'iniquité triomphante ; dès lors, c'en est fait de la liberté, les nations périssent. La force aveugle, le despotisme arrête tout progrès de la civilisation, et prolonge l'enfance des peuples ; la liberté leur communique un essor irrésistible. Unis par des liens puissants et destinés à se prêter un mutuel appui, la liberté et le pouvoir ont la même origine et un but identique. La même origine, c'est la justice, soutien des sociétés et de l'ordre moral. Quant au but, le pouvoir fondé sur le droit, par conséquent le seul légitime, est le gardien vigilant des lois qui protégent les libertés de tous et la sécurité privée. Ainsi, sous les climats les plus opposés peuvent se fonder et prospérer, soit une monarchie libre, soit une république juste ; les gouvernements et les législateurs doivent se proposer partout le même problème, quoique par des ressorts différents, et concilier dans les actes et les lois un pouvoir qui protége tout le monde, une liberté qui ne nuise à personne, une justice enfin qui est la clef de l'ordre social tout entier.

CHAPITRE X

DES RELIGIONS

Nous nous proposons d'examiner ici cette seule question : quelle est l'origine des religions qui existent ou qui ont existé dans le monde, et quelle a pu être l'influence des circonstances extérieures sur chacune d'elles ? Chose remarquable ! parmi celles qui ont pu se produire à des époques reculées de l'histoire, une seule, le paganisme a disparu complétement ; cependant elle compte parmi ses adeptes tous les peuples éclairés de l'antiquité ; mais en raison même de ce degré de civilisation, ils adoptèrent, après de vives contradictions et vaincus par la vérité, celle qui dissipait les nuages de l'imposture et renouvelait la face du monde.

Toutes les religions proviennent de la révélation, définie si ingénieusement *une anticipation de la Providence sur les découvertes à venir de l'esprit humain.* Ajoutons toutefois que sans révélation jamais la science et la philosophie, guidées par la raison seule, ne se seraient élevées jusqu'aux vérités du christianisme ; elles n'auraient rien imaginé au delà de ces trois notions : un Dieu créateur, une âme immortelle, la récompense des justes et la punition des méchants après la mort. Ces trois notions d'ailleurs, enseignées par quelques sages, n'ont cessé d'être niées ou combattues par les sophismes et les passions. Jusqu'à l'avénement de l'Évangile, un doute énervant a plané sur toute vérité morale, et fait perdre de vue la destinée surnaturelle de l'homme.

Toutes les religions, disons-nous, le brahmanisme, le bouddhisme, le paganisme et l'idolâtrie elle-même dans ses égarements les plus abjects, ne sont qu'un souvenir plus ou moins obscurci, plus ou moins défiguré d'une révélation primitive. A Dieu ne plaise que nous cherchions à prouver l'utilité d'une révélation, cette tâche ayant été remplie tant de fois avec une science et une autorité qui dispensent de toute preuve nouvelle. Ceux même qui en nient la divinité, les sectaires les plus passionnés, se font les plagiaires de l'idée chrétienne et nous offrent dans leurs écrits, suivant l'expression de Chateaubriand, *la parodie de l'Évangile*. On ne saurait admettre sans inconséquence que Dieu ayant créé l'homme sujet à tant de maux, et l'ayant établi sur une terre aride et déserte, l'ait abandonné sans conseil et sans guide, en butte à la fureur des éléments et des bêtes féroces, en proie à son ignorance et à ses passions, plus dangereuses encore. Dieu n'est-il donc pas un père? Sa toute-puissance ne suppose-t-elle pas la bonté souveraine? Reconnaissons dès lors que, dès le principe, le Créateur a pourvu aux besoins physiques et moraux de l'humanité naissante, qu'il lui a donné des lois et une direction conformes à sa destinée surnaturelle; laissons une opinion contraire aux sophistes qui ont osé soutenir que Dieu était le mal et l'immortalité un rêve des âmes malades.

Il est douteux qu'il existe une nation où l'on ne rencontre, sinon un culte, du moins quelque croyance religieuse, un rayon affaibli des vérités révélées. Les insulaires de l'océan Pacifique, les plus abrutis des hommes, croient à l'existence d'un Être suprême ; leur religion forme un système de polythéisme singulier qui personnifie les attributs de la Divinité dans un grand nombre de petits esprits; la croyance à une vie à venir est répandue dans les îles les plus éloignées. Cependant, plus abrutis encore que les Polynésiens, quelques tribus peu nombreuses de la race hyperboréenne, vivant dans leurs huttes misérables séparés du reste du monde, offrent une exception remarquable : l'un des Esquimaux arctiques que l'on conduisit à bord du vaisseau commandé par le capitaine Ross parut n'avoir aucune idée de l'existence de l'Être suprême. On lui parla d'un Dieu tout-puissant ; il demanda où était ce Dieu ; comme on lui répondit qu'il était partout, il témoigna de l'inquiétude et voulut s'enfuir. Dans sa relation, le lieutenant Bellot n'est pas moins explicite : « Je n'ai pu voir sans émotion, dit ce jeune marin, le bon M. Kennedy priant Dieu de faire descendre les rayons de sa bonté sur ces pauvres païens, qui ne comprenaient pas ce que nous faisions alors que nous priions pour eux, et venaient chanter au panneau lors de l'hymne du soir. » (Ouv. cit., p. 111). Les Samoïèdes de la Sibérie, presque aussi ignorants que les Esquimaux, sont pourtant très-superstitieux ; ils se croient le pouvoir d'apaiser les tempêtes et d'attirer les phoques à l'aide de signes et de maléfices. Cependant, depuis un siècle, le luthéranisme a pénétré chez les Esquimaux du Groënland ; de 1720 à 1736 le missionnaire danois Egède fonda sur la côte orientale de cette île une colonie, qu'il nomma *Godhaab*, Bonne-Espérance. En 1733, les frères moraves, ces quakers silencieux de l'Allemagne, en établirent un autre à l'instigation du comte Zinzendorf. Le nombre de ces missions n'a fait qu'augmenter depuis.

Considérée comme institution humaine, et abstraction faite des vérités révélées, une religion est le portrait le plus fidèle du moral d'un peuple ; elle est l'expression de ses facultés, de ses passions et du degré de sa civilisation. Autant la vérité grandit l'homme et perfectionne les institutions humaines, autant en s'éloignant de sa source la vérité altérée et transformée en superstition enfante de crimes et dégrade les nations ; l'une conduit les peuples à la civilisation, l'autre à la barbarie. Le sacrifice des veuves, la division des castes, les haines irréconciliables qui existent entre elles, et tant d'autres préjugés ridicules ou cruels sont fondés sur les dogmes du brahmanisme. Il n'est pas jusqu'à l'anthropophagie qui ne s'autorise de quelque croyance superstitieuse. Dans le système religieux des Nouveaux-Zélandais, l'âme dont le corps est mangé par un ennemi est condamnée à un feu éternel, tandis que ceux dont les corps sont arrachés aux meurtriers ou qui meurent de mort naturelle vont habiter avec les dieux.

Le sentiment de la crainte, celui de la reconnaissance ou plutôt le délire d'une imagination déréglée, ont fait honorer d'un culte monstrueux les objets matériels et visibles, les éléments, le feu, la mer, les fleuves, les arbres, et tous les êtres animés ou inanimés de la nature. Tel est le fétichisme des nègres de Guinée, des peuplades sauvages de l'Océanie, du centre de l'Asie, et de quelques tribus de l'Amérique septentrionale. Les prêtres de ces idoles, obéis servilement, commandent les sacrifices humains et les actes les plus révoltants. On croirait que ces croyances et ces crimes datent d'un autre âge, qu'ils sont inconnus dans le nôtre ; il n'en est rien. Les 4 et 5 février 1864, le tribunal criminel de Port-au-Prince avait à juger huit accusés qui suivaient le culte du dieu Veaudou. Ces misérables, espérant en obtenir fortune et grandeurs, s'étaient persuadé qu'il leur commandait un acte abominable de cannibalisme. Le 30 décembre précédent, une jeune fille de neuf ans, la propre nièce de deux de ces monstres, avait été désignée comme victime, dérobée à sa famille et conduite dans un lieu mystérieux appelé *Humfort* où elle fut étranglée. A peine morte, les assassins se jettent sur cette proie et la dévorent, à l'exception de la tête. Après cet infernal repas, la tête de la jeune fille ayant été placée sur une espèce d'autel, la propre tante de la victime prend une clochette et commence une procession autour, exécutée par ces cannibales en chantant une chanson mystérieuse. Ils méditaient pour le jour des Rois le sacrifice d'une autre jeune fille qui avait été volée sur un grand chemin, lorsque ces huit assassins furent arrêtés, mis en jugement et subirent la peine due à leur crime.

Sous la reine Ranavolo, le culte des idoles et les plus grossières superstitions reprirent leur empire à Madagascar ; la religion chrétienne fut proscrite, la possession d'une Bible défendue sous peine de mort. Deux jeunes princes hovas, soupçonnés de s'être convertis à l'Évangile, furent mis à mort, et jusqu'en 1842 on vit un grand nombre d'exécutions pour le même crime. Mais le 16 août 1861 le fils de la reine Ranavolo, le jeune Radama II, montant sur le trône, promit un règne de paix et de tolérance. Admirateur des Anglais et des Français, il désira établir la liberté des cultes, montrant d'ailleurs une préférence marquée pour le christianisme. Aussi son règne ne fut-il pas long, et avant qu'il pût réaliser ses généreux desseins, il fut étranglé par les principaux personnages de sa cour.

Embelli par la fiction de ses poëtes, le paganisme se souilla néanmoins de pratiques non moins abominables. Il y avait des sacrifices humains parmi les Tartares, les Gaulois, les Grecs, les Perses, les Tyriens, etc. Les Carthaginois immolaient leurs propres enfants à Saturne, et ceux qui n'en avaient pas en achetaient de familles pauvres pour les offrir en sacrifice à cette divinité. Du temps des guerres médiques, Gélon les ayant vaincus près d'Himère en Sicile, et les ayant réduits à demander la paix, stipula pour première condition que Carthage abolirait les sacrifices humains ; mais on rapporte qu'elle les continua secrètement. On fouettait les enfants spartiates sur l'autel de Diane *Orthia*, jusqu'à l'effusion du sang, et lorsque les coups se ralentissaient, la prêtresse, tenant en main une petite statue, criait avec colère de frapper plus fort par ordre de la déesse ; il arrivait parfois que l'enfant était emporté criblé de blessures ou qu'il expirait sur l'autel. A la bataille de Leuctres, le prêtre annonça que les dieux demandaient le sacrifice d'une jeune vierge rousse ; les chefs des Thébains, Pélopidas en particulier, se récrièrent contre l'oracle, tandis que les soldats, frappés d'une terreur superstitieuse, demandaient qu'on lui obéît ; au milieu de cette hésitation, une cavale au poil roux s'étant échappée courut dans les rangs : *Généreux Pélopidas*, s'écria le prêtre, *voilà la victime que réclame la justice des dieux.* La jument fut immolée et épargna peut-être aux Grecs un nouveau sacrifice d'Iphigénie. *Tantum relligio potuit suadere malorum !*

Quelle est l'origine du paganisme ? A quelle antiquité remonte sa fondation ? Comment une religion mêlée de tant de fables et d'invraisemblances put-elle s'établir chez les anciens et conserver sa domination sur l'esprit des masses pendant tant de siècles? Car le culte de Vesta, toujours vénéré, resta en honneur à Rome jusqu'au règne de Théodose. Nous regardons comme ne méritant aucune confiance la prétendue découverte d'Evhémère : ce philosophe ou plutôt ce rhéteur chargé par Cassandre de visiter l'océan Indien, aurait séjourné, dit-on, dans l'île de Panchaie sur la côte orientale de l'Arabie. Dans un écrit publié après ce voyage, il annonça que Saturne, Jupiter et les autres dieux mythologiques étaient simplement d'anciens rois ou personnages attachés à leur cour, qui avaient autrefois vécu dans cette île. D'abord, il nous paraît douteux qu'il ait existé une île de Panchaie sur la côte orientale de l'Arabie. Puis le système qui explique la mythologie par l'histoire n'appartient nullement à Evhémère ; il peut être revendiqué par tous les esprits sérieux de l'antiquité, historiens, poëtes et philosophes. Dans le système mythologique, l'histoire se trouve constamment alliée à l'allégorie ; il devient souvent difficile de les séparer l'une de l'autre.

On peut faire remonter l'origine du paganisme au XVIe et peut-être au XVIIe siècle avant l'ère chrétienne, époque contemporaine de la fondation de Troie ; nous voyons un frère et un fils de Jupiter, Neptune et Apollon, travailler aux murailles de cette ville, et un autre fils de Jupiter, Hercule, la prendre d'assaut. Ces personnages célèbres, ces prétendus dieux étaient-ils d'origine crétoise ou asiatique? Il paraît certain qu'au XIXe siècle un peuple d'Asie, les Pélasges, vint habiter les îles et le continent de la Grèce, antérieurement même aux Doriens ; y importèrent-ils le paganisme? Jupiter fut élevé sur l'Ida crétois par les curètes. Il régna sur cette île après avoir vaincu les Titans et détrôné son père qui se réfugia en Italie, *Saturnia tellus*, où la tradition rapporte qu'il enseigna l'agriculture et les bienfaits de la justice.

Une très-petite partie du système mythologique appartient à l'histoire ; la plus grande doit être attribuée à l'imagination des poëtes, à Homère principalement, qui éleva à la hauteur de son génie quelques traditions populaires, et en fit toute une religion. On personnifia dans Jupiter l'idée d'une puissance souveraine qui dirige le monde, et dont la domination s'étend à la fois sur les hommes et les autres dieux ou esprits subalternes. Du reste, les événements leur paraissaient conduits par le destin, auquel était soumis Jupiter lui-même ; le temps, le monde comme le destin étaient avant lui. Il fut réservé aux philosophes d'examiner si le monde est éternel, comme le veut Aristote, s'il existe par lui-même, comme le prétend Pythagore, ou s'il a été fait et ordonné par une sagesse admirable, comme l'enseigne Platon.

Dans des siècles d'indigence, où l'homme n'avait pour se nourrir que les fruits sauvages, il honora d'un culte divin les inventeurs des arts utiles, de l'agriculture, qui est le premier de tous. Ce fut une fille de Saturne, Cérès, qui fit connaître à la Sicile et à la Grèce l'art des semailles qu'elle avait appris de son père. Triptolème, roi d'Eleusis, parcourut la terre avec cette généreuse aventurière. De retour dans l'Attique, il enseigna l'agriculture à ses concitoyens, et institua, en souvenir de Cérès, ces mystères célèbres qui ne furent abolis que sur la fin du IVe siècle. Vesta, Vulcain, Bacchus, Minerve étaient également des dieux imaginés par les Pélasges, pour récompenser le mérite et des services rendus.

L'esprit humain est tellement avide de fables, qu'il ne faut pas s'étonner de voir des peuplades ignorantes accorder l'apothéose aux hommes extraordinaires, qui furent les bienfaiteurs de l'humanité. Le culte de ces divinités s'imposa à la foule et devint pour les pouvoirs publics qui l'adoptèrent un puissant moyen d'action sur elle. Toute fausse qu'elle était, et malgré de criants abus, la religion contenait les peuples dans le devoir, leur faisait respecter la justice, et implorer un secours surnaturel au milieu des dangers et des calamités. Avant de partir pour l'expédition de Syracuse, Timoléon alla à Delphes offrir un sacrifice à Apollon. Alexandre, Philippe, Pyrrhus consultèrent également la pythie, et cherchèrent, dit-on, à la suborner pour en obtenir des réponses favorables à leurs entreprises.

On sait avec quelle rigueur on punit à Rome les généraux qui enfreignaient les rites sacrés. Dans la guerre contre les Gaulois insubriens, la terreur des Romains fut telle que non-seulement ils firent des préparatifs immenses, mais encore ils recoururent à des pratiques abominables pour se rendre les dieux propices. Obéissant à quelque prophétie écrite dans les livres sibyllins, ils enterrèrent vifs dans le marché un homme et une femme grecs, ainsi que deux Gaulois. Les pontifes ayant annoncé de mauvais présages le jour où les consuls avaient été nommés, le sénat leur écrivit au camp de venir déposer leur charge et de ne rien entreprendre. Flaminius, pressentant cet ordre, n'ouvrit les lettres qu'après avoir battu les ennemis ; mais, en dépit de sa victoire, le peuple lui refusa le triomphe, et le força ainsi que Furius de se démettre du consulat. Sylla, le cruel Sylla, dans la déroute de ses troupes aux portes de Rome, tira de son sein une médaille d'Apollon et lui adressa des vœux pour en obtenir un changement de fortune. Scipion l'Africain n'entreprenait aucune affaire importante, soit publique, soit privée, avant de s'être livré au recueillement dans le sanctuaire de Jupiter au Capitole.

Les généraux grecs n'étaient pas moins fidèles observateurs des cérémonies religieuses, et ils pensaient que Dieu donnait la victoire ou procurait la défaite. Les augures étaient-ils favorables, ils marchaient à la bataille, certains de vaincre ; défavorables, ils cherchaient par des expiations à désarmer le courroux du ciel. A la bataille de Platée, les Perses avaient commencé l'attaque, tandis que Pausanias, occupé d'offrir des sacrifices aux dieux, avait négligé même de donner le mot d'ordre aux siens. Les augures n'étant pas favorables, il commanda aux Spartiates de poser leurs pavois en terre, sans même se mettre en défense. Déjà les ennemis étaient proche, plusieurs Spartiates avaient reçu des blessures ; Callicratides, le plus grand et le plus beau des Grecs, fut même tué, exprimant le seul regret de mourir sans avoir pu donner un seul coup d'épée. Ce moment fut terrible, mais la constance des Spartiates admirable, dit Plutarque. Cependant Pausanias immolait victimes sur victimes, et toujours les augures étaient funestes. Enfin, tournant ses regards éplorés vers le temple de Junon, il la supplia d'accorder aux Grecs soit la victoire, soit une mort glorieuse. Il n'avait pas plutôt achevé, que les sacrificateurs annoncent enfin que les dieux sont propices. Aussitôt l'ordre de combattre est donné et circule dans tous les rangs ; environnés d'une nuée de Perses, les Spartiates les attaquent corps à corps avec vigueur ; Arimnestus tue Mardonius d'un coup de pique à la tête. De leur côté, les Athéniens volent au secours des Spartiates, en passant sur le corps des 50,000 auxiliaires des Perses. Jamais victoire ne fut plus décisive, et de 300,000 hommes que comptait l'armée de Mardonius, il ne s'en sauva que 40,000.

On voit néanmoins que dans leurs livres et leurs systèmes les philosophes n'acceptent la théogonie régnante que comme langage de convention ; ils se contentent de fonder et de développer les grandes vérités morales ou métaphysiques sur la nature, l'esprit humain, la condition de l'homme en société et sa destinée future. Si l'on ignorait quel est l'auteur du *Phédon*, on soupçonnerait à peine si ce dialogue immortel appartient à un disciple de Socrate ou de saint Augustin. Mais les philosophes étaient tenus de respecter les croyances populaires. Eschyle faillit perdre la vie pour avoir introduit dans les *Euménides* une scène des mystères, Anaxagore pour avoir avancé que le soleil était un globe incandescent, et Socrate la perdit pour avoir combattu les superstitions populaires et voulu introduire des divinités nouvelles. Épicure ne se faisait pardonner la hardiesse de ses opinions qu'en fréquentant les temples avec la foule, et en s'agenouillant aux pieds de l'autel de Jupiter.

Chaque nation, chaque ville eut une divinité de prédilection qu'elle honora d'un culte particulier ; toutefois, Jupiter fut pour le plus grand nombre la personnification de la puissance souveraine, de Dieu. Ses principaux temples furent le Capitole à Rome, ceux de Dodone en Grèce, d'Olympie en Élide et d'Ammon en Libye. On trouve les ruines de ce dernier connues sous le nom d'Oumm-Beidah dans l'oasis de Syouah, aux confins de la haute Égypte. Dans le délire de sa puissance, Alexandre se fit proclamer le fils de Jupiter Ammon.

La religion de l'ancienne Égypte est un mélange d'idolâtrie et de panthéisme, dans lequel sont personnifiées toutes les forces de la nature. Ce système théogonique assez compliqué comprenait sept dieux supercélestes : 1° *Knef* ou *Amoun,* le dieu créateur, dont l'emblème était le bélier; 2° *Bouto,* la matière ou le limon primitif sous la forme d'une sphère ou d'un œuf; 3° *Neith* (Athénè des Grecs), la pensée-lumière; 4° *Fta,* le dieu du feu et de la vie ; 5° *Pan-Mendès* le principe mâle, et *Athor* le principe femelle ; 6° *Fré* ou *Pi-ré* ou *Osiris*, le soleil ; 7° *Pi-Joh* ou *Isis*, la lune. Parmi ces grands dieux primitifs, Knef, Fta et Fré étaient les créateurs par excellence, les trois dieux démiurges. Venaient ensuite douze dieux célestes ; six mâles qui suivent le soleil, savoir : *Rempha,* Saturne ; *Pi-zeous,* Jupiter ; *Artès* ou *Ertosi*, Mars ; *Surot,* Vénus ; *Pi-hermès,* Mercure ; *Imuthès*, Esculape ; les six divinités femelles étaient la lune, l'éther, le feu, l'air, l'eau, la terre ou Rhéa. A ces dieux se rattachent trois cent-soixante-cinq décans ou démons pour chacun des jours de l'année. Enfin, au troisième rang figurent les dieux terrestres, un second Osiris, le génie du bien, une autre Isis, son épouse, Horus, leur fils, Hermès, le dieu de la science, Typhon, le génie du mal, Anubis, à la tête de chien, le grand Sérapis, ainsi que le bœuf Apis, le crocodile, l'hippopotame, le chat, l'ibis, et jusqu'aux plantes et légumes qu'une providence cachée semble produire en chaque saison pour les besoins de l'homme.

Si le climat, ou plutôt la race et les mœurs de l'Égypte, eussent été plus propices au génie poétique, l'histoire fabuleuse d'Osiris et d'Isis, l'un conquérant de l'Inde, fondateur de Thèbes et créateur des arts et des lois auxquels les Égyptiens durent leur réputation de sagesse ;

l'autre, messagère divine, les initiant à l'agriculture, qui devint la source de leur puissance; le meurtre d'Osiris au sein de son triomphe par l'infâme Typhon; la tendresse d'Isis qui, après de longues recherches, retrouve et ensevelit le corps d'Osiris; le nouveau crime de Typhon qui ouvre la tombe d'Osiris, coupe son corps en quatorze morceaux et les dissémine par toute l'Égypte; l'infatigable piété d'Isis, qui parvient à recueillir ces restes sacrés, sauf un seul, pour leur donner de nouveau la sépulture, de tels récits, disons-nous, pouvaient fournir le sujet de quelque grande épopée analogue, sinon à l'*Iliade*, du moins à la *Divine Comédie*, ou bien au *Paradis perdu*. La terre d'Égypte vit de grandes choses, la canalisation du Nil, la création du lac Mœris, les pyramides, la fondation de Memphis et de Thèbes; mais elle n'eut aucun poëte. Au temps de sa gloire elle prit à tâche de dérober le secret de ses arts, de ses lois et de ses croyances aux étrangers. On dirait qu'en descendant dans la tombe elle espéra rester une énigme pour la postérité, et couvrir d'un voile impénétrable la mystérieuse vie dont furent animés ces milliers de momies, qui peuplent les royaumes muets de l'Égypte souterraine.

Rendons cependant justice aux prêtres de l'antique Égypte. Si, enorgueillis de leur sagesse, ils ne surent pas profiter du séjour que firent au milieu d'eux les Israélites, Jacob, Joseph, Aaron, Moïse; s'ils négligèrent d'apprendre de ces augustes dépositaires des desseins de Dieu la véritable énigme du monde, leur mythologie néanmoins était très-supérieure à celle des autres peuples, Hindous, Assyriens, Grecs et Romains; sous une conception mystique et surnaturelle, elle comprenait tout un système de la nature. Ces prêtres, enfin, ces sages que consultèrent

Thalès, Pythagore, Platon et plusieurs autres philosophes, avaient, en outre, une doctrine secrète qu'ils ne livraient qu'à un petit nombre d'initiés, à des intelligences capables de la comprendre et de la féconder. On trouve souvent avec les momies des rouleaux de papyrus couverts d'écritures hiéroglyphiques, et il a été facile de se convaincre que ces manuscrits ne contiennent que des copies plus ou moins complètes du même livre. Après une étude approfondie de ces signes, Champollion reconnut que le sujet essentiel de ce livre comprenait les croyances égyptiennes sur les destinées de l'âme après la mort. Dans sa grammaire, Champollion cite divers fragments traduits du rituel ; malgré les additions et les changements qui furent introduits sous les diverses dynasties, on peut constater dans tous une grande unité de style, de langage et de croyances. Lorsque le savant français eut annoncé que le rituel funéraire pouvait former la base du système religieux égyptien, les érudits qui se consacrent à l'étude des mythologies comparées comprirent aussitôt la valeur de ce document. On a donc lieu de s'étonner que les disciples de Champollion aient laissée interrompue la suite de travaux qui promettaient une découverte importante. M. de Rougé, ayant surmonté les difficultés qui avaient sans doute arrêté les archéologues, fut amplement dédommagé de ses efforts ; à travers les détours de symboles et d'allégories, à travers les obscurités d'un style chargé d'images et rendu mystérieux à dessein, ce savant démêla : « les traces d'une doctrine éminemment élevée sur les grands objets qui ont toujours occupé l'homme avide de croyances religieuses, curieux de son origine, inquiet de sa destinée future : l'unité d'un être suprême existant par lui-même, son éternité, sa toute-puissance, la génération éternelle en Dieu ; la création du monde et de tous les êtres vivants attribuée à ce Dieu suprême ; l'immortalité de l'âme, complétée par le dogme des peines et récompenses, tel est le fond sublime et persistant qui, malgré toutes les déviations et les broderies mythologiques, doit assurer aux croyances des anciens Égyptiens un rang très-honorable parmi les religions de l'antiquité. »

« Il est impossible, continue M. de Rougé, d'attribuer l'adoption de ces doctrines à l'influence du séjour des Hébreux dans la basse Égypte ; l'antiquité des principales parties du *Rituel* est bien supérieure à cette époque. Nous possédons même aujourd'hui des exemplaires beaucoup plus anciens que le règne de Ramsès II, le contemporain de Moïse. Il ne serait donc pas contraire aux règles d'une saine critique d'envisager le fond des doctrines qui ressortiraient de ces études comme un produit successif des âges, ou comme un fruit dont l'honneur appartiendrait aux efforts de l'esprit philosophique, répandu parmi les prêtres et les lettrés de la cour des Pharaons ; c'est un fond traditionnel consacré par des symboles, dont l'adoption paraît remonter au premier berceau du peuple égyptien..., et la seule supériorité que s'attribuaient les maîtres de Thalès, de Pythagore et de Platon, c'était d'avoir conservé fidèlement les traditions de l'antiquité (1). »

Quelques hommes abrutis par l'ignorance, aveuglés par les passions ou enflés par l'orgueil, ont pu nier la Divinité ou se croire dieux eux-mêmes. Mais toutes les grandes intelligences des siècles passés, les législateurs, les capitaines élevèrent leurs cœurs et leurs pensées au-dessus de

(1) *Étude sur le Rituel funéraire des anciens Égyptiens*, Didier, 35, quai des Grands-Augustins.

l'humanité, et reconnurent qu'il y a au-dessus de nous un maître souverain de qui tout dépend, à qui tout retourne et hors duquel les entreprises, s'il ne les seconde, sont illusoires. Aussi pensons-nous qu'à toutes les époques quelques sages, quelques justes ont conservé au fond du cœur une étincelle d'une origine céleste et l'aspiration d'une destinée immortelle. Il a suffi de ce petit nombre d'élus de la Providence pour éclairer, diriger, moraliser les peuples, imposer des lois, donner l'exemple du devoir et maintenir l'humanité à son niveau divin. Sans ces hommes privilégiés, toute civilisation eût infailliblement fait naufrage, et les ténèbres de la barbarie auraient recouvert la terre.

Berceau du genre humain et des trois cultes qui ont exercé la plus grande influence sur les destinées du monde, l'Asie compte, en outre, plusieurs religions remontant à une haute antiquité, et que suivent encore de nombreux prosélytes. Moins grossier que le fétichisme et l'idolâtrie, le sabéisme ou l'adoration des corps célestes annonce un degré plus avancé de civilisation. Il prit naissance chez les Sabéens, dans l'Arabie Heureuse, d'où il se répandit en Égypte, dans une grande partie de l'Asie, et surtout chez les Chaldéens et les Perses. Une religion analogue régnait dans presque toute l'Amérique du Sud, avant l'arrivée des Espagnols. Les Aztèques du Mexique et les Péruviens adoraient le soleil, dont les Incas prétendaient tirer leur origine. Ils portaient le diadème à pointes dont les rayons rappelaient ceux du disque éclatant qui remplit le monde de sa lumière ; aussi, étaient-ils non-seulement obéis comme des rois, mais encore vénérés comme des dieux. Imbu de cette croyance qui rattachait son origine à cet astre bienfaisant, on sait avec quelle résistance opiniâtre, Montézuma refusa d'embrasser un nouveau culte, et se contenta, sur les instances de Cortez, de supprimer les sacrifices humains, et de faire disparaître de sa table la chair des victimes qu'on y servait. On s'étonne qu'en présence des merveilles de l'univers et du soleil qui le vivifie, tous les peuples idolâtres n'aient pas embrassé le sabéisme. C'est en Orient, sous un ciel qui, en raison de sa sérénité, resplendit des merveilles astronomiques ; c'est dans les contrées privilégiées que le soleil comme un roi bienfaisant enrichit et féconde, c'est là que le sabéisme devait naître et étendre son empire. Aussi le soleil fut-il adoré en Égypte sous le nom d'Osiris et de Fré, chez les Chaldéens sous le nom de Bel ou Baal, chez les Phéniciens sous celui d'Adonis, chez les Perses sous celui de Mithras, et chez les Ammonites sous celui de Moloch.

Doit-on conclure des exemples précédents, que les mythologies païennes ne soient autre chose que des systèmes astronomiques, que les divinités de la Fable représentent les constellations, que les aventures de tous ces dieux, leurs expéditions, leurs métamorphoses, leurs attributs, soient une expression allégorique du cours des astres, de leurs révolutions et de leurs rapports mutuels ? En exagérant jusqu'au ridicule l'idée fondamentale de ce système, en insistant sur des analogies forcées, Dupuis a ôté tout crédit aux opinions exprimées dans l'*Origine de tous les cultes*. Œuvre d'un esprit paradoxal, mais hardi, ce travail, réfuté par Bailly lui-même dans son *Histoire de l'astronomie*, est plutôt un pamphlet déclamatoire contre la religion que le livre d'un savant. Il rappelle son mémoire célèbre sur le zodiaque de Denderah, où il s'efforçait de prouver que ce monument représentait une époque, où le point équinoxial coïncidait avec le signe de la Vierge et, par conséquent, remontait à seize mille ans. Or, jamais déconvenue n'égala celle des partisans de Dupuis, quand Letronne eut découvert que le zodiaque de Denderah était une œuvre du temps des Ptolémées, une conception astrologique et non une représentation du ciel à l'époque où ce monument fut fabriqué.

Le *magisme* ou le *persisme*, religion des anciens Mèdes, des Parthes et des Bactriens, faisait profession d'adorer les astres et surtout le soleil, comme le symbole le plus manifeste de la Divinité. Ses prêtres, connus sous le nom de mages et de guèbres, honoraient le feu d'un culte visible, et ne l'éteignaient jamais volontairement, même celui d'un incendie. Le magisme remonte à une haute antiquité; néanmoins, Zoroastre, l'ayant débarrassé d'un grand nombre d'abus et de pratiques superstitieuses, en fut regardé comme le fondateur. Ce réformateur célèbre, dont quelques auteurs ont fait le contemporain d'Abraham, naquit probablement en Médie dans l'Atropatène, sous le règne de Gouchtasp, et périt, dit-on, au sac de Balkh, lors de la grande invasion des hordes du Touran dans les États de ce monarque. Quoique les légendes relatives à Zoroastre soient très-contradictoires, il paraît certain néanmoins qu'après avoir passé une grande partie de sa vie à voyager pour conférer avec les sages des autres nations, et s'être enfermé ensuite dans une grotte pour y méditer, il prétendit avoir été enlevé au ciel, avoir vu Ormuzd face à face, et reçu de lui la mission d'aller prêcher à l'Iran la réforme du culte ancien ou plutôt une religion nouvelle.

Zoroastre convertit d'abord à sa doctrine Gouchtaps, roi de Bactriane, puis Isfendiar, son fils et avec eux tout l'Iran occidental. Après la persécution la plus cruelle, le meurtre de ses partisans, et des fortunes très-diverses, le culte du feu gagna toute la Perse et s'étendit dans l'Inde jusqu'aux bords du Sind. En 655, lors du triomphe de l'islamisme, les guèbres ministres de ce culte furent proscrits et se dispersèrent; néanmoins, on trouve encore quelques sectateurs de Zoroastre en Perse; ils sont plus nombreux dans les Indes et surtout à Bombay, où ils vivent sous la protection de l'Angleterre. Des 21 Nosks attribués par les Perses à Zoroastre, il ne reste que le *Zend-Avesta* (parole vivante), dont une partie seulement, le *Vendidad*, est très-ancienne. Indépendamment du culte pratique consistant dans l'entretien du feu sacré et dans un grand nombre de formules, de prières et de purifications, la religion de Zoroastre comprenait en outre un dogme particulier, une morale distincte des autres et diverses notions de physique et d'histoire naturelle. Elle admettait un dieu suprême, Zervane-Akerène et deux principes qui en émanent : Ormuzd ou Oromane, génie du bien, roi de la lumière, et Ahrimen ou Arimane, le génie du mal qui règne dans les ténèbres. On peut extraire du *Zend-Avesta* plusieurs principes de morale que ne désavouerait pas le christianisme, tels que les suivants : les hommes seront jugés sur le bien ou le mal qu'ils auront fait, et leurs actions seront pesées dans la balance de l'équité; les bons habiteront la lumière, la foi les délivrera de Satan. Honore ton père et ta mère si tu veux vivre à jamais; dans le doute si une action est bonne ou mauvaise, abstiens-toi; ne mens jamais quand même le mensonge serait utile; ne cherche à séduire la femme de personne; ne vole point; que ta main, ta langue et ta pensée soient pures de tout péché; jour et nuit pense à faire du bien, la vie est courte; dans les afflictions offre à Dieu ta patience; dans la prospérité rends-lui des actions de grâces.

Malgré des préceptes si sages, les guèbres néanmoins se sont toujours montrés ignorants et superstitieux, mais doux, bienfaisants et très-attachés à leur culte; ils ne se marient jamais en dehors de leur caste. Toutefois, leurs préceptes sur les mariages incestueux resteront toujours un objet d'horreur chez tous les peuples. A Athènes, il était permis d'épouser sa sœur consanguine; à Sparte, sa sœur utérine. En Égypte, on pouvait épouser sa sœur, soit consanguine, soit utérine. C'est en souvenir d'Isis que cet usage se perpétua en Égypte, de même que le mariage de la mère avec le fils fut autorisé chez les Assyriens en mémoire de Sémiramis. La religion de Zoroastre non-seulement autorisait les mariages incestueux à tous les degrés, elle les prescrivait même; aussi doit-on s'étonner de voir Montesquieu attribuer l'état florissant de l'ancien royaume de Perse à la religion des guèbres; elle devait suffire, au contraire, pour vicier les mœurs, souiller le foyer de la famille et pervertir toutes les nations sur le respect et la pudeur que la nature a placés dans le cœur d'un père et de sa fille, d'une mère et de son fils. Quant aux principes d'astronomie des guèbres et des mages, ils sont aussi vains que leurs préceptes sur le mariage sont monstrueux; on leur attribue l'invention de l'astrologie et de la magie; les Chaldéens, adorateurs du feu et sectateurs de Zoroastre comme eux, sont connus particulièrement par les rêveries astrologiques dont ils infestèrent Rome dans les derniers temps de l'empire. C'est ainsi qu'il est dans la destinée de toutes les fausses doctrines, de toute religion mensongère de conduire les nations à la décadence et à la ruine totale.

C'est un phénomène psychologique très-curieux que le nombre prodigieux de cultes, de croyances et de pratiques superstitieuses qui sont nés en Asie, branches parasites et amères de la vérité : le judaïsme complété par l'avénement du Christ. Entre ces religions, indépendamment de celles que nous avons mentionnées, il faut citer le brahmanisme, le bouddhisme et l'islamisme. Toutes empruntèrent au souvenir du culte primitif quelques doctrines fondamentales et même des pratiques extérieures, que la mauvaise foi seule d'adversaires aveugles a voulu prétendre avoir été imitées par le christianisme. La trinité brahmanique et celle de Platon, si elles ne sont pas une copie des livres saints, doivent être considérées comme des conceptions de l'esprit, dont la nature pour ainsi dire surhumaine a pu s'élever à une vérité éternelle. Le brahmanisme est l'une des plus anciennes religions du monde ; elle remonte probablement à l'origine même des Hindous, c'est-à-dire aux premiers siècles qui suivirent le déluge, ou du moins à 2000 ans avant l'ère chrétienne. Elle reconnaît un être souverain, éternellement immobile, surnommé à cause de ses attributs : *Avÿaka,* l'invisible ; *Nirrikalpa,* l'incréé ; *Svayambhou,* l'absolu, ce qui est par soi-même manifesté par trois divinités intermédiaires : Brahma, Vichnou et Shiva, ne formant pourtant qu'un seul dieu. Brahma, la puissance, le créateur, la nature, la matière, représente le passé et a pour emblème le soleil ; Vichnou est le présent, la sagesse, le conservateur, l'espace ; l'eau est son emblème. Shiva ou le feu est le dieu de la justice, l'emblème du temps, de l'avenir et de la destruction des êtres. Ces trois manifestations de dieu exercent leur pouvoir sur le monde par l'intermédiaire de plusieurs dieux subalternes. C'est dans l'Inde, parmi les brahmanes, gymnosophistes des Grecs, que prit naissance la doctrine de la métempsycose ou la transmigration des âmes. Celles des criminels passent dans les corps des animaux immondes ; les plus doux et les plus beaux recevaient celles des justes ; à cause de leur utilité, sans doute, les Hindous ont toujours conservé une grande vénération pour les vaches. Par suite de ce système, les brahmanes s'abstiennent de toucher à la vie des animaux ; les fruits, les légumes, les herbes sont leur nourriture exclusive. Un poëte philosophe du XVe ou XVIe siècle avant J.-C., frère utérin du roi Santanou Vyasa, recueillit et mit en ordre les *Védas*, livres sacrés du brahmanisme. On lui attribue également la seconde grande épopée indienne, le *Mahabharata*, ainsi qu'un système de philosophie exposé dans le *Védenta Darsana*, où se fait remarquer un idéalisme exagéré.

De toutes les religions de l'antiquité, le brahmanisme est la moins imparfaite. On y trouve l'admission d'un être suprême incorporel, avec les attributs du Dieu véritable, existant par lui-même, incréé, tout-puissant ; il reconnaît en outre la spiritualité de l'âme, les peines et les récompenses après la mort. Toutefois, la métempsycose suppose, après des migrations successives, l'absorption de l'âme en Dieu, c'est-à-dire l'unité de Dieu, de l'esprit, de l'homme, modes divers de l'âme universelle, d'où sortent, où rentrent toutes les créations ; telle est la conclusion définitive du brahmanisme ; tel est le système enfanté par des esprits affaiblis par la diète végétale exclusive, énervés par les feux d'un climat brûlant, enclins à la rêverie comme tous les peuples de l'Orient. Désintéressés de la vie qu'ils regardaient comme une courte étape de l'éternel voyage, sans attachement pour un monde qu'ils considéraient comme une fumée dans les transmutations infinies de la matière, les sectateurs du brahmanisme avaient une morale conforme à leurs dogmes ; ils regardaient comme des crimes l'adultère, le mensonge, le vol et l'homicide. Nous ne rappellerons pas les pratiques superstitieuses, les unes absurdes, les autres révoltantes, d'un culte qui eut quelque grandeur à son origine, aujourd'hui tombé dans le mépris. De tous les dogmes, le plus funeste pour l'Hindoustan fut la division des hommes en cinq castes principales : 1° les *brahmanes*, qui en sont les prêtres, parmi lesquels on prend les juges et tous les fonctionnaires publics ; 2° les *chattryas* ou *rageputes*, les gens de guerre ; 3° les *banians* ou *waïshias*, les commerçants et les agriculteurs ; 4° les *soudras* ou les artisans et les ouvriers ; 5° enfin les *parias*, tribu maudite, dont les Hindous fuient le contact comme celui d'un animal immonde, condamnée aux fonctions les plus dégoûtantes. Cette classe se compose de tous ceux qui, pour un motif quelconque, ont été exclus de la leur. Jamais ces castes ne peuvent s'allier les unes avec les autres, jamais individu ne peut changer de profession. Aussi les Hindous sont-ils tombés dans une apathie insurmontable, dont nos exemples, les inventions modernes, les chemins de fer, le télégraphe n'ont pu les tirer ; abrutis par un despotisme séculaire, ils n'ont rien gagné, sinon quelques vices et plus de bassesse encore au contact des Européens.

Le *bouddhisme* couvre aujourd'hui la plus grande partie de l'Asie et ne compte pas moins de 300,000,000 de sectateurs. Né du brahmanisme, qu'il eut la prétention de réformer, il en altéra à ce point la doctrine que bientôt les deux sectes se firent une guerre implacable, dont le bouddhisme, un moment presque anéanti, sortit triomphant et ne laissant à son rival que la seconde place chez les populations asiatiques. Le brahmanisme ne pouvait, en effet, résister à l'examen et à la controverse ; il ressemble à une rêverie fantastique inspirée par les fumées du haschisch, plutôt qu'à une doctrine logiquement conçue et appuyée sur des faits non moins que sur le raisonnement. A l'appui de ses dogmes, il ne fournit aucune preuve, soit métaphysique, soit historique et il laisse le mystère de l'existence environné de ténèbres profondes. Aussi dès l'origine un penseur, Kapila, considéré par les uns comme un fils de Brahma, par les autres comme une incarnation de Vichnou ou même une émanation de Shiva, devint le fondateur d'une philosophie développée dans le *sankhya*, qui introduisait la logique dans le brahmanisme et avec la logique le matérialisme et l'athéisme. Les différents bouddhas vinrent à leur tour, et si nous consultons les soûtras rédigés par une assemblée de leurs prêtres, nous voyons qu'il y est fait à peine mention d'un dieu, regardé comme inutile à leur foi. Dégagée des subtilités, des contradictions, des invraisemblances qui enveloppent sa métaphysique nuageuse, à quelle conclusion pratique aboutit-elle? Dans le brahmanisme, avons-nous dit, l'âme, après des pérégrinations et des épreuves sans nombre, est absorbée en Dieu; dans le bouddhisme, la fin désirable pour l'homme, c'est le *nirvâna.* Doit-on entendre par cette expression la réunion de l'âme avec Dieu ou avec l'âme du monde? Cette doctrine serait conforme à la foi brahmanique ; or le bouddhisme en diffère essentiellement. Les savants modernes ont adopté l'interprétation que M. Eugène Burnouf a donnée du *nirvâna;* cette fin dernière de la doctrine bouddhique, c'est le *néant*, c'est le dogme de l'anéantissement, le suicide de l'âme et de la personnalité humaine. Accusés par leurs adversaires d'être les sectateurs du sankhya et les apôtres du néant, quelle protestation ont fait entendre les sages bouddhiques ? Ils ont gardé le silence ; les soûtras donnent au *nirvâna* sa signification irrécusable. Comment admettre cependant qu'une doctrine aussi monstrueuse ait pu être convertie en dogme sacré et qu'une religion du *néant,* un culte d'athéisme compte 300,000,000 de sectateurs ? L'image de Dieu n'est-elle pas gravée en nous comme un sceau ineffaçable ? La nature humaine n'a-t-elle point horreur du néant? Oui sans doute ; nous ne pensons pas que le peuple des croyants comprenne les conséquences d'un culte dont les cérémonies extérieures, les pratiques mystiques suffisent à ses besoins moraux. La crainte de Dieu, l'espoir en sa justice consolent, soutiennent et guident l'humanité ; telle est la conscience universelle . On devrait vivement s'étonner que les hommes les plus éminents par la science soient précisément les plus sujets aux égarements de l'esprit, si on ne savait à quel point les fondateurs de tout système peuvent être dupes de leur orgueil. Les bouddhistes supposent que l'existence actuelle est imparfaite et sans réalité, que le monde de la matière est une illusion des sens et la mort elle-même une modification aussi trompeuse que la vie. Cependant, par une contradiction étrange et pour se soustraire au supplice des transformations indéfinies de l'âme, ils ont imaginé pour elle, comme but et récompense, le repos sans fin, le *nirvâna.* De cette doctrine, inspirée par l'horreur de la vie, découle toutefois dans la pratique la nécessité de la vertu; ce sont les sages, les hommes parfaits seulement, parvenus à l'état de *bouddha* à qui le *nirvâna* ouvre son sein, et enfin, inconséquence dernière de ces étranges philosophes, les âmes les plus parfaites, retirées dans la région éternelle d'où elles assistent à la création et à la destruction des mondes, peuvent s'incarner et descendre sur la terre, afin de dégager quelques âmes enchaînées dans le monde matériel et les conduire au *nirvâna* éternel.

Il y a cette différence entre une religion établie par l'homme et une religion divine, c'est-à-dire la seule vraie : l'une s'accommode aux mœurs, aux croyances, aux passions et devient ainsi un moyen de domination, d'honneurs ou de puissance pour ceux qui l'instituent ou s'en servent. Elle frappe d'immobilité, de décadence et d'une véritable mort morale ceux qu'elle subjugue. L'autre, absolue comme la vérité, indépendante des temps, des mœurs et des institutions humaines, substitue au règne des sens celui de l'âme ; loin de céder aux passions, les réprime ; elle moralise, perfectionne et élève l'humanité jusqu'à la ressemblance divine. D'après ces caractères, on peut juger si le polythéisme, le magisme, le brahmanisme, le bouddhisme ont le caractère divin de la vérité. On peut leur demander, et faire également cette question à la religion de Mahomet, ce qu'ils ont fait des peuples asservis aux croyances qu'ils leur ont imposées. Malgré l'autorité d'une parole aussi élevée, nous ne saurions admettre l'appréciation suivante de Mgr. Sibour, ancien archevêque de Paris : « Au fond, dit ce prélat dans son mandement publié le dimanche de Quasimodo 1856, le mahométisme qu'est-il, sinon une secte du christianisme? » L'islamisme est la négation formelle de la divinité du christianisme et ne saurait, par conséquent, en être considéré comme une branche, et s'il fallait lui trouver une filiation, nous dirions plutôt avec l'auteur des *Lettres persanes* que cette religion est la fille bâtarde du judaïsme. Ainsi que nous l'avons déjà fait remarquer, elle a rendu des services incontestables en forçant des peuplades abruties à abandonner l'idolâtrie, et, entre autres pratiques abominables, celle des sacrifices humains. Mais dans l'établissement du mahométisme, comme dans sa propagation, on reconnaît l'influence du climat brûlant de l'Arabie et des passions orientales. Napoléon à Sainte-Hélène s'indignait contre Voltaire pour avoir, dans une tragédie médiocre, substitué un Mahomet de fantaisie au grand homme de l'histoire. Non, Mahomet ne fut ni un sectaire fanatique, ni un imposteur. Homme extraordinaire parmi ses contemporains ignorants, accoutumé au recueillement et à la méditation sous un ciel brûlant, il devint sujet à des rêves, à des extases et à des hallucinations, qui lui firent croire d'abord à une possession des malins esprits, et ensuite que Dieu lui donnait la mission de fonder un nouveau culte. On sait comment il s'établit : ce fut d'abord par la prédication qui fait les apôtres et puis par les victoires qui enfantent les héros. Mélange altéré de la Bible et de l'Évangile, système absolu de gouvernement et de religion, nous avons indiqué dans un précédent chapitre les vices du mahométisme, et le principal, c'est d'être incompatible avec la liberté, c'est d'asseoir tout état social sur le despotisme. Il reconnaît un Dieu créateur et même l'immortalité de l'âme, avec un système de récompenses pour les vrais croyants et de punitions pour les infidèles. Toutefois la polygamie, l'abaissement de la femme, le trafic des esclaves, le dogme de la prédestination, le fanatisme et l'intolérance érigés en systèmes, ont pu permettre à la loi du prophète de faire des conquêtes en Orient ; mais nous pensons avec Montesquieu que la nature du climat a dû l'empêcher de se propager en Europe. Le christianisme avait pour ainsi dire divinisé l'homme, le mahométisme a matérialisé jusqu'à l'idée. La Providence du premier est remplacée par le fatalisme aveugle du second. Profanateur de la perfection angélique, il n'a honoré ni la continence, ni la chasteté, ni la pudeur et a mis à la place la polygamie, le despotisme familial, c'est-à-dire l'abaissement et la servitude de la femme. La volupté sans retenue et sans délicatesse a conduit à la satiété dans la jouissance et à la violation des lois saintes de la nature. Se faisant un jeu de la vie et de la dignité humaine, il a créé pour ses harems un être artificiel dans la création, le *castrat*, l'*eunuque*. « C'est un des malheurs de ces pays, dit Montesquieu, que la plus grande partie de la nation n'y soit faite que pour servir à la volupté de l'autre. » (Liv. XIII, ch. XII.)

De toutes les vertus chères aux grands cœurs les Turcs n'ont conservé que les mœurs hospitalières, l'aumône, la foi de la parole donnée, le courage héroïque sur le champ de bataille, le mépris de la mort. Peuple admirablement doué, il se trouve dominé et corrompu par le vice de doctrines et de préceptes empruntés au Coran. A côté de grandes actions et de traits magnanimes, combien pourrions-nous citer d'actes de barbarie et de fanatisme impitoyable ! La guerre sainte proclamée, chaque soldat, martyr de sa croyance, n'aspire qu'à laver ses mains dans le sang des chrétiens. Le mahométisme est la plus intolérante des religions orientales. La plupart cependant font une guerre acharnée au christianisme.

Comprenant instinctivement que l'Évangile est la fin de leur règne, les rois ou empereurs de la Cochinchine, Mingh-Mang et Thieu-Tri, se signalèrent en particulier par une haine implacable contre les chrétiens. Le 6 septembre 1854, le monarque actuel, Tu-Duc, rendit un édit qui ordonna à ses sujets chrétiens de fouler aux pieds la croix, de brûler leurs églises, de trancher la tête aux missionnaires, aux prêtres indigènes et aux élèves des Européens. La glorieuse expédition de Chine fut surtout entreprise pour mettre fin aux persécutions dirigées continuellement contre nos missionnaires par l'aveugle rage des mandarins. Quant au Japon, depuis l'année 1640, époque de l'expulsion simultanée des Européens et du christianisme jusqu'en 1864, où une mission japonaise s'est rendue à Paris, les lois les plus sévères poursuivirent tout ce qui se rattache à notre religion, et tout missionnaire mettant le pied sur cette Tauride de l'Orient allait au martyre. Le quatrième jour de chaque année la plupart des habitants, dans le voisinage de Nangasaki principalement, étaient requis de manifester hautement leur aversion contre le christianisme et l'on voyait des malades, des enfants dans les bras de leur mère profaner les saintes images qu'on plaçait sous leurs pieds; on ne permettait pas aux membres de la factorerie hollandaise de pratiquer ouvertement leur religion; dans les dernières années cependant on ne les forçait plus à fouler aux pieds la croix. Ce n'est pas contre les chrétiens seulement que s'exerce le fanatisme des sectateurs du Coran. Ils se sont attaqués à tous les autres cultes; ils ont pour ainsi dire exterminé les Guèbres en Perse, et leur aversion contre les Hindous n'est pas moins invincible. C'est au fanatisme musulman que doit être attribuée l'insurrection de 1657; dans leur aveugle rage, ils détruisirent à Bénarès une bibliothèque de 40,000 volumes imprimés tous en langue indigène.

Il y a quelques années, l'Europe a été témoin d'un grand spectacle; la France et l'Angleterre ont envoyé leurs flottes et leurs armées dans la mer Noire, pour défendre l'indépendance de l'empire ottoman, et dans cet empire, pour lequel nous avons versé notre sang, tout chrétien a le droit d'embrasser l'islamisme, tandis que le musulman qui se fait chrétien est puni de mort. Le 1er juillet 1857, un juif de Tunis, insulté par des Maures, ayant répondu par des injures contre la religion de Mahomet, fut saisi par la populace, et malgré l'intervention des consuls européens, condamné à mort et exécuté sans délai. Une ère de réformes et de progrès a commencé, il est vrai, avec le Hatti-Schérif de Gulhané et le Tamzimat ; mais tout en garantissant la liberté des cultes, le gouvernement aura-t-il le pouvoir de modérer le fanatisme séculaire de sa population? Les massacres du Liban ont prouvé le contraire. Il ne suffit pas d'édicter quelques lois sages, il faudrait changer les mœurs et les croyances, extirper l'intolérance, détruire la servitude de la femme ; cette œuvre lente et difficile peut-elle cependant s'opérer avec le Coran, qui commande le contraire?

Nous avons signalé quelques caractères des religions qui sont d'invention humaine ; la plupart ont conformé leurs dogmes aux mœurs, aux passions et au climat des peuples pour qui elles étaient instituées par leurs fondateurs. Mais si nous voyons une religion indépendante des temps et des lieux, expliquant seule l'origine de l'humanité, remontant par ses traditions au berceau du monde, et prouvée par l'histoire, non moins que par des faits surnaturels incontestables, on reconnaît que celle-là est d'institution divine. Si, non moins sévère dans les préceptes que miséricordieuse envers le repentir, elle combat tout penchant vicieux, réprime le soulèvement des sens et force à soumettre ses actions au joug pesant du devoir, on s'écrie avec Fénelon : *Ah ! si les hommes avaient fait la religion, ils l'auraient faite bien autrement!* Enfin, si cette religion du sacrifice, de l'abnégation et du dévouement devient la source de toute grandeur morale et d'une perfection jusque-là inconnue; si, la plus conforme au bien de la société, elle répond à tous les besoins de l'âme, comment ne pas proclamer qu'en pratiquant ses enseignements on accomplit la loi de Dieu, en un mot que cette religion est la vraie? Tels sont les caractères du judaïsme complété par l'avénement promis et attendu de l'Évangile.

« Les lois de Moïse sont sages, » dit Montesquieu : Oui assurément; Moïse donna une telle puissance de vie à ses institutions qu'elles ont survécu à la destruction du peuple hébreu, à sa dispersion par toute la terre, aux persécutions, à la misère, au mépris et à la malédiction qui l'ont poursuivi dans son exil. Mais jusque dans son abaissement il a conservé un reste de grandeur et de dignité, vivant témoignage du choix que Dieu avait fait de lui pour régénérer l'humanité. Tout en cherchant à mettre un frein à sa dépravation et à la férocité des Israélites, la législation de Moïse porte cependant, même dans son caractère divinement inspiré, l'empreinte des passions violentes qui les dominaient et devient ainsi un miroir des mœurs orientales.

Nous avons dit que la plupart des peuples, se livrant à toutes les corruptions d'une nature perverse, perdirent la tradition primitive et se plongèrent dans l'idolâtrie. On doit d'autant moins s'étonner de cet abandon que les contemporains même de Moïse vivant au milieu des prodiges et son frère lui-même devinrent idolâtres, que Salomon comblé des marques de la faveur divine, l'auteur de *l'Ecclésiaste* et du livre de *la Sagesse*, abandonna le vrai culte, eut un harem de mille concubines et éleva des autels aux idoles de toutes les femmes dont il s'était entouré. Partout en lisant la *Genèse* et l'histoire de ces premières générations, tableau symbolique de l'humanité tout entière, nous voyons ce peuple inconstant, ingrat, superstitieux, endurci, sourd à la voix de ses prophètes, aux leçons du malheur ; tant la nature de l'homme dominé par ses passions est perverse et s'égare, quand elle cesse d'être contenue par une sévère discipline. Mais il suffit de quelques grands hommes inspirés de Dieu, pour dissiper les aveuglements et graver dans le cœur du peuple juif le pressentiment de sa mission, et des croyances indestructibles. Hachés mais toujours frémissants, exterminés presque, ils renaissent encore; chassés de la Palestine ils sont citoyens du monde et n'ont d'autre patrie que l'antique croyance de leurs pères. On lit dans Josèphe que Pompée assiégeant le temple de Jérusalem où les partisans d'Aristobule s'étaient réfugiés, les Romains, ayant remarqué que les Juifs observaient fidèlement, même au péril de leur vie, les lois de Moïse qui prescrivaient de se reposer le jour du sabbat, profitèrent de ce jour-là pour élever des plates-formes et faire avancer leurs machines de guerre. Après trois mois de siége, le temple ayant été pris un jour de jeûne, et quoique les Romains tuassent tous ceux qu'ils rencontraient, la frayeur de la mort ne put empêcher ceux qui étaient occupés aux cérémonies religieuses de continuer à les célébrer, tant ils étaient persuadés que le plus grand des maux était d'abandonner les autels et de manquer à l'observation de leurs antiques lois.

Le christianisme, qui lui succéda, fit disparaître les imperfections du judaïsme ; il n'est pas un seul des penchants nuisibles à la dignité et au bonheur de l'homme que la nouvelle loi ne commande de réprimer ; il n'est pas un seul sentiment noble et généreux auquel elle ne donne l'essor. L'accomplissement de ses préceptes serait le triomphe de l'intelligence sur les facultés animales et de l'âme sur la matière. Mais son langage trop pur, trop sublime, heurtant les préjugés d'un peuple corrompu, le christianisme fut proscrit et persécuté. Il se réfugia dans les climats tempérés de l'Europe, où vivent les nations les plus morales, où tout concourt à faire fleurir son empire, des passions moins fougueuses, et une raison plus éclairée.

« Le miracle des miracles, si je puis parler de la sorte, dit l'auteur de *l'Histoire universelle* (2e partie, suite de la religion) c'est qu'avec la foi des mystères, les vertus les plus éminentes et les pratiques les plus pénibles se sont répandues par toute la terre. Les disciples de Jésus-Christ l'ont suivi dans les voies les plus difficiles. Souffrir tout pour la vérité a été parmi ses enfants un exercice ordinaire, et pour imiter leur Sauveur ils ont couru aux tourments avec plus d'ardeur que les autres n'ont fait aux délices. » Combien la puissance de l'esprit sur lui-même est grande ! Que ne peut l'homme par sa volonté ! Combien les lois, les mœurs, les institutions et surtout la foi ont de force surnaturelle !

Il s'est opéré la métamorphose la plus surprenante dans les mœurs des Otaïtiens depuis que le christianisme a été introduit dans leur île. Le caractère indomptable de quelques tribus américaines, et surtout des sauvages du Brésil et du Paraguay, que n'avaient pu soumettre la violence, les guerres et la mort apportées par les Espagnols, s'est adouci à la voix de vénérables missionnaires prononçant quelques paroles de paix, d'amour et d'espérance. Est-il une victoire plus belle et plus sûre que celle qu'obtient une religion fondée sur la tolérance et la persuasion, enseignant aux hommes que, sans distinction de rang, de fortune et de couleur, ils doivent, par toute la terre, se secourir et s'aimer en frères ?

Cette transformation, la victoire de la spiritualité sur une nature rebelle, l'Évangile l'a opérée et l'opère tous les jours sous nos yeux. On peut répéter avec Bossuet : *Que l'homme soit honnête, charitable, chaste et juste, il est chrétien.* L'esprit religieux ne fait pas de tous les hommes des héros et des sages, mais il ajoute un degré de perfection à tout ce qui dans l'homme est grand, noble et beau ; le héros chrétien est plus grand que le héros ordinaire, et le sage ajoute à la couronne de ses vertus une perfection qui n'appartient pas à la terre. Mais pourquoi poursuivre une démonstration superflue ? Il a été prouvé tant de fois que l'Évangile est le règne de la justice et de la vérité, le couronnement du plan de la Providence dans les destinées de l'humanité ! Nous n'insistons pas ; terminons cependant par une dernière considération.

« Lorsque la religion, dit Montesquieu, souffrit, il y a deux siècles, ce malheureux partage qui la divise en catholique et en protestante, les peuples du Nord embrassèrent la protestante, et ceux du Midi gardèrent la catholique. C'est que les peuples du Nord ont et auront toujours un esprit d'indépendance et de liberté que n'ont pas les peuples du Midi ; et qu'une religion qui n'a point de chef visible convient mieux à l'indépendance du climat que celle qui en a un. »

Nous nous sommes expliqué précédemment sur l'esprit de liberté qui règne chez les nations septentrionales. La religion catholique, dont l'un des premiers symboles est l'égalité, qui donne même l'espérance du ciel de préférence aux pauvres, aux esclaves, aux malheureux, ne convient pas moins aux États républicains qu'aux gouvernements monarchiques; elle ne prononce d'exclusion pour aucun. Le schisme de Luther fut un acte politique plutôt encore qu'un acte religieux ; les princes du centre de l'Allemagne qui embrassèrent la réforme envisageaient surtout, en se séparant de l'Église de Rome, les richesses du clergé, qu'ils désiraient s'approprier. C'est par l'adultère et par suite des débauches sanglantes d'Henri VIII que le protestantisme fut introduit en Angleterre. Comment des consciences délicates pourraient-elles s'honorer d'une origine aussi impure ? Comme Montesquieu, nous déplorons la scission survenue entre des hommes qui croient les uns et les autres que le Christ est ressuscité. Nul ne connaît les desseins de Dieu sur l'heure et les circonstances qui peuvent amener une réconciliation fraternelle; mais tous les cœurs chrétiens nourrissent le secret espoir que, malgré la diversité de quelques opinions accessoires, l'unité des communions dissidentes se rétablira, ainsi que Bossuet et Leibnitz avaient tenté de l'opérer.

En se plaçant uniquement au point de vue humain et pratique, on peut se demander si la raison individuelle suffit pour préserver des faux raisonnements. Tout gouvernement a la mission de faire respecter ses institutions ; la science comme la philosophie a des sophistes ; la justice humaine enfin a des cours souveraines pour interpréter les lois, qui font la sûreté des familles; comment même indépendamment de l'institution primitive, pourrait-on méconnaître pour des matières aussi délicates que la religion, l'autorité d'un chef éclairé et la nécessité d'une réglementation suprême ? Tous les protestants sincères ne sont-ils pas effrayés de cette invasion de sectes qui menace de s'accroître sans cesse ? Contentons-nous d'en citer un exemple emprunté à la statistique suivante que donnait en 1853 l'*American journal*, de Boston ; on comptait en 1849 aux États-Unis :

Catholiques romains	1,233,350
Protestants épiscopaux	110,000
Presbytériens ancienne école	210,306
Id. nouvelle école	140,060
Id. de Cumberland	50,000
Autres classes de presbytériens	45,500
Réformés	103,980
Luthériens évangéliques	163,000
Moraves	6,000
Épiscopaux méthodistes	626,315
Protestants méthodistes	64,313
Méthodistes réformés	3,000
Id. wesleyens	20,000
Id. allemands ou frères-unis	15,000
Id. de toute lumière	15,000
Mennonites	58,000
Congrégationalistes orthodoxes	179,176
Id. unitaires	30,000
Universalistes	60,000
Swédenborgiens	5,000
Baptistes réguliers	719,290
Id. des VI principes	3,586
Id. du VIIe jour	6,243
Id. du libre arbitre	56,452
Église des baptistes de Dieu	10,102
Id. campbellistes	118,618
Id. des unitaires	3,040
Id. de l'anti-mission	64,738

Une occasion récente est venue prouver une fois de plus combien, en l'absence d'une direction suprême, les esprits les plus éclairés peuvent s'égarer. Un conflit d'attributions s'étant élevé au sein du consistoire de Paris, on reconnut que cinquante-trois membres et quelques pasteurs même ne croyaient pas à la divinité de la parole évangélique qu'ils étaient chargés d'enseigner. Du reste, il n'a rien été été ajouté sur cette grave matière à l'*Histoire des variations* que M. Villemain a considérée comme *le chef-d'œuvre de la méthode parfaite et de la parole précise et simple dans l'orateur qui a le plus d'enthousiasme et de génie.* La Réformation étant fondée sur la liberté d'examen, sa nature est de changer sans cesse, tandis qu'on peut lui opposer, ainsi que Bossuet l'a fait avec tant de succès, l'immutabilité et la perpétuité de la foi catholique.

La religion des anciens Scandinaves était froide comme leur climat : les ombres des héros volant sur les nuages, les plaintes des morts mêlées au mugissement de la tempête, le sang et l'hydromel qu'ils buvaient dans le crâne de leurs ennemis sont les objets qu'on retrouve sans cesse dans leur pauvre mythologie. La Réforme compte plus d'adhérents au nord qu'au midi de l'Europe ; néanmoins la Pologne est restée fidèle à la foi de ses pères. L'Angleterre, la Prusse, la Suède, le Danemark, sont luthériens ou protestants, tandis que l'Autriche, la Bavière, la France, l'Italie, l'Espagne et le Portugal professent le catholicisme. N'ayant pas admis la raison alléguée par Montesquieu, quelle est donc la cause réelle de cette différence? Aucune forme de gouvernement n'est incompatible ni avec le catholicisme, ni avec la Réforme, ni avec l'orthodoxie grecque ; les gouvernements sont des faits et non pas des doctrines ; avec des communions différentes, l'Angleterre, la France, la Russie, sont devenues de grandes puissances. On devra néanmoins donner la préférence à la religion qui, faisant sans cesse la guerre à l'orgueil humain, consacre dans les préceptes et dans les actes le principe de l'égalité, à la religion des devoirs austères et des dévouements héroïques, à celle enfin qui fait de la charité, véritable lien des cœurs et des peuples, le plus grand des commandements.

« Dans notre siècle si froid, si indifférent aux intérêts sacrés de l'homme, dit Pie IX aux représentants de la Société Saint-Vincent de Paul, le monde n'apprécie pas les vertus inspirées par le catholicisme. Protestants et incrédules, tous s'accordent à traiter l'humilité de bassesse, la chasteté d'opposition aux droits de la nature, le zèle apostolique de fanatisme; la charité seule est acceptée par tous. » A Dieu ne plaise que nous déniions à la religion réformée et à la religion grecque ce sentiment pieux et tendre qui est le véritable cachet de la morale évangélique ; mais on doit convenir que dans le catholicisme seul il est devenu une vertu pratique et journalière, une mission véritable qui absorbe la vie de plusieurs milliers de femmes sans cesse occupées, en dehors des intérêts et des joies du monde, à soulager les pauvres, à consoler les malades, et à soutenir les malheureux. Chaque guerre, chaque invasion d'une épidémie redoutable, chaque calamité publique inscrit le nom de quelques sœurs de charité sur la tombe des victimes du dévouement.

Les peuples méridionaux ont une sensibilité plus vive, une imagination plus brillante, et peut-être moins de raisonnement, moins d'esprit de calcul, moins de prévoyance que ceux du Nord. Que résulte-t-il de ces dispositions pour telle ou telle branche du christianisme? On ne saurait le nier : les cultes réformés ont plus de froideur, moins d'onction, des pratiques moins sévères que le catholicisme. Une luthérienne impartiale dit avec infiniment de délicatesse : « Les protestants témoignent plus de respect, les catholiques plus d'amour. On a accusé les premiers d'avoir un dieu du dimanche, et les seconds un dieu de famille auquel ils s'adressent tous les jours de la semaine et dans toutes les situations de la vie. » (Caroline Perthès, p. 80). Si l'on consulte la statistique, même pour la France dont les diverses zones ont des écarts si faibles, on voit que les provinces méridionales présentent un nombre bien plus considérable d'étudiants ecclésiastiques que le Nord ; on en trouve 26 sur 1,000 conscrits au Nord, 31 au Midi ; le Roussillon et le Dauphiné en fournissent 36, le Languedoc 41, la Provence 43 et la Corse 87, tandis que la Picardie n'en offre que 26 et Paris 16 seulement. Les frais du culte, les souscriptions aux ouvrages religieux et à l'œuvre de la propagation de la Foi l'emportent de beaucoup au Midi, dont la population cependant est plus pauvre que celle du Nord. Il faut ajouter que, contrairement à ce qui s'observe dans les climats brûlants de l'Afrique et de l'Asie, en France les groupes méridionaux l'emportent sur tous les autres par la moralité, ce qu'on ne saurait attribuer qu'à l'influence des idées religieuses. On a vu également que les contrées les plus chaudes de l'Asie se faisaient remarquer par la préoccupation et l'exaltation des doctrines religieuses, tandis que dans les climats plus tempérés, à la Chine et au Japon en particulier, la doctrine de Confucius et de Sinto, une sorte de rationalisme ou de scepticisme plus ou moins avoué, avait des millions d'adhérents. Dans le Midi même, à la Rochelle, Nîmes, Montauban, dans les Cévennes, etc., l'Église réformée a une foi plus vive et des pratiques plus ferventes qu'à Paris et en Alsace. En Europe les contrées du Nord sont attachées à la Réformation, qui est moins absolue dans ses dogmes, moins sévère dans ses pratiques, en un mot qui s'éloigne moins du rationalisme que la religion catholique. Il est si vrai que celle-ci représente plus complétement la doctrine chrétienne, que les incrédules voulant la combattre ne s'attaquent qu'au catholicisme ; ils savent que s'il pouvait être renversé, c'en serait fait de toute religion dans le monde, et que seul il est le pivot du christianisme et des cultes dissidents eux-mêmes.

Si l'on trouve une foi moins complète, des croyances moins fermes ou moins expansives chez les protestants que chez les catholiques, est-ce à dire qu'on recontre chez ces derniers plus de fanatisme et d'intolérance ? Dans les cultes chrétiens, tous les excès appartiennent aux passions des hommes plutôt qu'à l'essence même des cultes. Tous ont pour règle l'Évangile, qui condamne l'exagération et la violence. Dans tout pays où une doctrine politique ou religieuse a une grande majorité, c'est-à-dire a la force en main, il est rare qu'elle n'en abuse, et ne cherche point à persécuter les opinions dissidentes. « Une fois au pouvoir, disait Jefferson du presbytérianisme, son ambition et sa tyrannie ne toléreraient plus rien à côté de lui. Il est l'ennemi de toute institution qui ne relève pas de lui. Ses prédicateurs sont les plus bruyants, les plus intolérants, les plus ambitieux de toutes les sectes. A chaque instant, ils seraient prêts sur un mot du législateur, s'ils arrivaient à obtenir ce mot-là, à jeter la torche sur le bûcher, pour allumer les flammes où leur oracle Calvin précipita Servet, parce que celui-ci ne voulait pas reconnaître au bras séculier le droit d'exterminer tous les adversaires du système de Calvin. » Toutefois, on ne doit point juger une opinion, une doctrine ou un culte par l'intolérance de quelques fanatiques; dans tous les partis et toutes les croyances, il ne doit exister qu'une voix et un cœur pour condamner le vandalisme des iconoclastes, les atrocités de Jean de Leyde à Munster, le supplice de Servet à Genève, ceux de Fisher et de Thomas Morus à Londres, le massacre de la Saint-Barthélemy en France, les rigueurs impitoyables de Torquemada en Espagne et tant d'autres monstrueux écarts du zèle religieux. Que les hommes éclairés et sages de tous les cultes mettent en pratique ces belles paroles de Fénelon à Jacques II : « Accordez la tolérance civile, non en approuvant tout comme indifférent, mais en souffrant avec patience ce que Dieu souffre, et en tâchant de ramener les hommes par une douce persuasion. »

La France, la fille aînée de l'Église, dont la majorité et le gouvernement sont catholiques, est la contrée d'Europe où règnent plus entières la tolérance, la liberté de conscience et la liberté des cultes. Personne presque ne se doute que, depuis trois cents ans, une secte radicale d'anabaptistes s'est établie sur les montagnes des Vosges sans être inquiétée, y remplit fidèlement et sans éclat tous les devoirs de citoyen et jouit d'une tranquillité parfaite. L'armée, les chambres, les ministères, les préfectures, l'université, l'Institut, la magistrature, comptent relativement un nombre de protestants et d'israélites supérieur à celui de la population catholique; loin de souffrir, le bien public semble puiser un nouvel aliment et une émulation patriotique dans cette concorde et cette tolérance. L'Angleterre, pays de liberté politique dont nous admirons les institutions libérales, est loin d'être aussi avancée que la France en fait de liberté religieuse. Indépendamment d'actes nombreux d'intolérance de la part du gouvernement et du clergé, non-seulement en Irlande mais encore dans tout le royaume, nous voyons une proclamation de la reine, en date du 9 juin 1860, défendre à tous ses sujets, de quelque rang ou qualité qu'ils soient, *de jouer le jour du Seigneur aux dés, aux cartes, ou à tout autre jeu quelconque, dans les maisons publiques ou particulières, sous peine de poursuites et de punitions effectives.* Il faut un aveuglement incroyable ou une mauvaise foi manifeste pour oser soutenir que la liberté de conscience et la liberté des cultes existent en Angleterre. Depuis trente-cinq ans, il est vrai, l'antique oppression a fait place à plus de tolérance. On sait, toutefois, après quelles luttes opiniâtres, rappelant le nom du célèbre Daniel O'Connell, fut votée en 1828 l'émancipation des catholiques. Le parlement annula plusieurs fois l'élection de M. Lionel de Rothschild. Le 11 juillet 1857, la Chambre des lords rejetait, à la majorité de 173 voix contre 138, le bill qui avait pour objet d'ouvrir aux israélites la Chambre des communes. Il fut adopté au commencement de juillet 1858, après dix ans de luttes et avec des restrictions inouïes ; la Chambre des lords et la magistrature leur restent fermées. Mais jusque-là, même dans les îles placées sous le protectorat de l'Angleterre, les israélites étaient exclus comme des parias de tous les lieux publics, et quand un convoi de leurs coreligionnaires traversait la ville, on le poursuivait de démonstrations indécentes ; la tombe même ne fut pas toujours respectée : on la trouva souvent couverte d'immondices. Enfin, dans la séance du 11 mai 1865, la Chambre des communes a décidé qu'elle passerait à la seconde lecture du bill qui supprime le serment spécial exigé des catholiques et dont la formule était indigne d'un peuple civilisé. La persécution cesse, mais le vieil esprit de Henri VIII et d'Élisabeth cède à regret devant la force irrésistible de l'opinion publique.

En Hollande, les journaux, les sociétés secrètes, la chaire protestante ne cessent de déclamer contre les catholiques, les signalent comme ennemis de la patrie et demandent qu'on les réduise à l'état d'ilotes. Le gouvernement, il est vrai, refuse de prendre contre eux les mesures vexatoires que lui conseillent des fanatiques; mais dans la crainte d'être accusé de trahir la cause du protestantisme, il exclut les catholiques de presque toutes les fonctions, et intente de fréquents procès aux prêtres catholiques. L'Angleterre, la France et la Russie ont employé leurs flottes pour affranchir la Grèce, non-seulement du sabre, mais aussi du fanatisme ottoman. Eh bien, en 1862, le gouvernement du roi Othon, ce prince issu de la famille catholique de Bavière, présenta aux chambres un projet de loi sur les mariages mixtes, obligeant les époux à faire embrasser à tous leurs enfants la religion orthodoxe. C'est au mois d'octobre 1855 seulement, après que les armées victorieuses des puissances occidentales eurent versé leur sang pour maintenir l'indépendance de l'empire ottoman, que la Porte ordonna enfin qu'il ne fût plus apporté d'entraves à l'inhumation des chrétiens, et recommanda qu'à l'avenir on ne se servît plus, en parlant des morts, de termes blessants, de formules méprisantes. Le croirait-on? Dans la contrée du monde qui a le moins de droit à se montrer intolérante, le ministre de l'intérieur de Bucharest écrit aux préfets, en date du 17 juin 1861, de veiller à l'exécution de l'édit princier qui défend aux israélites, tant indigènes qu'étrangers, de s'établir à demeure sur le sol roumain, en prenant à bail des auberges ou des métairies, et il enjoint aux individus qui exercent ces professions, contrairement à la loi, de vider la place dans un délai de quinze jours.

L'intolérance de l'Allemagne catholique ou protestante surpasse celle de toutes les autres contrées de l'Europe, particulièrement dans sa haine contre les israélites. Dans le Mecklembourg ils sont privés de tous droits politiques ; dans le Wurtemberg on ne les leur accorda qu'au mois de septembre 1861. Un décret impérial de 1858, ordonnant la démolition des fortifications de Vienne, renferme un article qui permet aux juifs d'acquérir des propriétés dans la capitale ; mais quelque temps après, on vit avec surprise le ministre de l'instruction publique, M. de Thun, refuser sa sanction au choix que l'académie du commerce avait faite du célèbre mathématicien Spitzer, israélite, et du docteur Sekeli, protestant, pour occuper les chaires de mathématiques et de géographie. Il se passa, il y a quelques années, dans une ville protestante de l'Allemagne, une de ces scènes hideuses qu'on dirait empruntées à une tribu de sauvages. La population, au cri de *hep*, se rua sur le quartier juif et y commit les mêmes excès qu'une soldatesque furieuse dans une place prise d'assaut : « C'est une chose à remarquer, dit un grand penseur, M. Ad. Franck, l'Allemagne, qui en est arrivée depuis bientôt cinquante ans à nier non-seulement la divinité, mais l'existence de Jésus-Christ, et qui croit tout au plus en Dieu, est entrée la dernière, au moins à l'égard des israélites, dans la voie de la tolérance et de l'humanité ! De 1816 à 1820, croyant prendre ainsi sa revanche de la domination française, elle recula brusquement jusqu'au XVe siècle. »

Mais ni l'Autriche, ni la Russie, ni même la Turquie contemporaine ne se montrent animées d'un esprit rétrograde et d'une intolérance comparables à ce qui se voit en

Suède. En plein XIXe siècle, dans la patrie de Linné et de Gustave-Adolphe, un peintre d'un grand mérite fut condamné en 1852 au bannissement perpétuel et à la perte de ses droits civils et politiques, pour avoir inséré dans le journal de Stockholm, *la Démocratie*, un article contenant des principes contraires à la religion de l'État; hâtons-nous d'ajouter qu'il fut gracié trois ans après par le roi. Citons encore un fait empreint d'une intolérance religieuse plus extraordinaire encore. Un arrêt de la cour royale de Stockholm, en date du 19 mai 1858, trouva juste de condamner les épouses Caroline-Christine Funk, née Palingren; Marie-Charlotte Offerman, née Palingren; Anne Schütze, née Landberg; Jeanne-Olivia Andersson, née Olsson; Hedwige-Catherine Wahlander, née Forssman et Sophie-Wilhelmine Lundegren, à être expulsées du royaume de Suède, et à être privées pour l'avenir de tout héritage et de tous les droits civils dans le royaume, pour le crime d'avoir, étant nées en Suède et ayant été élevées dans la doctrine évangélico-luthérienne, embrassé la religion catholique romaine et déclaré devant la Cour vouloir y persévérer. Ce jugement déféré à la Diète, celle-ci déclara qu'en fait de croyances tout Suédois était mineur, et le ministre des affaires ecclésiastiques, M. Reutherdahl, put formuler à la face de l'Europe ce principe antichrétien : *Le gouvernement suédois n'a de devoirs qu'envers ses sujets luthériens.* L'arrêt du roi reçut sa pleine exécution et les exilées se réfugièrent en France. Depuis, le gouvernement a fait, mais sans succès, quelques tentatives de réforme. En 1857, après sept jours de débats, une loi sur la liberté religieuse fut rejetée par les ordres des nobles, du clergé et des paysans; l'ordre des bourgeois seul vota pour l'adoption; la loi de 1863, qui reconstitue sur des bases plus libérales que par le passé la représentation nationale, exclut néanmoins de l'urne électorale les nationaux qui ne professent pas le culte luthérien.

Ainsi, de tous les cultes dont nous avons tracé l'esquisse, l'islamisme est le seul qui ait fait une sorte de dogme de l'extermination des infidèles ; à l'exception du puritanisme écossais et du luthérianisme suédois, l'intolérance n'est conseillée ni par le catholicisme, ni par aucun des cultes chrétiens. Sous le manteau des guerres de religion s'est toujours caché un intérêt politique ; c'est à l'intérêt politique, à des préjugés enracinés, à des passions aveugles, au désir de domination qu'il faut attribuer les flots de sang versé par le fanatisme intolérant, tandis que l'Évangile accorde à la parole seulement et non à l'épée le don de faire descendre la vérité dans les âmes.

Nous le répétons, on doit attribuer à un souvenir plus ou moins obscurci d'une révélation primitive quelques-uns des principes sur Dieu, la Providence, l'immortalité de l'âme, la récompense ou la punition des actions humaines, qu'on trouve dans la plupart des anciennes religions. Quoique fausses, toutes cependant ont rendu quelques services en contenant les peuples dans le devoir, en les engageant à respecter la justice, en leur faisant craindre un Dieu dont la providence veille sur l'humanité. Nous avons vu de quelles passions, de quels préjugés, de quelles fictions, suivant les climats ou le génie des législateurs, furent obscurcies ces vérités primitives. L'Évangile n'est pas seulement la révélation de la destinée de l'homme, il est la loi du progrès et de la civilisation dans le monde. C'est en triomphant des doctrines empruntées à la barbarie antique, qu'il achèvera son œuvre et conduira inévitablement à l'émancipation complète des peuples. Religion de vérité et de liberté, on peut encore dire avec toute raison du christianisme ce que Cicéron attribuait à la philosophie : *Quæ et vitæ tranquillitatem largita nobis es et terrorem mortis sustulisti.* C'est elle qui a pu donner de la sécurité à la vie et enlever à la mort ses terreurs. (*Quest. tusc.*, liv. V., ch. II.)

Voici le tableau du nombre approximatif de sectateurs que compte chaque religion :

Fétichisme	50	millions.
Sabéisme	2	—
Brahmanisme	80	—
Bouddhisme	300	—
Doctrine des lettrés	40	—
Le magisme	4	—
L'islamisme	140	—
La religion de Sinto, le culte des esprits, le chamanisme, etc.	120	—
Le judaïsme	7	—
Le christianisme	340	—
Total	1,083	millions.

CHAPITRE XI

DES GRANDS HOMMES
ET DES
PROGRÈS DE L'ESPRIT HUMAIN

L'histoire des inventions, des découvertes, des arts utiles, la fondation des villes et des principaux empires se rattachent à l'histoire du genre humain tout entier et à l'établissement de l'homme sur la terre. Quoique, suivant l'expression de Montaigne, « *les fortunes de la moitié du monde, à faute de registre, ne bougent de leur place et s'évanouissent sans durée,* » quoique les origines des anciens peuples soient ensevelies dans des ténèbres impénétrables, nous savons néanmoins que l'antiquité que s'attribuent quelques nations asiatiques est dénuée de fondement et dépourvue de toute vraisemblance. Les Indiens font remonter la leur à 3,984,746 ans; une chronologie japonaise s'élève à 2,364,460 ans; celle de la Chine en donne à cet empire 2,278,445 ; les Chaldéens, plus modestes et non moins anciens peut-être, n'en comptaient que 720,000. Il faut désespérer, et d'ailleurs qu'importe, de fixer la date précise de la fondation des anciens empires. Il nous paraît démontré que plusieurs s'élevèrent en même temps vers le xxe siècle avant l'ère chrétienne.

Les philosophes et les historiens de l'antiquité se plurent à rechercher quel est le plus ancien peuple, de même que de nos jours on s'est demandé quelle est la langue primitive. On connaît à ce sujet la preuve originale et entièrement fantastique rapportée par Hérodote. Malgré les progrès de la philologie moderne, qui regarde le samscrit comme la clef et par conséquent l'origine de la plupart des langues indo-européennes, nous ne trouvons aucun motif d'attribuer à l'Inde une plus haute antiquité qu'à la Chine, à la Chaldée et à la nation des Scythes ; quoique ces derniers n'aient laissé aucun monument historique, nous les connaissons par leurs conquêtes en Asie et en Égypte. Que savons-nous de l'Inde en dehors de ses *Védas* et de ses poëmes ? Nous en connaissons ce que nous ont appris les relations que les Arabes et les Grecs eurent avec cette nation ; mais son histoire authentique ne commence qu'à la conquête d'une grande partie de l'Inde par Mahmoud le Gasnévide, vers l'an 1034 de notre ère. Quelques calculs des prêtres hindous permettent néanmoins, en réduisant leurs prétentions à des proportions acceptables, de placer le berceau de la première dynastie, celle des rois Chandras à l'an 2104 avant J.-C. On doit remarquer que les deux ou trois siècles qui suivirent le déluge, furent signalés par une expansion vraiment extraordinaire de la race humaine sur le globe ; on vit apparaître des hommes et des œuvres ayant un cachet d'originalité et de grandeur dont le souvenir, indépendamment des livres et des monuments, est resté profondément gravé dans la mémoire des peuples. Tels furent les noms d'Abraham, qui fut la souche de la natio nalité arabe et du peuple juif; de Nemrod ou Bélus, qui fonda Babylone; d'Assur, qui bâtit Ninive, agrandie par Ninus vers l'an 2124, et par Sémiramis, qui lui succéda et réunit sous le même sceptre la Chaldée, l'Assyrie, la Bactriane, l'Arménie, l'Arabie et une partie de l'Inde.

Le nom de cette reine est parvenu jusqu'à nous, défiguré par des fables, dont la profondeur des temps ne permet pas de dissiper les voiles; on ne peut néanmoins révoquer en doute son génie et sa gloire. Alexandre, ayant presque achevé la conquête de l'Inde, disait à ses généraux assemblés : « Rappelez-vous, je vous en conjure, que nous sommes dans des pays où le nom d'une femme est devenu à jamais célèbre par son courage. Que de villes a fondées Sémiramis! Que de nations elle a soumises à son pouvoir! Que de grands travaux elle a accomplis! Nous n'avons pas encore égalé la gloire d'une femme et déjà nous sommes rassasiés de renommée. » (Quinte-Curce, liv. IX). Nous avons parlé des travaux merveilleux exécutés par Sémiramis à Babylone; cependant Ctésias et Strabon placent la grandeur de Ninive au-dessus de celle de la superbe Babylone. La superficie de Londres est aujourd'hui de 114 milles anglais carrés. D'après les derniers relevés, l'ancienne Babylone avait une superficie de 225 milles, et Ninive une de 216. Platon a prétendu que le royaume de Troie était une dépendance de l'empire des Assyriens; mais si cette opinion était fondée, on ne comprendrait pas que ceux-ci, encore dans toute leur puissance, n'eussent pas secouru cette ville pendant la longue durée de la guerre entre les Grecs et les Troyens. Suivant Xénophon, les arts étaient très-avancés en Assyrie, et les Chaldéens étaient les meilleurs soldats de l'Orient.

Les Égyptiens, comme tous les anciens peuples, s'attribuaient une antiquité fabuleuse, et se contentaient à peine de cent mille ans. De Ménès, leur premier roi, à Séthos, ils comptaient 341 générations, 341 rois, 341 pontifes. Ainsi que l'abbé Millot le fait remarquer, la répétition seule du même nombre fait comprendre l'absurdité d'une telle chronologie. Hérodote rapporte que les prêtres de Thèbes se contentaient de donner 11,340 ans de durée à leur monarchie; Ménès, le fondateur de Memphis et de l'empire égyptien, vécut sans doute dans le xxe siècle avant Jésus-Christ. L'Égypte était déjà un royaume lorsque Abraham y vint avec Sara ; on doute néanmoins si la civilisation y fut indigène, ou si elle y fut importée de Méroë, ville éthiopienne. Depuis Ménès jusqu'à Mœris, c'est-à-dire pendant environ trois ou quatre siècles, on compte 330 rois formant dix-huit dynasties; dans ce nombre figurent 18 rois éthiopiens (1). Plusieurs de ces princes indépendants régnèrent simultanément dans chacune des villes d'Égypte, Memphis, Héraclée, This, Diospolis, Thèbes, Éléphantine, etc. Par conséquent, le nombre des rois et des dynasties n'est d'aucun secours pour la mesure des temps. D'ailleurs, quelle confiance doit-on ajouter à la chronologie de Manéthon, quand on le voit attribuer le gouvernement de l'Égypte à des dieux et à des demi-dieux, et prétendre que Vulcain, le dernier de tous, régna mille ans ?

C'est dans la 18e dynastie seulement qu'apparaissent des rois historiques, et en particulier Mœris ou Tout-

(1) En 1861, un savant archéologue, M. Mariette, découvrit dans les ruines de Memphis une liste de 63 rois égyptiens antérieure à l'âge des Pyramides, gravée sur une table de calcaire. La bibliothèque de Paris et le musée de Londres possèdent des tables semblables, mais non aussi complètes.

mès IV, qui fit creuser dans l'Heptanomide ce lac célèbre de 600 kilomètres de tour, destiné à recevoir le trop-plein du Nil, à l'époque des inondations de ce fleuve. Aménophis, père de Sésostris, fut peut-être le pharaon endurci qui poursuivit les Hébreux conduits par Moïse, et périt dans la mer Rouge avec son armée. Sésostris ouvre la 19e dynastie vers 1643. On connaît son éducation : législateur et conquérant, après avoir sagement organisé l'Égypte, il se mit à la tête d'une armée formidable, soumit l'Éthiopie et les bords de la mer Rouge, parcourut l'Asie avec une rapidité merveilleuse, pénétra dans l'Inde plus loin, dit-on, qu'Alexandre, laissant partout des inscriptions fastueuses, témoignage de ses victoires. Puis, retournant sur ses pas, Sésostris conquit la Scythie jusqu'au Tanaïs, l'Arménie et la Capadoce. Après avoir imposé des lois aux peuples vaincus et fondé des colonies, après neuf ans d'absence et de triomphes, il rentra en Égypte, traînant attelés à son char une multitude de chefs de nations et de rois captifs. Il éleva cent temples aux dieux pour les remercier de ses victoires ; puis, tournant l'activité de son génie vers les monuments de la paix, il fit bâtir des villes pour servir de refuge pendant les inondations du Nil, et creuser des canaux pour établir entre elles des communications et faciliter le commerce. L'Égypte atteignit son apogée sous le sceptre de Sésostris ; ensuite elle ne fit que décroître tout en conservant pendant de longs siècles le prestige de sa gloire et de sa sagesse.

Bossuet a parlé dans sa langue magnifique des temples et des palais du Saïde, dont les restes semblent n'avoir subsisté que pour effacer la splendeur des plus grands ouvrages, dont les couleurs mêmes, ces empreintes fugitives si vite effacées par le temps, se soutiennent encore parmi les ruines. « Quelles beautés ne trouverait-on pas, dit l'illustre historien, si on pouvait aborder la ville royale, puisque si loin d'elle on voit des choses si merveilleuses! La puissance romaine, désespérant d'égaler les Égyptiens, a cru faire assez pour sa grandeur d'emprunter les monuments de ses rois. » Nous avons rapporté, d'après Denon, qui suivit l'expédition de Desaix dans la haute Égypte, que Thèbes, dont notre imagination entrevoit les beautés comme un conte oriental, était encore un fantôme si gigantesque, qu'à l'aspect de ses ruines l'armée s'arrêta d'elle-même et battit des mains. Le long de la rive occidentale du Nil, dans un espace d'environ 50 milles, s'élèvent soixante-neuf pyramides qui représentent autant de générations de monarques; chacune, commencée au moment où le roi montait sur le trône, était achevée à sa mort. Quelques-unes ont deux corps. Les grandes pyramides, celle de Chéops en particulier, indiquent les longs règnes; les petites annoncent les règnes plus courts.

Ce premier âge du monde nous montre une race d'hommes forts et entreprenants, qui paraissent se hâter de couvrir la terre de monuments et de grandes villes. Nous avons nommé les principales, Ninive, Babylone, Thèbes, Memphis. Méroë, dans l'Éthiopie, avait cependant devancé les cités égyptiennes. Damas est mentionnée dans la Genèse; les mahométans attribuent la fondation de la Mecque à Abraham, quelques-uns même à Adam. Jérusalem existait du temps de Moïse sous le nom de Jébus, et avant que David en fît la capitale de son royaume au lieu de Sichem. Tyr, longtemps la reine des mers, remonte au XIXe siècle avant l'ère chrétienne; Sidon a probablement la même antiquité. Sicyone et Argos sont les deux plus anciennes villes grecques; la première fut fondée par les Telchines, 2,200 ans avant Jésus-Christ; la seconde un siècle plus tard par une colonie de Phéniciens et d'Arabes conduits par Inachus ; Mycènes ne s'éleva qu'après ces deux villes. Corinthe, où régnèrent Jason, Médée, Sisyphe, Alétès, fut fondée en 1900 par Éphyre, fille de l'Argien Phoronée. Ce fut également à cette époque, vers l'an 1880, qu'un fils de Phoronée, Sparton, d'autres disent Lélex, fonda Sparte, où brillèrent plus tard les Hellènes célèbres Tyndare, Castor, Pollux et Ménélas. Vers 1560, le Pélasge Dardanus, né en Étrurie, qu'il abandonna à cause du meurtre de son frère, bâtit la ville célèbre à laquelle Tros, l'un de ses successeurs, donna son nom et que détruisirent en 1209 les Grecs confédérés. Tous les auteurs attestent la haute antiquité d'Athènes : *Athenarum urbs ea vetustate est,* dit Cicéron, *ut ipsa ex se cives suos genuisse dicatur.* C'est en 1643 avant Jésus-Christ que Cécrops, originaire de Saïs, aborda dans l'Attique avec une colonie, éleva les bourgades dont Athènes devint plus tard la capitale, établit l'aréopage et enseigna aux habitants l'agriculture et les principes d'un gouvernement fondé sur la justice. Cadmus, fils d'Agénor, roi de Phénicie, vint en Béotie en 1580 et fonda la ville de Thèbes, que le célèbre Amphion entoura de murailles. Mais Cadmus rendit un plus grand service encore à la Grèce, en lui faisant connaître les arts de sa patrie et surtout l'usage de l'écriture, ainsi que Lucain l'a consigné dans ces deux vers admirables :

> Phœnices primi, famæ si creditur, ausi
> Mansuram rudibus vocem signare figuris.

Il exista certainement un grand nombre de villes non

moins anciennes que les précédentes, sans parler même des villes de la Chine et de l'Inde, dont plusieurs paraissent avoir une haute antiquité. Quelques historiens prétendent qu'il y en avait trente mille en Égypte seulement; mais nous avons mentionné les plus célèbres parmi les anciennes, à l'exception des villes de Crète, qui datent de la même époque. La fondation de Suse sur le Choaspe, de Persépolis sur l'Araxe, d'Éphèse, de Sardes, de Byzance est postérieure aux précédentes; celle de Samarie remonte à l'an 912, de Carthage à l'an 869, de Rome à 753, de Syracuse à 735, d'Ecbatane à 600, de Marseille à 591, de Samarcand à 465 avant Jésus-Christ. La plupart des villes et des bourgades des Gaules, de la Belgique, de l'Angleterre, de la Suisse et de l'Espagne sont très-anciennes; mais nous ne pouvons citer aucune date certaine.

La fondation des villes atteste l'inspiration de quelque puissant génie. Quel service Alexandre ne rendit-il pas à l'Égypte en élevant Alexandrie, l'Arabe Gohar, lieutenant de Moëz, en bâtissant le Caire, le czar Pierre en appuyant la puissance des Russes sur Pétersbourg, la grande capitale que rend inattaquable le voisinage du pôle! C'est sur le rivage des mers, au confluent de deux rivières, à l'embouchure de quelque grand fleuve, au centre d'une plaine fertile, ou sur des collines salubres, que la sagesse conseilla de bâtir les grandes villes. Il fallut leur assurer une nourriture et des communications faciles, les protéger contre des intempéries redoutables et les défendre au besoin contre l'agression d'un ennemi. Quelques-unes des villes de l'antiquité ont conservé leur splendeur; d'autres, quoique admirablement situées, telles que Babylone, Carthage, sont détruites. Tyr, prise d'assaut par les Sarrasins en 1291 et ruinée de fond en comble, fut effacée pour toujours de la carte du monde, et depuis des siècles ses environs sont convertis en un véritable désert. Que reste-t-il de Chalcédoine, patrie de Xénocrate, qui s'élevait sur le Bosphore de Thrace ? Longtemps florissante et détruite par les Scythes au IIIe siècle, ce n'est plus aujourd'hui qu'un village appelé Kadi-Keuï, où se trouvent quelques villas élégantes pour les riches négociants de Constantinople. Ainsi sont tombées par les fureurs de la guerre Samarie, Idumée, Ascalon, Gaza, Sidon, Mycènes qui, du temps de la guerre de Troie, commandait à toute la Grèce, Orchomène dans le pays des Miniens, Délos, si florissante par son commerce, Tyrinthe dans l'Argie, Séleucie sur les bords de l'Oronte, la plupart des cités grecques, aujourd'hui si misérables, Mégalopolis sur laquelle les Arcadiens avaient fondé de si hautes espérances, etc., etc. La moitié de la terre est couverte de ruines, et l'on dirait que la fureur jalouse des hommes se fait un jeu cruel, de renverser en un jour tout ce que le génie d'autres hommes avait mis plusieurs siècles à fonder.

Le théâtre des grands événements de l'histoire primitive doit être placé entre les siècles qui virent briller Assur, Bélus, Ninus, Abraham, Ménès et le règne de Sésostris, c'est-à-dire entre l'an 2200 et l'an 1270 avant l'ère chrétienne. Dans cet espace de cinq siècles, la terre se peupla et se couvrit de monuments. Quelques-uns des noms de ces grands hommes et leurs actions mémorables se perpétuèrent par les traditions mêlées à beaucoup de fables, et par quelques signes gravés sur le marbre ou sur des tables d'airain. Puis il se fit un silence et une obscurité de plusieurs siècles dans les régions de l'histoire. Au lieu d'avancer, la civilisation recule ; les annales seules du peuple juif nous montrent une chaîne non interrompue d'événements, qui représentent l'œil de la Providence veillant sans interruption sur les destinées de l'humanité. De l'Égypte après Sésostris, il ne nous reste que des noms de rois obscurs et des momies sans nom, entassées les unes sur les autres ; l'Assyrie est muette et devient la proie de vices honteux. La Grèce est le pays des fables, c'est-à-dire des mensonges et mérite ce stigmate : *Græcia mendax.* Le reste de la terre tombe dans la barbarie.

A quelle école, sous quel climat, par la protection de quel génie les hommes extraordinaires se sont-ils formés ? A ce sujet, il règne des opinions fort diverses sur l'origine des arts utiles, et non-seulement des sciences, mais encore des premières connaissances parmi les hommes. Certains philosophes, quelques poëtes, Ocellus de Lucanie, Diodore de Sicile, Lucrèce, Ovide, procédant à la façon de Condillac pour l'éducation de sa statue, ont représenté l'homme sortant du sein de la nature, c'est-à-dire engendré spontanément comme tous les êtres par la chaleur et l'humidité. Ils lui ont donné pour patrie la terre inculte, pour demeure la forêt ou le creux des rochers, pour aliment les fruits sauvages, pour compagnons les bêtes fauves. Ils ont supposé qu'à ce premier âge du monde il n'y avait ni chaleurs excessives, ni froids pénétrants, ni vents destructeurs, que l'état climatérique où nous le voyons maintenant est survenu par suite de révolutions successives. Instruit par le besoin et par l'expérience, l'homme, prétendent-ils, apprit à se couvrir de la dépouille des bêtes et connut l'usage de la cabane et du feu. L'union de l'homme et de la femme créa la famille, la famille conduisit à l'établissement des sociétés. Puis les langues se formèrent et les gouvernements s'établirent. On a trouvé en Europe des amas de haches de silex qu'on a représentées comme les armes des peuples primitifs ; mais rencontre-t-on les mêmes armes chez les Hébreux, les Assyriens, les Grecs, les Scythes? Il n'en est fait mention dans aucune histoire.

Oui, la nécessité, l'expérience, la réflexion, sont les mères de plusieurs découvertes et en particulier des arts usuels; on doit tenir compte en outre de l'industrie naturelle et du génie inventif de quelques hommes. Mais l'histoire est là, et quelque obscures que soient les origines des choses, elle prouve néanmoins que le monde et l'humanité n'ont point suivi la marche que leur ont tracée les rêveries de quelques poëtes; elle contient les preuves d'une révélation primitive, parfois obscurcie, quelquefois perdue, mais encore vivante chez la première race d'hommes qui apparut sur la scène du monde. Si nous voyons tous les jours un instituteur faire l'éducation d'un enfant, d'un autre côté il suffit d'un législateur pour faire celle de tout un peuple. Il est contraire à la raison, à l'expérience, à l'histoire, sans invoquer même l'autorité religieuse, que l'homme ait commencé par la barbarie, par l'ignorance, par la bestialité, qu'il soit sorti de la forêt, de quelque antre sauvage, pour s'élever par degrés successifs jusqu'à la civilisation qui a été la gloire de quelques peuples anciens et modernes. Il est très-vrai qu'en se dispersant sur la terre, quelques hommes perdirent la boussole divine qui en dirigea d'autres dans la route difficile de la vie ; il est très-vrai que le sentiment du devoir et l'esprit de vérité s'obscurcissant chez plusieurs, d'échelon en échelon ils tombèrent dans la barbarie, ne se distinguant de la brute que par la responsabilité de leurs actes et conservant dans le cœur cette semence de justice et de perfectionnement que Dieu y a déposée. Ces races dégradées, qu'on voudrait nous donner comme le type de l'humanité, en sont le rebut et en attestent la chute.

Humanum paucis vivit genus.

Oui, l'histoire du genre humain se résume dans un petit nombre de noms; quelques grands hommes représentent l'histoire de l'humanité tout entière. La constance avec laquelle se reproduisent dans la même série d'années les maladies, les crimes et les suicides ne permet pas de douter que quelques-uns des phénomènes moraux qui paraissent le fruit du hasard, ne soient soumis à une semblable périodicité et ne se renouvellent par l'effet d'influences physiques analogues. « Les grands événements, dit M. Quételet, ont leurs nécessités comme les grands hommes. » Nous sommes loin d'admettre cependant en son entier et dans toutes ses conséquences, une doctrine qui conduirait directement à la matérialité de la conscience et à la fatalité des actions humaines ; nous n'avons cessé de mettre en présence la double influence des agents physiques et des éléments moraux, ceux-ci d'ailleurs étant la force prépondérante. Les grands hommes sont les phares de la Providence dans l'obscurité des siècles au milieu de laquelle se pressent les générations. La plupart néanmoins ne sont pas les enfants de leurs œuvres seules et de leur seul mérite. Héritiers des besoins, des revers ou de la gloire d'un siècle, d'une nation, d'une race, ils sont en quelque sorte les représentants prédestinés d'une idée, les missionnaires de la civilisation. « *Les grandes choses*, dit saint François de Sales, *ne se font qu'à force de temps et de patience.* » Certains hommes sont des instruments aveugles dans les mains de Dieu ; le vulgaire voit sans les comprendre ces météores animés qui traversent l'humanité, ici pour instruire, là pour punir, mais toujours pour accomplir les vues de la Providence. Un plus grand nombre d'hommes qu'on ne pense remplissent ce rôle ; leur vie est une évolution de quelque fait social, de quelque dessein concerté là-haut. Par leurs crimes, comme par leurs vertus, ils échappent à la juridiction humaine et ne relèvent que de Dieu seul. On ne lit jamais sans trouble et sans consternation la ruine de Ninive, la destruction de Tyr, le sac de Jérusalem, les jugements de Socrate, de Charles Ier, de Louis XVI, les histoires vertigineuses d'Alexandre, de César, de Gengis-Khan, de Napoléon. Le crime même est employé quelquefois à punir le crime, et Dieu peut faire servir les plus vils instruments à la manifestation de sa justice. En énumérant la série des événements et des grands hommes qui ont agité la scène du monde, nous ne voudrions pas affirmer cependant qu'il ne s'est pas produit d'autres faits considérables et tombés dans l'oubli, que la nature n'a point créé d'autres intelligences aussi hautes, aussi privilégiés. Horace exprime cette vérité avec son bon sens accoutumé dans les vers suivants :

Vixere fortes ante Agamemnona
Multi, sed omnes illacrymabiles
Urgentur ignotique longa
Nocte, carent quia vate sacro.

On a vu combien étaient obscures les origines de la plupart des peuples. Des ténèbres impénétrables couvrent la moitié des annales du genre humain. On ignore complétement comment se sont peuplées l'Amérique et les îles éloignées de l'océan Indien. Le temps est un sphinx universel dont les ailes enveloppent les mystères de l'humanité. L'archéologie et la géologie s'efforcent avec plus ou moins de succès de reconstruire les annales des mondes évanouis, en fouillant les ruines et les cratères éteints, en assemblant des médailles et des roches, quelques inscriptions et quelques fossiles, monuments muets auxquels l'induction prête une langue qui ne sera jamais achevée. Il est né, en outre, même à des époques peu éloignées, quelques âmes généreuses et magnanimes que le malheur de leur naissance, de leur condition et des événements retenait dans l'obscurité et qui, semblables à l'aigle enchaîné, voyaient le soleil sans pouvoir voler à sa lumière. Il a certainement existé des grands hommes qui sont morts ignorés et qui s'ignoraient eux-mêmes; d'autres sont morts à l'aurore de leur gloire. Il faut des occasions pour développer le génie, et souvent l'obstacle vaincu nous révèle seul le sentiment de notre propre force. Chez les peuples divisés en castes, en Prusse même et en Autriche, certains emplois, les grades élevés de l'armée sont l'apanage exclusif de la noblesse. A Rome, pendant plusieurs siècles, les patriciens seuls pouvaient aspirer au consulat; ce fut après des luttes opiniâtres que les plébéiens eurent le droit d'être promus à cette dignité. Lucius Sextius Lateranus fut le premier qui l'obtint l'an de Rome 388. On s'est demandé cependant si la plupart des hommes, véritablement forts et d'un génie extraordinaire, n'étaient pas des enfants du peuple. Les noms des personnages célèbres que nous trouvons dans l'histoire appartiennent à tous les degrés de l'échelle sociale; si la classe inférieure est plus nombreuse, d'un autre côté la plus élevée a des priviléges et des facilités qui manquent à l'autre. Pour résoudre donc le problème posé, il faudrait que la carrière de la renommée, des honneurs et du pouvoir fût également accessible à tous ; il faudrait mettre en balance la nature des moyens dont les uns et les autres ont disposé, la grandeur des obstacles qu'ils ont surmontés, et la force même des événements imprévus contre lesquels leur génie a dû lutter. « Alexandre, à l'âge de trente-trois ans, dit Montaigne, avait passé victorieux toute la terre habitable, et dans une demi-vie avait atteint tout l'essor de l'humaine nature. » Dans ses *Mémoires d'outre-tombe*, Chateaubriand fait très-bien observer qu'Alexandre, né sur le trône, n'eut pas comme Bonaparte une petite vie à traverser pour arriver à la grande ; il n'offre pas la disparate de deux caractères ; son précepteur est Aristote, tandis que Napoléon pour s'instruire n'a qu'un maître vulgaire ; il est le moins riche de ses compagnons d'étude. Napoléon, qui s'écriait avec un sens si profond : *Ah ! si j'étais mon petit-fils !* ne trouva pas le pouvoir dans sa famille ; il le créa. Quelles facultés diverses cette création ne suppose-t-elle pas ! Veut-on que Napoléon n'ait été que le metteur en œuvre de l'intelligence sociale répandue autour de lui, intelligence que des événements inouïs, des périls extraordinaires avaient développée ? Cette supposition admise, il n'en resterait pas moins étonnant. Qu'est-ce en effet qu'un homme capable de diriger et de s'approprier tant de supériorités étrangères ? Dans les sociétés modernes, que deviendraient Alexandre, Annibal, Gengis-Khan, à moins d'être nés sur les marches d'un trône ? Il leur resterait pour se produire les chances d'une révolution ; ces chances n'auraient sans doute pas dépendu d'eux. Ce n'est pas Cromwell qui a fait la révolution d'Angleterre, encore moins Napoléon qui a fait la révolution française. A quoi donc a tenu la fortune de ce dernier? Sa présence fortuite à Paris le 13 vendémiaire. Une balle au siége de Toulon eût changé les destins du monde.

Nous avons indiqué brièvement quelques-unes des traditions qui ont perpétué jusqu'à nous un petit nombre de faits relatifs à l'histoire primitive. De cette haute antiquité, il ne reste de certain que l'histoire du peuple hébreu. Mais comment soumettre à l'analyse commune cette vaste épopée religieuse, depuis l'Éden jusqu'au Golgotha? En mettant de côté tout ce qui est surnaturel dans les annales de cette nation, on trouve dans son sein de sages rois, de grands guerriers, des poëtes sublimes, les moralistes les plus admirables. Nous ne citerons ni Josué, ni David, ni Salomon, ni Isaïe, ni Judas Macchabée. Aucune race n'est aussi fortement trempée et n'a conservé sa vigueur primitive à travers une aussi longue suite de siècles. Ce privilége, elle le doit aux institutions du Sinaï. Comme législateur et comme conquérant, Moïse domine tous les noms célèbres, et doit être compté parmi les hommes les plus étonnants de l'antiquité. Il fut celui qui, avec la faiblesse apparente des moyens, accomplit les plus grandes choses. Des circonstances providentielles environnent sa naissance. Il était remarquablement beau; aussi la fille de Pharaon, le sauvant des eaux du Nil, le fit élever comme son fils. Devenu grand, il est choisi par Dieu pour délivrer les enfants d'Israël de l'oppression des Égyptiens. Quoique plus âgé de trois ans, quoique s'exprimant avec plus d'éloquence, Aaron, son frère, ne fut pas préféré. Moïse reconnaît qu'il n'a jamais eu de facilité à parler; mais Dieu lui inspirait ce qu'il avait à dire. Aussi avec quelle autorité il porte la parole, avec quelle force irrésistible il commande aux éléments et accomplit des prodiges, avec quelle supériorité il dirige une nation indomptable et soumet ces cœurs endurcis, toujours prêts à se corrompre et à se révolter ! Considéré en dehors de sa mission divine, Moïse est le type de la grandeur et du commandement. Au milieu des institutions humaines qui, toutes, ont sombré, l'œuvre qu'il a fondée est la seule qui a résisté à la faux du temps et à la ruine même de sa nation, aujourd'hui dispersée par toute la terre.

Tous les hommes extraordinaires dont il a été question jusqu'ici étaient originaires des pays chauds de l'Asie ou de l'Afrique ; on dirait que ces contrées sont la patrie des grands capitaines et des législateurs célèbres. Nous retrouverons les mêmes avantages sous le climat privilégié de la Grèce et de l'Italie. En Amérique, les États du Sud, la Virginie particulièrement, ont fourni la plupart des présidents, des hommes politiques et des grands généraux.

Après une nuit de plusieurs siècles, la civilisation paraît sortir de son sommeil ; de nouveaux peuples entrent en lice ; des empires jusque-là inconnus vont imposer des lois à la terre. Ainsi que Joseph de Maistre le fait remarquer, chez toutes les nations la certitude historique s'arrête à la même époque, c'est-à-dire au VIIIe siècle avant notre ère. C'est Hérodote qui nous a conduits véritablement dans les labyrinthes de l'histoire, et nous a livré le fil qui peut nous guider dans le dédale de l'obscure origine des peuples. Trois faits considérables donnent au nom de Cyrus l'auréole d'un personnage fatidique. Provoqué par Crésus, roi de Lydie, il lui ravit dans une seule bataille, celle de Tymbrée, un royaume qui passait pour le disputer à l'Égypte par son antiquité. Mais on ne connaît de ce royaume que les noms de ses trois dynasties de rois, quelques récits fabuleux, la richesse, le luxe et la mollesse de ses habitants. Le second événement est la prise de Babylone pendant la célébration d'une fête que la cour et le peuple passaient dans une débauche effrénée. Rappelons, enfin, comme troisième fait mémorable, que, maître de l'empire des Perses, qui comptait réunies sous un seul sceptre la Médie, l'Égypte, l'Assyrie et la plus grande partie de l'Asie, Cyrus permit aux Israélites de retourner en Judée et de rétablir le temple de Jérusalem, ainsi que l'avait prophétisé Isaïe.

Nous ne parlons pas des Scythes, les historiens n'étant pas même d'accord sur l'étendue des régions qu'occupait ce peuple, le plus ancien de l'univers suivant Justin, *Scytharum gens antiquissima semper habita.* La Bible, en effet, les fait descendre de Magog, fils de Japhet. La Scythie comprenait en Europe et en Asie tous les peuples nomades septentrionaux et orientaux étrangers à la civilisation. On prétend que l'Asie leur paya tribut pendant 1,500 ans; il est certain qu'ils tinrent pendant 28 ans l'Asie Mineure et même l'Égypte sous leur joug, et que Sésostris, Cyrus, Darius Ier et Alexandre tentèrent en vain de les soumettre. « On ne doute pas, dit Quinte-Curce, que les Scythes d'Europe s'établissant au delà de l'Euphrate et du Tigre n'aient fondé l'empire redoutable des Parthes. » Les Sarmates comme les Scythes n'avaient ni villes ni demeures fixes. Les femmes de ces deux nations dédaignaient la quenouille et le fuseau, montaient à cheval, tiraient de l'arc, allaient à la chasse et à la guerre. Enrégimentées dès l'âge adulte, elles étaient condamnées à la virginité, comme à une peine infamante, jusqu'à ce qu'elles eussent tué un ennemi. Parmi les rois ou reines de cette nation indomptable, l'histoire mentionne Danaüs, qui poussa ses conquêtes jusqu'à l'Égypte, Madyas qui battit les Assyriens sous le règne de Cyaxare, Tomyris enfin qui, suivant Hérodote, vainquit le grand Cyrus lui-même. Mais les Scythes, à qui tous les arts, excepté la guerre, étaient étrangers, n'ont laissé dans l'histoire que le souvenir de leur courage, de leurs violences et de leurs dévastations.

Les anciens jusqu'au temps d'Alexandre ne connurent l'Inde que de nom ; Ninus, Sémiramis, Sésostris en avaient conquis quelques provinces ; Alexandre soumit le Penjab où régnait Porus, et descendit l'Indus jusqu'à son embouchure. Pendant de longs siècles on ne visita l'Asie méridionale que pour établir des relations commerciales avec cette riche contrée et en rapporter des denrées. Thalès et Pythagore avaient-ils voyagé dans l'Inde ? il est plus probable que c'est en Égypte, où ils séjournèrent longtemps, qu'ils apprirent la doctrine des gymnosophises (les brahmanes) adoptée et enseignée par l'école italique. On ne trouve dans les historiens qu'un petit nombre de notions incomplètes ou fausses sur les mœurs des Indiens. « Là, dit Pomponius Méla, c'est un devoir de ne tuer aucun animal et de s'abstenir de chair ; ici, on ne se nourrit que de poisson. Un peu plus loin, on tue ses parents comme on tue des victimes, avant que la vieillesse ou la maladie les ait fait maigrir, et c'est ensuite un grand acte de piété de manger leur chair dans un festin. Quelques parties sont habitées par des peuples noirs que l'on prendrait pour des Éthiopiens. » Suivant Strabon (liv. XV), un mois après leur naissance, on examine publiquement les enfants pour juger s'ils ne sont pas difformes et s'ils sont dignes d'être élevés : *Utrum legitimam formam habeant et vita dignam.* Les origines de l'histoire de l'Inde, comme celles de la plupart des peuples, sont un tissu de fables ; on ne peut même acccepter qu'avec une extrême réserve les listes de leurs rois ; il ne nous reste donc de certain sur cette nation que sa haute antiquité, ses institutions pacifiques et ses croyances séculaires ; l'histoire ne peut mentionner comme grands que les noms de ces poëtes dont nous avons précédemment analysé les œuvres, de ces philosophes dont nous avons exposé les doctrines, particulièrement ceux de Brahma, de Menou, de Valmiki, de Vyasa, de Sankara Atcharya, de Bouddha, et de Chakyamouni, le fils d'un ancien roi du Bahar que les adeptes regardent comme la quatrième incarnation de la raison suprême, divinité nuageuse du bouddhisme.

Reconnaissons néanmoins que si, en dehors de ses poëtes et de ses législateurs philosophes, l'Inde ne compte aucun nom éclatant, aucune invention merveilleuse, elle nous a laissé une langue admirable, le samscrit, dont les érudits modernes font dériver les idiomes indo-germaniques, zend, parsi, grec, latin, slavon, russe, polonais, gothique, etc. Quoi qu'il en soit, cette langue, dans laquelle sont composés les *védas* et les grandes épopées de l'Inde, n'est pas moins remarquable par sa flexibilité et son harmonie que par la perfection de son système grammatical. Toutefois, le *pracrit* qui en dérive est substitué dans l'Inde moderne au samscrit de ses poëtes, et la langue vulgaire a détrôné la savante.

Malgré quelques affinités, la condition abaissée de la femme, l'esprit d'immobilité, un scepticisme universel, qui n'est pas dépourvu de superstition, l'Hindoustan et la Chine offrent cependant deux races comme deux civilisations distinctes. Les indigènes de l'Inde appartiennent à la branche indo-germanique de la famille humaine, ceux de la Chine proprement dite sont de race jaune et mongole. L'esprit de l'indien est porté à l'analyse, celui du

Chinois à la synthèse ; le premier a une écriture syllabique, le second hiéroglyphique. Les brahmanes se distinguent généralement par le savoir, tandis que les deux classes les plus ignorantes en Chine sont les prêtres et les soldats. Qu'il ait existé un premier législateur très-ancien du nom de Fo-Hi à qui la Chine doit l'institution du mariage, l'écriture, et même quelques tables astronomiques ; qu'un empereur du nom de Yao ait perfectionné les lois, encouragé l'agriculture, fait aimer la justice, et gouverné avec sagesse, nous l'accordons volontiers. Mais on ne peut assigner, même approximativement, le siècle où régnèrent ces bons rois. On doit fixer la véritable époque historique de la Chine au XVIIe siècle avant Jésus-Christ ; quelques esprits sévères la rapportent même au VIIIe seulement. Tout ce qui remonte au delà est du domaine de la fable et ne mérite aucun crédit. Nous regardons l'opinion suivante comme un des sophismes les plus monstrueux d'un homme très-érudit : « Les Chinois, dit Virey, sont encore le peuple le plus civilisé et le plus policé de l'univers, précisément parce qu'il est le plus assujetti à cette mutuelle bienveillance qui ordonne à chacun de s'empresser de rendre justice à ses semblables. » (*Dict. des sciences méd.*) Voltaire, qui se plaisait aussi parfois au paradoxe, vante également la civilisation de la Chine. Les *Lettres édifiantes*, le *Voyage* de lord Macartney, les *Missions* de la Chine, le livre du P. Huc et la dernière guerre nous ont fait connaître le gouvernement et les mœurs de ce peuple singulier, qui ne renferme pas moins de 300 millions d'habitants et qui, depuis vingt siècles et quarante peut-être, est resté le même, conquis plusieurs fois, changeant souvent de maître, et absorbant ses conquérants dans son immobilité. Comment imaginer que cette nation remontant à une haute antiquité, ayant le respect des lois, sans noblesse héréditaire, parfaitement administrée, chez laquelle on voit toutes les places conférées au mérite par voie de concours, l'instruction très-développée, le travail enfin placé au-dessus de toutes les vertus, n'ait jamais brillé de cette vie fiévreuse qui dévora Babylone, Carthage, Athènes, Rome ; qu'elle n'ait rien fait de grand, d'héroïque, rien ajouté aux pages de l'histoire, au progrès des sciences, à la marche de la civilisation?

La Chine est parcourue par de grands fleuves et sillonnée de canaux ; elle a une agriculture très-perfectionnée, un système d'irrigation très-ingénieux, un sol fertile, un climat salubre. Son peuple est studieux, patient, méditatif, laborieux, économe. Que lui manque-t-il donc pour constituer un grand empire ? Quelque paternelles et tolérantes que soient ses institutions, elles contribuent à retenir le peuple chinois vis-à-vis des autres nations dans un état d'infériorité voisine de l'enfance, dans une sorte d'arrêt de développement de la civilisation. En fermant pendant tant de siècles ses ports à l'Europe, il n'en a connu ni les arts, ni les sciences, ni l'esprit d'initiative, ni surtout l'esprit d'émulation. Les sciences, physique, chimie, astronomie, sont un tissu de banalités ; la médecine repose sur des systèmes puérils et une théorie du pouls ridicule, où l'observation n'a aucune part. Moins grossière, l'histoire naturelle peut à peine, néanmoins, être comparée à celle de Théophraste. Par un défaut de méthode et d'habitude, l'esprit d'analyse, d'induction et d'application lui manquant tout à fait, ses découvertes mêmes sont stériles. Il a inventé la poudre à canon pour en faire des feux d'artifice ; il a connu longtemps avant les Européens la boussole, l'imprimerie et la vapeur ; mais ses habitudes routinières et apathiques l'ont empêché d'utiliser ces inventions. L'industrie cependant a fait de grands progrès à la Chine, parce qu'elle sert à satisfaire des besoins matériels.

Nous signalerons enfin les deux vices d'organisation intérieure qui forment obstacle à tout avancement moral, à tout progrès civilisateur : l'un est la constitution de la famille, l'autre l'état des croyances religieuses. Quoique l'infanticide ne soit pas rare, dans la province de Fo-Kien principalement, la famille repose sur une corrélation de droits, de devoirs et de services entre tous ses membres. Le fils suit la profession du père ; aucun ne déchoit, nul ne s'élève ; le respect même que l'on professe pour la mémoire de ses aïeux favorise l'esprit de routine. De là cette solidarité qui, aux yeux de la loi, rend tous les parents responsables du crime d'un seul, et les frappe tous de la perte de leur fortune et même de la peine capitale. Mais un vice plus grave dans la constitution de la famille, celui qui frappe de mort toute civilisation, c'est l'état de dégradation de la femme dans le foyer domestique. Séquestrée dès l'âge de douze ans, vendue à prix d'argent, elle n'est qu'un instrument de plaisir dans le mariage. Aussi l'homme que ne retient au toit conjugal aucun besoin de plaire, aucun sentiment de délicatesse, aucune sainte communauté de bonheur ou de peine, se réfugie-t-il dans la fréquentation des courtisanes et dans l'ivresse extatique de l'opium.

Un second obstacle à tout perfectionnement chez ce peuple égoïste et sensuel, c'est, non pas la tolérance en matière religieuse, mais une indifférence complète ; par une fatalité malheureuse, en favorisant la liberté des cultes, il n'a persécuté que le christianisme, qui pouvait le sauver.

De cet arbitraire de croyances est dérivé un scepticisme absolu ou plutôt un athéisme véritable. Tout se trouve donc réduit à l'exploitation de la matière, à la satisfaction des sens, à l'utilité pratique et à la déification du moi. Tout ce qui est bon à l'individu est le véritable et le seul bien. Dès lors, point de sacrifice à la patrie, point de dévouement à ses semblables, point de ce courage qui enfante des prodiges. Le Chinois, qui reçoit avec indifférence la mort la plus cruelle, et déploie une bravoure et une audace insensées comme pirate, ne sait pas braver de pied ferme sous le drapeau le choc d'un ennemi et prend la fuite aux premiers coups de fusil.

La civilisation et l'avenir de la Chine sont à ce prix : la réhabilitation de la femme dans le mariage, une éducation et des pratiques religieuses ; que, par suite de ses traités avec la France et l'Angleterre, elle ouvre ses ports et ses villes au commerce européen, qu'en réformant ses lois, ses mœurs et ses croyances, elle devienne chrétienne, avant un siècle elle entrera dans le courant du génie civilisateur, et sera l'une des nations les plus puissantes du monde. Nous avons parlé de ses poëtes ; nous pourrion citer quelques princes éclairés dans la dynastie des Mings et dans la dynastie mantchoue. Nous ne mentionnerons qu'un seul homme supérieur qui, sans être roi, et n'ayant été ministre que peu de temps, mérite cependant d'être considéré comme le véritable législateur de la Chine. Confucius, dont le nom nous arrive sans auréole sanglante, naquit vers l'an 551 avant Jésus-Christ. Ministre, il réforma les mœurs, fit prospérer l'agriculture et encouragea le commerce ; philosophe, il revisa les *Kings*, livres sacrés des Chinois, et donna dans le *Chou-King* un traité complet de morale et de politique ; s'il fût né en Grèce, Confucius aurait été un Socrate ou un Xénophon ; à Rome, il aurait marché sur les traces d'Epictète et de Marc-Aurèle; en France, il se fût appelé Sully ou Fénelon.

Tout a été dit sur la Grèce : là, il n'est pas un coin de terre qui ne renferme la cendre d'un héros; pas une île, pas un promontoire, pas une montagne qui ne jette quelque nom aux échos de l'histoire. Aucune autre contrée n'a fourni un nombre pareil de poëtes, de sculpteurs, de philosophes, d'historiens et de grands capitaines ; pendant plusieurs siècles la gloire fut l'idole de toutes les âmes. C'est, on n'en peut douter, à un climat exceptionnel qu'on doit attribuer cette suprématie de la Grèce sur toutes les autres nations. Mais il faut encore qu'à cette condition essentielle viennent s'ajouter un certain nombre de circonstances accessoires, telles que la race et une réunion d'hommes supérieurs qui surent créer dès l'origine ou mettre en œuvre les éléments de ces richesses intellectuelles, les trésors de ce génie caché. Aux Pélasges de l'Orient, possesseurs de la Grèce et de ses îles, vinrent se substituer et sans doute se mêler les Hellènes des environs du Caucase, dont les quatre grandes tribus, les Doriens, les Éoliens, les Ioniens et les Achéens se répandirent dans toute la Grèce, fondèrent beaucoup de villes, et envoyèrent partout des colonies. D'autres colonies d'Égyptiens et de Phéniciens comptent également parmi les fondateurs de cette nationalité si puissante, dont les éléments divers et harmonieux donnèrent naissance à tant de grands hommes. La plupart de ces hardis aventuriers, Deucalion, ses deux fils Hellen et Amphictyon, Cadmus de Phénicie, Cécrops de Saïs et ses dix-sept fils ou filles, Minos de Crète, les Héraclides enfin, eurent le génie créateur, fondèrent des villes et des colonies, et devinrent chefs de dynastie.

Jusqu'au XIIe siècle avant notre ère, l'Europe avait reçu de l'Orient un flot d'envahisseurs. Mais déjà la Grèce s'était constituée, et les possesseurs du sol et de la puissance commencèrent à réagir contre de nouvelles usurpations. Alors s'établit une lutte contraire qui dure depuis trente siècles : la lutte de l'Occident contre l'Asie, du droit spiritualiste contre la force brutale, de la civilisation perfectionnée contre la civilisation primitive. L'expédition des Argonautes conduite par l'élite des héros grecs Jason, Hercule, Esculape, Orphée, Lyncée, Castor, Pollux, Nestor, Tydée, fut la première manifestation de cette tendance. La guerre de Troie, où l'Achille grec triomphe d'Hector l'Asiatique, et Menélas insulté de Pâris le corrupteur, est la seconde. Puis arrivent les guerres médiques, où l'on voit la tactique, le courage magnanime, l'amour de la patrie représentés par Miltiade, Léonidas et Thémistocle l'emporter sur le nombre indiscipliné, l'orgueil insensé et l'esprit de servitude personnifiés dans les armées de Darius, de Xerxès et de Mardonius. L'expédition d'Alexandre, les dernières conquêtes des Romains, les croisades, l'expédition d'Égypte, la domination de l'Angleterre dans l'Inde et la présence d'une flotte et d'une armée française en Cochinchine, la guerre de l'Angleterre et de la France contre la Chine, enfin le percement de l'isthme de Suez, sont les suites de l'antique lutte de l'Europe contre l'Asie, de l'Occident chrétien contre l'Orient idolâtre, et de l'esprit de civilisation qui, par un courant mystérieux, remonte jusqu'au berceau de l'humanité pour y combattre la barbarie.

Au milieu de tant de renommées justement célèbres, on hésite à citer quelques individualités supérieures à toutes les autres. Au nombre de ces premiers génies, effort suprême de la nature dans toute sa virilité, nous avons cité Homère ainsi que les grands poëtes Eschyle, Sophocle, Euripide et Pindare, Phidias et la pléiade d'artistes sculpteurs et peintres groupés autour de lui, Lycurgue, le plus grand législateur de l'antiquité après Moïse. Nous avons également rendu justice à ses philosophes, Socrate, Platon, Aristote, Thalès, Pythagore, Empédocle, Anaxagore, Hippocrate, Démocrite, Épicure. Il ne nous reste donc à apprécier que les capitaines célèbres et les hommes qui se consacrèrent au gouvernement de la chose publique. On compte parmi les premiers Alexandre, Philippe, Miltiade, Thémistocle, Cimon, Agésilas, Lysandre, Aratus, Philopœmen, Épaminondas, Timoléon, Alcibiade, Conon, Timothée, Chabrias, Iphicrate, les lieutenants d'Alexandre, Antigone, Ptolémée, Lysimaque, Séleucus, Démétrius, Pyrrhus et vingt autres. Parmi les seconds, on distingue quelques-uns de ces capitaines eux-mêmes, et puis Solon, Pisistrate, Périclès, Démosthène, Phocion et la plupart des rois et des archontes de Sparte. Le génie militaire était inné chez les Grecs ; et ce serait une erreur de croire qu'à ces époques reculées la victoire fût le prix de la valeur seule ; alors comme aujourd'hui de bonnes armes, une savante organisation militaire et des manœuvres habiles plutôt encore que le courage décidaient du sort des batailles ; c'est ce qui fut prouvé à la bataille de Marathon, à Platée, à Salamine, à Leuctres, à Mantinée, au Granique, à Arbèles, etc. Annibal, qu'on serait tenté de regarder comme le plus grand capitaine de l'antiquité s'il n'avait été vaincu à Zama, cédait lui-même le premier rang à Alexandre et le second à Pyrrhus. Quant à Alexandre, la postérité a ratifié le jugement d'Annibal. Conquérant de la Grèce et de l'Asie, et, malgré la rapidité vertigineuse de ses victoires, plus habile encore à fonder qu'à détruire, il n'était pas seulement le premier capitaine de son siècle, il en était aussi le plus savant organisateur. Si une mort prématurée n'eût borné le cours de ses exploits, le sort du monde eût été changé ; l'esprit ne peut prévoir ce qu'aurait tenté sa fortune. L'histoire considère Pyrrhus comme un aventurier héroïque ; mais un jugement d'Annibal sur l'art de la guerre, tout en nous étonnant, ne saurait être contredit légèrement ; on ne peut refuser à Pyrrhus de grands talents militaires ; si Curius l'emporta sur lui à Bénévent, il avait battu les Romains à Héraclée et à Asculum. Antigone à qui l'on demandait quel était le plus grand capitaine de cette époque, répondit : *Pyrrhus, pourvu qu'il vieillisse.* Il fit des prodiges de valeur à Ipsus sans pouvoir cependant décider la victoire pour son parti : « Pyrrhus, dit Pausanias, fut le premier des Grecs qui osa passer la mer Ionienne pour venir attaquer les Romains. Descendant d'Achille, il aspirait à la gloire de vaincre cette colonie de Troyens. On n'admirait pas moins son intrépidité dans les combats que sa prévoyance pour être toujours prêt à tout événement (*Voy. de l'Attique*, liv. I, ch. XII). Proclès de Carthage disait de lui : « Ce prince n'eut ni la fortune d'Alexandre ni le brillant et l'éclat qui mit ce conquérant au-dessus de tous les autres; mais pour ranger une armée en bataille, cavalerie ou infanterie, ainsi que pour les ruses et les stratagèmes, il lui était fort supérieur (ouv. cité ; de la *Messénie*, liv. IV). En un mot, si Pyrrhus fut un politique imprévoyant, il a conservé la gloire d'avoir été un grand général et un tacticien consommé.

Sparte fournit pendant plusieurs siècles un grand nombre de capitaines ; Agésilas fut peut-être le plus grand de tous, et sans la jalousie des autres républiques grecques, il n'aurait point laissé à Alexandre la gloire de conquérir la Perse. Pausanias, vainqueur de Platée, eut pour fils Plistonnas; celui-ci fut le grand-père de Cléombrote, qui périt glorieusement à Leuctres. Jusque-là les Spartiates se vantaient de n'avoir jamais été vaincus tant qu'ils avaient combattu à pied. Battue par les Romains dans toutes les rencontres et réduite à demander la paix, Carthage négociait secrètement pour mettre à sa tête un général lacédémonien. Xanthippe, ayant en effet pris le commandement des auxiliaires, battit Régulus à Tunes et le fit prisonnier : tant il est vrai que la destinée d'une nation dépend souvent du génie d'un seul !

Plutarque rapporte qu'un oracle ayant commandé aux Romains de dresser dans leur ville des images au plus sage et au plus vaillant homme qui eût existé en Grèce, ils firent élever deux statues de cuivre sur la place publique, l'une de Pythagore et l'autre d'Alcibiade. (*Vie de Numa*, page 75.) Le fils de Clinias fut sans doute un brave parmi les braves; mais la Grèce ancienne a toujours compté par milliers les hommes courageux et les grands capitaines. Supérieure aux autres nations ou du moins l'égale des plus célèbres dans l'art militaire (nous pourrions également signaler cette même suprématie dans la police des villes), la Grèce manqua toujours d'hommes politiques ou du moins n'en compta qu'un très-petit nombre. La tradition attribuait à l'Égyptien Cécrops une grande habileté non-seulement dans l'établissement des lois, mais aussi pour s'être ménagé les meilleures alliances en mariant ses fils et ses filles avec les chefs des villes les plus importantes. On rapporte aussi que Thésée avait plusieurs des qualités nécessaires aux fondateurs d'empire; il fit une grande chose en réunissant en un seul corps de ville les habitants de l'Attique, autrefois dispersés en plusieurs bourgs. S'il est vrai qu'il y attira les étrangers en instituant des fêtes, qu'il donna des lois sages, qu'il favorisa les transactions et créa une monnaie ayant pour effigie un bœuf, tant comme souvenir de sa victoire sur le taureau de Crète que pour exciter les citoyens au labourage, on ne peut que le louer d'avoir préparé les destinées d'une cité glorieuse qui porta Solon, Miltiade, Thémistocle, Périclès, Socrate, Platon, Sophocle, etc. Solon n'eut pour aides que sa sagesse et la confiance de ses concitoyens; il ne fut pas seulement un sage législateur, dévoué aux intérêts de sa patrie; mais il montra encore ce rare désintéressement, de refuser la royauté que ses amis l'invitaient à prendre, que ses envieux même lui reprochèrent d'avoir refusée. Sa gloire auprès de la postérité est plus grande sans doute; mais avec un peuple inconstant, les réformes qui n'ont d'autre base que la justice sont une barrière insuffisante. On ne peut toujours se passer de la force, que le pouvoir seul confère à ceux qui ont la prétention de diriger les affaires publiques. Cette réforme fut moins radicale que celle du grand législateur de Sparte; mais Lycurgue avait exercé le pouvoir royal pendant plusieurs années; il passait pour le onzième descendant d'Hercule, tandis que Solon n'était ni roi, ni noble, il appartenait à la bourgeoisie. Son parent Pisistrate profita des troubles causés par les factions pour exercer la tyrannie, malgré la courageuse résistance de Solon. On a coutume de ne regarder comme de grands politiques que les hommes rusés, fourbes, violents, sans foi et sans scrupule des moyens qu'on emploie pour arriver à ses fins. On devrait réserver exclusivement ce nom à ceux qui savent exercer le pouvoir, quelquefois même en dehors des lois, dans le seul intérêt de leur pays pour en assurer la grandeur morale. Pisistrate, respecta il est vrai, la constitution dans tout ce qui n'était pas contraire à son autorité ; il sut la faire respecter par sa modération et une bonne administration. On dira toujours à sa gloire qu'il recueillit les poëmes d'Homère et en fit faire une édition qui a été la base de toutes celles qu'on a données depuis ; néanmoins, on ne saurait absoudre son usurpation, qui devait lui donner pour successeurs des fils indignes de lui et conduire Hippias à combattre en traître dans les rangs des Perses à Marathon.

Chez les Athéniens, Thémistocle, Périclès et Démosthène, nous devrions ajouter Thucydide, eurent le sens et les idées politiques qui manquaient généralement à leurs concitoyens. Malheureusement, ils furent privés des moyens d'action sans lesquels échouent les desseins le mieux concertés. Thémistocle avait une ambition sans bornes et n'était pas dépourvu de présomption, comme la plupart des hommes qui sentent leur valeur. Mais il avait un sens très-droit, une perspicacité remarquable, l'esprit de prévoyance joint à une sage audace et cependant un grand sentiment de justice. Pendant qu'il gouvernait Athènes, Simonide de Chio lui demanda une chose injuste ; Thémistocle lui répondit : « Tu ne serais pas un bon poëte si tu chantais contre les règles de la musique, ni moi bon gouverneur de la chose publique si je faisais quelque chose contre les lois civiles. » Intelligence supérieure, Périclès fut en même temps le premier orateur de son époque. Il fit servir le trésor de la Grèce, mis en dépôt à Délos, pour des ouvrages magnifiques et des édifices publics qui excitèrent tant d'envieux. Périclès disait pour excuse que le trésor destiné à la sûreté de la Grèce appartenait aux

Athéniens, qui combattirent pour la liberté de tous et furent le boulevard de la patrie commune. Ce grand nombre d'ouvrages profita à toutes les nations, occupa le peuple, répandit l'activité, l'industrie et l'aisance à Athènes. On vit alors des chefs-d'œuvre de grâce, de grandeur, de magnificence, exécutés avec une merveilleuse célérité, inspirés par Périclès, dont l'esprit était *toujours renjeunissant et l'âme non jamais vieillissante* (Plutarque, Amyot), sous la surintendance de Phidias. Cependant le Parthénon fut édifié par Ictinus et Callicratidas, la chapelle d'Éleusine par Corœbus, Métagènes, Xénoclès et Callicrates. Les magnifiques vestibules de l'Acropole furent bâtis en cinq ans sous la direction de Mnésiclès; la statue d'or et d'ivoire qui s'y trouvait passait pour le chef-d'œuvre de Phidias et de la sculpture antique. Mû par le seul intérêt de la patrie, il conseillait invariablement ce qui était juste et avantageux à la chose publique ; incorruptible du côté de l'argent, il n'augmenta pas son patrimoine d'une seule drachme, et ce fut faussement qu'on l'accusa d'avoir suscité la guerre du Péloponèse pour éviter de rendre des comptes. Sa faiblesse pour Aspasie et sa rivalité envers Cimon sont les seules taches à sa gloire. Périclès n'était pas dépourvu de talent militaire, mais il ne regardait pas comme bons capitaines ceux qui avaient gagné des batailles après s'être exposés à les perdre, estimant qu'ils ne devaient rien abandonner au hasard. Aussi, appréciant l'état de la Grèce, dissuada-t-il les Athéniens des expéditions lointaines ; cependant il secourut les colonies grecques, en conduisit une lui-même à la Chersonèse et fortifia l'isthme de Perekop. En un mot, Périclès accomplit tout ce qu'un grand homme aurait pu tenter à sa place avec la puissance d'Athènes, et mérita de donner son nom au siècle qui fut témoin de tant de merveilles.

Démosthène est le prince des orateurs comme Homère est le roi des poëtes et Hérodote celui des historiens. Chez les anciens, chez les modernes, Cicéron et Bossuet peuvent seuls lui être comparés ; mais ce n'est point sous le rapport de l'éloquence, c'est comme homme politique que nous l'envisageons en ce moment. Démosthène fut constamment malheureux et ne conseilla à ses concitoyens que des résolutions préjudiciables ; cependant il vit toujours juste et son jugement ne le trompa jamais, excepté sur un seul point, qui est capital : voulant prévenir l'asservissement de la Grèce, il ne se rendit point assez compte que ses concitoyens, corrompus par le luxe et par l'or de Philippe, étaient incapables de lutter contre l'invasion macédonienne ; de là Chéronée, la ruine de Thèbes et la perte de la liberté grecque. Philippe et Alexandre, les deux redoutables rivaux contre lesquels tonna vainement Démosthène, furent l'un et l'autre de grands politiques, et, contrairement à l'opinion commune, Alexandre, dont la gloire militaire efface toute autre, n'avait pas un génie moins profond que Philippe tant pour préparer avec habileté un grand dessein que pour l'exécuter. Il est vrai que l'un conçut et médita l'expédition de Perse, qu'il ne pouvait entreprendre qu'après avoir soumis la Grèce proprement dite, et forcé ses ennemis soit à le seconder, soit à se taire. Philippe avait réussi dans la première partie de son plan ; il est douteux qu'il l'eût conduit à sa fin avec autant de vigueur et d'habileté qu'Alexandre. Aussi voyons-nous Plutarque attribuer, quoique injustement, à la seule fortune la grandeur romaine, et à la seule vertu, c'est-à-dire au mérite, celle du héros macédonien.

Les républiques grecques, se jalousant entre elles, ne furent occupées pendant plusieurs siècles qu'à se faire la guerre et à se détruire l'une l'autre. Attaquées par les armées innombrables de Darius et de Xerxès, le danger commun fit une trêve à leurs divisions et les rapprocha; les Thébains cependant combattirent dans les rangs des Perses. Constituée en république fédérative, à l'instar des États-Unis, la Grèce pouvait aspirer à étendre très-loin en Asie et même en Europe la prépondérance de ses armes et de ses institutions civilisatrices. Le conseil des amphictyons, composé des députés de presque toute la Grèce, était institué pour examiner les affaires d'intérêt commun, prévenir les guerres, juger toutes sortes de causes, principalement les attentats contre le droit des gens. Mais il ne remplit que très-incomplétement cette mission et ne prévint aucune des guerres désastreuses entre les Athéniens, les Spartiates et les Thébains, suscitées par les divisions qui régnèrent constamment entre ces républiques, et les empêchèrent d'avoir une grande patrie, au lieu d'une patrie étroite et jalouse. La Grèce ancienne ne fut pas capable de ces sacrifices et de ces hautes aspirations; le sens politique manquait à sa race. Au déclin de sa puissance, et depuis longtemps soumise par les Macédoniens, l'une de ses provinces secoua le joug et forma enfin cette confédération célèbre, dans laquelle entrèrent la plupart des villes du Péloponèse. Aratus, qui en fut le premier chef, Philopœmen, qui lui succéda, ne furent pas moins célèbres par leur génie politique que par leurs talents militaires. La ligue achéenne fut attaquée tantôt par les Spartiates, tantôt par les Macédonniens, tantôt par les Romains; elle remporta les mémorables victoires de Sallasie, de Larisse et de Mantinée. Philopœmen fut réduit à marcher contre Sparte, à démanteler ses murailles et à abolir les lois de Lycurgue. On peut donc estimer ce qu'aurait pu faire une confédération des républiques grecques au temps de leur splendeur en songeant que, formée de leurs débris, la ligue achéenne se rendit redoutable et conserva pendant 135 ans son indépendance et la liberté de la Grèce.

Les Romains furent de très-grands politiques, non moins que des hommes de guerre incomparables. Par quel prodige, cependant, une ville qui eut des commencements si faibles devint-elle la cité reine qui commanda à la terre? Comment un asile de vagabonds et d'esclaves fugitifs fut-il le berceau d'une suite non interrompue de grands hommes et parvint-il à la domination universelle? Comment tant de fois menacée de périr et à deux doigts de sa perte, par suite des séditions, pendant le règne des décemvirs, après Cannes, après l'Allia, la république romaine fut-elle sauvée pour ainsi dire miraculeusement, quand aucun espoir de salut ne paraissait lui rester? C'est un dieu sans doute qui leur inspira la légion, dit Végèce, en parlant d'une organisation militaire qui fit leur principale force; c'est Dieu, dirons-nous à notre tour, qui tira Rome de tous ses périls et prépara sa prodigieuse destinée.

Rome, dès l'origine, eut cette bonne fortune d'avoir de grands rois pour la gouverner; c'est par des guerres heureuses et de bonnes institutions qu'ils jetèrent les fondements de la grandeur romaine. Les Tarquins bâtirent le Capitole; les monuments eux-mêmes annonçaient la force et la durée. Simple aventurier, fonder une ville qui s'appelle Rome, la peupler avec des éléments très-divers, l'agrandir par des conquêtes, créer un gouvernement, une nationalité compacte, est le propre d'un génie puissant, et Romulus, si tel est le nom du fondateur de Rome, fut un homme extraordinaire. Les institutions, cependant, malgré leur savant mécanisme, étaient loin d'être irréprochables ; l'établissement des trois ordres, les patriciens, les chevaliers et les plébéiens, fut une source perpétuelle de luttes intestines et la préparation des guerres civiles qui amenèrent la chute de la république. Mais un esprit de liberté animait tous les citoyens ; tous d'un seul cœur aimaient Rome et attachaient même à son nom *Roma, amor,* un mystère ou une prophétie qui lui promettait l'empire du monde.

Rome, n'ayant pas de commerce, ne pouvait s'enrichir que par la guerre ; aussi resta-t-elle dans un état de guerre sans relâche, chacune procurant un riche butin aux particuliers et ajoutant à la fortune publique. Chez ce peuple pratique et sensé tout fut combiné pour la réussite. Dans la paix c'était un exercice continuel ; la guerre devint l'étude de tous les citoyens ; il jouissait de ses victoires et profitait même de ses défaites. Aussitôt qu'il l'eut connue, il adopta l'épée espagnole ; il fit venir des archers de Crète, acheta des chevaux numides pour sa cavalerie. Jamais armée n'observa une plus sévère discipline. A peine Pyrrhus eut-il battu les Romains à Héraclée et emporté leur camp, qu'il admira leurs ouvrages, et voyant à quels ennemis il avait affaire, leur offrit la paix, qu'ils refusèrent. Les Romains avaient véritablement le génie de la guerre : la guerre est un art que n'enseignent pas les préceptes, mais qu'une instruction convenable développe et que perfectionne l'expérience, cette conseillère invariable de l'homme. On naît grand capitaine comme on naît grand peintre ou poëte ; témoin des laboureurs romains qui se trouvèrent des hommes de guerre très-remarquables, témoin Lucullus, qui n'avait jamais commandé une armée avant d'entreprendre son expédition contre

Mithridate, témoin enfin Mummius l'*Achaïque*, si ignorant et si grossier, qu'ayant chargé un vaisseau des plus belles statues de Corinthe, il disait aux pilotes que s'ils ne les amenaient pas à bon port il leur en ferait rendre d'autres : *Si eas perdidissent, novas eos reddituros.* (Vell. Paterc., *Hist. rom.*, l. I.)

Dans l'histoire du monde, rien ne surpasse, rien n'égale en grandeur, en courage, en sagesse, en fermeté, en intelligence le sénat romain. En lui semblent se résumer la plupart des gloires de la république ; toutes les hautes conceptions émanaient de ce corps politique, qu'on peut considérer, par une espèce de fiction, comme un seul grand homme toujours vigilant, longtemps incorruptible, aussi modéré que hardi, dont le génie se transmit sans interruption à chacun de ceux qui vinrent s'asseoir sur les chaises curules. On doit rapporter au sénat tout ce qu'il y eut de grand dans les résolutions, dans les entreprises, dans les victoires, dans les adversités. Inébranlable lorsque Coriolan mit Rome à deux doigts de sa perte, lorsque Brennus eut détruit les armées consulaires, pris et saccagé Rome, et même après la bataille de Cannes, où cinquante mille soldats perdirent la vie ; jamais il n'accorda rien par la force, la mort lui parut toujours préférable à la honte. Scrupuleux observateur de la foi donnée et du droit des gens, il eut pour règle invariable de ne traiter de la paix qu'après la victoire. C'était aussi dans ce corps illustre que se maintenaient le vieil esprit romain, l'amour de la patrie et les maximes conservatrices de la liberté.

C'est principalement à l'époque où Rome était pauvre, où le luxe n'avait pas corrompu les mœurs, que s'accomplirent les grands desseins et que parurent les hommes extraordinaires. Du temps des guerres de Pyrrhus et des guerres puniques, les sénateurs se faisaient honneur de leur pauvreté et conduisaient la charrue de leurs mains victorieuses. Curius et Fabricius, n'ayant qu'une vaisselle de terre, repoussaient l'or de Pyrrhus et des Samnites; après avoir enrichi la république, ces grands hommes ne laissaient pas de quoi payer les frais de leurs funérailles. Paul-Émile vécut et mourut pauvre; Mummius, le vainqueur de Corinthe, ne s'attribua rien des dépouilles de cette cité opulente; il n'en connaissait pas même la valeur.

C'est par une politique profonde, prudente et hardie tout à la fois, avons-nous dit, que le sénat éleva Rome à la plus grande puissance dont l'histoire ait fait mention. « Les Grecs avaient tort de s'imaginer du temps de Polybe, dit Bossuet, que Rome s'agrandissait plutôt par hasard que par conduite. Ils étaient trop passionnés pour leur nation et trop jaloux des peuples qu'ils voyaient s'élever autour d'eux; ou peut-être que voyant de loin l'empire romain s'avancer si vite, sans pénétrer les conseils qui faisaient mouvoir ce grand corps, ils attribuaient au hasard, selon la coutume des hommes, les effets dont les causes ne leur étaient pas connues. » (*Hist. univ.*, IIe part.) Mais les hommes dont le coup d'œil pénètre au fond des choses humaines, Denys d'Halicarnasse et surtout Polybe, initié aux mœurs et à la politique des Romains, ont montré que c'est avec un dessein suivi et une prudence consommée que les Romains avaient étendu si loin leur domination. Habiles à se créer des alliés, à pénétrer la force et les desseins de leurs ennemis, à leur susciter des adversaires, à ne rien entreprendre sans l'avoir sagement mûri, à ne déclarer la guerre qu'après avoir mis la justice de leur côté, ils paraissaient vouloir épuiser la voie des accommodements, tantôt impitoyables quand le soin de leur domination l'exigeait, tantôt cléments et magnanimes quand leur intérêt le conseillait. Ils parurent ne conquérir la Grèce que pour la délivrer de ses oppresseurs et lui rendre un fantôme de liberté ; car la liberté était morte avec ses Périclès, ses Démosthène, ses Philopœmen ; dans tous les pays conquis ils répandirent l'urbanité romaine, imposèrent des lois justes, tracèrent de grandes voies, laissèrent des monuments de leur grandeur et fondèrent des colonies, où l'on retrouve encore les mœurs et les usages de la mère patrie ; en un mot, on dirait qu'ils ne conquirent le monde que pour le préparer à recevoir la civilisation chrétienne, au moment où leur liberté allait faire naufrage et où leur puissance allait devenir la proie des barbares.

Au milieu de ces familles illustres et de tant de personnages célèbres qui léguaient à leurs enfants la gloire, le courage, la grandeur d'âme, le patriotisme, on peut citer néanmoins, indépendamment des premiers rois, les Brutus, les Appius Claudius, les Cincinnatus, les Décius, les Camille, les Curius, les Fabricius, les Fabius, les Scipion, les Paul-Émile, les Métellus, les Claudius Nero, les Marcellus. Il faudrait joindre à ces noms, comme célèbres à divers titres, Marius, Sylla, Cicéron; Pompée, Sertorius, Auguste, Vespasien, Titus, Marc-Aurèle, Trajan, Constantin, Théodose, Narsès, Bélisaire, Justinien.

Camille, de l'illustre famille Furia, était un grand homme accompli, dépourvu de toute arrogance malgré ses services, et non moins irréprochable par sa modération et son bon sens que par une bravoure à toute épreuve. Créé dictateur, il s'empara de Veïes, dont le siége durait depuis dix ans. Du haut de la citadelle, voyant ses soldats mettre la ville au pillage, il se mit à pleurer sur le sort de cette cité qui avait montré dans la défense une bravoure désespérée. Camille était exilé à l'époque de la terrible défaite des Romains à l'Allia. Cependant nous avons toujours mis en doute sa victoire sur Brennus. On ne peut supposer que ce Gaulois célèbre, traitant avec Sulpitius et jetant son épée dans un des plateaux de la balance en prononçant ces mots fatidiques : *Malheur aux vaincus !* se fût laissé surprendre par Camille et n'eut pas été prévenu de l'arrivée de toute une armée. Après le départ des Gaulois, Camille réunit probablement les Romains dispersés dans toute l'Italie et mérita d'être nommé le second fondateur de Rome.

Dans une seule bataille, Paul-Émile conquit toute la Macédoine; il avait alors soixante-cinq ans. Les deux armées étant en présence et l'armée romaine paraissant considérer avec effroi la phalange macédonienne, Paul-Émile parcourut les rangs, la tête découverte, la bouche souriante et communiqua sa confiance à tous les cœurs. Tacticien habile, il fit contre la phalange la manœuvre que Kellermann exécuta à Marengo envers les grenadiers autrichiens ; il ordonna aux Romains de se jeter dans les vides que laissaient entre eux les bataillons ennemis et de les combattre nus et désarmés par les flancs et sur les derrières. Les Macédoniens avec leurs petites épées et leurs légers boucliers ne purent résister aux longues et pesantes épées de leurs adversaires ; ils perdirent 25,000 des leurs et les Romains 100 hommes seulement. La bataille commença à quatre heures et finit à cinq ; le reste de la journée se passa à poursuivre et à massacrer les fuyards ; en deux jours Paul-Émile fut maître de toute la

Macédoine. Persée étant venu se jeter à ses pieds, des larmes vinrent aux yeux de son généreux vainqueur ; mais le malheureux roi prononça de si lâches paroles que la grande âme de Paul-Émile ne put les supporter. Il se retira dans sa tente avec ses fils, ses gendres et les principaux des Romains. Là il leur adressa quelques belles paroles sur l'inconstance des choses humaines, qui mettait à leurs pieds la fortune du royaume d'Alexandre et sur la nécessité, même pour les vainqueurs, de refréner l'orgueil qu'ils pouvaient avoir de cette victoire ; il était stoïcien.

Il ne nous semble pas que les anciens ni les modernes aient rendu justice à Scipion ; ce grand homme réunissait au génie militaire l'ensemble des plus rares vertus, mais l'opinion se laisse séduire plutôt par les défauts éclatants que par la perfection même de ses héros. Annibal fut injuste envers son vainqueur en lui préférant même Pyrrhus et en ajoutant néanmoins que s'il eût gagné la bataille de Zama, il se serait placé au-dessus d'Alexandre. Scipion Émilien fut l'égal de son aïeul en vertus, en génie et en gloire.

César passe aux yeux de la postérité pour le plus grand des Romains. Aucun ne l'emporta sur lui pour le génie, l'universalité des dons, non-seulement comme capitaine, mais encore comme orateur, comme écrivain et comme politique. Sylla voulut le faire mourir, prévoyant, dit-on, qu'il renverserait la république. Ambitieux, mais forcé de cacher sa soif de renommée, on rapporte qu'en arrivant en Espagne et en voyant le portrait d'Alexandre dans un temple de Cadix, il versa des larmes en disant qu'il n'avait encore rien fait de remarquable, tandis qu'à son âge Alexandre avait subjugué la plus grande partie du monde. Si, dans Uxellodun, il n'eût pas fait couper les mains à plusieurs milliers de soldats auxquels on ne pouvait reprocher que d'avoir fait leur devoir ; si en Bithynie et en Égypte, il n'eût livré le frein à ses passions ; si après Pharsale il ne se fût attribué une dictature momentanée que pour pardonner à ses ennemis et rétablir la république des anciens jours, avec l'égalité civile qu'avaient conquise au prix de leur sang les Métellus, les Gracques, les Marius, les Sertorius et lui surtout, sa gloire serait restée pure comme celle de Camille, de Paul-Émile, de Scipion, de Lycurgue, de Périclès, d'Épaminondas, de Philopœmen, et peut-être même une plus grande auréole fût restée à son nom. Avec des qualités rares et un prodigieux génie, ayant usurpé un pouvoir dont il n'usa que pour le bien, César fut-il le bienfaiteur ou le fléau de sa patrie? Rome sans doute était déjà livrée au luxe et à la corruption ; les guerres civiles, les proscriptions de Marius et de Sylla, la conspiration de Catilina, avaient montré toute l'étendue du mal qui la minait. Mais c'est dans ces circonstances mêmes qu'un grand homme comme César pouvait entreprendre ce que n'auraient pu faire avec la même autorité ni Caton avec sa vertu stoïque, ni Brutus et Cassius avec leur aristocratique amour de la liberté, ni Pompée, trop ébloui de sa gloire facile, ni Cicéron lui-même avec son admirable éloquence et un sens politique très-juste, mais à qui il manquait l'épée du commandement. Dans la périlleuse anarchie des esprits où se trouvait Rome, César seul peut-être pouvait encore réformer les lois, changer les mœurs, raffermir les libertés et arrêter la république sur le penchant qui la fit glisser dans l'abîme. S'il eût exécuté une aussi généreuse entreprise, quelle gloire dans le monde eût été comparable à la sienne? Après le meurtre de César, s'ouvrit cette succession sanglante qui commença avec les fureurs des triumvirs Octave, Marc-Antoine et Lépide, pour être couronnée par les Tibère, les Caligula, les Claude, les Néron et les affreux satellites de leurs crimes et de leurs turpitudes.

La Rome impériale respire avec Vespasien, Titus, Antonin, Marc-Aurèle, princes cléments, guerriers capables, hommes d'État supérieurs ; rarement quatre souverains d'un aussi grand mérite se sont succédé presque sans interruption sur le trône. A cette époque brillèrent aussi d'autres grands hommes. Les ouvrages de Pline et de Tacite sont la gloire et l'ornement de l'esprit humain. Quoique adonné à l'ivrognerie, et à un vice plus honteux encore, Trajan fut le prince le plus accompli de la Rome impériale. Fils d'un soldat de fortune, aucun ne porta aussi loin les limites de l'empire et la gloire du nom romain; Cependant, il ne put entièrement soumettre les Parthes ni franchir l'Indus. A l'exemple de tous les bons rois qui comprennent la responsabilité d'un grand pouvoir, il aimait à le partager ; il associa le sénat à un gouvernement de justice, fit cesser les délations, colonisa la Dacie et couvrit l'empire de monuments.

Et puis Rome subit les vicissitudes tantôt des gouvernements militaires dont l'assassinat des souverains est la règle, tantôt des gouvernements personnels livrés à l'arbitraire et à la fortune d'un chef, infâme avec les Caracalla et les Héliogabale, anarchique avec les Gordien, les Maxime, les Philippe et les tyrans sans nombre qui occupèrent un lambeau du pouvoir, réparateur avec les Constantin, les Julien, les Valentinien et les Théodose. Sous le règne de Justinien, le Thrace Bélisaire montra toutes les vertus des grands capitaines, et, comme la plupart des hommes célèbres, il se présente aux yeux de la postérité avec l'illustration d'une injuste disgrâce. Son rival de gloire, l'eunuque Narsès, est un personnage unique, un problème presque dans l'histoire. Né en Perse, devenu trésorier de Justinien, il remplit avec succès plusieurs missions diplomatiques, et fut chargé de seconder ou plutôt de surveiller Bélisaire. Il fit débloquer Rimini, mais en se séparant de ce général dont il était jaloux, il causa la perte de Milan. On se figure difficilement un homme sans sexe, au corps grêle, à la petite taille, à la voix féminine, placé à la tête d'une armée romaine. Mais Narsès, paraissant ignorer le mépris dont il était l'objet, conduisit son armée avec une rare prudence et, arrivé en Italie après avoir surmonté mille obstacles, il tailla les Goths et les Germains en pièces dans deux batailles rangées, donna la mort à Totila, leur redoutable roi, et resta maître de Rome et de l'Italie, qu'il administra pendant quinze années en grand et sage politique. Le règne de Justinien, soutenu par ces deux grands hommes, fut également illustré par les jurisconsultes chargés de réunir ces codes de lois qui forment encore aujourd'hui chez les nations civilisées les bases du droit et les règles de la justice.

Il a manqué à la plupart des grands hommes qui à divers intervalles pendant cinq siècles occupèrent le trône la gloire d'être des fondateurs d'empire, ou de susciter quelques-uns de ces événements qui changent la face du monde. Toutefois, Trajan, Constantin et Théodose avaient ce génie puissant des grands souverains et ne furent pas organisateurs moins profonds que renommés capitaines.

Au milieu des phases de la seconde guerre punique parut un homme extraordinaire, dont les sciences non moins que l'histoire conservent le souvenir et qui, simple géomètre, sut par la puissance du génie spéculatif contre-balancer la fortune de Marcellus et de Rome dans la défense de Syracuse. Les Romains avaient amené une monstrueuse machine de guerre placée sur huit galères; mais avant même que ce redoutable engin fût arrivé sous les murs de la place, Archimède l'avait détruit complétement par une décharge de pierres lancées par de formidables balistes. Il imagina d'autres machines : des corbeaux, des grapins et des scorpions de fer, à l'aide desquels il saisissait les vaisseaux ennemis, les élevait dans les airs, puis les coulait à fond ou les brisait contre les rochers. Marcellus ayant conduit sa flotte à une distance qui la mit à l'abri de ces terribles engins, aussitôt Archimède invente les miroirs ardents dont le secret s'est perdu avec ce grand homme, et parvint à incendier les vaisseaux des Romains à de longues distances en mer. Nous ne rappelons pas l'invention des moufles, de la vis sans fin, de la vis creuse, ses traités de la sphère et du cylindre, des spirales, de la mesure du cercle, etc. Le génie d'un Descartes, d'un Newton, peut seul être comparé à celui d'Archimède, dont la mort prématurée laissa un grand vide dans la science. De tels hommes valent une armée ; la nature pour eux n'a rien d'impossible, et avec sa foi dans la puissance du levier Archimède pouvait dire : *Qu'on me donne un point d'appui et je soulèverai le monde.* Ainsi Archimède plus encore que Gélon, Agathocle et les deux Hiéron, restera la gloire éternelle de Syracuse.

Nous avons dit que la Phénicie avait le génie du commerce et des entreprises, que ses navigateurs furent les plus célèbres de l'antiquité, et que de son sein sortirent des fondateurs de villes, tels qu'Agénor et Cadmus, des philosophes comme Thalès et enfin de hardis aventuriers qui couvrirent de leurs colonies les îles et les côtes de la

Méditerranée ; Hippone, Utique, Gadès, Panorme, Lilybée furent de ce nombre ; entre toutes ses colonies, Carthage fut la plus célèbre, et quoique les Romains aient fait disparaître la langue, les livres et les monuments de cette grande cité, on sait par ses entreprises et par ses richesses plus encore que par les inscriptions et les rares médailles qui nous restent, qu'elle atteignit un très-haut degré de puissance. Parmi ses grands hommes on peut citer Hannon, le premier qui fit le tour de l'Afrique et doubla le cap de Bonne-Espérance avant la decouverte de la boussole, Amilcar Barca, le grand citoyen, Asdrubal et Annibal ses deux illustres fils. Suivant Plutarque, aucun prince, aucun roi qui fût au monde n'était comparable à Annibal, ni quant à la puissance du génie, ni quant à la hardiesse. Quoique Romain, Cornélius Népos rend la même justice à ce grand capitaine : « S'il est vrai, comme personne n'en doute, dit cet historien, que Rome ait surpassé tous les peuples en courage, il ne faut point nier qu'Annibal ne l'ait emporté sur tous les hommes de guerre de son siècle en habileté, autant que le peuple romain l'emporte sur les autres nations par sa vaillance. » Les modernes l'ont jugé de même. « Il ne faut pas chercher un homme dans Annibal, dit M. Michelet (*Hist. rom.*, liv. II, ch. IV) ; sa gloire est d'avoir été la plus formidable machine de guerre de l'antiquité. » Dans les plus extrêmes périls jamais sa présence d'esprit n'était en défaut : *plurimum consilii inter ipsa pericula,* disaient les Romains eux-mêmes. Mais en rendant justice à son prodigieux génie, ils cherchèrent à jeter une ombre défavorable sur son caractère; cependant on ne trouve dans sa vie aucune des actions cruelles qui ont terni la mémoire d'Alexandre et même celle de César, qui s'appelait lui-même le plus humain des conquérants. A la mort de Marcellus et le voyant étendu devant lui, il ne laissa éclater aucune joie dans ses traits ; il ne lui échappa aucune parole insolente. Loin de là, il lui ôta son anneau avec respect, lui fit faire de magnifiques funérailles, et après avoir recueilli ses cendres dans une urne d'argent, il posa de sa main une couronne d'or sur l'urne qui renfermait les restes de ce vaillant homme et l'envoya à son fils. Une faute néanmoins se rencontre dans cette carrière si brillante, mais une de ces fautes qui décident de la destinée d'un empire. Des sophistes ont cherché à prouver qu'Annibal ne devait pas marcher sur Rome après la bataille de Cannes. Brennus avait agi plus sagement après l'Allia. Maherbal eut donc raison de lui dire avec emportement : « Annibal, tu sais vaincre, mais tu ne sais pas profiter de la victoire. » Aussi dirons-nous avec Chateaubriand qu'Annibal fut sans doute le plus grand capitaine de l'antiquité et que pendant les seize années qu'il passa en Italie, où tout était piéges et dangers pour une armée étrangère, il ne lui échappa qu'une de ces fautes qui paraissent si étrangères à la nature d'un grand homme qu'on peut les attribuer raisonnablement à un dessein de la Providence. (*Voy. de Paris à Jérusalem*, VIIe partie.)

Les trois premiers siècles de l'empire furent surtout signalés par l'établissement du christianisme, et s'il faut s'étonner, c'est de voir, malgré les dix persécutions dirigées contre la religion nouvelle, la facilité ou plutôt la force irrésistible avec laquelle elle s'introduisit à Rome. Ainsi, dans sa décadence, la ville éternelle, perdant sa suprématie sur le monde, prenait possession de la royauté des âmes. A Dieu ne plaise que nous rangions parmi les grands hommes un Pierre, un Jean, un Paul, qui furent les principaux apôtres du christianisme. Ils furent simplement des saints, et l'œuvre de rénovation et de conquête dans l'ordre de l'humanité s'efface, sans rien perdre de sa grandeur, en songeant qu'ils remplissaient une mission divine. Si nous faisions abstraction de cette même considération, il faudrait, à côté ou même au-dessus des sages de l'antiquité, des Solon, des Pythagore, des Confucius, des Platon, des Épictète, citer les apologistes du christianisme et en particulier Lactance, Origène, Tertullien, saint Grégoire de Nazianze, saint Basile, saint Cyprien, saint Ambroise, saint Athanase, saint Jérôme, saint Jean-Chrysostome, saint Augustin, etc. Nous passerons également sous silence les noms de cette suite glorieuse de papes qui remonte sans interruption jusqu'au prince des apôtres, le fondateur du saint-siége. Aucune dynastie, aucune institution humaine ne présente un nombre aussi considérable de grands hommes dont le rôle ne se borna point à propager le christianisme, à maintenir la pureté du dogme et à purger le monde des mœurs païennes, mais dont l'autorité devait encore faire prévaloir dans les cœurs et jusque sur les trônes le règne de la justice et la morale de l'Évangile. Nous voyons tous les pouvoirs humains sujets à des vicissitudes, les trônes chanceler, sceptres et couronnes se briser; mais ainsi qu'un ministre le proclamait naguère à la tribune d'une chambre italienne, l'indépendance du saint-siége n'est pas une question de catholicisme, mais encore de la chrétienté, il y a plus, de la civilisation du monde tout entier, et si le pontificat venait à tomber, ce serait un cataclysme dont il n'est pas possible de calculer l'étendue, la grandeur et les conséquences.

Dans un chapitre sur les grands hommes, le Bas-Empire ne mérite pas de nous occuper. Le colosse de puissance séculaire qui s'appelait Rome étant tombé, une première nuée de barbares partie des sources de la Theiss et de la Vistule, une seconde venue des steppes de la Tartarie, accoururent pour s'en disputer les dépouilles. Parfois vaincus, plus souvent vainqueurs, ils occupaient vers 350 tout le pays qui s'étend de la Theiss au Don et depuis la mer Noire jusqu'à la Baltique. Plus tard ils franchirent le Danube, s'emparèrent de la Thrace, de la Macédoine, pillèrent Constantinople, envahirent l'Italie, la Gaule et l'Espagne. Les Vandales même établirent leur domination jusqu'en Afrique et firent de Carthage leur capitale. Quoique Rome fût très-dégénérée, il n'en faut pas moins supposer à ces barbares, non-seulement une valeur si commune d'ailleurs aux peuples du Nord, mais encore un génie militaire véritable, et chez quelques-uns même un grand talent politique. Hermanric, l'un des plus célèbres rois goths, périt les armes à la main, âgé de 95 ans, dans une bataille contre les Huns. Théodoric mérita par ses conquêtes et la protection qu'il accorda aux lettres le titre de Grand. Il sut rattacher à lui la plupart des tribus barbares, et tandis qu'il épousait une sœur de Clovis, il faisait épouser les princesses de sa famille au roi des Visigoths et aux grands de sa cour. Appelant auprès de lui Cassiodore, Boëce, Symmaque, faisant revivre les formes de l'administration romaine, rédigeant le code de la loi gothique, sa gloire serait une des plus brillantes de ces temps reculés, si le meurtre d'Odoacre, poignardé de sa propre main dans un festin, si les morts injustes de Boëce et de Symmaque ne faisaient oublier son génie civilisateur.

Alaric Ier se rendit très-redoutable par ses conquêtes en Espagne, dans les Gaules et en Italie. Il assiégea trois fois Rome ; les deux premières, il se contenta de fortes contributions de guerre ; la troisième, en 410, il l'emporta d'assaut et la mit au pillage. Plus tard, le Vandale Genséric appelé en Italie par Eudoxie, veuve de Valentinien III, ne se contenta pas de la délivrer du lâche Pétrone Maxime ; il prit Rome, la livra au pillage pendant quatorze jours, s'appropria ses immenses trésors, et emmena Eudoxie elle-même en captivité. Doit-on considérer Attila comme un conquérant aveugle, comme le *fléau de Dieu*, ainsi qu'on l'a surnommé ? « Ce prince, dans sa maison de bois, où nous le représente Priscus, dit Montesquieu, maître de toutes les nations barbares et en quelque façon de toutes celles qui étaient policées, était un des grands monarques dont l'histoire ait jamais parlé (*Grand. et déc. des Rom.*, chap. XIX). Il ne fallait pas en effet un génie ordinaire pour attirer à sa cour les ambassadeurs de Rome et de Constantinople, qui venaient recevoir ses lois ou implorer sa clémence, pour s'être fait donner les appointements de général des armées romaines et percevoir un tribut de deux mille cent livres d'or sur l'empire d'Orient, pour disposer des faveurs de ces deux cours et faire, dit Montesquieu, un trafic de la terreur des Romains. S'il fut vaincu dans les champs *catalauniens* par les troupes réunies d'Aétius, général romain, de Mérovée, roi des Francs et de Théodoric, roi des Goths, il n'en conserva pas moins une redoutable puissance, puisque nous le voyons passer en Italie avec le reste de son armée, ruiner Aquila, et n'être arrêté dans sa marche que par l'intervention du pape saint Léon qui vint au devant de lui, et sauva Rome. Alors qu'il commandait à tant de rois et à une armée de cinq cent mille hommes, Attila avait conservé, presque seul de sa nation, la simplicité des mœurs des anciens Huns ; brave jusqu'à la témérité, ardent dans sa colère et facile à désarmer il était la terreur de ses sujets en même temps qu'il en fut l'idole.

La population de l'ancien monde, déjà affaiblie par la corruption universelle, se trouva fort diminuée par les irruptions des trois branches de barbares, Germains, Slaves et Mongols qui soumirent l'empire romain. Toutes les guerres portent la même atteinte à la population, toutes les conquêtes offrent les mêmes dévastations, mais les anciens historiens ont pallié l'horreur que doivent inspirer les guerres d'invasion, en exaltant le prestige du génie et de la gloire chez les conquérants. Les barbares introduisirent le régime féodal en Europe ; toutefois, d'après Montesquieu, c'est d'eux que nous vient la meilleure forme de gouvernement que l'homme ait imaginée, la monarchie représentative. Il est douteux qu'ils aient massacré un plus grand nombre d'hommes que César, qu'ils aient détruit plus de villes qu'Alexandre. Leurs exactions ont-elles surpassé celles de tous les héros de l'antiquité ? La civilisation a-t-elle donc changé les mœurs des conquérants ? On sait ce que firent Brennus, Genséric et Attila à Rome ; les Prussiens ont-ils agi autrement après leur victoire de Sadowa, l'une des plus glorieuses néanmoins de notre siècle, envers la ville libre de Francfort et la population juive de la Moravie ? Aussitôt qu'une guerre éclate, l'honneur et la gloire consistent à tuer un grand nombre d'hommes et à s'emparer du bien d'autrui. Le droit de la force est seul écouté ; le droit des gens est une toile d'araignée qui n'arrête aucune injustice et laisse un libre cours à la violence et à la rapacité.

Nous n'avons méconnu ni les services que l'islamisme a rendus en substituant le culte d'un seul Dieu aux pratiques idolâtres de l'Arabie et de l'Afrique, ni la grandeur du rôle que remplit Mahomet comme législateur et comme conquérant. Nous n'envisageons ici que l'homme, et certes il fut l'un des plus extraordinaires qui ont occupé l'histoire. Né à la Mecque, sous la zone torride, en 570 de l'ère chrétienne, il n'eut point l'ascendant d'un nom ou d'une famille illustre; c'est en réunissant la puissance du glaive à celle de la parole, c'est en fanatisant une population ardente et mobile, c'est par la puissance d'un génie supérieur qu'il fonda l'empire arabe, qui devait pendant une longue suite de siècles imposer sa domination à une grande partie de l'Asie et de l'Afrique. Nous avons exposé ailleurs les vices d'une loi ou d'une religion fondée sur la servitude de la femme, le despotisme politique et un fanatisme intolérant. Établi dans quelques contrées de l'Europe par la seule voie de conquête, l'islamisme en a été successivement repoussé, non-seulement par la guerre, mais surtout par les armes non moins puissantes de la civilisation.

En Occident, le cinquième siècle fut signalé par l'établissement des Francs dans les Gaules; Clovis, l'un des premiers rois, gagna la célèbre bataille de Vouillé et tua de sa main Alaric, roi des Visigoths. L'histoire de ses successeurs n'est qu'un tissu de discordes, de crimes et de dévastations. Sur la fin de cette dynastie Pépin d'Héristal et Charles-Martel exercèrent véritablement l'autorité royale sous le nom de maires du palais. Pépin le Bref, fils de ce dernier, s'empara du trône, qu'il devait transmettre à Charlemagne, son fils, l'un des plus grands rois dont s'honorent la France et l'humanité. Depuis les Romains on n'avait pas vu, réuni sous un seul sceptre, un aussi grand empire. Il l'avait conquis par son courage et son génie; il sut le maintenir par sa sagesse et sa fermeté. Zélé protecteur des lettres dans un siècle d'ignorance et de barbarie, il fonda des écoles, il attira en France les savants les plus distingués de l'Europe, et créa dans son palais même une académie dont il voulut être membre. Comme législateur, il s'immortalisa par la promulgation d'un code de lois connu sous le nom de *capitulaires ;* assemblage étonnant de dons glorieux et de puissance souveraine, il régna sur l'Europe et laissa dans toutes les contrées qu'il traversa en conquérant humain l'empreinte ineffaçable de son génie. Mais trop grand pour le siècle où il vécut, fondateur d'une œuvre politique sans l'aide du temps et des hommes, son empire ne put lui survivre ; néanmoins il resta le héros de la grandeur de la France, et le missionnaire de la Providence pour le monde moderne. Witikind le Grand, le héros saxon, fut le plus puissant antagoniste de Charlemagne ; mais il déploya en vain toutes les ressources du génie militaire ; vainement il organisa contre lui une confédération de toutes les tribus slaves, germaines et scandinaves ; sa fortune céda à l'étoile de Charlemagne ; et comprenant enfin que toute résistance était impossible, n'ayant pu le vaincre, il voulut être son sujet. Il reçut le baptême, fut nommé duc de Saxe, et, par un retour mystérieux des choses humaines, il fut le père de Robert le Fort, trisaïeul de Hugues Capet dont la dynastie devait remplacer celle de Charlemagne et répandit tant de gloire sur la France.

A la même époque, et contemporain de Charlemagne, à qui il envoya de magnifiques présents, régnait en Orient le plus illustre des Abbassides, le calife Haroun-al-Raschid, dont la gloire est obscurcie toutefois par ses cruautés envers ceux qui menaçaient sa puissance et surtout envers les Barmécides, ces brillants ministres, qui, par leur courage, leur sagesse et leur dévouement, avaient puissamment contribué à l'éclat de son règne. Haroun exerça l'autorité avec grandeur et dans l'intérêt de ses peuples; il rétablit l'honneur des armes musulmanes, s'entoura de savants, de poëtes, et montra lui-même un goût très-décidé pour les lettres. Al-Mamoun, l'un de ses fils, surnommé l'*Auguste* des Arabes, ne fut pas moins zélé protecteur des lettres et des sciences. Passionné pour l'astronomie, il fit reviser les Tables de Ptolémée, mesurer de nouveau l'obliquité de l'écliptique, ainsi qu'un degré du méridien dans la plaine de Singar en Mésopotamie. Quelques autres califes abbassides se rendirent recommandables par leur justice et leur courage.

Les califes de Cordoue rivalisèrent avec les abassides comme capitaines, comme politiques et comme protecteurs des lettres. Malgré les guerres qu'il eut à soutenir, Abdérame Ier, dit *le Juste*, non-seulement protéga les lettres et les arts, mais encore laissa des poésies très-estimées des Arabes. Abdérame II, *le Victorieux*, attira près de lui les poëtes et les philosophes de l'Orient, et rendit sa cour la plus brillante d'Europe. Le huitième calife omniade, Abdérame, fonda la première école de médecine qui existât alors en Europe; quoique vaincu à Simancas, il sut réparer ce désastre par sa prudence, créa une marine et déploya à sa cour un luxe oriental. Le règne d'Al-Hakem II, son fils, de 961 à 976, marque la période la plus élevée de la civilisation des Arabes en Espagne. Après lui, l'empire arabe, miné à l'intérieur par les séditions, attaqué à l'extérieur par les armes des chrétiens, s'affaiblit de règne en règne et fut enfin démembré sous Hescham III, vers l'an 1031.

Dans le xe siècle, Othon le Grand, fils de Henri *l'Oiseleur*, vainqueur de ses puissants vassaux, les ducs de Bavière, de Bohême et de Franconie, réprima les révoltes des Slaves de l'Elbe, soumit à lui payer tribut le Danemark et la Pologne, et par la célèbre victoire d'Augsbourg arrêta l'invasion hongroise. Son règne et sa puissance ont été souvent comparés à ceux de Charlemagne. Dans le siècle suivant, législateur et guerrier tout ensemble, Sanche III, dit *le Grand*, réalisa presque l'unité de l'Espagne et la couvrit de gloire. Il fit la même faute que Charlemagne ; à la mort de ce prince, ses États furent partagés à ses trois fils.

Si, comme on l'a vu, l'Orient et les climats chauds ont paru les contrées les plus favorables au génie militaire, cependant le Nord est une pépinière de peuples braves et a donné naissance à plusieurs conquérants célèbres. Chef d'une horde mongole de la Tartarie orientale et des frontières septentrionales de la Chine, Gengis-Khan (né en 1162, mort en 1227), se créa par son épée l'une des plus vastes puissances dont il soit fait mention dans les annales du monde. A la tête de 700,000 soldats, il conquit tous les pays qui s'étendent de l'Oby à l'Indus et de la mer Noire à la mer de la Chine. Dans une assemblée de tous les Khans réunis à Tonkat, en 1206, il fut proclamé souverain de tous les Mongols et reçut les hommages de cinq cents ambassadeurs des peuples vaincus. Il se disposait à entreprendre la conquête de la Chine, quand la mort le surprit au début de son expédition. Gengis-Khan avait donné un code de lois civiles et militaires, qui est encore usité en Tartarie ; mais, à l'exemple de Charlemagne dont il avait eu la puissance, sinon le génie, il prépara la dissolution de son empire en le partageant entre ses quatre fils. Un siècle plus tard, un Tartare, né à Kech près de Samarkand, fit une fortune non moins extraordinaire que celle de Gengis-Khan, dont il descendait par les femmes. On ne peut refuser un grand génie militaire à ce barbare ; mais il fut souillé par un besoin de destruction et une cruauté impitoyable dont on n'avait pas encore vu de pareils exemples. Tamerlan fit massacrer les habitants des villes du Khoraçan et de la Perse qui tombèrent en son pouvoir; il dévasta Tauris, Kars, Tiflis, Azof. De retour de ces expéditions, il franchit le Sind ; avant de livrer bataille à Mahomet IV sous les murs de Delhi, il fit égorger 100,000 prisonniers qui l'embarrassaient. Vainqueur du sultan, il conquit tout l'Indoustan, qu'il couvrit de ruines ; il fit écraser sous les pieds des chevaux 1,000 enfants envoyés à sa rencontre pour implorer sa clémence. Puis il soumit la Syrie et détruisit Bagdad, où il érigea un obélisque avec 100,000 têtes coupées. La défaite de Bajazet, *le foudre de guerre,* qu'il fit prisonnier à la bataille d'Ancyre, en 1402, mit le faîte à sa puissance ; il marchait contre la Chine, quand il mourut à Otrar, sur les bords du Sihoun.

Le christianisme n'a point empêché toutes les barbaries, n'a point fait descendre dans tous les cœurs les sentiments de la clémence et de la pitié ; mais il eut le pouvoir de faire expier par des actes de repentir éclatants à Théodose le massacre de 7,000 personnes dont il avait puni la sédition de Thessalonique, et à Louis *le Jeune,* la mort des 1,300 malheureux réfugies dans l'église de Vitry. Le Coran préconise une morale toute différente : aussi voit-on un grand nombre des successeurs de Mahomet ternir par des cruautés un règne glorieux et des qualités brillantes. Othman Ier, le véritable fondateur de l'empire turc, se montra aussi habile politique que guerrier entreprenant dans ses guerres continuelles contre les *Infidèles*. L'institution de la redoutable milice des janissaires est due à Orkhan, son successeur, qui fut non moins vaillant, mais plus humain que son père ; il mourut en 1360 à Nicée, où il se plaisait à desservir un hôpital qu'il avait fondé. Amurat Ier, l'un des plus grands princes ottomans, s'empara d'Andrinople, dont il fit la capitale de l'empire, conquit la Roumélie, la Bulgarie, la Macédoine, l'Albanie; il avait gagné trente-sept batailles, quand il fut assassiné par un soldat serbe, après sa victoire de Cassovie.

C'est Bajazet, le vaincu de Tamerlan, qui fit étrangler son frère puîné avec la corde d'un arc, et c'est de lui qu'est venu l'usage du fatal cordeau. Son fils Mahomet, après avoir fait étrangler son frère Mouça, raffermit l'empire ébranlé par les conquêtes de Tamerlan, fonda une marine et s'empara d'une partie de la Morée. Amurat II, dit le *Juste,* battit et fit pendre Mustapha qui lui disputait le trône; il ravagea le Péloponèse, prit Smyrne, Thessalonique et aurait porté à son apogée la puissance ottomane, s'il n'avait rencontré pour adversaires deux grands hommes, Jean Hunyade, le héros de la Hongrie, et Scanderbeg, le héros de l'Épire. Il fut réservé à Mahomet II, surnommé *El-Fâtehh,* le *Conquérant*, de s'emparer de Constantinople. Les Turcs le considèrent comme leur plus grand sultan; il fut aussi l'un des plus cruels. Il se rendit maître de la plus grande partie de la Grèce, imposa à Venise une paix humiliante, et au milieu de ses victoires il mourut avec le regret de n'avoir pu s'emparer de Belgrade, défendue par Jean Hunyade, et de Rhodes, défendue par Pierre d'Aubusson, grand-maître de l'ordre des chevaliers de Saint-Jean de Jérusalem. Il se disposait à marcher contre Rome quand il fut empoisonné par son fils Sélim, qui ne fut pas moins adroit politique et guerrier, moins entreprenant que prince cruel. Soliman II se fit un jeu, comme Sélim son père, de la vie des hommes, et sacrifia son propre fils à Roxelane, la plus célèbre de ses favorites. On connaît ses expéditions mémorables en Asie, en Afrique et en Europe. Rhodes, quoique bravement défendue par le grand maître Villiers de l'Isle-Adam, fut obligée de se rendre. Soliman s'empara de Bude après la célèbre bataille de Mohacz, qui aurait suffi pour assurer la gloire du vainqueur, sans la froide barbarie avec laquelle il fit trancher la tête à tous les prisonniers en présence de son armée rangée en cercle. Ayant appris les exploits du pirate Barberousse, il l'appela auprès de lui et, n'estimant que le courage heureux, il le nomma son capitan pacha. Cependant la fortune ne lui fut pas toujours fidèle, car il leva le siége de Vienne et battit en retraite, après avoir livré vingt assauts à cette place. Il succomba à une attaque d'apoplexie occasionnée par la colère qu'il éprouva d'avoir été repoussé au siége de Sigeth, qui, néanmoins, tomba au pouvoir des Turcs après sa mort. A l'intérieur, Soliman II se montra un grand organisateur; il fonda des hôpitaux, des colléges, des bibliothèques, construisit des mosquées, creusa des canaux, et éleva l'empire ottoman à son plus haut degré de splendeur. Si, malgré le vice de ses institutions, cet empire ne cessa de s'étendre pendant plusieurs siècles et devint même une menace pour l'Europe, ce résultat doit être attribué non-seulement à la vigueur d'une race et d'une nationalité puissantes, mais principalement au génie militaire d'une suite non interrompue de grands empereurs. Sélim II, dit l'*Ivrogne,* mourut de débauche et ouvrit la série des sultans efféminés et sans gloire. Le vice des institutions poursuivant son œuvre, la famille impériale étant élevée dans toutes les bassesses du sérail par des eunuques et des femmes ignorantes, aux grands hommes durent succéder des princes dégénérés, et, dès lors, un empire qui n'était soutenu que par la force du bras qui tenait l'épée et le gouvernail dut successivement perdre de sa puissance. Aussi, quoique encore raffermi par quelques sultans courageux, l'empire ottoman, qui n'avait cessé de s'agrandir jusqu'à Soliman, perdit-il successivement quelques-unes de ses vastes provinces sous les successeurs de ce grand homme.

Nous avons jugé les croisades ; elles furent entreprises pour reconquérir le tombeau de Jésus-Christ, tombé, à la honte de l'Europe, entre les mains des musulmans, et pour délivrer les chrétiens d'Orient du joug des infidèles. Tels furent les motifs réels qui engagèrent Sylvestre II, Grégoire VII, Urbain II et Pierre l'Ermite à prêcher ces guerres saintes. L'amour des aventures, l'espoir de conquérir de riches provinces dans un pays féerique, sollicitaient, en outre, l'imagination des chevaliers. Mais dans une entreprise conseillée par la foi et la justice, de profonds politiques virent encore des moyens d'étendre le commerce, de perfectionner la navigation, d'arracher les peuples au souci des choses matérielles, d'exciter l'esprit d'entreprise, de rouvrir à l'Occident les portes de l'Asie orientale, et enfin de porter des coups à la féodalité en affranchissant le serf par la croix, en rapprochant le riche bourgeois des grands seigneurs, le peuple du prince, en les unissant tous par la communauté de la foi et le baptême de sang qui allait la cimenter. Telles furent dans l'ordre politique les conquètes qui compensèrent l'abandon des campagnes, les dépenses ruineuses et le sang versé. Les croisés rapportèrent de l'Asie la canne à sucre, des procédés nouveaux pour la fabrication des soieries et l'art de travailler les émaux et les pierreries. A aucune époque on ne compte un aussi grand nombre de poëtes et d'historiens. Godefroi de Bouillon mérita d'être le chef de la première croisade, la seule qui réussit, grâce à son génie et à sa sagesse, secondé par ses deux frères, Baudouin et Eustache, par Raymond de Toulouse, et surtout par Tancrède, l'un des plus dignes de commander la vaillante milice des Normands de Sicile.

La France rencontra dans Louis le *Gros*, à qui l'on doit l'institution des communes, dans Louis le *Jeune*, qui se signala dans la croisade par des prodiges de valeur, dans Philippe-Auguste, dans Louis VIII, dit *Cœur de Lion*, et dans Louis IX une suite de rois illustres. Élevé avec Louis le *Gros*, l'abbé Suger favorisa l'affranchissement des communes et améliora l'état social de la France. Régent du royaume pendant la croisade de Louis le *Jeune*, il fit bénir la sagesse de son administration, dirigea les rênes de l'État en bon politique et mérita le surnom de *père de la patrie*. Comme régente, Blanche de Castille s'égala aux plus grands rois. Néanmoins, ni Philippe-Auguste avec sa vaillante épée, ni même Louis IX, avec son esprit de justice, n'eurent un aussi puissant génie que Charlemagne, et ne portèrent aussi haut le prestige du nom français. Le premier fit plusieurs guerres heureuses à ses grands vassaux. Dans la troisième croisade, il lutta d'intrépidité avec Richard *Cœur de Lion* avec qui il eut de grands démêlés. La victoire de Bouvines qu'il remporta sur Jean sans Terre, l'empereur Othon IV et le duc de Flandre, assura à Philippe-Auguste une prééminence marquée sur tous les princes d'Europe et couvrit son nom d'une gloire immortelle. Pendant que sur les champs de bataille il ajoutait des provinces au domaine de la France, à l'intérieur il étendait le commerce, encourageait l'Université, créait des monuments et publiait d'excellentes lois civiles. Aucun roi ne surpassa Louis IX en mépris du danger et en courage tranquille; les victoires de Taillebourg et de Saintes, son héroïsme à Damiette et à Mansourah lui assurent une juste renommée militaire. Mais ce fut la moindre gloire de Louis IX. Grand cœur, grand esprit, roi magnanime, il vint à l'heure marquée par la Providence pour offrir le modèle accompli du héros chrétien, et donner pour base la justice à une société qui jusque-là avait reposé sur la force. Dans l'histoire du moyen âge et de la monarchie française, la grande figure de Charlemagne domine toutes les renommées et n'a de comparable qu'un petit nombre de héros antiques. Cependant, avec son prodigieux génie et quoique ayant devancé de toute sa hauteur les idées de ses contemporains, il ne créa rien de durable. L'unité de son vaste empire se brisa par sa mort. De son œuvre, de ses conquêtes, tout s'évanouit, excepté l'émancipation de la papauté et l'extension du christianisme à toutes les contrées de l'Europe.

Au règne de Louis IX commence une révolution dans l'histoire du droit et de la législation en France, ainsi qu'en Europe; ses réformes relatives aux guerres privées, au duel judiciaire et à la procédure d'appel, changèrent la face de la justice; en substituant celle du juge à celle de l'offensé, il posa les bases de notre ordre judiciaire. La cour du roi devint l'origine des parlements. Beaumanoir, Étienne Boileau, Pierre de Fontaines furent ses principaux légistes. Il convertit toute une population de serfs en hommes libres, ayant tous accès à sa justice. La bourgeoisie s'était fortifiée en se groupant autour du roi; il lui assura des droits par ses ordonnances et ses établissements. A Louis IX revient l'idée chrétienne de l'égalité civile. Plus que tous ses prédécesseurs, il réprima la puissance capricieuse et hautaine des grands barons; mais il tenta vainement de les faire renoncer au duel judiciaire; il ne put l'abolir que dans le domaine royal, ce qui dès lors conduisit à l'appel au roi. Dans le droit criminel, Louis IX introduisit la libre défense de l'accusé. Clément et bon sans faiblesse, toujours guidé par l'Évangile, il aima le pauvre, le petit, le faible, l'opprimé. La loyauté du roi devint sa force; on regarda ses décrets comme le jugement de Dieu. Il fut choisi pour arbitre entre le pape Grégoire IX et l'empereur Frédéric II, entre Henri III, roi d'Angleterre, et ses barons. Distributeur de la justice, il en était l'esclave. Trop désintéressé peut-être comme roi, il refusa comme chrétien l'empire, ainsi que la couronne des Deux-Siciles que lui offrirent cependant les papes. Enfin, après l'amour de Dieu, ses deux passions furent la justice et l'amour des opprimés. Louis IX fut plus qu'un grand capitaine, plus qu'un profond politique et qu'un législateur habile : il fut un saint.

Au nombre des monarques les plus célèbres du IXe siècle, il faut citer Alfred le Grand, petit-fils de cet Egbert, premier roi anglais, qui, retiré à la cour de Charlemagne, y avait appris à combattre avec bravoure ses ennemis et à gouverner sagement un peuple. Privé lui aussi de la couronne, et après avoir étudié, déguisé en barde, le camp des Danois, Alfred la reconquit sur ses farouches usurpateurs. Géomètre, poëte et législateur, il fit fleurir les lettres, encouragea les sciences, institua des universités, et publia un code de lois civiles et un code de lois pénales où se trouve la première institution du jury.

Guillaume le *Conquérant* était fils naturel de Robert le *Diable* et d'une blanchisseuse de Falaise. Issu d'une origine aussi peu relevée, et cependant entrer en possession du duché de Normandie, après avoir défait Henri Ier, roi de France, à la sanglante bataille de Mortemer, remporter sur Harold la célèbre victoire de Hastings, et se faire couronner roi d'Angleterre, ce sont là des titres de grand capitaine et d'adroit politique. Que, pour affermir sa conquête, Guillaume ait employé des moyens odieux, qu'il ait dépouillé les seigneurs saxons de leurs domaines pour en revêtir les Normands, qu'il ait donné tous les emplois à ses compagnons d'armes, accablé le peuple de charges et tenu les vaincus sous la dure dépendance de vainqueurs insolents, cette conduite est celle de tous les conquérants ; elle a trouvé pour la flétrir la plume d'Augustin Thierry. Guillaume le *Roux*, fils du *Conquérant*, marcha sur les traces de son père et se fit maudire par ses violences et ses cruautés. La valeur incomparable de Richard *Cœur de Lion* et ses nombreux faits d'armes ne sauraient absoudre ce monarque hautain de son odieux caractère, et le mauvais fils d'avoir empoisonné la vieillesse de son père en portant trois fois les armes contre lui. La conquête du pays de Galles, la réunion de l'Écosse à l'Angleterre, des guerres glorieuses et surtout la bataille de Falkirck, où périt Jacques Stuart, l'un des chefs écossais, avec 50,000 des siens, de sages réformes dans l'administration de la justice et des finances, ont illustré le règne d'Édouard Ier ; mais il fut souillé par la cruauté de ce prince envers les vaincus. Le croirait-on ? Il fit massacrer tous les bardes gallois, de crainte que par leurs chants ils ne réveillassent la vieille ardeur de leurs concitoyens. Au milieu de tant de rois qui se sont succédé sur le trône d'Angleterre, ambitieux sans frein, ou débauchés infâmes, on est heureux de signaler l'avénement du *prince Noir*. C'est à lui que revient le principal honneur de la bataille de Crécy gagnée sur Philippe de Valois. Dix années plus tard, en 1356, il gagna sur le roi Jean, qu'il fit prisonnier, la célèbre bataille de Poitiers; il n'avait avec lui que 8,000 soldats, celle du roi de France en comptait 50,000, qui, cependant, se battirent vaillamment. En Espagne, le prince Noir eut à combattre Bertrand Duguesclin, et secondé par le brave Chandos, le vainquit à Najera dans la Navarre et le fit prisonnier. La mort enleva ce vaillant prince à l'âge de quarante-six ans. « Aimé et respecté de ses sujets, il laissa, dit Hume, une mémoire illustrée par de grands exploits, par de rares vertus et une vie sans tache. »

En France, le XIVe siècle fut témoin des faits d'armes prodigieux de Bertrand Duguesclin, à qui l'on doit reprocher cependant de s'être exposé avec trop de témérité, puisqu'il fut deux fois fait prisonnier, l'une par Chandos à Auray, l'autre par le prince Noir en Espagne. Néanmoins, ses vainqueurs eux-mêmes admiraient le fier courage de ce vaillant capitaine. Tel en était le prodigieux ascendant que, au siége du château de Randam, la place ayant promis de se rendre à Duguesclin si elle n'était pas secourue dans quinze jours, et ce héros étant mort dans l'intervalle, le gouverneur vint, la trêve expirée, déposer les clefs de la place sur son cercueil. Charles V mérita le titre de *Sage* par sa politique habile, et eut la gloire de réunir à la couronne le Poitou, la Saintonge, le Rouergue et une partie du Limousin, sans tirer l'épée lui-même. Mais il eut la bonne fortune de trouver pour commander ses armées un Boucicaut, un Olivier Clisson et surtout Bertrand Duguesclin, dont il eut le tort irréparable de soupçonner la fidélité et qui se vengea noblement du prince ingrat en lui renvoyant l'épée de connétable.

Dans le xve siècle, Ferdinand et Isabelle, secondés par le génie militaire de Gonzalve de Cordoue et la sage politique du cardinal Ximenès, élevèrent l'Espagne au plus haut point de sa puissance. Toutefois, leurs conquêtes sur les Maures sont effacées par le prestige de la découverte du Nouveau-Monde, opérée au nom de ces souverains par l'illustre Génois que d'autres cours avaient repoussé comme visionnaire. Christophe Colomb, qui eut la gloire, ayant pour père un ouvrier tisserand, de ne devoir qu'à lui seul sa renommée, domine tout son siècle par la puissance de son génie. Profondément versé dans l'étude de la cosmographie et des mathématiques, convaincu de la rotondité de la terre, il conçut l'idée d'aller aux Indes sans doubler le cap de Bonne-Espérance. Son opiniâtreté dans l'exécution d'un plan aussi hardi, sa constance et son courage inébranlables dans les périls, sa confiance en Dieu, sa foi profonde, sa haute moralité, l'immensité de ses vues, la plus grande découverte des temps anciens et modernes, placent Christophe Colomb au rang des hommes les plus extraordinaires.

Juste-Lipse a dit avec vérité : « Les uns méritent la renommée, les autres l'obtiennent » *Quidam merentur famam, quidam habent.* (Epist. cent. I.) On ne connaît pas dans l'histoire un vol de gloire plus effronté que celui d'Améric Vespuce, que le sort jaloux fit naître en 1441, la même année que Christophe Colomb, et comme pour lui ravir l'honneur de donner son nom au Nouveau-Monde. Cet habile imposteur prétendit avoir découvert le premier la terre ferme; la publication de ses voyages obtint en Europe la plus grande célébrité, tandis que, victime de la calomnie et remplacé par Bovadilla, Christophe Colomb fut renvoyé en Espagne chargé de fers et mourut en 1506, accablé d'infirmités et abreuvé de chagrins.

La découverte de l'Amérique réveilla en Europe l'esprit d'entreprise, le goût des aventures, l'amour des lointains voyages et donna un grand développement à la navigation et au commerce. Les plus célèbres explorateurs du Nouveau-Monde, dont le génie audacieux étendit les conquêtes de Colomb, furent Fernand Cortez, Pizarre, Almagro, Pinçon, Cabral, Magellan, Jacques Figueira. L'essor prodigieux donné à la navigation par Emmanuel de Portugal valut à ce prince le titre de *Grand* et de très-*heureux*. En 1497, Vasco de Gama doubla le cap de Bonne-Espérance. Albuquerque, à qui ses contemporains décernèrent aussi le surnom de *Grand*, planta l'étendard portugais sur les riches contrées de l'Inde et sur les îles de la Sonde. Actif, prévoyant, humain, désintéressé, il ne lui manqua aucune gloire, pas même celle d'être payé de ses services par l'ingratitude; car, avant de rendre le dernier soupir à Goa, il eut la douleur de se voir remplacé dans la vice-royauté de l'Inde par Lopès Soarez, son ennemi mortel.

A mesure que les sciences et les arts se répandent et qu'un plus grand nombre de nations reçoivent le bienfait des lumières et de la civilisation, le génie trouve de plus fréquentes occasions de se manifester; il meurt moins de talents ignorés; les hommes supérieurs deviennent moins rares; toutefois, avant de leur attribuer le nom de grand, il faut attendre que la postérité les ait passés à son crible inexorable. On doit à chaque époque se demander : de nos gloires contemporaines combien en restera-t-il dans un siècle, dans dix siècles, dans cent? Redoutable problème qu'il est donné au temps seul de pouvoir résoudre. On comprendra donc que nous nous bornions à de courtes indications, à mesure que nous nous rapprochons de l'histoire contemporaine.

Le XVIe siècle, auquel le pape Léon X mérita de donner son nom, fut illustré dans les arts par une pléiade de peintres célèbres dont nous avons apprécié les œuvres, et les grands poëtes Shakespeare, l'Arioste et le Tasse ; dans les sciences par Copernic, Galilée, Képler, le P. Kircher qui embrassa toutes les connaissances, physique, linguistique, mathématiques ; dans les controverses religieuses par le célèbre réformateur Luther ; dans la jurisprudence par le chancelier Bacon, Grotius, le chancelier de l'Hopital ; dans le gouvernement, la politique ou l'art militaire, par les Médicis, Charles-Quint, Louis XII, le cardinal d'Amboise, François Ier, les Guise, Henri IV, Sully, Gustave Wasa, et surtout les Nassau. Aucune famille ne fournit, dans un aussi court espace de temps, autant d'habiles politiques et de sages administrateurs que celle des Médicis. Enrichis par le commerce, d'abord gonfaloniers de Florence, puis grands-ducs de Toscane, ils contractèrent enfin des alliances avec les principaux monarques, fournirent des princesses, des reines, des papes, embellirent Florence de plusieurs beaux monuments et en firent une seconde Athènes. Cosme, fils de Jean, mérita le titre de *père de la patrie* en la couvrant de gloire. Laurent, son petit-fils, aima et cultiva les lettres, protégea les savants et les artistes, et gagna tous les cœurs par une éloquence entraînante, la noblesse des manières et une libéralité sans bornes qui lui valut le surnom de *Magnifique*. Léon X fils de Laurent, hérita de ses brillantes qualités, de son goût exquis pour les arts, qui atteignirent leur apogée avec Raphaël et Michel-Ange sous le règne de ce pape.

Le cardinal d'Amboise contribua par la sagesse de son administration à mériter à Louis XII le glorieux surnom de *Père du Peuple*. Michel de l'Hopital, fils d'un médecin attaché au connétable de Bourbon, ressemblait de visage aux portraits que nous avons d'Aristote. Suivant Voltaire, il doit être considéré comme le plus grand homme de la France, si ce titre est dû au génie, à la science et à la probité. « Sa renommée, comme cela arrive à ceux qui furent supérieurs aux passions de leur temps, dit également M. Villemain, a grandi chaque jour dans l'opinion publique. » Jamais la charge de chancelier de France n'avait été exercée avec une aussi admirable intégrité. Il fit rendre des ordonnances qui le placent au nombre de nos premiers législateurs. Devenu suspect à Catherine de Médicis à cause de ses vues pacifiques et de sa tolérance en matière religieuse, il résigna les sceaux entre les mains de Charles IX, se consolant de sa disgrâce par les lettres et la poésie. Il mourut de douleur en apprenant dans sa retraite les massacres de la Saint-Barthélemy. Grotius, l'un des plus savants hommes de son siècle (né à Delft le 10 avril 1582, mort le 28 août 1645), devint avocat général à 24 ans ; ayant pris parti pour Barneveldt contre le stathouder Maurice, il fut condamné à la prison perpétuelle. Sa femme l'ayant fait évader en le renfermant dans une caisse de livres, il se réfugia en France, où il fut accueilli par Louis XIII, auprès duquel plus tard il résida dix ans comme ambassadeur de Christine. C'est Grotius qui créa le droit des gens moderne, avec son célèbre traité : *De jure belli et pacis.*

Les législateurs et les hommes politiques sont plus rares que les bons capitaines et les conquérants. Henri IV eut ce double mérite ; mais forcé de conquérir son royaume pied à pied et de désarmer les factions, il ne put atteindre qu'à demi ou plutôt qu'indiquer ses desseins politiques. Henri II avait eu pour but constant d'affaiblir la puissance espagnole; le plan de Henri IV, légué à ses successeurs, et connu dans l'histoire sous le nom de *grand dessein*, était autrement glorieux. Après avoir pacifié le pays et cicatrisé les plaies de la guerre civile en pardonnant à ses ennemis, en introduisant, avec l'aide de Sully, l'ordre dans les finances et par la publication de *l'Édit de Nantes*, il voulait contenir l'ambition de la maison d'Autriche, agrandir le petit royaume de Savoie et placer l'Italie sous le protectorat de la France. Il projetait en outre de repousser les Turcs jusqu'en Asie, d'établir une vaste confédération de tous les États de l'Europe et par là un système de paix universelle. Faut-il s'étonner si à la mort de ce grand homme le peuple entier fit éclater sa douleur, comme si chacun eût perdu le meilleur des pères?

Devenu premier ministre de Louis XIII, Richelieu poursuivit une politique moins grande mais plus pratique peut-être. Il voulut aussi abaisser la maison d'Autriche et dans ce but il contracta alliance avec Gustave-Adolphe, prit à sa solde les troupes du duc de Saxe-Weimar et attaqua en outre cette puissance dans toutes ses possessions à la fois, en Alsace, dans les Pays-Bas, en Italie et en Catalogne. Partout la France eut des avantages que couronnèrent la paix de Westphalie en 1648 et le traité des Pyrénées en 1659. Louis XIV mit le sceau à cette politique par la guerre de *la succession* et le traité d'Utrecht, qui assura la couronne d'Espagne au duc d'Anjou, son petit-fils. Tandis que au dehors Richelieu adhérait à la ligue protestante pour combattre l'Autriche, au dedans il voulut fortifier l'autorité royale et l'unité du pouvoir, en détruisant d'abord la puissance politique de la Réforme et puis en extirpant les dernières traces de l'esprit féodal entretenu par l'orgueil de la noblesse. Il réussit dans le premier dessein par la prise de la Rochelle et l'édit de Nîmes. Quant au second, l'histoire et l'humanité ne sauraient excuser l'inexorable rigueur des mesures prétextées pour l'accomplir ; les exécutions sanglantes du maréchal de Marillac, de Cinq-Mars, du jeune de Thou, d'Urbain Grandier, du duc de Bouteville, du duc Henri de Montmorency, le filleul aimé de Henri IV, paraîtront plutôt des vengeances personnelles que des rigueurs nécessitées par l'intérêt de l'État.

Jusqu'à l'invention de la poudre à canon, l'art militaire ne fit que de faibles progrès, et resta presque invariablement ce qu'il était depuis Homère ; car on en trouve les principes dans l'*Iliade*. Quelques manœuvres habiles, la bonté des armes, la valeur personnelle décidaient du destin des batailles ; on plaçait invariablement les hommes de pied au centre, les cavaliers et quelques troupes légères aux ailes. On sait par quel stratagème habile et sans frais d'imagination Annibal accabla les Romains à Cannes. Il ordonna à son centre de plier ; les Romains, se croyant assurés de la victoire, se précipitèrent dans ce vide à la poursuite des fuyards apparents qui, à un signal donné, firent volte-face, tandis que la cavalerie carthaginoise enveloppa l'armée commandée par le présomptueux Varron et la tailla en pièces. Dix ans après, c'est-à-dire en 206 av. J.-C., Philopœmen profita de la ruse d'Annibal à la bataille de Mantinée. Seulement il la déguisa avec adresse ; son centre formant un arc parut attaquer avec impétuosité, puis se laissa ramener par l'armée de Machanidas, qui fut bientôt enveloppée et détruite.

Les armes des anciens, plus ou moins perfectionnées,

furent le glaive, la pique, le javelot, l'arc, le pilume et antérieurement la fronde, la hache, parfois les chars armés de faux et les éléphants. La phalange macédonienne était armée de piques, les cavaliers avaient des lances ou des javelines; les guerres n'étaient ni plus ni moins meurtrières qu'à notre époque. Jusqu'à l'invention de la poudre à canon, la valeur personnelle fut très-appréciée; Philopœmen tua de sa main le tyran Machanidas; Manlius Capitolinus donna la mort à un Gaulois gigantesque qui défiait l'armée romaine, et Scipion l'Émilien à un soldat espagnol dont la taille effrayait les Romains. C'est par ce courage indomptable et cette force merveilleuse que se rendirent si redoutables les paladins de Charlemagne, et dans les fastes de notre histoire les Clisson, les Boucicaut, les Duguesclin, les Bayard, les Montmorency. Lorsque dans les guerres d'Italie, Bayard vit les effets terribles et aveugles des canons portés sur deux roues, il s'écria avec tristesse que toute vaillance était perdue. Il lui était en effet réservé de périr d'un coup de mousquet. Les armes explosibles elles-mêmes, dont les effets désastreux parurent dès l'origine ne pouvoir être surpassés, n'ont cessé de se modifier et de rendre leur pouvoir de destruction plus assuré, plus terrible et plus rapide. L'arquebuse a été remplacée par le mousquet, le mousquet par la carabine, la mèche par le silex, le silex par la capsule; enfin le fusil chargé par la culasse paraît devoir remplacer tous les autres. Les divers engins de destruction, les canons, les obusiers, les mortiers ont subi les mêmes transformations jusqu'au canon Armstrong et au canon rayé qui brisent le fer et les murailles et vont à cinq kilomètres atteindre sûrement leurs victimes. Enfin la baïonnette inventée par Vauban est devenue l'arme redoutable qui a valu à la France de nombreuses victoires. Avant les armes à feu, la cavalerie jouait le principal rôle dans les batailles; puis ce rôle appartint à l'infanterie.

Nous pourrions citer parmi les bons capitaines du XVIe siècle Charles-Quint, ce monarque entreprenant, dissimulé et fantasque, qui aurait assuré sa suprématie sur toute l'Europe, s'il n'avait rencontré dans François Ier un rival qui, même vaincu, fut un obstacle à son ambition ; Alexandre Farnèse, duc de Parme, le plus redoutable adversaire de Henri IV ; Emmanuel Philibert de Savoie, le vainqueur de Saint-Quentin ; François de Guise, qui soutint victorieusement contre Charles-Quint le siége de Metz, le vainquit de concert avec Tavannes à la bataille de Renty et qui enfin sauva la France après la désastreuse journée de Saint-Quentin ; Henri IV, Gaston de Foix, don Juan d'Autriche. Sans une mort prématurée, quelle destinée n'attendait pas un général de 23 ans, tel que Gaston de Foix, dont la carrière militaire commença par la victoire de Ravenne, et ce jeune vainqueur de Lépante et de Gembloux, brave, résolu, généreux, magnanime, qui dès l'âge de 24 ans montrait le génie et aucun des défauts de Charles-Quint! En voyant moissonner ces jeunes héros sur le seuil de la renommée, on peut s'écrier comme Bossuet dans l'oraison funèbre d'Henriette d'Angleterre : « *Que d'années la mort va ravir à cette jeunesse! Que de gloire elle ôte à ce mérite! Que de joie elle enlève à cette fortune!* »

Les trois Nassau, Guillaume le *Taciturne*, Maurice et Henri-Frédéric, furent de grands hommes, non moins éminents comme politiques que par le génie militaire ; ils offrent dans leurs caractères et dans leurs actes une personnification de l'esprit ferme, adroit, persévérant, fertile en ressources, sage et audacieux à la fois du peuple hollandais. Dans une appréciation historique, on doit en outre tenir compte de la faiblesse des moyens qu'ils eurent à leur disposition et de la grandeur des obstacles qu'ils rencontrèrent. Guillaume le *Taciturne*, assassiné à Delft en 1584 par le fanatique Balthazard Gérard, avait épousé une fille de l'amiral Coligny. Ayant à lutter contre la puissance de Philippe II, l'audace sanguinaire du duc d'Albe et l'habileté d'Alexandre Farnèse, il ne fit rien d'important sur terre, mais il se rendit redoutable par sa marine. A peine âgé de vingt ans, Maurice de Nassau fut nommé, par l'influence de Barneveldt, capitaine général et amiral des Pays-Bas, et justifia cette confiance par les brillantes campagnes de 1590, 1591 et 1592. Suivant Folard, il fut le plus grand officier d'infanterie qui eût paru depuis les Romains. Toutefois, il faut se garantir des exagérations de Raynal, qui attribue à Maurice de Nassau les talents réunis de Vendôme, d'Eugène, de Condé, de Turenne, de Vauban et de Charles XII. Aucune raison d'État ne saurait excuser ce grand homme d'avoir fait périr Barneveldt, le défenseur de la liberté de son pays. Henri-Frédéric, frère et successeur de Maurice, l'égala presque comme général, et ne lui fut en rien inférieur comme politique. Pour les hommes de génie, la Hollande avec ses places fortes, ses fleuves, ses marais, ses digues et ses ports de mer, devint un champ de feintes, de surprises, de combinaisons et de mouvements stratégiques ; la science militaire, mais principalement l'attaque et la défense des places, firent avec les Nassau des progrès merveilleux.

Jean Sobieski est l'un des plus brillants caractères de la Pologne et du XVIIe siècle. Capitaine très-habile mais courageux jusqu'à la témérité, dans les actions décisives il avait le défaut de s'exposer comme le moindre soldat, et répondait à ses officiers qui le conjuraient de mettre sa personne en sûreté : *Vous me mépriseriez, si je suivais vos conseils.* La bataille de Chotzin, et surtout la délivrance de Vienne, payée par l'ingratitude de Léopold d'Autriche, couvrent son nom d'une gloire impérissable. Religieux autant que brave, en envoyant au pape l'étendard de Mahomet abandonné par le grand vizir dans sa fuite précipitée, il adressait au souverain pontife ces simples mots : *Je suis venu, j'ai vu, Dieu a vaincu!* Son héroïsme ne fut égalé que par celui de la reine, son épouse. Monté à cheval pour voler au secours de Vienne, il la vit fondre en larmes en embrassant leur plus jeune fils : *Qu'avez-vous donc à pleurer?* lui dit le monarque. — *Je pleure*, répondit-elle, *de ce que cet enfant n'est pas en état de vous suivre comme les autres.* Sparte et Rome n'eurent point une femme pareille ; pour retrouver une telle magnanimité, il faut remonter jusqu'à la mère des Macchabées. Jean Sobieski eut une âme trop noble, trop héroïque pour être un politique habile ; aussi quelques fautes de la fin de son règne lui firent-elles prévoir avec douleur les maux qui menaçaient la Pologne.

Tilly, Wallenstein et Gustave-Adolphe doivent être rangés parmi les grands capitaines du XVIIe siècle. Jusqu'à la journée de Leipsick, Tilly fut regardé comme le premier général de l'Europe; la perte de cette bataille lui ravit ce prestige. Génie plus vaste et plus hardi, Wallenstein est le héros de la guerre de *Trente ans.* Que ce général célèbre, ayant à sa solde une armée de 50,000 soldats dont il était l'idole, ait aspiré à se rendre indépendant et à placer sur sa tête la couronne de Bohême, personne ne le révoque en doute, sans excuser l'empereur Ferdinand de l'avoir fait lâchement assassiner. Superstitieux comme la plupart des grands hommes, sourd aux conseils de modération d'une épouse alarmée, Wallenstein chercha dans l'astrologie des signes favorables aux projets que nourrissait son ambition. Vainqueur dans toutes les batailles des Turcs, des Danois et des Allemands, il ne rencontra que dans Gustave-Adolphe un adversaire digne de lui et plus heureux, puisque, après l'avoir battu, il perdit enfin la bataille de Lutzen, où le héros suédois fut mortellement blessé.

L'histoire place Gustave-Adolphe au-dessus de tous les rois de la Suède, non-seulement comme guerrier, mais encore comme sage administrateur et politique habile, juste autant que brave, cherchant toujours à adoucir par sa clémence et sa générosité les maux de la guerre. Tout en corrigeant les abus et en promulguant de bonnes lois, il faisait une étude approfondie de la tactique et de l'histoire; les ressources des différents États, le caractère de ses ennemis, les desseins de ses alliés, rien n'échappait à son coup d'œil. A l'exemple des Nassau, ayant reconnu que la force de ses ennemis consistait en cavalerie, il s'étudia à former une infanterie redoutable, et à rendre l'artillerie plus légère. Jamais armée ne fut mieux disciplinée que celle des Suédois pendant la guerre de *Trente ans*. Après ses victoires sur les Russes, les Danois et les Polonais, appelé par les protestants pour combattre la ligue catholique, il s'embarqua en 1630, traversa au milieu d'un hiver rigoureux la Poméranie, la marche de Brandebourg, la Silésie ; en deux ans et demi il parcourut en vainqueur les deux tiers de l'Allemagne, depuis la Vistule jusqu'au Danube et au Rhin. Cependant ce héros, brave jusqu'à la témérité, qui s'exposait plus que les simples soldats, qui se plaisait au plus fort des dangers, et revint plus d'une fois du champ de bataille criblé de blessures, Gustave-Adolphe n'osa s'avancer au cœur de l'Allemagne avant d'avoir conquis toutes les forteresses de l'Oder. Vainqueur de Tilly à Leipsick, au lieu de marcher sur Vienne, il entra dans la Franconie, dans le Palatinat et dans l'évêché de Mayence, où son chancelier Oxenstiern vint le joindre. Ce ministre, que Richelieu considérait comme un des plus grands politiques de son siècle, avait blâmé la guerre d'Allemagne; mais, en abordant Gustave-Adolphe, et pour lui faire sentir sa faute : *Sire*, lui dit-il, *j'aurais été plus content de vous féliciter de vos conquêtes à Vienne qu'à Mayence.* La bataille de Lutzen devait lui ouvrir les portes de cette capitale; mais il avait affaire à des troupes non moins aguerries que les siennes et commandées par Wallestein. Quelques-uns de ses régiments plièrent d'abord; Gustave-Adolphe, se jetant au milieu d'eux, les harangua avec éloquence, et les engagea, s'ils n'avaient pas le courage de se défendre, à tenir ferme du moins pour le voir mourir. Les Suédois remportèrent la victoire, mais ils perdirent Gustave-Adolphe, dont le corps fut trouvé parmi les morts percé de deux balles et de deux coups d'épée. Il n'avait que trente-huit ans. Puffendorf prétend qu'il fut assassiné par l'un de ses généraux à l'instigation de Ferdinand II.

Il y a des années de stérilité et des années d'abondance, des temps de salubrité ainsi que des époques de maladie et de mort; pourquoi certains siècles ne seraient-ils pas favorables à l'éclosion des grandes choses, à la naissance d'une génération privilégiée? Aucun ne vit briller autant d'hommes supérieurs que le XVIIe siècle, auquel la postérité équitable attache le nom de Louis XIV; car le règne de ce monarque est le plus grand de notre histoire; lui-même l'un des princes les plus accomplis de ce siècle par sa noblesse, sa bravoure, sa fermeté et un bon sens extraordinaire, il sut honorer le mérite, employer les hommes de génie et ne pas s'en montrer jaloux. Nous avons vu, en traitant des œuvres intellectuelles et du génie des arts, que si le XVIIe siècle n'eut ni un Phidias comme au temps de Périclès, ni un Michel-Ange, un Raphaël, un Léonard comme sous le pontificat de Léon X, il les égala tous par ses poëtes et ses écrivains : Descartes, Pascal, Bossuet, Fénelon, Corneille, Molière, La Fontaine, Boileau, Racine ; il les surpassa dans la science du gouvernement avec Richelieu, Mazarin, Colbert ; il les éclipsa surtout par la gloire des armes. Malgré la perte de la désastreuse bataille de la Hogue, la marine française créée par Colbert disputa à la Hollande et à l'Angleterre le sceptre des mers avec d'Estrées, Tourville, Duguay-Trouin et Duquesne, noms illustres dont celui du bailli de Suffren devait plus tard égaler la renommée. Enfin, l'art de la guerre, encore timide, quoique savant et méthodique avec Maurice de Nassau, Wallenstein et Gustave-Adolphe, acquit tout à coup une vive impulsion et une face nouvelle avec Vauban, Condé et Turenne.

Génie créateur incomparable, Vauban, deviné par Mazarin, éleva tout à coup la fortification et l'art des siéges au plus haut degré de perfection. Il imagina les fameuses *parallèles*, les *places d'armes*, les *cavaliers de tranchée*, un nouvel usage des *sapes* et les *batteries à ricochet*. C'est depuis Vauban et d'après ses conseils que l'attaque des places a lieu en plein jour. En emportant Valenciennes, Cambrai, Luxembourg, il prouva qu'il n'en est pas d'imprenable; les inventions de Vauban eurent surtout pour but et pour résultat la conservation des hommes. Les fortifications de Strasbourg et du port de Dunkerque sont les chefs-d'œuvre de l'art. Ce grand homme étranger à toute jalousie, et n'ayant souci que de l'honneur de la patrie, fit accueillir le célèbre Cohorn, qu'on a surnommé le Vauban de la Hollande.

Si Vauban fut le héros de la guerre défensive, Condé et Turenne sont les héros de la guerre offensive. Un grand nombre d'officiers qui avaient servi sous les Nassau et sous Gustave-Adolphe firent connaître aux armées françaises les méthodes de ces hommes célèbres; le brave Gassion, qui n'avait pas quitté le héros suédois pendant la guerre d'Allemagne, commandait l'aile droite de l'armée française à la bataille de Rocroi. Toutefois, Condé et Turenne ne s'inspirèrent que de leur génie, et inaugurèrent leur carrière par une hardiesse inconnue jusqu'alors. Aucun capitaine moderne ne fut comparable à Condé pour le coup d'œil et l'audace, sur le champ de bataille. A vingt-sept ans, il avait remporté les victoires de Rocroi, de Nordlingen, de Fribourg et de Lens. Tacticien consommé, inépuisable en ressources, Turenne imaginait avec plus d'art un plan de campagne; puis, grâce à ses marches hardies, il déconcertait les manœuvres de ses ennemis. Formés à l'école de ces grands hommes, mais avec moins de génie, Luxembourg, Berwick, Villars et Vendôme n'ajoutèrent aucun progrès à l'art de la guerre. A la même époque et chez les puissances voisines le sage Montécuculli, surnommé le Végèce moderne, mit sa gloire à résister à Condé et à Turenne. Élevé dans le camp de ces deux capitaines, Marlborough profita de leurs exemples, et fit subir plus d'une défaite aux armées françaises. Jeté dans le rang des impériaux par une méprise de Louis XIV et les hauteurs de Louvois, le prince Eugène fut, après Maurice de Nassau, Gustave-Adolphe, Condé et Turenne, le plus grand tacticien de son siècle. Comme Tilly, il termina une suite de succès glorieux par la perte d'une grande bataille ; chose plus grave, il la perdit en étendant démesurément ses lignes ; tandis qu'il s'amusait au siége de Landrecies, Villars tomba inopinément sur Albemarle, laissé à Denain, et remporta une victoire signalée, avant l'arrivée d'Eugène.

Parmi les illustrations du XVIIe siècle, en dehors et au-dessus de la scène politique, on doit citer l'auteur du *Système de la gravitation universelle* et des *Principes mathématiques de la philosophie naturelle.* Aristote et Archimède chez les anciens, Copernic, Galilée, Képler, Descartes, Leibnitz parmi les modernes, peuvent seuls être comparés à Newton. Descartes, toutefois, est le plus hardi et le plus original de ces grands esprits. Lorsque nous connaîtrons en leur entier les œuvres de Lavoisier, peut-être le placera-t-on sur le même rang que Galilée, Descartes et Newton. On sait leurs travaux, on connaît leurs découvertes ; il est douteux que le génie de l'observation dans les sciences physiques puisse s'élever plus haut. Chacun s'est aidé de l'esprit de son siècle et des découvertes faites avant lui ; aussi a-t-on dit avec vérité que Newton n'aurait pas été ce qu'il fut, si Descartes ne l'eût pas précédé.

Comment le XVIIIe siècle maintiendra-t-il un aussi riche héritage de gloire ? On a dit que les grands hommes n'avaient pour l'ordinaire que des fils indignes d'eux ; ce principe de décadence s'est trouvé souvent vérifié pour les siècles et les gouvernements comme pour les familles particulières. Sous le règne de Louis XV on ne rencontre plus la même originalité et la même perfection dans les lettres et les arts ; les sciences cependant continuent leur marche progressive. *Je ne connais que cinq grands génies dans le monde*, disait Buffon, *Newton, Bacon, Leibnitz, Montesquieu et moi.* Sans accepter l'opinion trop exclusive de Buffon, ses *Époques de la nature*, son *Histoire naturelle* ont placé cet écrivain parmi les grands hommes de son siècle, et la postérité décerne le même honneur à l'auteur de *l'Esprit des lois*, en le citant sans cesse, et en empruntant d'utiles enseignements à ses immortels travaux.

Le règne de Louis XV fut un règne de décadence et de honte, dont les débordements ne purent être prévenus par la sage administration du cardinal Fleury, par les efforts du duc de Choiseul et les victoires du maréchal de Saxe. La politique se résume dans les noms du Régent, de Dubois, de d'Aiguillon, de Maupeou, de Terray, de l'infâme Du Barry, dans le lâche abandon de la Pologne, dans la dépravation des mœurs inaugurée par le souverain, dans le scepticisme universel, dans la perte de toute croyance, qui permettait à J.-J. Rousseau de s'écrier naïvement : « Eh quoi, l'on persécute le seul homme en France qui croit à Dieu ! »

Pendant que la France s'abaisse, d'autres nations s'élèvent et grandissent. Charles XII, l'un des derniers héros de la Suède, ce Pyrrhus des temps modernes et l'égal de l'ancien par la valeur, la fermeté, l'amour des entreprises, comme lui politique sans prévoyance, venait de perdre la bataille de Pultawa en 1709. Les temps étaient venus où la Russie divisée, asservie, tyrannisée, allait sortir de son obscurité. Un grand homme lui manquait pour réunir l'effort de toutes les volontés, pour communiquer l'impulsion à toutes les intelligences, et donner une âme à la patrie ; elle le trouva dans le vainqueur de Charles XII, dans Pierre Ier. Ce monarque, cependant, fut plutôt grand politique que capitaine habile, un fondateur d'empire plutôt qu'un conquérant. Emporté, ivrogne et cruel, il ne cessa néanmoins de consacrer sa vie, il sacrifia toute affection et tout autre sentiment à l'exécution d'un plan sagement nourri. Pendant les guerres mêmes il s'occupait de ses grandes réformes ; il améliora la justice, organisa la police, créa une marine, fonda Saint-Pétersbourg, encouragea les sciences, le commerce, l'industrie, et devint ainsi le civilisateur d'une nation dont plus tard, par la force même des choses, l'étendue et la puissance doivent menacer la sécurité de l'Europe.

Montée sur le trône à l'âge de vingt-trois ans, attaquée à la fois par la France, la Prusse, la Bavière et la Saxe, Marie-Thérèse trouva dans son grand cœur la force de résister à tant d'ennemis ; l'invasion de la Silésie par Frédéric, la présence d'une armée française aux portes de Vienne ne purent l'abattre. Retirée au milieu de ses braves Hongrois, soulevés à ce cri : *Moriamur pro rege nostro Maria-Theresa*, elle rentra en possession de ses États, et fut la plus grande reine qui eût honoré le trône; sa politique habile, la sagesse de son administration, et surtout le trésor inépuisable de sa charité chrétienne envers ses sujets lui méritèrent le surnom glorieux de *Mère de la patrie*. Un seul reproche peut s'adresser à sa mémoire : elle consentit au partage de la Pologne ; elle signa, en pleurant, dit-on, cet acte inique, certaine que par son refus le partage se serait opéré entre l'ambitieuse Catherine et son *mauvais voisin* de Prusse.

Héritier d'un petit État de sept millions de sujets et troisième roi de sa race, Frédéric II devint le fondateur de la puissance prussienne, et prouva une fois de plus ce que peut le génie d'un seul homme sur la destinée d'une nation. Son père, économe du sang et du bien de ses sujets, s'était étudié à mettre de l'ordre dans les finances, à fonder des manufactures, à encourager l'industrie, et tandis qu'il cherchait à éviter toute guerre, scrupuleux observateur de la discipline, il eut une armée de 60,000 hommes qui manœuvrait du matin au soir sous la direction de Schwerin et du prince d'Anhalt-Dessau, à qui est due la nouvelle organisation de l'infanterie en Prusse. Ces généraux, formés dans les guerres contre la France et suivant les principes des Nassau et de Gustave-Adolphe, avaient compris que la force des armées modernes, celle de la Prusse en particulier, reposait sur l'infanterie. En montant sur le trône, Frédéric II suivit une politique complétement opposée à celle de son père, qui l'avait bâtonné, emprisonné et fait condamner à mort, comme ayant formé le projet de déserter à l'étranger. Celui-ci était l'ennemi du luxe, des sciences et des arts; celui-là s'entoura de savants et de philosophes, appela à Berlin Maupertuis et Voltaire, rouvrit l'Académie de cette ville et cultiva assidûment les lettres. Ses œuvres écrites en français s'élèvent à trente-trois volumes. Le père était luthérien zélé; le fils, indifférent et sceptique, toléra tous les cultes. César et lui furent les seuls grands hommes qui ne croyaient point à Dieu. Il ne crut donc qu'au génie, à la force, à l'habileté, qu'il regarda comme les seuls mobiles des sociétés humaines. Dans sa jeunesse, cependant, il avait publié l'*Anti-Machiavel*, réfutation du *Prince*, ce code de la tyrannie ignoble et sanglante. Le génie de Frédéric avait compris qu'on ne gouverne pas les hommes avec l'immoralité et qu'on ne fonde pas un État sur les principes de mensonge, de fourberie et de cruauté. Dans les sociétés, il n'y a ni ordre, ni stabilité, ni grandeur sans la justice. Cependant trop à l'étroit dans son petit royaume, Frédéric en voulut un grand, et son ambition ne pouvant s'accommoder aux lenteurs du temps, il résolut de brusquer la fortune. Il porta rapidement l'armée de 60 à 80,000 hommes et la précipita sur la Silésie. La première bataille, celle de Molvitz, qu'aurait perdue sa bravoure inexpérimentée et que gagna Schwerin, commandant général de l'infanterie prussienne, lui révéla l'art de la guerre. C'est lui désormais qui gagnera des batailles et, malgré des vicissitudes sans nombre, se rendra l'arbitre de la paix et de la guerre en Europe. Il profita habilement de tous les progrès qu'avait faits l'art militaire, il en suscita de nouveaux. Sur chaque champ de bataille, et suivant l'ennemi qu'il a en face, il varie ses plans, il combine ses manœuvres avec le coup d'œil du génie. « Il fut tacticien par excellence, dit Napoléon, et eut le secret de faire des soldats de véritables machines. Il se montra dans toute sa carrière le plus intrépide, le plus tenace, le plus froid des hommes. » La nécessité non moins que le génie lui fit entreprendre un changement plus considérable encore dans l'art de la guerre. Ayant à lutter à la fois contre l'Autriche, la France, la Russie et la Suède, il est obligé de faire la guerre des grands mouvements et des marches hardies, et, avec une seule armée, de tenir tête successivement à plusieurs. Ainsi, tandis que la France, gouvernée par une Pompadour et une Du Barry, perdait toute son influence en Europe, un roi, qui d'abord ne commandait qu'à sept millions d'âmes, doublait la force de ses États et prenait le premier rang sur le continent.

Avec son État agrandi, il léguait à la Prusse une immense ambition, un instant contre-carrée par l'épée de Napoléon, mais qui ne sera satisfaite que par un empire allemand. En 1741, la victoire de Molvitz livre la Silésie à la Prusse. Chose plus extraordinaire ! En 1866, la victoire de Sadowa lui permet de s'annexer sans coup férir les duchés de l'Elbe, le Hanovre, la Hesse, le Nassau, la ville libre de Francfort. Le roi Guillaume, surpris de l'audace et de la facilité de ces annexions, en rend grâce à Dieu. « Sans lui, dit ce monarque, dans sa réponse à la députation de la deuxième Chambre, des succès tels que le monde n'en avait presque jamais vus auraient été impossibles. » Ainsi, un royaume dont la population, agrandie par les traités de 1815, était de 19 millions, s'élève à 24 et même à 29 par les nouvelles annexions. Invoque-t-on pour les justifier le vœu des populations, le génie des mêmes races, le droit d'intervention, l'équilibre européen ? Non. Dans notre siècle, comme toujours, une politique hypocrite délaisse ou fait valoir ces principes comme une arme à deux tranchants, selon les besoins de sa cause. On abandonne la Pologne, on intervient en faveur de la Turquie. Les annexions de la Prusse, en vertu du droit de la force en plein XIXe siècle, ne sont pas moins injustifiables, ne sont pas une violation moins flagrante du droit et de la justice que le partage de la Pologne dans le dernier siècle ; c'est la force qui triomphe et la conscience publique qui est vaincue. Mais une partie de la presse étrangère, subjuguée par la fortune de la Prusse, glorifie le succès. Le *Times* s'écrie triomphalement : *Enfin, nous avons une armée continentale !* Les cabinets de l'Europe ont laissé faire, voyant avec une joie secrète s'aggraver contre nous les traités de 1815, et se dresser sur nos frontières une grande monarchie militaire dont l'épée est dirigée vers le cœur de la France.

Il faut, en outre, citer parmi les hommes remarquables des deux derniers siècles Olivier Cromwell, instrument aveugle des haines populaires, plus fanatique encore qu'hypocrite, plus habile que grand, plus heureux qu'habile ; Guillaume III, ambitieux sans scrupule, dont la *Déclaration des droits* consolida les principes du régime parlementaire qui, depuis deux siècles, fait la force et la gloire de l'Angleterre ; sous le règne de Louis XV, le duc de Choiseul, l'auteur du *Pacte de famille*, qui releva la marine de sa décadence, et déjoua tant qu'il fut ministre les projets de Catherine sur la Pologne ; en Angleterre, les deux grands ministres, Pitt, puis Nelson, le plus audacieux marin de l'Angleterre, dont le génie était aussi extraordinaire que son caractère fut vil. Citons enfin le bailli de Suffren, qui avait un génie entreprenant, un grand caractère, une vaste ambition et qui était propre à tout. « Louis XVI, en le perdant en 1789, dit Napoléon, perdit le seul homme qui l'eût sauvé peut-être. »

La Révolution française est la plus grande crise sociale qui ait éclaté dans le monde. On a vu précédemment combien les siècles diffèrent, d'après les événements qui les ont traversés et les hommes extraordinaires qu'ils ont fournis. Signalons seulement les progrès de l'art de la guerre. « C'est une chose bien remarquable, disait Napoléon à Sainte-Hélène, que le nombre de grands généraux qui ont surgi tout à coup dans la Révolution, Pichegru, Kléber, Masséna, Marceau, Desaix, Hoche, et presque tous de simples soldats ; mais aussi, là semblent s'être épuisés les efforts de la nature ; elle n'a pu rien produire depuis, je veux dire d'une telle force... » « Une autre chose non moins remarquable, ajoutait Napoléon, c'est l'extrême jeunesse de ces généraux qui semblent sortir tout faits des mains de la nature. » (*Mémorial de Sainte-Hélène*, t. I, p. 359.) Comme tous les arts, avons-nous dit, celui de la guerre se perfectionne par l'expérience, mais il ne s'apprend pas, c'est la nature qui le donne; on naît capitaine comme on naît poëte, peintre et musicien. Corneille, Racine, Mozart, Raphaël, firent leurs grandes œuvres à l'âge où Alexandre, Annibal, don Juan d'Autriche, Condé, Gustave-Adolphe, gagnèrent de mémorables batailles. Il ne manque souvent qu'une occasion à certains hommes extraordinaires; la Révolution l'offrit aux généraux de la République. Napoléon, qui s'y connaissait, donne le premier rang à Kléber et à Desaix. Moreau et Masséna ne sont-ils pas à leur niveau, et ne doit-on pas considérer aussi comme de grands hommes de guerre à divers titres Joubert, Lannes, Ney, Davoust, Jourdan, Charette et La Rochejaquelein? Suivant Napoléon lui-même, Charette est le véritable héros de la Vendée; il joignait une audace peu commune au génie militaire et à un grand caractère. Les armées étrangères comptèrent également de bons généraux; on peut citer parmi les plus célèbres le prince Charles, Souvarow, Barclay de Tolly, Koutousof, Blücher, Radetzky, et surtout le duc de Wellington.

Deux seuls grands hommes dans l'histoire l'ont emporté par leur génie et leur renommée sur leurs vainqueurs, Annibal et Napoléon. Dans l'enivrement d'un triomphe inespéré, quelques Anglais osèrent dans leurs dithyrambes placer le duc de Wellington au-dessus du grand vaincu de Waterloo. Les passions peuvent aveugler un moment le jugement des contemporains; mais on ne surprend pas la conscience du genre humain. « Néanmoins, nous disait un excellent juge, M. le général Jomini, si Napoléon comme homme de guerre est infiniment supérieur au duc de Wellington, celui-ci mérite de beaucoup le second rang parmi les autres généraux de son siècle. »

Un très-petit nombre d'hommes dans l'histoire peuvent être comparés à Napoléon; il est la plus grande figure du XIXe siècle. Napoléon ne fut d'abord qu'un officier de mérite, servi par des circonstances auxquelles il n'eut aucune part, jusqu'au jour où il fut appelé au commandement de l'armée d'Italie. Là commencent sa carrière historique, son ambition successivement grandissante et sa fortune extraordinaire. Doué d'un génie universel dont la médiocrité de sa condition passée et le mur des obstacles à franchir lui avaient jusque-là dérobé la conscience, ses victoires lui ouvrent tout à coup de nouvelles perspectives et les avenues du pouvoir. Il y arrive, et ce génie comprimé déploie alors des ressources inconnues. Grand capitaine avant tout, il associe néanmoins les gloires de la paix à celle des armes; il organise le pays comme il avait organisé l'armée, parcourt la France, en étudie les besoins, fait réparer les routes, creuser des ports et des canaux, élever des monuments. Il pacifie la Vendée, rouvre la patrie aux émigrés, les églises au culte, signe le concordat préparé par Portalis. Aucun souverain ne s'occupa avec autant de sollicitude des finances; aidé par Cambon, Lebrun et Mollien, il crée le grand livre de la dette publique, fonde la Banque de France et la Cour des comptes. Les préfectures, toutes les administrations sont organisées; la hiérarchie judiciaire et l'unité des législations sont complétement réalisées. Sous le consulat et l'empire, Napoléon prit une part importante au sein du conseil d'État aux discussions du Code civil, monument le plus durable de sa gloire, élaboré par les savants jurisconsultes Merlin, Portalis, Cambacérès, Faure, Tronchet, Maleville, Bigot de Préameneu, etc. Il publia enfin la loi qui constitue l'Université.

Nous ne rappelons pas tout ce que fit ce génie organisateur pour la défense nationale, la digue de Cherbourg réparée et élevée, un port militaire creusé dans le roc et pouvant contenir quinze vaisseaux et autant de frégates; les immenses travaux d'Anvers devenu un arsenal maritime formidable, les fortifications de cette ville dues au général Bernard; ses créations sur la Meuse, sur l'Elbe, sur le Weser; la grande route du Simplon, monument qui honore les ingénieurs français et la pensée qui les dirigea. Pour exécuter dans un règne aussi court, traversé par des guerres continuelles, tant d'œuvres admirables, il fallait non-seulement une activité merveilleuse, mais encore un grand pouvoir. Ce pouvoir, il ne l'exerça que pour la grandeur de la France; néanmoins, à peine l'eut-il saisi que, reniant son passé et ses opinions républicaines, il fut et resta jusqu'au dernier jour l'ennemi de toute liberté politique. Si un gouvernement partagé, si le régime parlementaire sont des obstacles pour quelques résolutions rapides et des guerres qui doivent leur succès au secret, au génie et à la spontanéité d'un seul chef, d'un autre côté ils deviennent une sauvegarde pour des entreprises insensées et un fort soutien dans les jours malheureux. Napoléon cependant aimait à s'entourer des hommes éclairés, pratiques, dévoués; il écoutait leurs conseils, les comblait d'honneur mais il ne souffrait pas d'autre maître que lui. Ses avances au parti libéral en 1815 n'avaient pour but que de s'en faire un levier; ses déclarations de Sainte-Hélène, en les supposant réelles, étaient des amorces à l'opinion publique. Cet amour du pouvoir absolu lui fit regarder tout obstacle comme coupable, rien ne lui coûtait pour le briser. Irrité des conspirations qui naissaient sous ses pas, il ne convint jamais que ce fût un crime de violer le droit des gens, d'enlever le duc d'Enghien sur un territoire neutre, et de répandre la dernière goutte du sang des Condé !

Les progrès que Napoléon imprima à l'art militaire lui assignent l'un des premiers rangs parmi les grands capitaines de tous les siècles. Il est douteux que les quatorze armées créées par le comité de salut public eussent résisté faute d'organisation aux troupes disciplinées de l'Europe, si elles n'avaient pris pour les mener à l'ennemi un grand nombre de bons soldats et d'excellents officiers parmi les gardes françaises. Ces conscrits, c'était la nation armée, formée presque uniquement de fantassins. La prépondérance de l'infanterie, déjà manifestée dans les armées des Nassau, de Gustave-Adolphe et de Frédéric II, acquit toute sa supériorité dans les armées de la République. Napoléon aurait été un capitaine incomplet s'il n'avait organisé fortement les autres armes. La cavalerie française devint très-redoutable, commandée surtout par Murat, Ney, Bessières, Kellermann; enfin, c'est avec l'artillerie qu'il décida souvent des batailles. Avant que la carrière des combats s'ouvrît, il en étudiait profondément le terrain sur la carte; il le faisait avec cette divination du génie qui lui permit, avant la deuxième campagne d'Italie, de fixer aux Tuileries le point, entre San-Juliano et Marengo, où il devait battre les Autrichiens. Moreau, Dumouriez, Pichegru, savaient concevoir et exécuter un plan de campagne savant, irréprochable, hardi même. Aucun n'eut cette audace, toujours justifiée par le succès, qui est le dernier mot du génie à la guerre.

Aucun capitaine ancien ou moderne ne comprit comme lui où il fallait frapper un ennemi, soit une armée, soit un empire, pour rendre une action décisive. Dans la première guerre d'Italie il livra de grandes batailles et battit avec 60,000 hommes trois armées qui en formaient 200,000; dans la seconde, une seule bataille le rend maître de l'Italie et met l'Autriche à sa disposition. Quant à l'art du combat, tacticien non moins habile que Frédéric, il ne compte pas le nombre, les manœuvres suppléent à tout; il réussit à vaincre avec des forces inférieures, tantôt par le choix du terrain, tantôt par la bonté des troupes, et toujours en paralysant une partie des forces de son adversaire, et en tombant avec les siennes sur le point le plus faible, soit le centre, soit l'une des ailes, pour l'écraser. Le 20 octobre 1805, Mack signe la capitulation d'Ulm, défendu par 30,000 hommes; une armée autrichienne de 80,000 soldats se trouve anéantie sans avoir livré une grande bataille et abandonne à Napoléon la route de Vienne. Dans la campagne de 1814 son activité multiplie ses forces; avec une seule armée, il tient tête à plusieurs et livre en cinq jours quatre batailles rangées.

Et cependant ce grand maître dans l'art de la guerre fut vaincu à son tour; après avoir conquis l'Europe et fondé un empire aussi vaste que celui de Charlemagne, il perdit non-seulement ses propres conquêtes, mais encore celles de Louis XIV et de la République. On ne saurait cependant prétendre que le fondateur de notre organisation administrative, le signataire du concordat, le législateur qui consacra par le Code civil l'égalité des partages, le règne de la loi et les conquêtes sociales de 89 ne fut pas un grand politique. Il cessa de l'être après 1807 ; il l'avoue lui-même, sa grandeur lui donna le vertige, il ne posa aucune borne à son ambition. Les fautes et les revers commencent avec la violation de la foi jurée envers l'Espagne, et se consomment par la campagne de Russie, le passage tardif du Niémen le 24 juin 1812, la perte de dix-sept jours à Wilna, et enfin la retraite de Moscou différée jusqu'au 19 octobre.

Napoléon suivit la maxime des Romains de ne point traiter après une défaite ; mais il manqua de prévoyance et de sagesse quand, vainqueur encore une fois à Lutzen et à Bautzen, et voyant l'Europe coalisée, il fit rompre par ses hésitations le congrès de Prague ; les mêmes hésitations empêchèrent les conférences de Francfort, où les puissances offraient de traiter en lui laissant la ligne du Rhin, des Alpes et des Pyrénées, et enfin celles de Châtillon, où l'ennemi restreignit ses offres aux limites de 92. Oh ! nous n'en doutons pas, le point d'honneur du général si souvent victorieux fit taire la raison d'État, et il préféra la chute à la honte. Jusqu'à la veille de son abdication, quelques victoires ranimèrent ses espérances ; mais ces victoires furent celles de Pyrrhus ; ajoutons néanmoins qu'en déposant son épée, grand et désintéressé, il ne réclama rien pour lui. Il laissait la France amoindrie par l'invasion, mais agrandie par le prestige de ses anciennes victoires. Vaincu par l'Europe, il reste pour la postérité le capitaine qui a porté à sa perfection l'art de la guerre.

Nous trouvons dans l'histoire des grands hommes politiques une confirmation des remarques que nous avons faites précédemment à l'occasion des historiens, des artistes et des poëtes célèbres ; c'est dans les climats chauds, mais non excessifs, et dans les climats tempérés ou modérément froids, qu'on les rencontre principalement. Un seul, Mahomet, naquit à la Mecque, sur les confins de la zone tropicale. Aux États-Unis, le Sud nourrit la population la plus énergique, la plus intelligente ; c'est le Sud qui a fourni ses généraux les plus célèbres, ses hommes d'État les plus éminents. Les actions les plus éclatantes, les découvertes fruits du génie, les événements qui changent la face du monde, ne se produisent ni dans les contrées tropicales, ni dans les régions polaires. L'Europe a été le berceau de presque tous les noms illustres qui ont rempli l'univers de leur gloire, et sortie de l'Asie elle a promptement détrôné sa mère. Cette prééminence devient plus sensible si, ne nous bornant plus aux sommités intellectuelles, nous descendons aux hommes célèbres du second rang ; leur nombre l'emporte sur celui des autres parties du monde dans une proportion pour ainsi dire illimitée. Il nous resterait peut-être à examiner à quoi doit être attribué ce privilége intellectuel de l'Europe. On pourrait croire que cette question est facile à résoudre, en mettant en regard la civilisation des diverses parties de la terre, et en rapportant la puissance des nations, le progrès des lumières, la production des grands hommes et l'ensemble des découvertes scientifiques aux institutions dont les peuples sont dotés ; mais ce raisonnement recule la difficulté et n'explique rien ; car on pourra toujours demander par quelle magique influence ces institutions ont surgi parmi les nations européennes, plutôt qu'au sein des autres contrées du globe. Toutefois, quoiqu'il existe en Asie, en Amérique, dans l'Afrique et l'Océanie des pays où semblent réunies des conditions à peu près analogues de sol, d'humidité, d'exposition et de température, nous ne doutons pas que ce ne soit dans la réunion favorable des circonstances propres au climat privilégié de l'Europe, que réside la solution de ce problème.

L'histoire des inventions et des découvertes dans l'industrie, dans les arts et dans les sciences, nous conduirait aux mêmes considérations; c'est en Asie qu'on trouve les plus anciennes et en Europe les plus importantes, les plus fécondes. L'art de fondre le bronze est l'une des manifestations de la puissance civilisatrice de chaque époque. On lit au livre des Rois, que le célèbre Hiram avait exécuté pour le temple de Salomon de merveilleux ouvrages, en particulier une mer d'airain dans laquelle semblaient boire douze bœufs de grandeur naturelle. Suivant Pausanias, avant la guerre de Troie, les hommes ne connaissaient pas encore l'art de fondre les métaux et de les jeter en moule; on faisait une statue comme un habit par pièces ajustées. Les premiers qui fondirent une statue furent Rhœcus, fils de Philéüs et Théodore, fils de Téléclès. C'est le même Théodore qui avait gravé la belle émeraude qui servait de cachet à Polycrate. Toutefois, l'art du fondeur en bronze ne parvint au dernier degré de perfection qu'avec les grands sculpteurs Phidias, Polyclète, Praxitèle, Lysippe et Charès de Linde.

On ne peut songer aux ouvrages gigantesques des Assyriens, aux obélisques de l'Égypte, à ses pyramides, aux colonnes et aux portiques de ses palais, à l'orgueilleuse tour de Babel découverte par M. Place dans les déserts de la Chaldée, et dont les deux étages qui restent au lieu de huit qu'elle eut dans l'origine s'aperçoivent de vingt lieues à la ronde, sans reconnaître que les peuples de ces temps reculés ne furent pas étrangers au génie de la mécanique.

Ctésibius et Héron d'Alexandrie, qui vécurent dans le deuxième siècle avant J.-C., passaient pour des mécaniciens célèbres. On attribue au premier l'invention d'une pompe aspirante et foulante, les orgues hydrauliques, une clepsydre qui montrait les heures de nuit et de jour, etc. ; on doit au second plusieurs machines ingénieuses et un traité sur les projectiles de guerre. Il est plus juste toutefois de considérer comme les inventeurs de la mécanique Archytas de Tarente, qui fut à la fois géomètre, astronome, philosophe et bon général, Eudoxe de Gnide, géographe, philosophe, médecin, qui fit le premier pas dans la voie de l'astronomie mathématique, et enfin Archimède dont on peut dire avec Leibnitz : « *Ceux qui sont en état de le comprendre admirent moins les découvertes des plus grands hommes modernes.* »

Dans une antiquité plus reculée encore, nous trouvons Dédale, petit-fils d'Érechthée, qui inventa, dit-on, la hache, le vilebrequin, le niveau ; c'est pour échapper à Minos, qui voulait le retenir, qu'il inventa les voiles de navire ou qu'il fit la première tentative de navigation aérienne. On prétend qu'il tua par jalousie le fils de sa propre sœur. Cet enfant ingénieux, formé à l'école de son oncle et âgé de douze ans, ayant remarqué les épines vertébrales d'un poisson, entailla sur ce modèle dans une lame de fer une suite de dents tranchantes, et inventa la scie ; ce jeune malheureux inventa également le compas. Hésiode prétend que des divinités secondaires firent don à l'homme de machines pour aider le travail, et lui enseignèrent l'usage de divers instruments. Prométhée ou Vulcain lui donna le feu, Minerve la navette ; Amphion ou Orphée imagina la lyre, Olympe ou Marsyas la flûte, dont Virgile attribue l'invention à Pan :

> Pan primus calamos cera conjungere plures
> Instituit.

Nous avons dit précédemment que les premiers hommes, les anciens peuples avaient eu la pleine jouissance des grandes facultés de l'esprit, ainsi que l'attestent les œuvres de ces temps reculés. Mais la voie n'en resta pas moins ouverte à l'initiative individuelle, aux découvertes de l'industrie, aux progrès de l'esprit humain et aux productions du génie. Nous ne pouvons les signaler toutes, il nous suffit d'en indiquer quelques-unes. On attribue peut-être à tort à Callinique l'invention du feu grégeois ; il est certain qu'en 660 il en dirigea l'emploi à la bataille de Cyzique, où Constantin Pogonat brûla la flotte des Arabes. On le lançait par de longs tubes d'airain, par des tubes à la main et dans des pots fermés. Ces procédés sont-ils autre chose que nos fusées incendiaires et nos pots à feu ? Les Sarrasins eux-mêmes réussirent à s'en procurer la composition, et s'en servirent au siége de Damiette en 1218. On entend répéter souvent que l'eau, loin de l'éteindre, ne faisait qu'ajouter un nouvel aliment à l'activité du feu grégeois ; les écrivains byzantins ne parlent pas de cette propriété. Quoi qu'il en soit, conservée comme secret d'État, la composition du feu grégeois s'est perdue ; elle ne différait sans doute pas de la poudre ; celle-ci était anciennement connue à la Chine et ne servait qu'à des objets futiles. En Europe, elle fut, dit-on, découverte dans le XIIIe siècle par le célèbre moine Roger Bacon ; mais à cette époque elle ne fut pas utilisée. Un siècle après, Berthold Swartz, triturant, on ne sait dans quel but, du salpêtre, du charbon et du soufre, une étincelle tomba sur le mélange ; il en résulta une explosion épouvantable qui brisa tout autour de lui. Le moine alchimiste ne fut pas même blessé, et, sa tête se dégageant sereine et pensive d'un flot de fumée épaisse, il entrevit l'avenir sanglant de sa terrible découverte.

Les clepsydres et les cadrans solaires furent pour les anciens les seules mesures du cours des heures; on prétend que parmi les riches présents envoyés par Haroun-al-Raschid à Charlemagne, se trouvait une montre. L'un des hommes les plus savants du xe siècle, accusé de magie à cause de l'immensité de ses connaissances, Gerbert, archevêque de Reims et depuis pape sous le nom de Sylvestre II, inventa la première horloge à balancier sous le règne de Robert; il introduisit les chiffres arabes en France. La première montre fut présentée à Charles V en 1380, et la première montre sonnante au duc d'Urbain en 1542; elles étaient très-petites. Sous Louis XI les horlogers de France étaient déjà célèbres; l'un d'eux, Cusin d'Autun, s'étant établi à Genève, y introduisit la nouvelle industrie. C'est au célèbre Huyghens que les horloges doivent leur régularité; il l'obtint en appliquant le pendule aux horloges et en adaptant le ressort spiral au balancier des montres; la théorie de la cycloïde le conduisit à l'emploi des petits arcs.

Aristote dit avec vérité que la nature est la servante multiple de l'homme; dans sa fécondité inépuisable, attachant un plaisir, même au travail ingrat, elle ne laisse aucun labeur sans récompense, aucune aspiration du génie sans quelque découverte. Mais vouloir forcer la nature, c'est la rendre rebelle et stérile; la vie se consume en poursuites vaines et le but du travail est une chimère. Qu'est-il donc resté du *grand art* de Raymond Lulle? Quels biens ont procuré à l'humanité la cabale, l'alchimie, la magie et l'astrologie judiciaire? Elles ont abusé un grand nombre d'esprits supérieurs, propagé des superstitions dangereuses et arrêté la marche des sciences, en substituant des erreurs préconçues et une théorie absurde à la méthode d'observation. Le vulgaire ignorant était tellement imbu de ces chimériques croyances, qu'on taxait de magicien tout homme de grand savoir. Cette imputation n'épargna même pas le célèbre évêque de Cologne, Albert le Grand, qui eut l'honneur de compter parmi ses disciples saint Thomas d'Aquin, *l'Ange de l'école,* ou plutôt l'Aristote du christianisme dans le moyen âge. On disait du savant évêque : *Magnus in magia, major in philosophia, maximus in theologia.* On trouve dans son traité *De mineralibus et rebus metallicis* plusieurs récits fabuleux empreints des superstitions de son siècle; mais on y voit aussi un homme versé dans la connaissance des sels, des métaux et des propriétés chimiques des pierres. Avec ses *Commentaires* sur l'Écriture, sur Aristote et surtout avec la *Somme*, saint Thomas est resté le plus profond théologien non-seulement du moyen âge, mais de tous les siècles. Faut-il, après ces deux grands esprits, nommer Thomas A Kempis? Si, comme tout porte à le croire, il est l'auteur de l'*Imitation, le plus beau livre sorti de la main des hommes,* il a rendu plus de services au genre humain que tous les moralistes ensemble; nous ne poussons pas plus loin cette appréciation, voulant respecter la devise de ce saint personnage : *Ama nesciri.* Il n'est pas nécessaire d'ajouter que ces hommes, doués d'un génie universel, furent préservés, autant par la hauteur de l'intelligence que par la pureté de la foi, des égarements de la cabale, de la magie et de l'alchimie auxquels sacrifièrent des savants d'un très-grand mérite, tels que Pic de la Mirandole, le cordelier Roger Bacon et Arnaud de Villeneuve.

Génie trop précoce et pour ainsi dire chlorotique, Pic de la Mirandole, trouvant les accès de la science trop faciles, montra une folle passion pour la cabale, et n'ayant recueilli que mécomptes, animosités, persécutions dans ses recherches de gloire, il mourut à trente et un ans, dégoûté de tout, mais soutenu par la seule croyance qui ne l'eut pas trompé, la religion. Roger Bacon passe pour avoir inventé les verres grossissants, le télescope, la pompe à air, et découvert le phosphore ; il proposa dès 1267 la réforme du calendrier. Dans son traité *De mirabili potestate artis et naturæ,* il exagère si emphatiquement les merveilles promises au travail et au génie de l'homme. qu'il fut accusé de sorcellerie, et passa dans les cachots la plus grande partie de sa longue vie. A l'avénement de Clément IV, qui l'avait en grande estime, il recouvra la liberté qu'il perdit de nouveau après la mort de ce pape éclairé. On doit regretter que la persécution se soit acharnée sur cette malheureuse victime d'une imagination trop ardente, et gémir que, trop imbu des chimères de l'alchimie, sa crédulité lui fasse adopter des faits apocryphes sur la transmutation des métaux et la prolongation de la vie. Néanmoins, dans son *Opus majus,* entaché cependant de bien des erreurs, il conseille de renoncer à la méthode spéculative et préconise les principes de l'expérience.

Avec moins de génie, mais infatué des mêmes superstitions, Arnaud de Villeneuve découvrit plusieurs acides, l'essence de térébenthine, qu'il désigna sous le nom d'*oleum mirabile;* la description de l'alambic se trouve, il est vrai, dans Dioscoride; mais le professeur de Montpellier donna des notions plus précises et plus étendues sur la distillation et quelques-uns de ses produits les plus importants. Dans son *Antidotarium* et le traité *De conservanda juventute*, il dit formellement que la distillation du vieux vin rouge donne une *eau ardente* d'un excellent usage dans plusieurs maladies, et que quelques-uns appellent *eau-de-vie*. Du reste, il fournit en termes inintelligibles, comme c'était l'usage parmi les adeptes, la recette pour faire de l'or. Par conséquent, il était censé être en possession de la pierre philosophale.

On ne saurait comparer à ces savants célèbres ni Raymond Lulle, malgré ses grandes connaissances, ni Jean de Meung, l'auteur du *roman de la Rose*, ni Marcile Ficin, l'admirateur idolâtre de Platon, ni Basile Valentin, qui fit connaître la manière d'obtenir l'antimoine, tous apôtres plus ou moins passionnés de l'alchimie et de la cabale. Ceux-ci, d'ailleurs, furent eux-mêmes éclipsés par Paracelse, professeur de chimie à Bâle, qui, après avoir prétendu que Dieu lui avait révélé le secret de faire de l'or et de prolonger la vie à son gré, mourut à peine âgé de quarante-huit ans dans un hôpital de Salzbourg. A quelle œuvre principale ce génie avorté, moitié imposteur, moitié fanatique, consacra-t-il sa fougueuse curiosité? Blâmant cette médecine qui consiste à saigner, à purger et à faire vomir, Paracelse chercha dans la chimie l'art de préparer les médicaments; on doit à ces recherches la connaissance de l'opium et du mercure. Suivant ce thaumaturge, les quatre éléments primordiaux en contiennent un cinquième qui en réunit toutes les qualités; c'est l'élément prédestiné ou la quintessence. Il pensait que les corps, en apparence les moins actifs, renferment des substances très-énergiques, et qu'on peut retirer de l'opium et de la ciguë, par exemple, un composé très-subtil qui, à dose très-minime, possède une puissance considérable. C'est à la recherche de ce principe, de cette quintessence, véritable panacée, que le chimiste dut appliquer son esprit. On le voit, à travers bien des obscurités, d'extravagances et d'exagérations, apparaît une lueur des découvertes de la chimie organique.

De toutes les inventions dont il a été question jusqu'ici, aucune n'a rendu autant de services à la civilisation et à l'humanité que l'imprimerie. Que Schœffer ait imaginé les caractères de fonte, que l'orfèvre Jean Fust se soit associé à cette glorieuse entreprise, il n'en est pas moins constaté par des documents authentiques que Gutenberg doit être regardé comme l'inventeur de l'imprimerie, et que, le premier, il conçut et exécuta avant 1440 l'idée d'imprimer un livre, d'abord avec des planches gravées, puis ensuite avec des caractères de bois sculptés et mobiles. Le premier fruit de cet art merveilleux fut une Bible sans date, dont le deuxième volume seulement, imprimé sur vélin, existe à la bibliothèque Mazarine.

Grâce à l'imprimerie qui dissémine sur le monde les lumières de l'instruction et du savoir humain, grâce à la philosophie expérimentale inaugurée avec tant d'éclat par Galilée, Bacon et Descartes, la science marche avec sûreté dans la voie du progrès. Dégagée de spéculations insensées, l'astronomie s'appuie sur les mathématiques et l'observation; de jour en jour les découvertes se multiplient et se couronnent par l'une des plus grandes, le système du monde. Harvey découvre la circulation du sang, et prépare ainsi le règne de la physiologie et de l'observation en médecine. Papin signale la puissance de la vapeur et le parti qu'on en peut tirer comme force motrice. Un serrurier de Darmouth l'applique à la première machine ; mais les perfectionnements introduits par Jacques Watt et la précision mathématique des résultats assurent au célèbre Écossais une gloire sans rivale. Aux chimères de l'alchimie succède une science dénuée d'hypothèses, qui porte son flambeau dans les secrets de la nature ; la doctrine du phlogistique, due au savant médecin d'Anspach, ouvre un nouvel horizon à la chimie. Stahl reconnaît qu'il existe des corps indécomposables, entièrement différents des éléments d'Aristote ; cette notion commence une révolution dans la chimie. Lavoisier, dont tout le monde connaît les découvertes immortelles et que M. Dumas, si éminent chimiste lui-même, considère comme l'homme le plus complet, le plus grand homme que la France ait produit dans les sciences, Lavoisier professe une vive admiration pour le génie de Stahl, à cause surtout de deux découvertes importantes qui seront des vérités éternelles. La première, c'est que les métaux sont des corps combustibles, que la calcination est une véritable combustion et qu'elle en présente tous les phénomènes ; la seconde, c'est que la propriété de brûler, d'être inflammable, peut se transmettre d'un corps à l'autre, la perdre en la communiquant et la recouvrer ensuite.

C'est avec Descartes principalement et par l'application de l'algèbre à la géométrie, que les mathématiques firent un pas immense, et marchèrent ensuite de progrès en progrès par les découvertes de Newton et de Leibnitz, développées par les Bernouilli, Euler, Clairaut, d'Alembert et leurs successeurs ; les uns appliquent les mathématiques à l'astronomie ou à la mécanique, les autres à la construction des vaisseaux et au génie militaire. Il n'est aucun de ces grands esprits dont les travaux n'aient imprimé une vive impulsion à la physique. Fondée sur l'observation, l'expérience, l'analyse, cette science sans doute n'a point atteint le degré de perfection qu'offre l'astronomie ; mais qu'on le remarque bien, celle-ci est une science mathématique et nécessairement limitée, celle-là n'a de bornes que les forces mêmes de la nature, et dès lors cette étude est destinée à ne jamais s'arrêter. Combien d'ailleurs la découverte de l'électricité, du magnétisme, de l'électro-magnétisme, des phénomènes électrodynamiques, n'a-t-elle point réalisé et ne promet-elle pas d'applications importantes ! Franklin invente le paratonnerre, Montgolfier les aérostats. Toutefois, de tous les progrès de la physique, aucun par l'utilité et le merveilleux ne peut se comparer à la télégraphie électrique. Aussi ne craignons-nous pas d'avancer qu'aucun des siècles de l'histoire n'a été signalé par un nombre de découvertes aussi importantes que le nôtre : les quatre principales sont la navigation à vapeur, les chemins de fer, l'éthérisation et la télégraphie électrique. A côté, mais bien loin, viennent se ranger l'éclairage au gaz, la lumière électrique et surtout la daguerréotypie, dans laquelle on voit, selon l'expression de Biot, les rayons solaires devenir des instruments de dessin, d'impression, de gravure. Ce sont là en effet des miracles du génie humain.

Dans l'un de ses *Desiderata*, Bacon range *les triomphes de l'homme et du plus haut point où puisse parvenir la nature humaine.* Qui peut dire, en effet, excepté Dieu lui-même, au génie, à la science, au perfectionnement : Tu n'iras pas plus loin? Le système de la perfectibilité indéfinie de l'homme se trouve au fond des opinions de tous les philosophes du XVIIIe siècle. Un grand nombre d'écrivains et particulièrement Condorcet, Vico, Lessing, Herder et Mme de Staël ont partagé cette doctrine. La marche progressive de l'humanité, attestée par l'histoire, ne saurait être révoquée en doute; mais elle n'implique nullement une perfectibilité indéfinie. Dans cette marche à travers les siècles, il y a des fortunes très-diverses, des temps d'arrêt, de recul, de sommeil, de chute, de naufrage. On dirait qu'en tombant, une nation emporte l'humanité tout entière. Mais au-dessus des flots débordés on voit l'arche mystérieuse qui porte une civilisation, une famille, un homme, une idée, et dès lors l'humanité est sauvée. Parfois, il est vrai, après ces cataclysmes arrivent sur la scène du monde des nations qui ne sèment que ruines, des siècles qui n'éclairent d'aucun rayon la marche des sciences; on dirait que l'esprit humain est frappé d'inertie et de stérilité, que la lumière de l'intelligence s'est voilée d'un nuage et que l'humanité elle-même, comme une femme épuisée par l'âge, ne produit et n'enfante plus rien. Mais au milieu de cette civilisation expirante apparaît un Charlemagne, et son épée fait reculer le flot de la barbarie.

Malgré les catastrophes et les fléaux qui frappent certaines nations, chaque siècle néanmoins hérite de ceux qui l'ont précédé. Tout abaissé qu'il soit par les coups de la fortune, un peuple n'a plus à faire l'apprentissage laborieux des arts utiles. A moins que, pareil à la Chine, au Japon, il ne ferme ses frontières aux produits et aux idées des autres peuples, la civilisation universelle arrive jusqu'à lui. L'imprimerie, les chemins de fer, le télégraphe électrique, la navigation, les voyages, le commerce deviennent les instituteurs et les missionnaires de toute la famille humaine. Il n'est pas une invention, une découverte dans les arts et dans l'industrie, si humbles qu'elles paraissent, telles que les machines agricoles de Mathieu de Dombasle, les machines à carder, à filer, à tisser, à raboter, à percer, à faire des écrous, etc., qui ne rendent le travail plus fructueux, n'en diminuent la peine et ne réalisent un progrès. On peut améliorer la terre en perfectionnant les procédés de culture, prévenir les disettes par les échanges, assainir certaines industries, ajouter ainsi au bien-être individuel et enrichir les masses sans rien enlever au patrimoine du riche. Mais que jamais l'homme n'espère par ses conquêtes dans l'industrie vivre sans travail ; Dieu détourne de lui ce malheur ; le travail porte en lui un principe moralisateur, son plaisir et sa récompense !

Ainsi, nous reconnaissons comme très-étendu, sinon comme indéfini, le perfectionnement de l'industrie, ainsi que le prouvent l'agriculture, la mécanique, la navigation et tous les arts pratiques. En est-il de même de la science proprement dite ? On ne saurait en rien comparer l'astronomie d'Aratus, d'Hipparque et de Ptolémée à celle de Képler, de Newton, d'Herschell et d'Arago. La physique des anciens diffère encore davantage de celle des modernes ; la chimie et la géologie ne datent pas de deux siècles. Dans le riche inventaire de la science présente, il faudrait même se garder d'affirmations téméraires et en déterminer les limites ; alors qu'elle paraît stationnaire, une découverte survient et d'un bond la transporte au delà des bornes posées et ouvre un nouvel horizon à nos connaissances ; telles furent la découverte de la boussole, de la circulation du sang, des lois de Képler, de la gravitation, de l'électricité, de la vapeur, l'explication des hiéroglyphes. Les bornes de la science ont été si souvent renversées, qu'il serait insensé de croire tout découvert, de limiter la puissance de la nature au génie de l'homme et de prétendre qu'elle ne garde pas en son sein des notions que nous n'avons pas seulement entrevues. Pénétré de la grandeur de Dieu, se manifestant à nos yeux par les phénomènes de l'univers et à notre esprit par la connaissance des lois et des propriétés qui les régissent, nous regardons comme indéfinis le progrès et le perfectionnement des sciences.

A mesure que les générations se succèdent, il existe donc un plus grand savoir ; les connaissances limitées à quelques hommes choisis ou privilégiés deviennent le partage d'un plus grand nombre. L'instruction étant plus générale, on verra moins souvent le génie périr méconnu ou languir dans la misère. Mais peut-on inférer de là une perfectibilité indéfinie pour l'homme et pour les peuples ? Quelles sont les nations modernes, nous n'exceptons ni l'Allemagne, ni l'Angleterre, ni l'Italie, ni la France, qui l'emportent sur celles de l'antiquité soit par la vertu innée, soit par le génie des belles actions, soit enfin par le génie inventif et l'éclat de ses hommes extraordinaires ? Une comparaison impartiale ne serait pas toute à l'avantage des modernes et par conséquent à l'appui d'un système sur la perfectibilité indéfinie de l'homme.

Nous connaissons le pouvoir d'un bon système d'éducation, d'une application intelligente des règles de l'hygiène, ainsi que celui d'un gouvernement éclairé et des mœurs publiques. Tous les perfectionnements possibles étant réalisés, on verrait moins d'infirmités natives, moins de maladies acquises, des constitutions plus saines et plus robustes, une longévité notablement augmentée, et puis dans l'ordre moral moins de misères, moins de calamités, moins de crimes, en un mot, un bien-être général, une plus grande somme de bonheur. Néanmoins, peut-on espérer même ce perfectionnement relatif avec les passions humaines? Les comptes rendus de la justice criminelle en France, en Angleterre et chez les autres peuples civilisés ne le permettent pas.

Trente siècles se seront bientôt écoulés depuis Homère, vingt-quatre depuis Phidias, et aucun autre poëte, aucun autre statuaire n'ont égalé ces génies sublimes. Aucun tragique n'a surpassé Eschyle, Sophocle et Euripide, aucun lyrique Pindare et Horace. Ainsi que M. Villemain l'exprime éloquemment : « Alexandre avait pu conquérir la moitié de l'Asie ; il aurait pu, réalisant le plan d'un de ses architectes, faire tailler le mont Athos en statue gigantesque, dont une main étendue devait porter à sa surface une ville entière, et l'autre verser un grand fleuve. Il pouvait créer ces prodiges et bien d'autres encore ; il ne lui a pas été donné de voir s'élever un poëte tragique, ni un poëte lyrique, même pour le chanter. C'est la nature et l'honneur des lettres d'être soumises à des lois plus hautes qu'aucune volonté sur la terre, de ne se former, de ne s'accroître, de ne se maintenir que par une réunion de causes morales, d'accidents heureux, de libres développements que la gloire et la puissance peuvent accueillir, peuvent seconder, mais qu'elles ne font pas naître. » Combien de législateurs modernes peut-on comparer à Moïse et à Lycurgue, d'historiens à Hérodote et à Tacite ; d'orateurs à Démosthène et à Cicéron ; de philosophes à Platon et à Aristote ; d'hommes de guerre à Alexandre, à Annibal et à J. César ? Ainsi, les arts, la poésie, le génie enfin ne marchant pas comme les sciences, il faut désespérer de voir naître un plus grand nombre d'hommes supérieurs qu'autrefois, ou du moins les noms de ceux que nous avons cités indiquent le plus haut point où le génie puisse atteindre. Un Homère, un Phidias, un Alexandre, un Platon, un Charlemagne, un Michel-Ange, un Newton semblent être le dernier effort de la création ; au temps le plus avancé de la civilisation, rien de plus grand ne sortira des mains de la nature. En supposant un tel progrès accompli, les peuples ayant atteint leur entier développement pourront-ils, à l'abri de lois sages et sous l'égide d'institutions fortes et puissantes, se maintenir à ce niveau de grandeur et se perpétuer d'une manière pour ainsi dire indéfinie ? Cette question forme un grand doute aux yeux de celui qui observe les révolutions des empires et les enseignements de l'histoire. Il se demande si les peuples seraient semblables aux individus, ayant comme eux une époque d'accroissement, de durée, de déclin, de chute inévitable. Est-il donc vrai, ainsi que l'ont pensé saint Augustin, Bacon et Pascal, que le genre humain ne soit en quelque sorte qu'un seul homme passant, sous la main de Dieu, de l'enfance à la jeunesse, de la jeunesse à l'âge mûr et s'élevant d'épreuve en épreuve ?

En fouillant les entrailles de la terre, le génie de l'homme a découvert l'histoire de la nature écrite dans ses productions en caractères ineffaçables ; il a lu dans ce grand livre que déjà plusieurs créations de végétaux et d'animaux avaient existé à la surface du globe que nous habitons. Il a vu que commençant par les espèces les plus simples elle s'était élevée successivement jusqu'aux plus composées. On dirait que, mère prévoyante, elle ne confiait qu'en tremblant les premières ébauches de création à la fureur des éléments et à l'inconstance des saisons. Après plusieurs grandes époques, les journées peut-être de la *Genèse*, l'homme enfin a paru sur la terre. Doit-il subir le sort des espèces qui l'ont précédé ? Arrivé à l'âge viril de sa force, de sa raison et de son intelligence, disparaîtra-t-il à son tour frappé de décrépitude ou de mort ? Viendra-t-il ensuite une génération d'êtres plus parfaits que lui, ou plutôt créé à l'image de Dieu, n'en forme-t-il pas le dernier ouvrage ? L'humanité est-elle jeune ou bien a-t-elle accompli sa tâche ? Avant de prendre possession de sa dernière destinée, doit-elle continuer sa course dans le temps jusqu'à ce qu'elle ait découvert tous les secrets des sciences, et qu'il ne lui reste plus que Dieu à voir face à face, et tel qu'il est ? A toutes ces questions nous répondrons par cette belle pensée de Pline : « *Omnia incerta ratione, et in naturæ majestate abdita :* Tous ces mystères sont impénétrables à la raison humaine, et restent cachés dans la majesté de la nature. »

FIN.

TABLE DES MATIÈRES

DU TOME SECOND

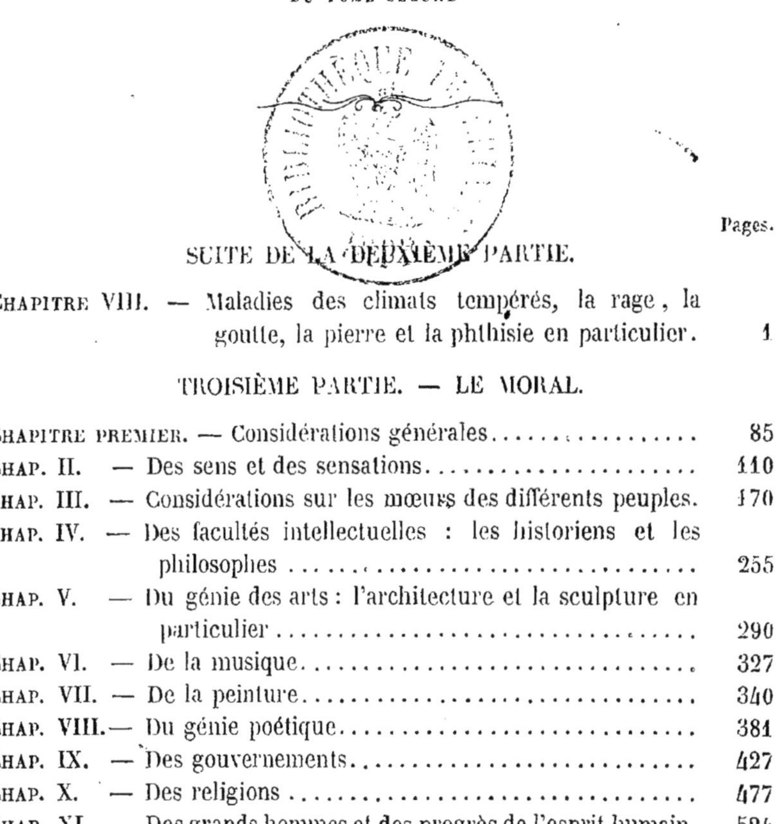

Pages.

SUITE DE LA DEUXIÈME PARTIE.

TROISIÈME PARTIE. — LE MORAL.

FIN DE LA TABLE DES MATIÈRES.

Paris. — Imprimerie FÉLIX MALTESTE et Cie, rue des Deux-Portes-Saint-Sauveur, 22.

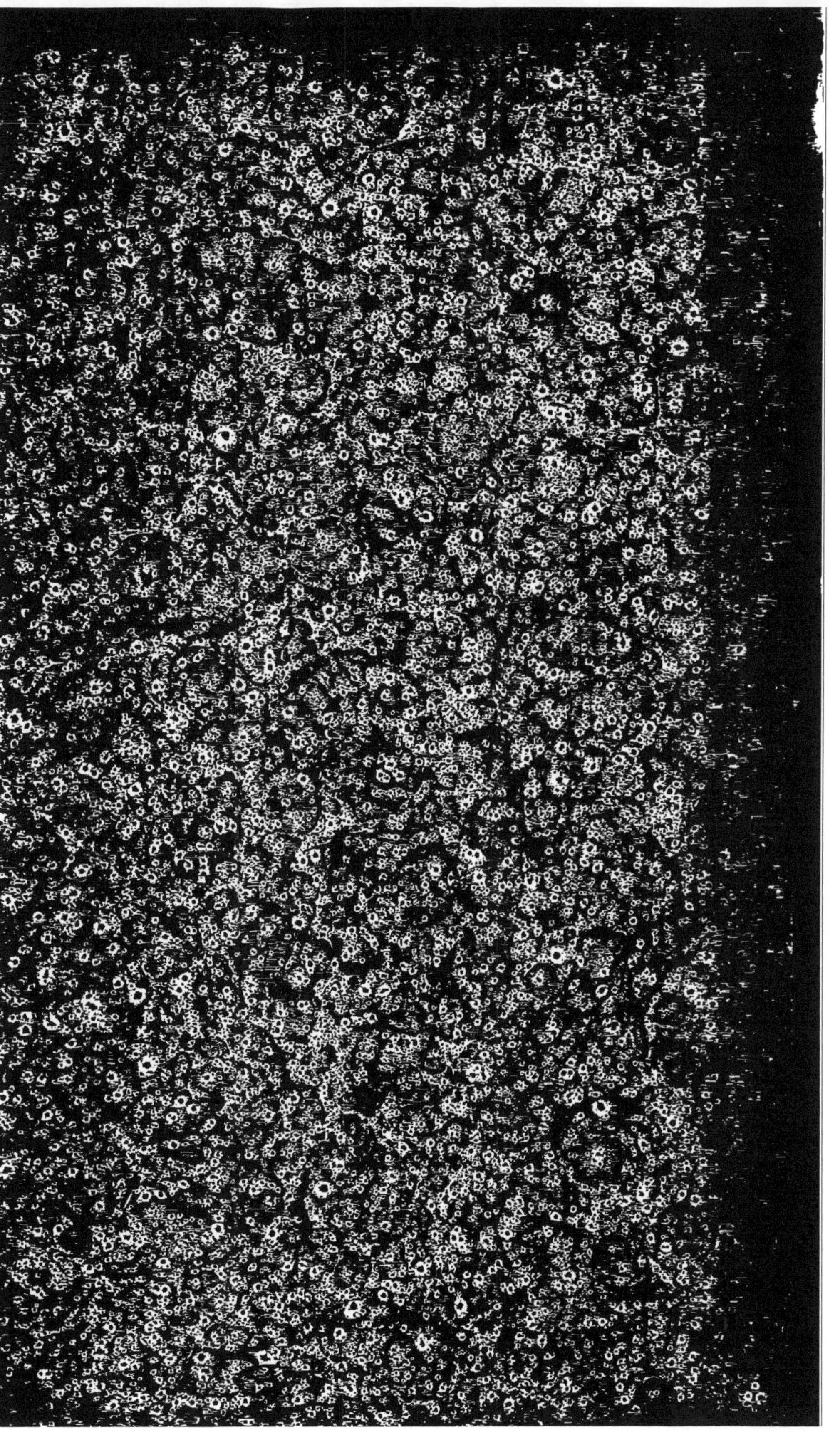

BIBLIOTHEQUE NATIONALE DE FRANCE
3 7531 03987380 8

www.ingramcontent.com/pod-product-compliance
Ingram Content Group UK Ltd.
Pitfield, Milton Keynes, MK11 3LW, UK
UKHW020254230726
13925UKWH00001B/38